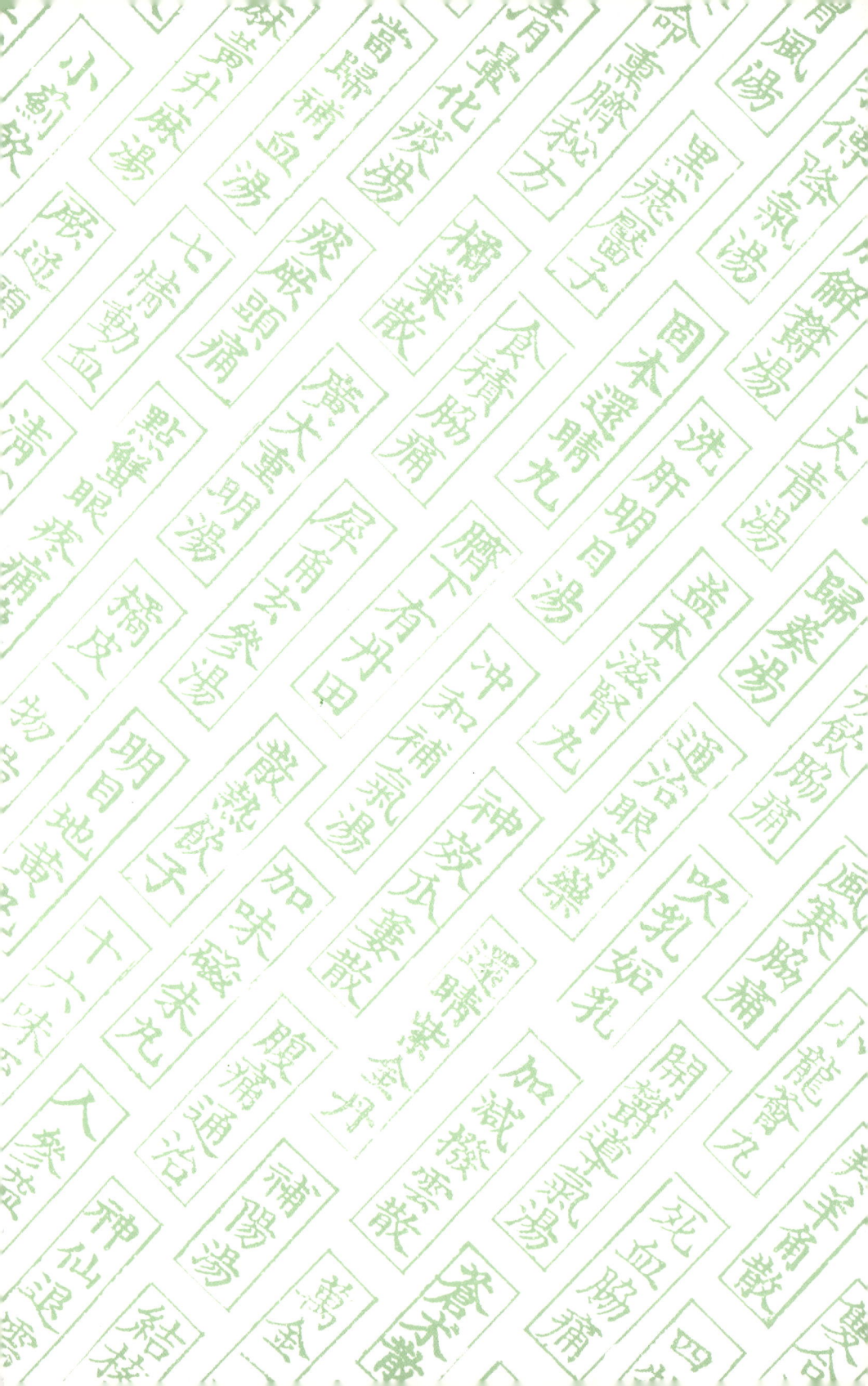

누구든지 처방할 수 있는 한글판

허준
동의보감

김영섭 감수

아이템북스

| 책 머리에 |

  허준許浚은 조선 중기 때 사람으로 호號는 구암龜岩이다. 왕을 치료하는 어의로 우리나라를 대표하는 『동의보감』을 저술하였고 당시 최고의 벼슬이던 정일품 '보국숭록대부'에 오른 조선 최고의 명의이다.
  조선 세종 시대에는 중국의학의 이론적 부분을 수용하면서 민족 고유의 치료법이 채택되었다. 물론 이런 배경에는 세종 특유의 민족 독창성을 추구하는 분위기가 큰 영향을 끼쳤다.

  세종 15년1433에 간행된 『향약집성방』은 이러한 취지를 바탕으로 간행된 의학서이다.
  세종 27년1445년에는 『의방유취』가 간행되었다. 이 책은 우리나라에서 간행된 의학서 중 가장 방대한 분량의 의학백과사전이다. 『의방유취』에는 우리나라와 중국에서 간행된 모든 의학서에 나오는 질병 내용이 담겨 있어, 중국의 처방이 국내에 광범위하게 소개되는 계기가 되었다.

  이때부터 중국식 치료법이 성행하여 향약을 이용한 민족 고유의 치료법은 점차 외면당하기 시작했다. 얼마 후에는 『의방유취』

에 대한 비판이 일었다. 책의 분량이 너무 많고 중국의 처방이 우리 민족 체질에 맞지 않아 이를 직접 사용할 수 없었던 불편함이 있었다.

『동의보감1613년』은 이러한 시점에서 간행된 책이다. 이론적 부분을 금원사대가 중국 금나라와 원나라 때 유명했던 명의 네 명의 이론을 삽입하여 충족시켰다. 또한 『의방유취』에서 문제로 지적된 분량의 방대함을 일목요연하게 정리함으로써 해결하였다.
  또한 당시 유행하던 전염병의 치료와 예방법, 각종 응급처치법, 향약의 사용법도 수록하였다.

『동의보감』은 인간과 자연 환경 그리고 사회 구조의 상관성을 바탕으로 질병과 건강에 대한 문제를 풀어나가고 있다. 실생활에 필요한 한의학적 건강 지식을 제공하고 변화의 시기를 살아가는 현대인들에게 인간과 자연 속에 전해 내려오는 한방과 민간 요법의 소중함을 일깨우는 역할을 할 것이다.

| 차 례 |

책머리에 _ 5

제1편 한방의 특성과 진찰법 _ 49
제1장 한방의 특성 _ 51

- 한방의 유래 _ 51
- 한방의 진단 _ 52
- 한방의 진찰법 _ 53
- 증상의 음양을 살핀다 _ 60
- 허와 실한 부위의 진단 _ 62
- 기氣의 작용 _ 65
- 어혈의 증이란? _ 67
- 담음의 증 _ 69
- 복증 _ 70
- 맥증 _ 77
- 한방으로 보는 사상체질 _ 80
- 한방약의 지식과 쓰는 법 _ 84
- 한방약을 쓸 때의 주의 _ 87
- 한방처방의 명명법 _ 89
- 약 달이는 법과 복용법 _ 91

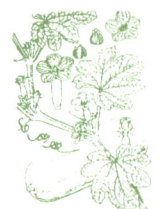
월과

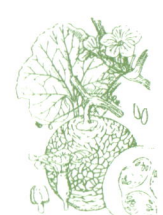
멜론

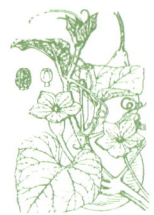
호리병박

제2장 보약의 특성 _ 94

- 보약의 사용법 _ 94
- 보약의 성미 _ 100
- 보약의 분류 _ 97
- 보약을 쓰는 법 _ 105

제2편 증상별 처방 및 민간 요법 _ 107

제1장 호흡기 질환 _ 109

- 감기, 유행성 감기 인플루엔자 _ 109
- 기관지염 _ 117
- 폐렴 _ 132
- 폐결핵 _ 143
- 호흡 곤란 _ 154
- 폐기종 _ 161
- 기관지천식 _ 123
- 늑막염 _ 138
- 가래가 많을 때 _ 150
- 딸꾹질 _ 157

제2장 소화기 질환 _ 165

- 급성위염 _ 65
- 위・십이지장 궤양 _ 174
- 위산과다 _ 183
- 만성위염 _ 169
- 위하수 _ 179
- 장염 _ 187

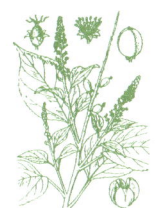
파두

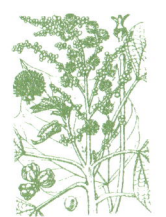
예덕나무

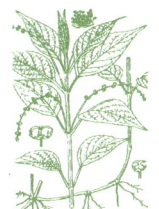
산쪽물

- 변비 _ 195
- 위암 _ 210
- 충수염맹장염 _ 219
- 식도염 _ 226
- 설사 _ 202
- 이질 _ 214
- 신경성 위병 _ 222

제3장 순환기 질환 _ 230

- 고혈압 _ 230
- 동맥 경화 _ 244
- 중풍뇌졸중 _ 254
- 협심증 _ 266
- 빈혈 _ 276
- 저혈압 _ 239
- 뇌일혈 _ 250
- 심근경색증 _ 260
- 당뇨병 _ 270

제4장 간장 질환 _ 281

- 간염 _ 281
- 담낭염 _ 292
- 간경변증 _ 288
- 담석증 _ 295

제5장 신경계 질환 _ 299

- 관절염 _ 299
- 류머티즘 _ 307
- 오십견 _ 313
- 목이 뻣뻣할 때 _ 306
- 안면경련 _ 312
- 신경증노이로제 _ 317

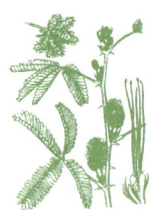
함수초

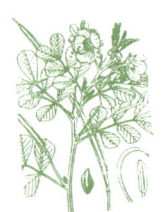
결명차

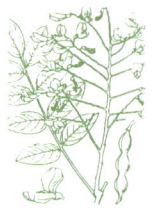
회화나무

- 무릎이 시릴 때 _ 325
- 항강증 _ 332
- 천지지랄병 _ 338
- 정신분열증 _ 349
- 불면증 _ 356
- 신경통 _ 326
- 히스테리신경질 _ 333
- 두통 _ 344
- 알코올 중독증 _ 353
- 건망증 _ 362

제6장 외과 질환 _ 365

- 타박상 _ 365
- 탈항 _ 373
- 발목이 삐었을 때 _ 383
- 임파선염 _ 388
- 골절 _ 368
- 치질 _ 378
- 골수염 _ 384

제7장 피부과 질환 _ 392

- 피부 소양증 _ 392
- 거칠어진 피부 _ 406
- 원형 탈모증 _ 415
- 여드름 _ 420
- 기미, 주근깨 _ 429
- 심마진 _ 439
- 습진 _ 398
- 무좀 _ 410
- 주름살 제거 _ 419
- 주부습진 _ 425
- 사마귀 _ 435
- 농가진 _ 442

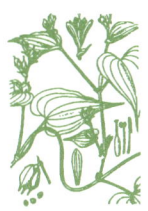
덩굴닭의 장풀

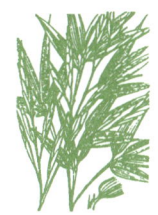
죽숙대

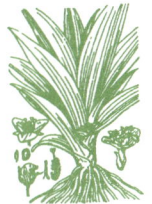
자금란

- 종기 _ 446
- 화장독이 올랐을 때 _ 460
- 손발에 땀이 많이 날 때 _ 462
- 비듬 _ 464
- 동상 _ 455
- 꽃가루 알레르기 _ 461
- 머리 염색의 부작용 _ 463

제8장 비뇨기과 질환 _ 466

- 방광염 _ 466
- 급성신장염 _ 476
- 요도염 _ 484
- 임포텐츠 · 조루 _ 492
- 요로결석 _ 471
- 만성 신장염 _ 480
- 전립선 비대 _ 488

제9장 안과 질환 _ 497

- 결막염 _ 497
- 녹내장 _ 505
- 야맹증 _ 512
- 누낭염 _ 518
- 명목 _ 526
- 백내장 _ 502
- 다래끼 _ 508
- 가성근시 _ 515
- 트라코마 _ 522

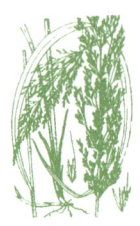
실새풀

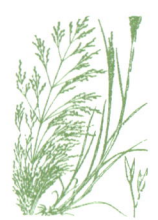
긴겨이삭

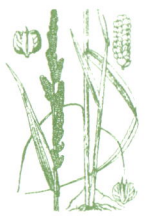
개피

제10장 치과·구강 질환 _ 529

- 구내염 _ 529
- 치조농루 _ 540
- 풍치 _ 551
- 치출혈 _ 557
- 충치 _ 534
- 치통 _ 546
- 치은염 _ 554

제11장 이비인후과 질환 _ 559

- 비염 _ 559
- 편도선염 _ 571
- 편도선 비대증 _ 582
- 외이도염 _ 591
- 난청 _ 599
- 축농증 _ 565
- 인후염, 후두염 _ 576
- 중이염 _ 585
- 귀울림 이명증 _ 594
- 코피 _ 605

제12장 소아과 질환 _ 610

- 홍역 _ 610
- 백일해 _ 621
- 유행성 이하선염 항아리 손님 628
- 경련 경기 _ 636
- 어린이가 자주 토할 때 _ 642
- 어린이가 밤에 보챌 때 _ 616
- 소아 여윔증 _ 625
- 야뇨증 _ 631
- 갓난아이가 젖을 못 빨 때 638
- 어린이 기관지염 _ 643

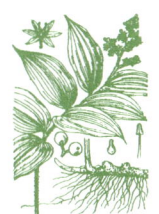 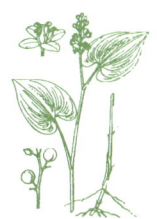 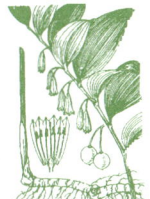

| 솜대 | 두루미꽃 | 둥글레 |

- 허약 체질 _ 644
- 소화 불량 _ 652
- 소아 마비 _ 649
- 중독증 _ 656

제13장 부인과 질환 _ 661

- 냉증 _ 661
- 불임증 _ 678
- 입덧 _ 691
- 불감증 _ 701
- 자궁 출혈 _ 710
- 산후증 _ 722
- 월경 이상 _ 668
- 갱년기 장애 _ 685
- 유선염 _ 697
- 젖 부족증 _ 704
- 대하증 _ 715
- 산후조리 _ 732

제3편 보약편 _ 735

제1장 보기약 _ 735

- 인삼 _ 735
- 창출, 백출삽주, 흰삽주 _ 745
- 오미자 _ 754
- 감초우랄감초 _ 759
- 황기단너삼 _ 740
- 산약마 _ 751
- 연연밥, 연실, 연자 연육 _ 757

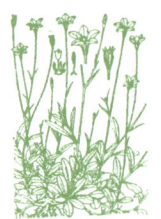 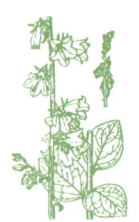 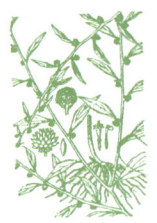

애기도라지　　　　등잔대　　　　추분초

제2장 보혈약 _ 763

- 당귀 _ 763
- 백하수오, 적하수오은조롱, 붉은조롱 _ 773
- 상심자오디 _ 774
- 지황생지황, 건지황, 숙지황 _ 768
- 용안육원안 · 옹목 _ 776

제3장 보양약 _ 779

- 녹용 _ 780
- 복분자서국초 _ 787
- 작약함박꽃 뿌리 _ 784
- 보골지파고지 _ 789

제4장 보음약 _ 792

- 구기자 _ 792
- 천문동 _ 799
- 사삼더덕 _ 803
- 맥문동 _ 795
- 백합나리 _ 802
- 황정낚시둥굴레 _ 805

제4편 약의 효능이 있는 생물 · 무생물 _ 809

제1장 약의 효능이 있는 모든 것 _ 813

- 약효가 있는 물 _ 813
- 약효가 있는 동물 _ 828
- 약효가 있는 곡식 _ 819
- 약효가 있는 물고기 _ 833

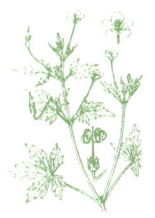 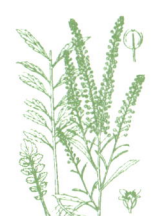 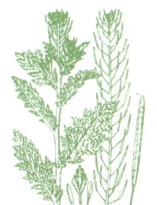

쥐손이풀　　　　　코짜개덩굴　　　　　재쑥

제2장 약효가 있는 과일, 야채 녹즙 _ 838

- 표고버섯 녹즙 _ 838
- 인삼 녹즙 _ 841
- 부추 녹즙 _ 843
- 선인장 녹즙 _ 845
- 씀바귀 녹즙 _ 848
- 머루 녹즙 _ 850
- 쑥 녹즙 _ 851
- 무화과, 살구 녹즙 _ 853
- 오이 녹즙 _ 855
- 연근 녹즙 _ 857
- 양파 녹즙 _ 840
- 구기자 녹즙 _ 842
- 시금치 녹즙 _ 844
- 감자 녹즙 _ 846
- 익모초 녹즙 _ 848
- 오디뽕나무 녹즙 _ 850
- 생강 녹습 _ 852
- 감 녹즙 _ 854
- 미나리 녹즙 _ 856

제5편 한방약 조제법 _ 859

제6편 알기 쉽게 풀이한 한방 용어 해설 _ 939

한방에서 잘 쓰이는 약초

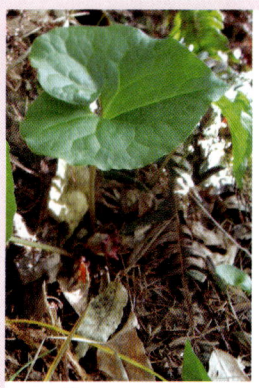

족도리
■ 효능 | 구내염 ■ 약용 부분 | 뿌리 줄기와 뿌리 ■ 채취 시기 | 여름

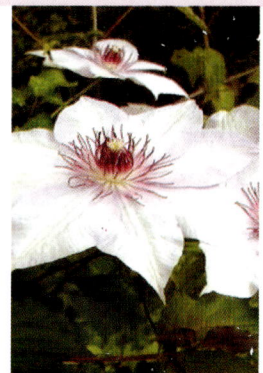

큰꽃으아리
■ 효능 | 통풍 ■ 약용 부분 | 뿌리 ■ 채취 시기 | 가을

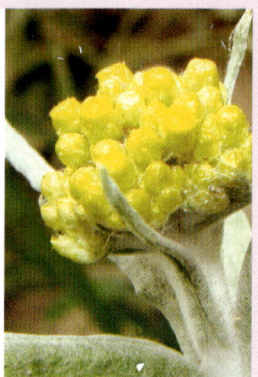

떡쑥
■ 효능 | 가래·기침에 좋다 ■ 약용 부분 | 전부 ■ 채취 시기 | 개화할 때

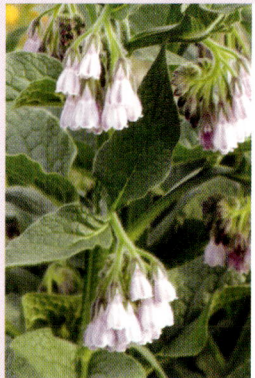

컴프리
■ 효능 | 하리를 멈추게 한다 ■ 약용 부분 | 뿌리 ■ 채취 시기 | 꽃이 있을 때

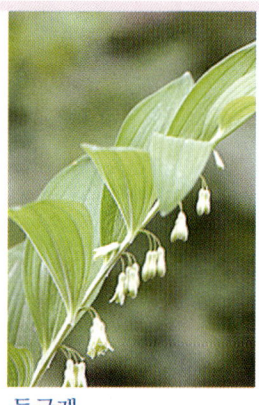

둥글레
■ 효능 | 자양강장·타박상 ■ 약용 부분 | 뿌리 줄기 ■ 채취 시기 | 여름~가을

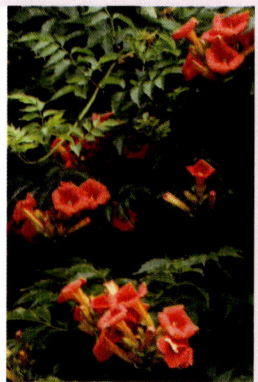

능소화
■ 효능 | 이뇨·통경(通經) ■ 약용 부분 | 꽃 ■ 채취 시기 | 여름

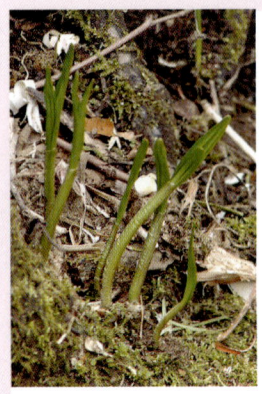

산마늘
- 효능 | 자양·강장
- 약용 부분 | 알줄기
- 채취 시기 | 봄~여름

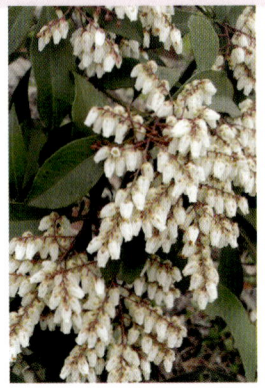

마취목
- 효능 | 살충제
- 약용 부분 | 잎, 가지
- 채취 시기 | 필요한 때

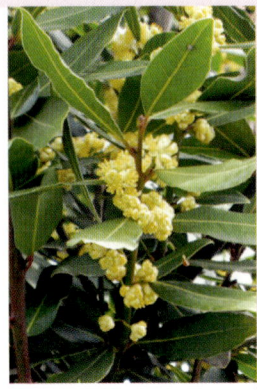

월계수
- 효능 | 류머티즘·신경통
- 약용 부분 | 잎
- 채취 시기 | 9월경

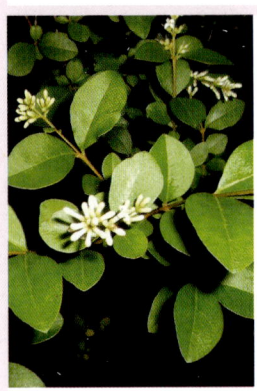

쥐똥나무
- 효능 | 사마귀 제거
- 약용 부분 | 백랍
- 채취 시기 | 겨울

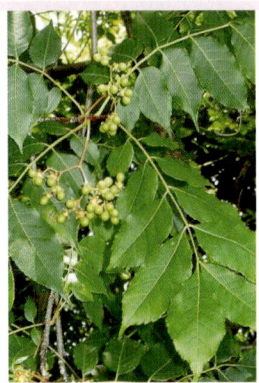

소태나무
- 효능 | 건위제
- 약용 부분 | 나무 부분
- 채취 시기 | 6~7월

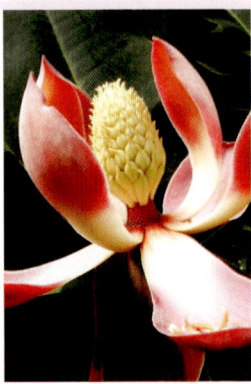

자목련
- 효능 | 축농증·비염
- 약용 부분 | 꽃의 봉오리
- 채취 시기 | 개화 전

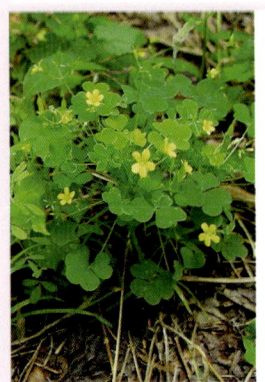

괭이밥
- 효능 | 기생성 피부병
- 약용 부분 | 전부
- 채취 시기 | 개화 중의 것

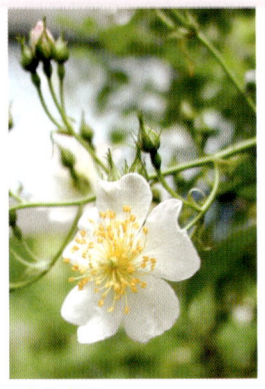

찔레나무
- 효능 | 이뇨제·종기·여드름
- 약용 부분 | 헛열매
- 채취 시기 | 가을

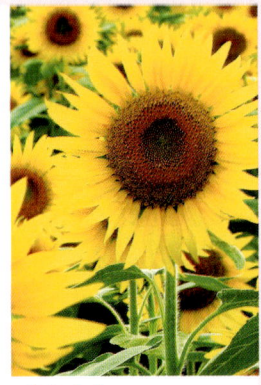

해바라기
- 효능 | 자양·고혈압 예방
- 약용 부분 | 종자
- 채취 시기 | 9월

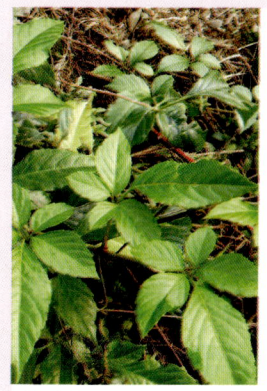
거지덩굴
- 효능 | 종기·부스럼·고혈압　■약용 부분 | 뿌리 줄기　■채취 시기 | 7~8월

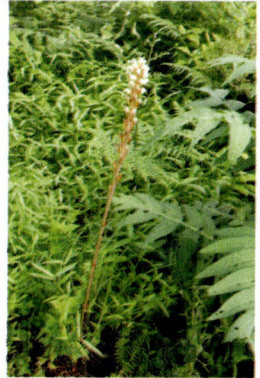
천마
- 효능 | 두통, 현기증　■약용 부분 | 뿌리 줄기　■채취 시기 | 6월

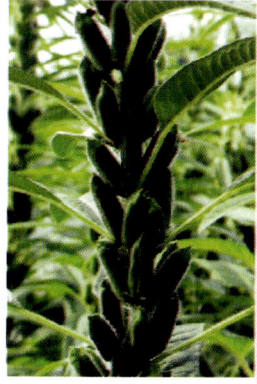
참깨
- 효능 | 강장　■약용 부분 | 종자　■채취 시기 | 가을

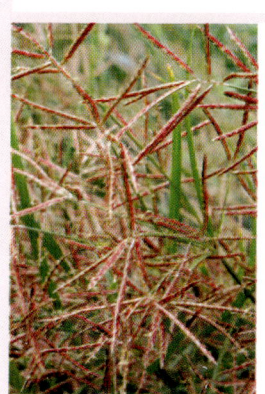
향부자
- 효능 | 감기 초기　■약용 부분 | 뿌리 줄기　■채취 시기 | 10~11월

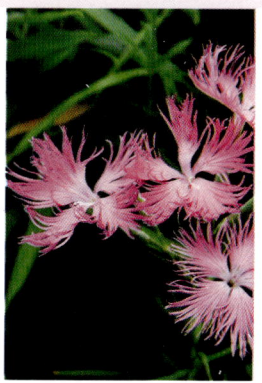
술패랭이꽃
- 효능 | 이뇨·통경(通經)　■약용 부분 | 종자　■채취 시기 | 9월

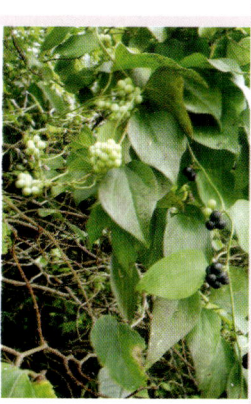
댕댕이 덩굴
- 효능 | 이뇨　■약용 부분 | 나무 부분, 뿌리, 열매　■채취 시기 | 10월

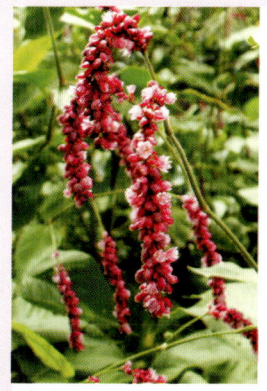
털여뀌
- 효능 | 종기·부스럼　■약용 부분 | 잎, 종자　■채취 시기 | 잎은 필요한 때, 종자는 11월

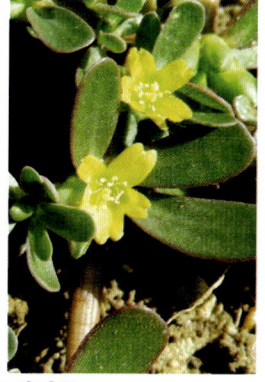
쇠비름
- 효능 | 독충에 물려 가려울 때·이뇨　■약용 부분 | 전부　■채취 시기 | 줄기, 잎이 있는 때라면 언제든지 좋다

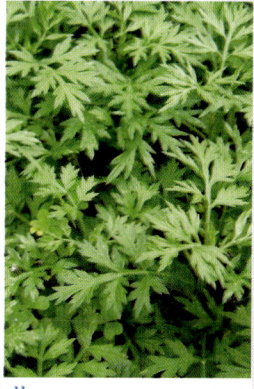
쑥
- 효능 | 천식·건위·빈혈·이질·요통·치질　■약용 부분 | 뿌리, 잎　■채취 시기 | 뿌리는 언제든지, 잎은 7월

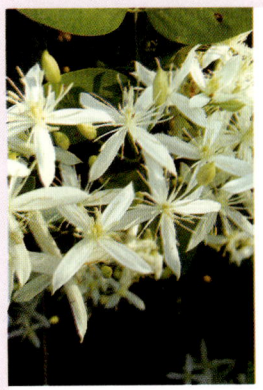

참으아리
- 효능 | 편도염
- 약용 부분 | 잎
- 채취 시기 | 여름에서 가을

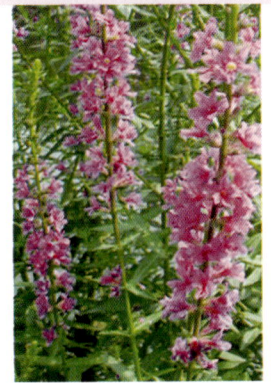

부처꽃
- 효능 | 하리(이질)
- 약용 부분 | 전부
- 채취 시기 | 여름~가을

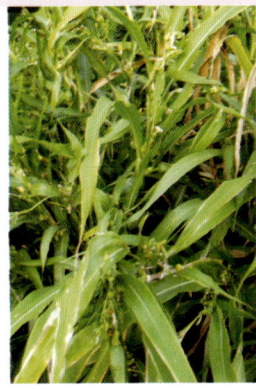

염주
- 효능 | 류머티즘 · 신경통 · 어깨통증
- 약용 부분 | 뿌리, 종자
- 채취 시기 | 9~10월

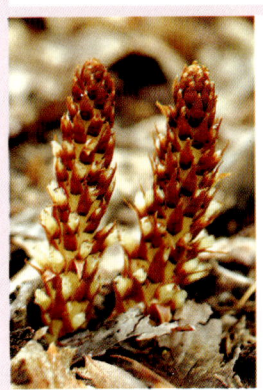

오리나무 더부살이
- 효능 | 강장 · 정력을 좋게 함
- 약용 부분 | 전부
- 채취 시기 | 8~9월

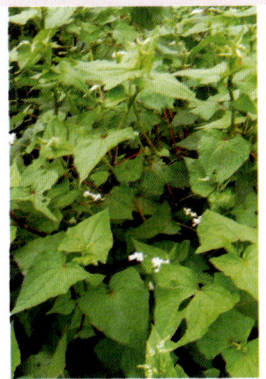

메밀
- 효능 | 종기 · 부스럼 · 세탁 · 세발
- 약용 부분 | 종자(메밀가루), 줄기 잎
- 채취 시기 | 줄기 잎은 수확 때에

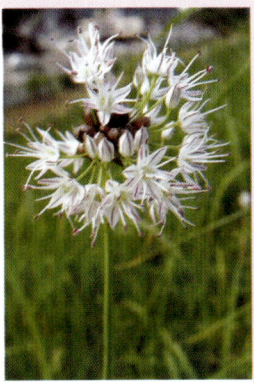

달래
- 효능 | 독충에게 물려 종기 · 부스럼 등이 날 때
- 약용 부분 | 비늘 줄기
- 채취 시기 | 4~6월

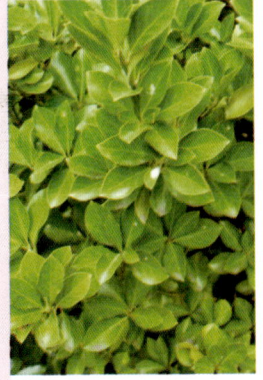

사철나무
- 효능 | 이뇨 · 월경불순
- 약용 부분 | 나무껍질
- 채취 시기 | 가을부터 겨울까지

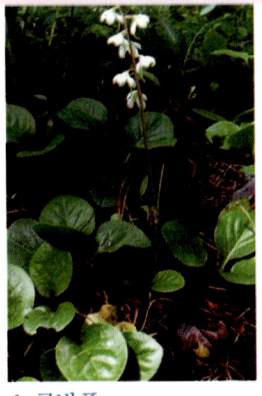

노루발풀
- 효능 | 이뇨
- 약용 부분 | 전부
- 채취 시기 | 8~9월

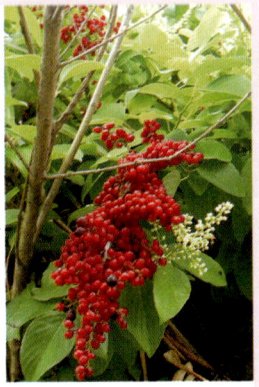

청사조
- 효능 | 해열 · 해독 · 이뇨 · 류머티즘에 따른 요통
- 약용 부분 | 줄기, 잎
- 채취 시기 | 여름~가을

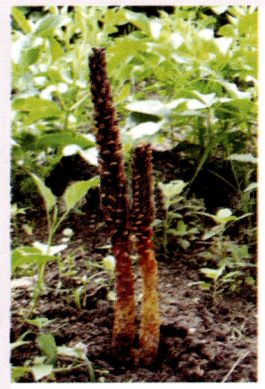

초종용
- 효능 | 강장　■약용 부분 | 전부
- 채취 시기 | 꽃이 있는 5~7월

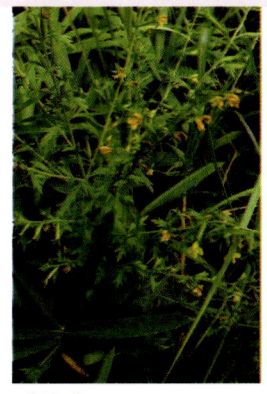

절국대
- 효능 | 이뇨·황달　■약용 부분 | 전부
- 채취 시기 | 8~9월

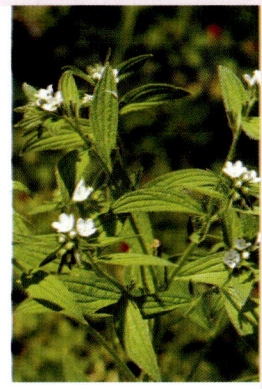

지치
- 효능 | 화상·치질·종기·부스럼
- 약용 부분 | 뿌리　■채취 시기 | 10월

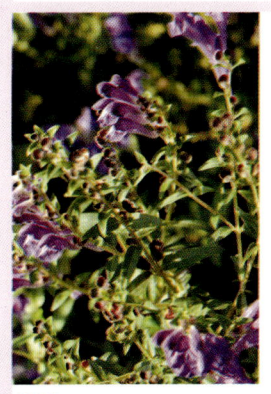

황금
- 효능 | 기침·코피·한방 처방에　■약용 부분 | 뿌리　■채취 시기 | 늦가을

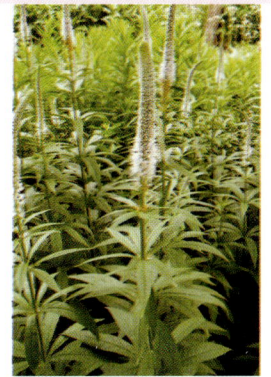

흰털냉초
- 효능 | 류머티스·관절염·이뇨
- 약용 부분 | 뿌리 줄기　■채취 시기 | 7~8월

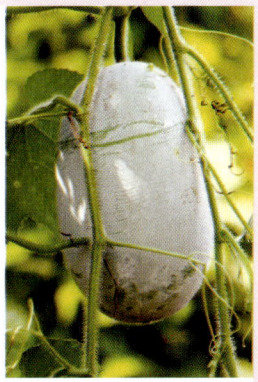

동아
- 효능 | 소염·이뇨·완하　■약용 부분 | 종자　■채취 시기 | 8~9월

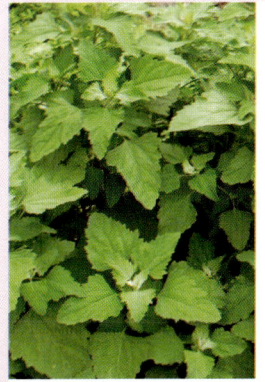

명아주
- 효능 | 충치·벌레에 물렸을 때　■약용 부분 | 잎　■채취 시기 | 봄부터 초가을까지

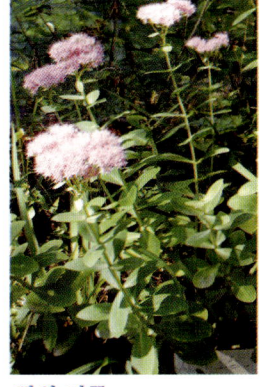

꿩의 비름
- 효능 | 종기·부스럼　■약용 부분 | 잎　■채취 시기 | 여름~가을

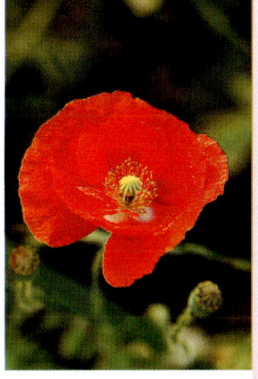

개양귀비
- 효능 | 기침을 멈추게 한다　■약용 부분 | 꽃　■채취 시기 | 5월의 개화기

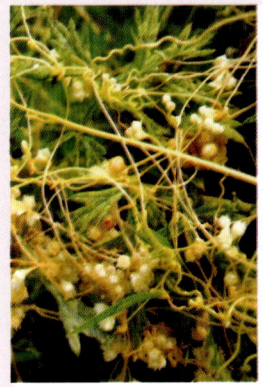

새삼·토사
- 효능 | 자양·강장
- 약용 부분 | 종자
- 채취 시기 | 10월

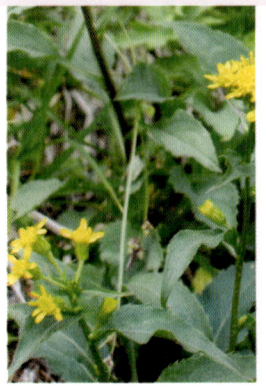

미역취
- 효능 | 감기 걸렸을 때의 두통·목에 나는 종기·부스럼의 해독
- 약용 부분 | 전부
- 채취 시기 | 8~10월

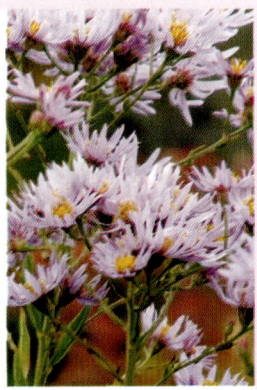

탱알
- 효능 | 기침을 멎추게 한다 가래를 없앤다
- 약용 부분 | 뿌리
- 채취 시기 | 10~11월

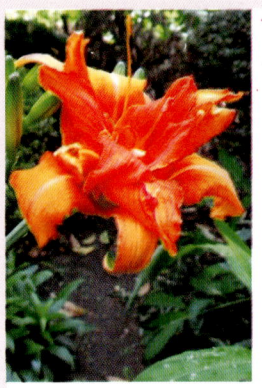

왕원추리
- 효능 | 해열·이뇨·종기·부스럼
- 약용 부분 | 꽃봉우리, 뿌리
- 채취 시기 | 봉우리는 6~7월, 뿌리는 가을

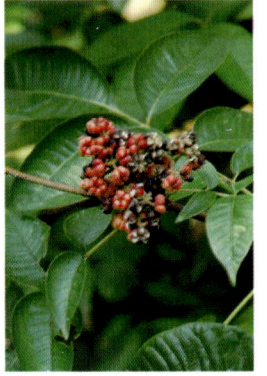

오수유
- 효능 | 위를 튼튼하게
- 약용 부분 | 열매
- 채취 시기 | 11월

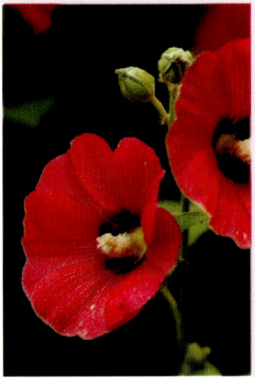

접시꽃
- 효능 | 이뇨
- 약용 부분 | 꽃, 뿌리
- 채취 시기 | 여름부터 가을의 개화기

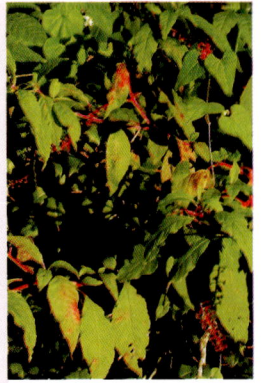

자리공
- 효능 | 이뇨
- 약용 부분 | 뿌리
- 채취 시기 | 추분의 전후 3일로 7일간

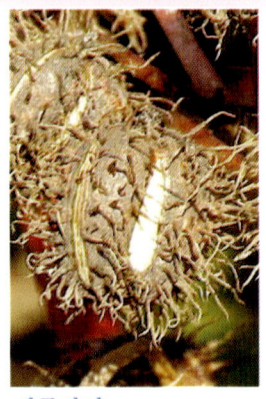

아주까리
- 효능 | 설사제
- 약용 부분 | 종자
- 채취 시기 | 8월

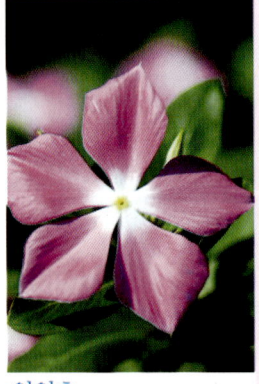

일일초
- 효능 | 위궤양·변통(便通)·소화촉진
- 약용 부분 | 전부
- 채취 시기 | 가을 8~9월

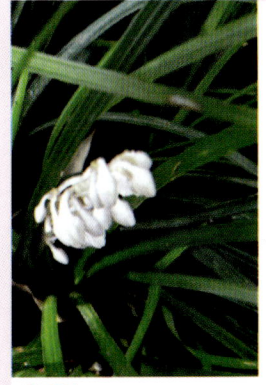

맥문동
- 효능 | 자양·강장·최유·기침
- 약용 부분 | 뿌리의 비대한 부분
- 채취 시기 | 가을

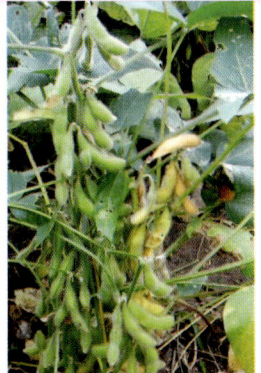

콩(대두콩)
- 효능 | 이뇨·해열·해독·감기
- 약용 부분 | 종자
- 채취 시기 | 가을

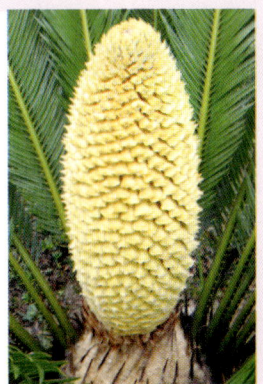

소철
- 효능 | 기침·통경·베인 상처
- 약용 부분 | 종자
- 채취 시기 | 10~11월

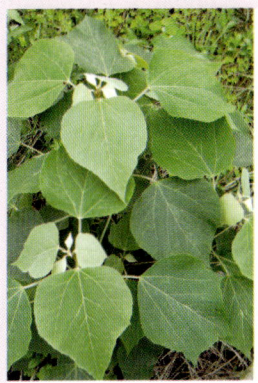

예덕나무
- 효능 | 종기·부스럼·위궤양
- 약용 부분 | 잎, 나무껍질
- 채취 시기 | 여름

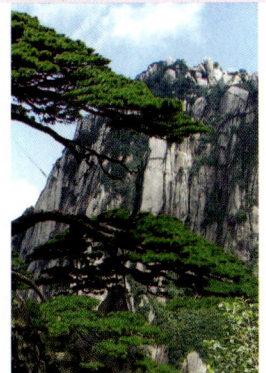

소나무
- 효능 | 혈관벽 강화·고혈압·중풍 예방과 치료
- 약용 부분 | 잎
- 채취 시기 | 언제라도 좋다.

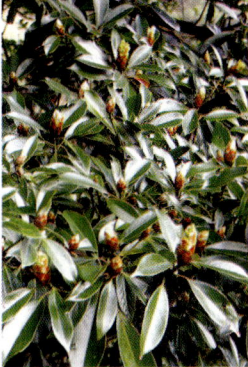

후박나무
- 효능 | 기침·입덧·신경성 위염·변비
- 약용 부분 | 나무껍질
- 채취 시기 | 입하 전의 여름

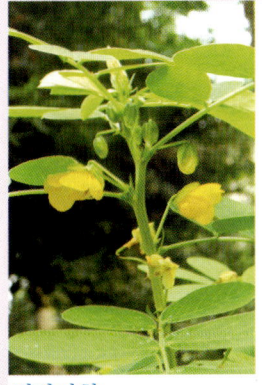

긴강남차
- 효능 | 변비·고혈압 예방·신경통·류머티즘·건강 증진
- 약용 부분 | 종자
- 채취 시기 | 가을

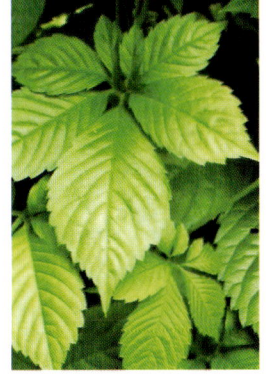

돌외
- 효능 | 세탁제·기침을 멈추게 한다
- 약용 부분 | 전부
- 채취 시기 | 여름

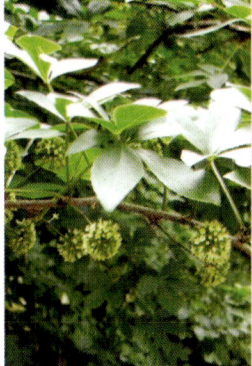

가시오갈피
- 효능 | 강장·피로 회복·건강 약주
- 약용 부분 | 뿌리의 껍질
- 채취 시기 | 여름

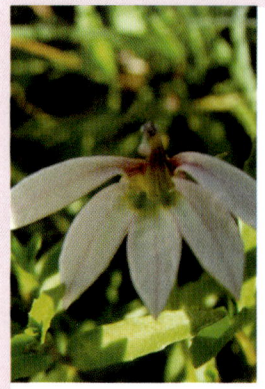
수염가래꽃
- 효능 | 이뇨 · 종기 · 부스럼
- 약용 부분 | 전부
- 채취 시기 | 7~8월

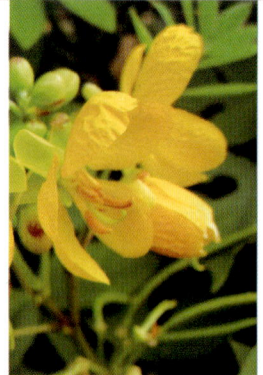
석결명
- 효능 | 건위 · 완하(배설) · 독충에 물렸을 때
- 약용 부분 | 종자, 잎
- 채취 시기 | 종자는 10월, 잎은 여름

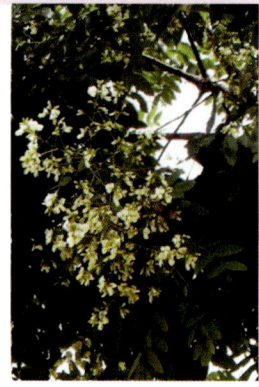
회화나무
- 효능 | 지혈
- 약용 부분 | 꽃봉오리
- 채취 시기 | 6~7월

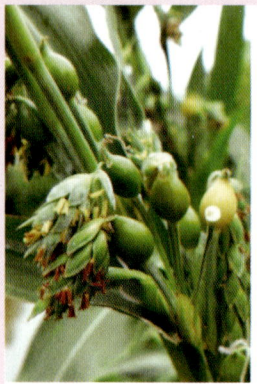
율무
- 효능 | 사마귀 제거와 피부 미용 · 고혈압 예방
- 약용 부분 | 종자
- 채취 시기 | 10월

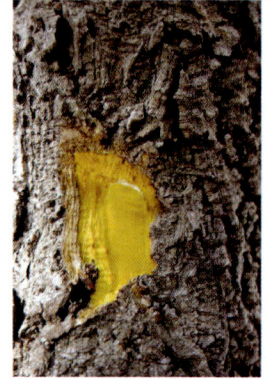
황벽나무
- 효능 | 건위 · 하리(이질)를 멈추게 함 · 타박상
- 약용 부분 | 속껍질
- 채취 시기 | 한여름

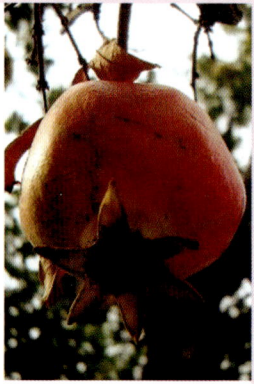
석류나무
- 효능 | 입 안의 진무름 · 염증
- 약용 부분 | 열매의 껍질
- 채취 시기 | 11월경

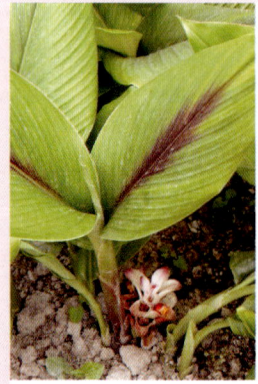
울금
- 효능 | 건위 · 이담 · 진통 · 식품 원료
- 약용 부분 | 뿌리 줄기
- 채취 시기 | 가을

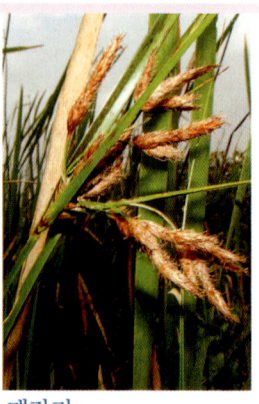
매자기
- 효능 | 통경(通經) · 최유(젖을 잘 나오게 하는 것)
- 약용 부분 | 덩이 줄기
- 채취 시기 | 10월

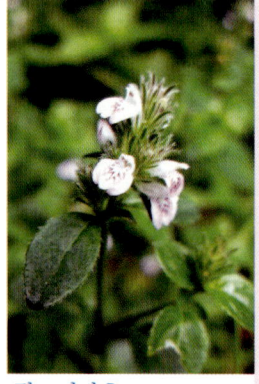
쥐꼬리망초
- 효능 | 요통 · 해열 · 감기 · 기침 · 목이 아플 때
- 약용 부분 | 전부
- 채취 시기 | 입추 전후

흉복부내장 전경 (1)

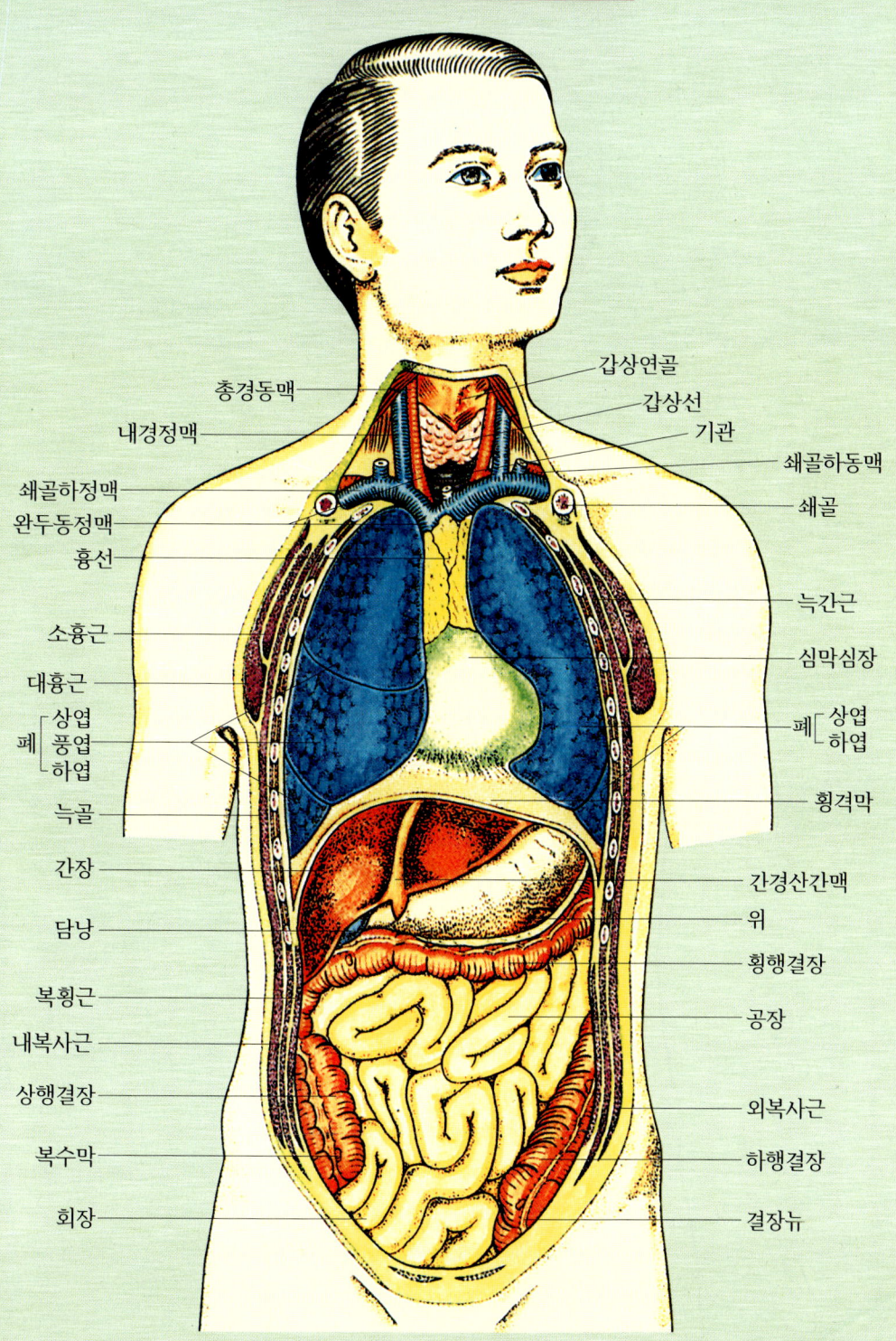

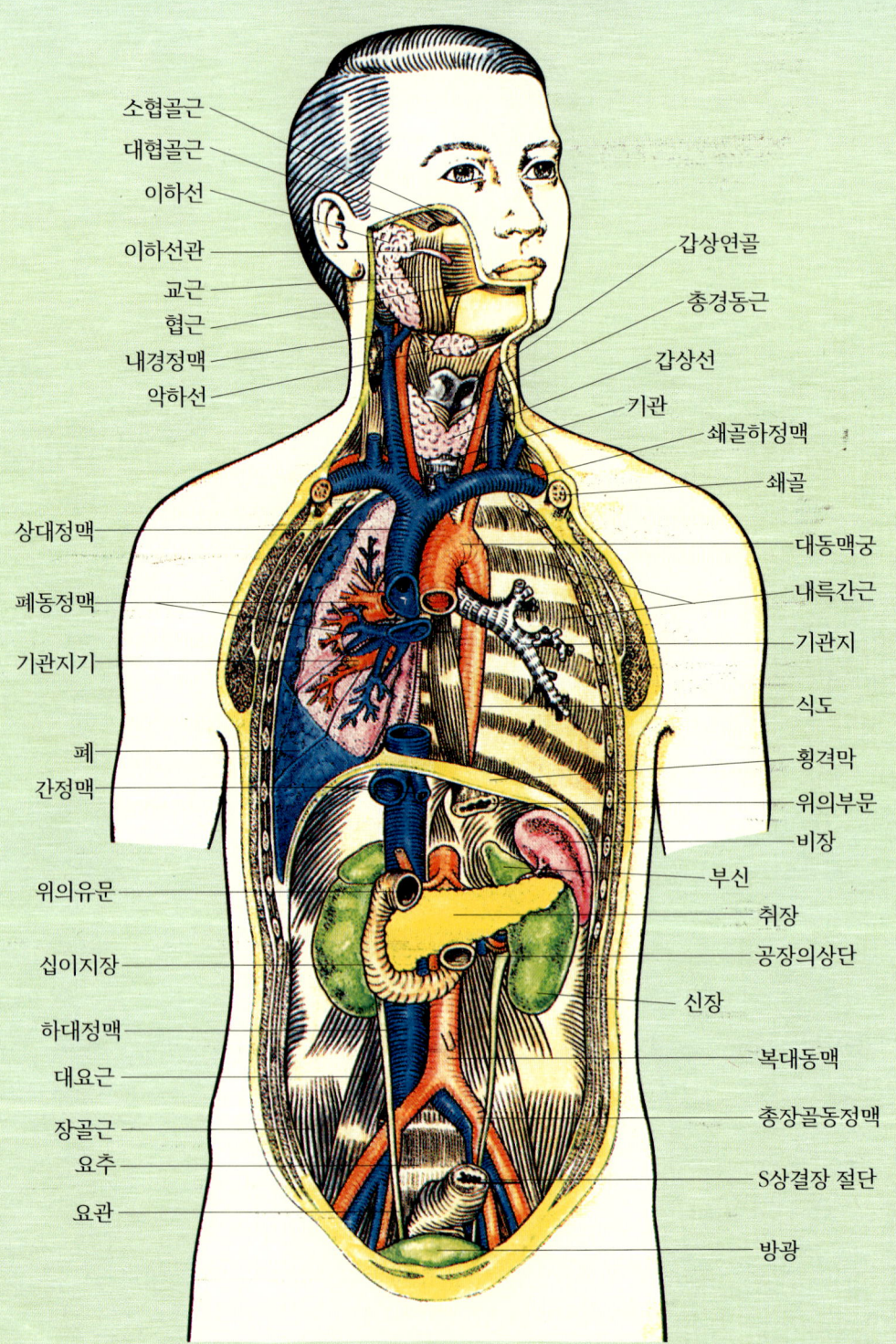

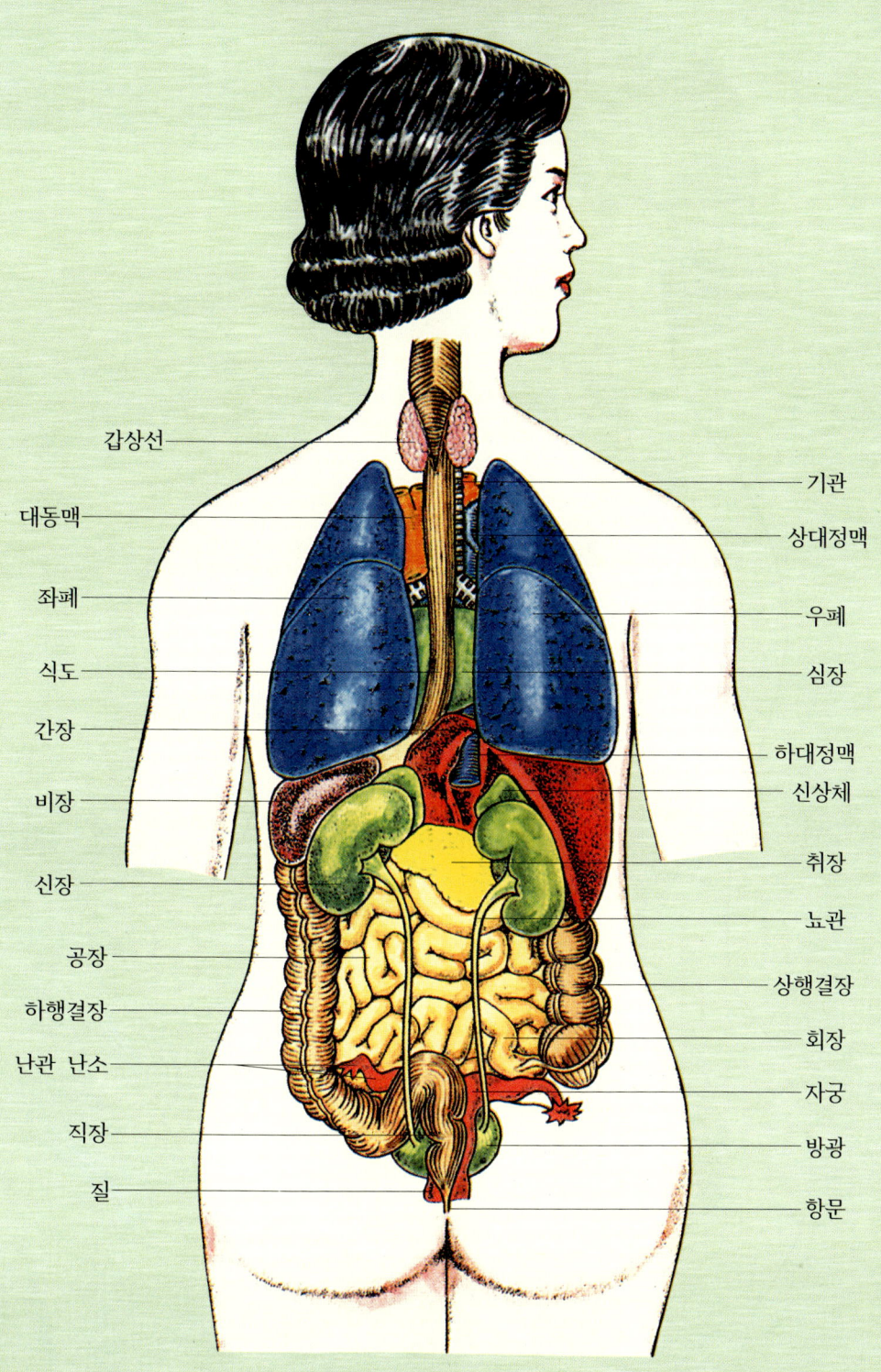

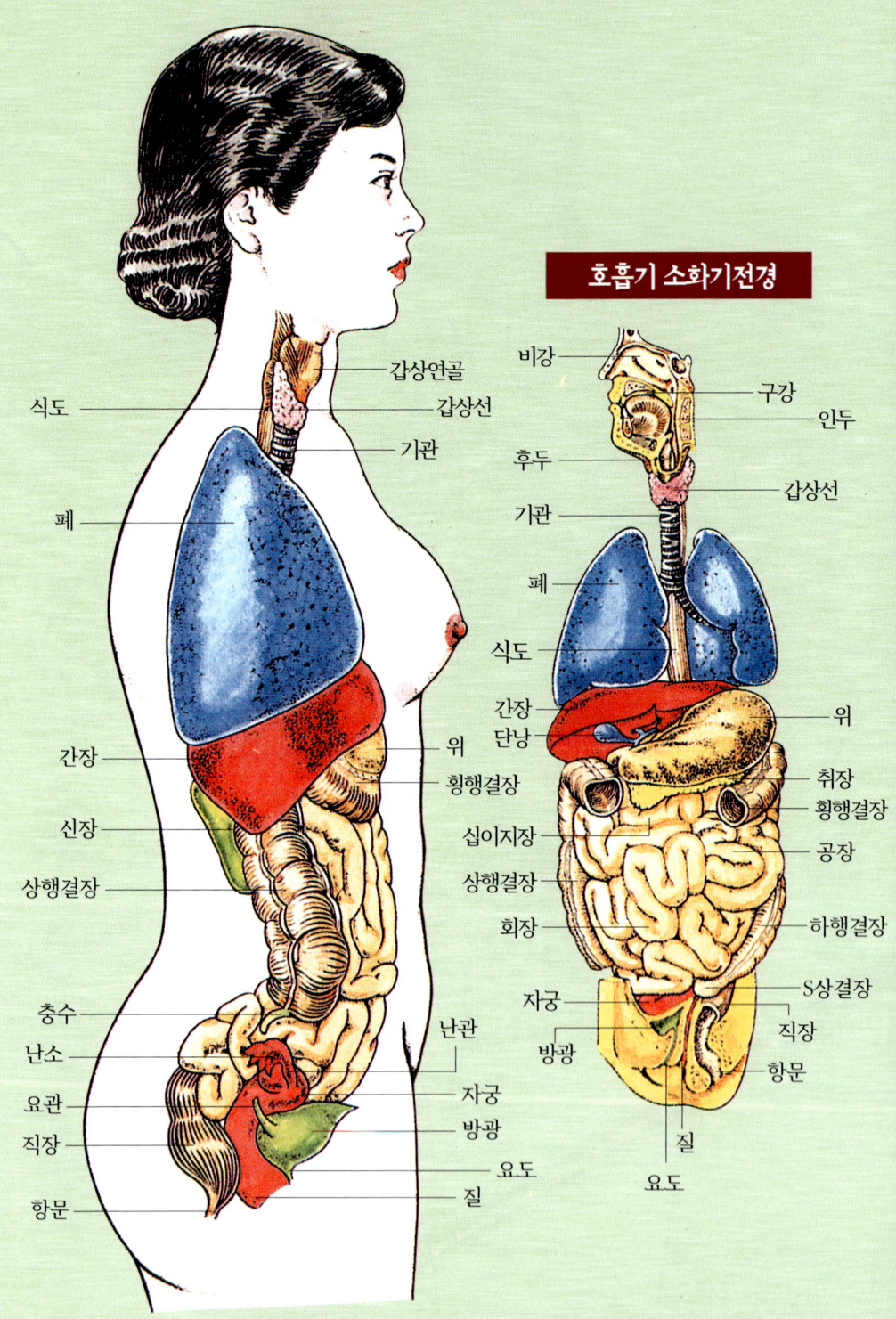

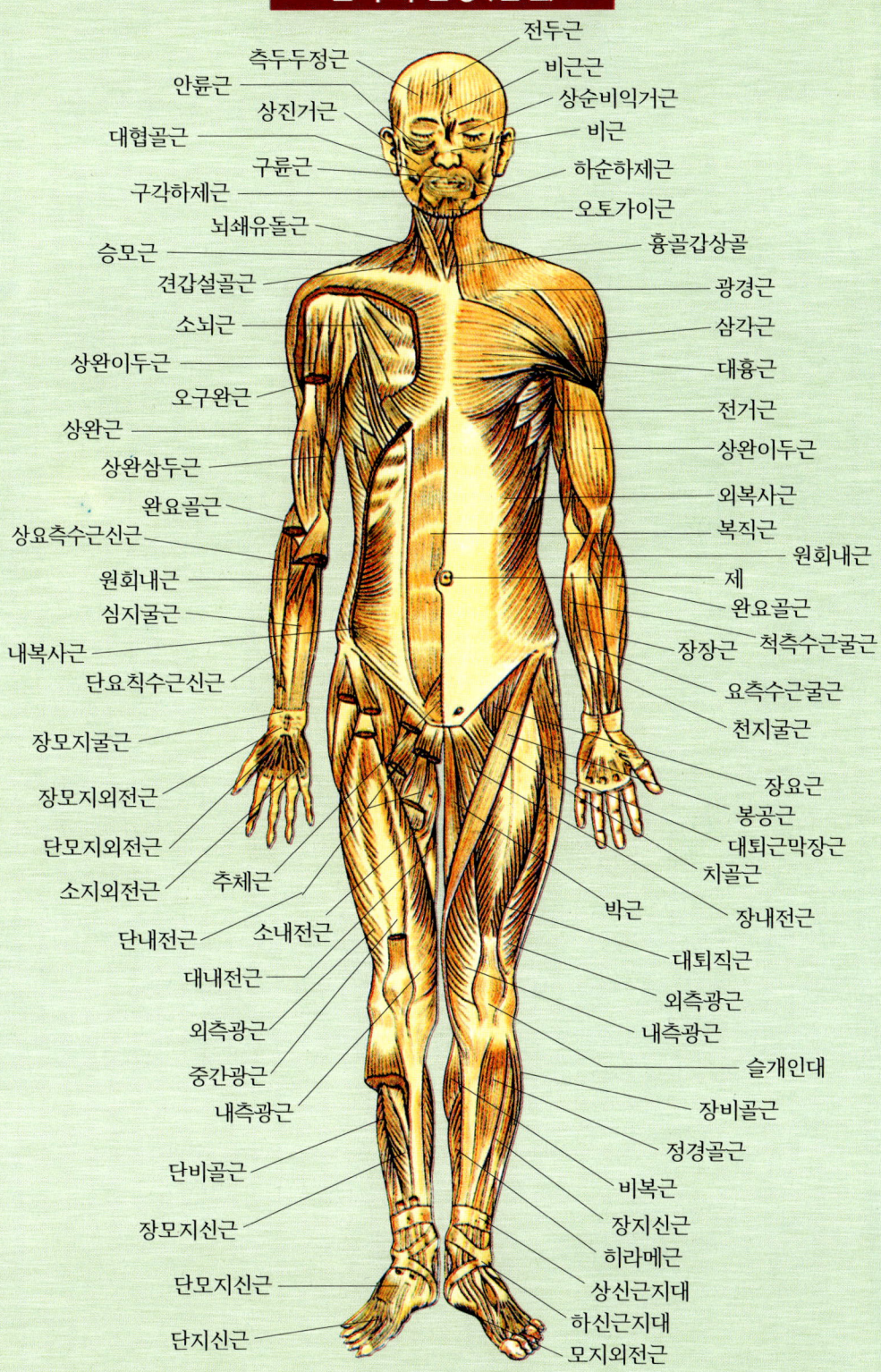

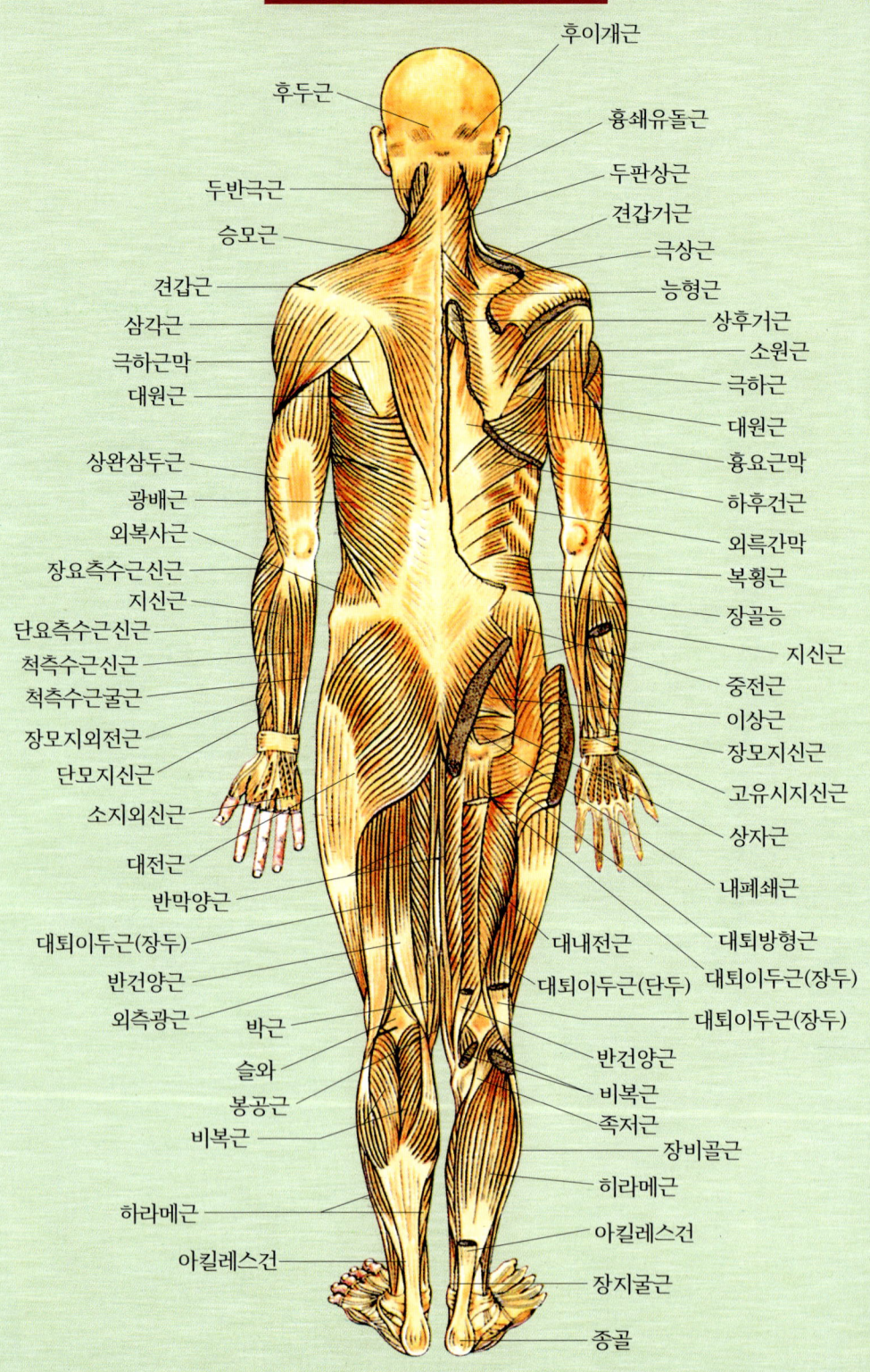

남성 골반 장기

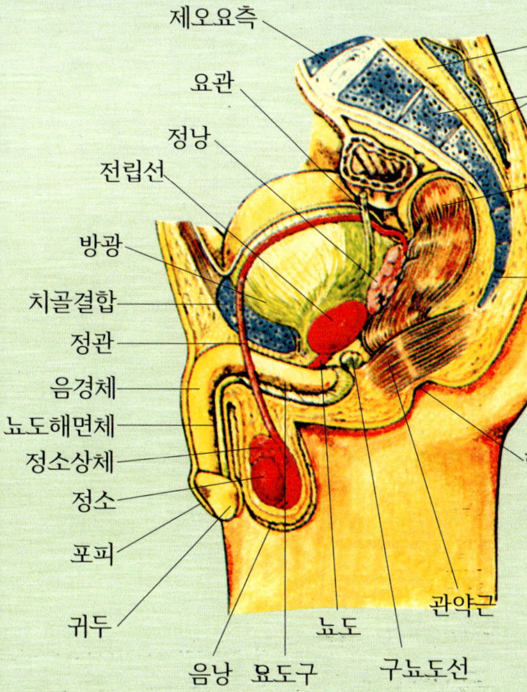

- 제오요측
- 요관
- 정낭
- 전립선
- 방광
- 치골결합
- 정관
- 음경체
- 뇨도해면체
- 정소상체
- 정소
- 포피
- 귀두
- 음낭
- 요도구
- 뇨도
- 관약근
- 구뇨도선
- 항문
- 미골
- 직장
- 선골
- 선골관

남성 비뇨생식기 형도

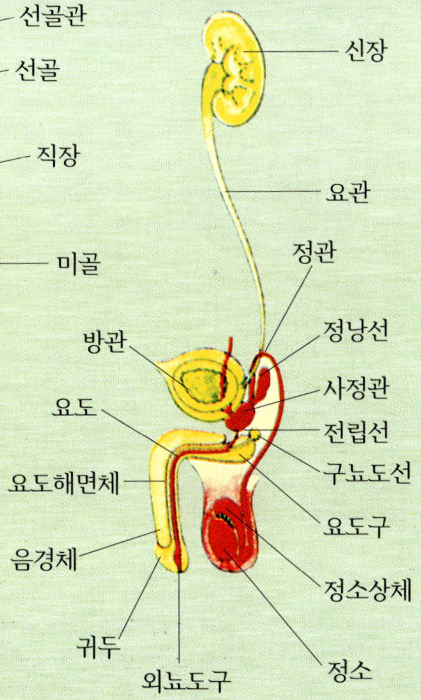

- 신장
- 요관
- 정관
- 방광
- 요도
- 요도해면체
- 음경체
- 귀두
- 외뇨도구
- 정낭선
- 사정관
- 전립선
- 구뇨도선
- 요도구
- 정소상체
- 정소

여성 골반 장기

- 요관
- 난소
- 난관
- 자궁체
- 자궁원색
- 방광
- 치골결합
- 치구
- 음핵
- 요도
- 대음진
- 소음진
- 질
- 대전정선
- 방광자궁와
- 직장자궁와
- 자궁질부
- 미골
- 직장
- 괄약근
- 항문
- 선골
- 척주관

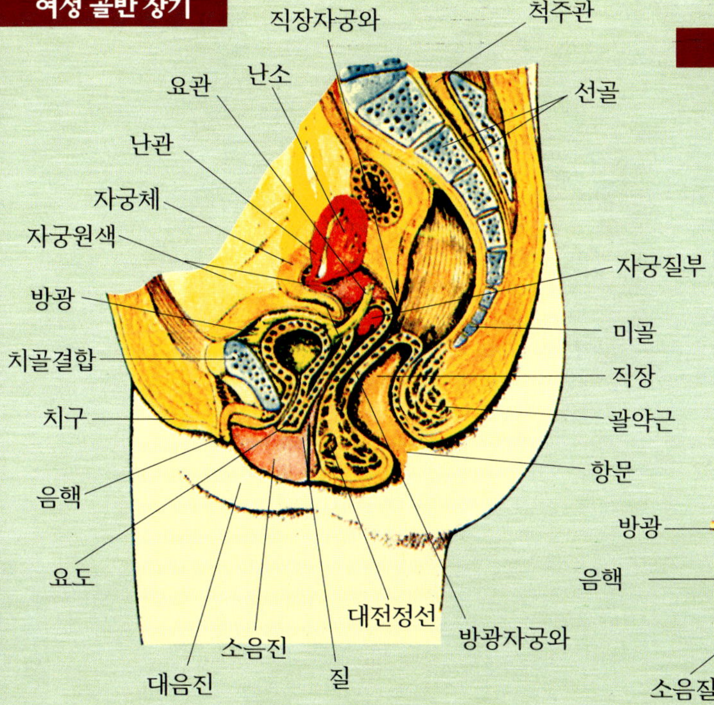

여성 비뇨생식기 막형도

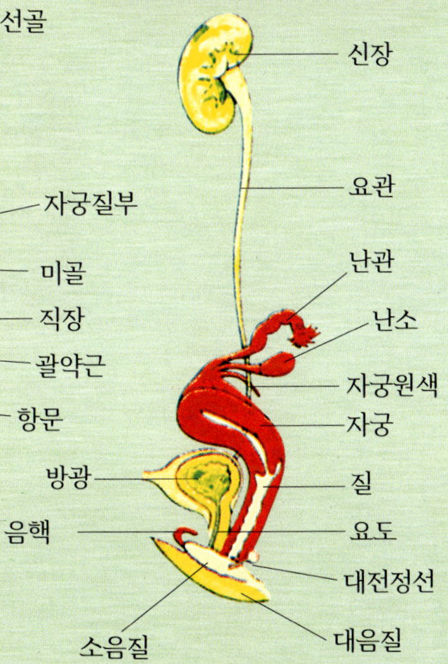

- 신장
- 요관
- 난관
- 난소
- 자궁원색
- 자궁
- 질
- 요도
- 대전정선
- 대음질
- 소음질
- 음핵
- 방광

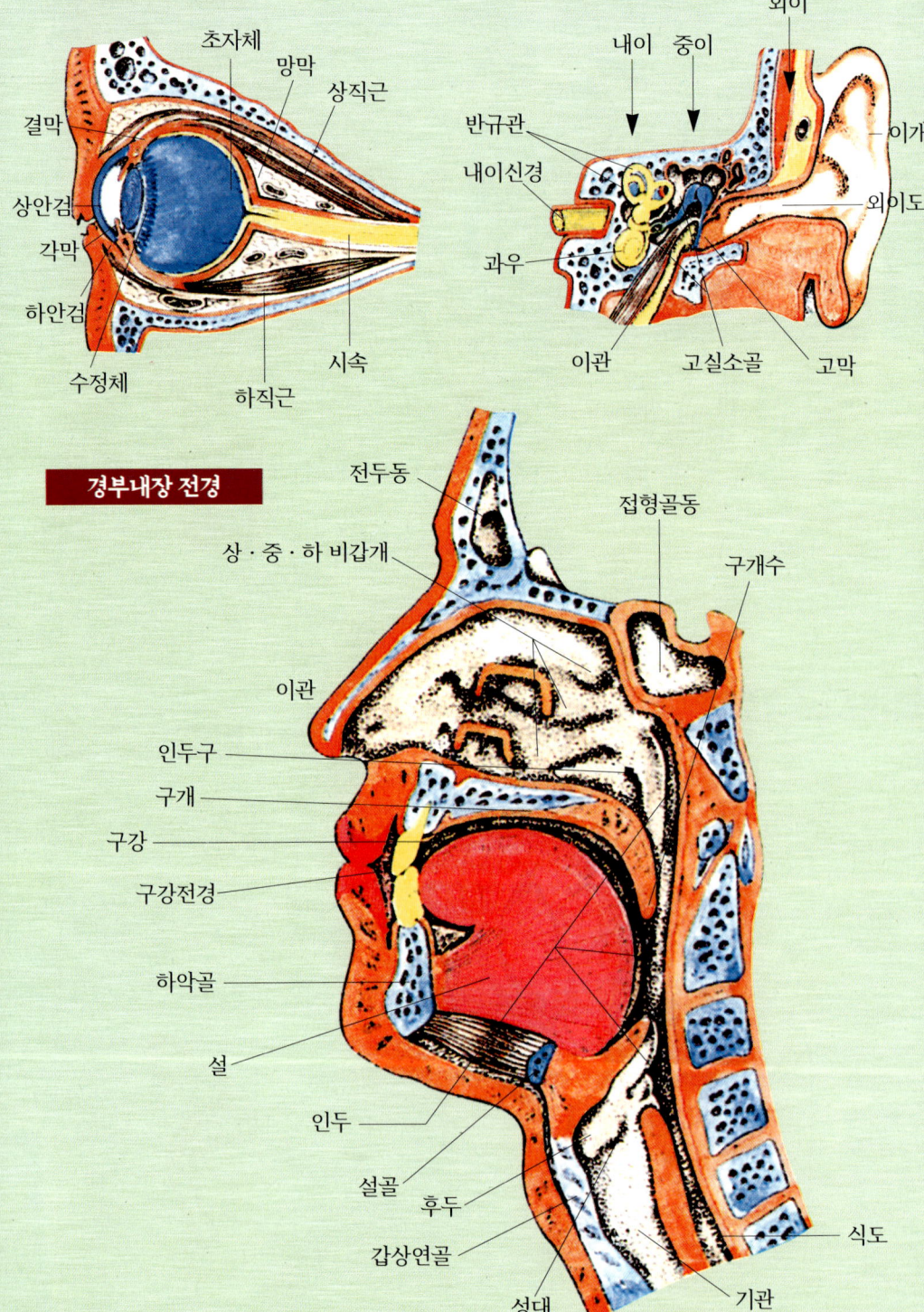

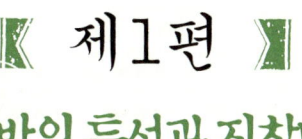

《 제 1 편 》
한방의 특성과 진찰법

제1장
한방의 특성

 1. 한방의 유래

한방 의학은 고대 중국에서 시작되며 한대에는 한방 의학으로서의 체계가 가다듬어지고, 그 무렵 이미 한방의 최고 고전인 『황제내의경黃帝內醫經』이 편찬되었다. 이미 한말韓末과 삼국 시대에 걸쳐 『상한론傷寒論』이라는 의서醫書가 나오게 되었다. 지금부터 1,700년 이전의 일이다.

『상한론傷寒論』은 한방약으로 질병을 다룰 경우의 치료법칙治療法則을 구체적인 예例를 들어 서술敍述한 매우 중요한 고전古典이며 저자著者는 장중경張仲景이라고 하나 그 사람의 행적行蹟은 자세히 알려져 있지 않다.

오늘날 우리가 쓰고 있는 약방문藥方文 즉 처방處方의 대부분은 이 『상한론傷寒論』과 허준의 『동의보감東醫寶鑑』이라는 고古典에서 나온 것이다.

또한 동서고금을 막론하고 『동의보감』에 수록된 처방 및 한방의술은 우리 민족 특유의 사상·질병·약재를 중심으로 한 독창적인 전통의학으로 그만한 실제상의 가치價値가 있기 때문에 오늘에 이르고 있는 것이다.

2. 한방漢方의 진단診斷

한방漢方의 진단診斷은 치료법治療法을 결정하려는 것이다. 그리고 치료治療는 증證에 따라서 하게 되므로즉 수증법隨證法이므로, 증證을 진단하는 것이 한방의 진단이라고 할 수 있다.

증證을 진단하기 위하여서는 망望·문聞·문問·절切이라는 네 가지 진찰, 즉 사진四診을 한다. 그리하여 환자의 외견外見·수소愁訴·맥증脈證·복증腹證·설증舌證:이 설증은 급성 열병 또는 위장염 등에서는 진단상 중요한 의의를 갖는다 등을 종합적으로 생각해서, 증상症狀의 표증表證·이증裏證·반외반이증半外半裏證을 분간해서 음陰·양陽·허虛·실實을 판단한 다음 치료를 시작한다.

한방에서는 오직 하나의 증상을 목표로 해서 치료한다든가, 신체의 일부분만을 국한시켜 치료한다든가 하지는 않는다. 그 치료는 이른바 종합적인 전신 요법全身療法이다.

한방 진단의 기초가 되는 한방의 진찰법과 허실虛實 음양陰陽이라는 말을 비롯하여 증證에 관한 용어 해설과 복증腹證 및 맥증脈證은 다음과 같다.

3. 한방韓方의 진찰법

■ **사진법**四診法

한방에는 망望·문聞·문問·절切이라는 네 가지 진찰법診察法이 있는데 이것을 사진四診이라고 부른다.

한방 고전에 의하면, 직접 눈으로 바라보아望 병을 아는 의가醫家를 신神이라 하고, 목소리를 들어聞 병을 아는 의가醫家를 성聖이라 하며, 병상病狀을 물어서問 병을 아는 자를 공工이라 하고, 맥脈을 짚어서切 병을 아는 자를 교巧라고 했다.

그러나 현재는 환자의 얼굴의 혈색과 병의 상태를 묻고 아울러 맥진脈診·촉진觸診·압진壓診까지 하고 게다가 현대 의학의 여러 가지 진찰법도 병용並用하고 있는 것이 보통이다.

또한 성인에게는 손목에 있는 진맥만 하는 것이 아니라 때로는 목에 있는 경동맥을 진맥한다. 손목에 있는 맥은 한방에서 촌구맥이라 하고 목에 있는 경동맥은 인영맥이라 한다. 신생아, 5세 미만 어린이는 손목맥이나 경부맥을 보지 않고 머리 양쪽 관자놀이에 있는 액맥을 진찰하면서 좌우 식지손가락을 관찰하여 병변을 찾아낸다.

(1) 망진望診

한의사가 직접 눈으로 환자의 전체적인 것을 관찰하는 진찰법이다.

중국의 명의 편작扁鵲은 병病의 응應: 즉 반응은 일부분 나타난다고 말했다. 또 『황제내경黃帝內經』에는 반드시 먼저 그 형形의 비수肥瘦를 살펴 그 기氣의 허성虛聖을 말한다고 하여, 환자가 비대肥大한가 여위어 있는가를 보아 그 기氣의 허실虛實을 안다는 것이 실려 있다. 허실虛實이라는 것은 한방진단의 바탕이 되는 매우 중요한 개념이며 치료 방침은 이 허실의 판단에 따라 결정된다.

또한 이름난 명의는 아니라도 망진望診에 의해 대체적인 치료 방침을 세우는 것은 그렇게 어렵다고 할 수는 없다. 여기서 몇 가지의 예를 들어 보기로 한다. 예컨대 같은 비만이라도 다음과 같이 증證은 다를 수 있는 것이다.

- 골격이 단단하며 영양 상태가 좋고, 살이 단단하며 비대한 사람에게는 실증實證이 많다.
- 근육에 탄력성이 없는 이른바 푸석살이 많고 피부색이 희며 골격은 가늘고 살같이 보드라운 사람에는 허증虛證이 많다.

또한 여윈 경우에는 다음과 같다.

- 혈색이 나쁘면서 여윈 사람은 예외가 없는 것은 아니나 대체로 허증虛證이 많다.
- 여위어 있지만 살이 단단하고 탄력이 있으며 가무잡잡한 혈색을 한 사람에게는 실증實證이 많다.
- 혈색이 좋고 상기上氣가 잘 되는 사람에게는 실증實證이 많다.
- 얼굴 색이 희어 폐결핵 환자에게서 볼 수 있는 것같이 엷

게 붉은색이 있는 경우는 허증虛證이 많다.
- 모세 혈관이 그물눈처럼 떠서 보이고 그 색이 붉은 것은 어혈瘀血의 증證을 나타내는 수가 많다.

또 노인이나 중병을 앓는 사람, 당뇨병·위축신萎縮腎 등의 환자는 살갗이 메말라 버석버석한 느낌을 준다.

이처럼 한방에서는 환자를 한 번 눈으로 훑어만 보아도 우선 그 허실虛實을 추정推定할 수가 있다. 그러나 겉보기만으로 판단하면 오진誤診을 할 우려가 있으므로 종합적으로 진찰할 필요가 있다.

망진望診은 이렇게 환자의 전체적인 상모相貌를 살피는 것을 첫째 요건으로 하는 것이지만 습진이나 피부염 등과 같이 그 환부 자체의 관찰도 포함하는 것은 당연하다.

(2) 문진聞診

환자의 목소리를 듣는다든가 냄새를 맡는다든가 하는 것이 문진聞診이다. 기침이나 호흡 상태를 듣는 것도 문진이다. 문진은 문진問診이나 절진切診 또는 망진望診 등을 병용併用함으로써 비로소 진단상의 의의意義를 갖게 된다.

- 담痰이 나오지 않는 마른기침인가
- 담痰은 많으나 시원시원한 것인가
- 기침에 천명喘鳴 : 가래가 끓는 소리이 수반되는가
- 호흡 곤란이 따르는 것인가
- 얼굴을 붉게 하며 기침의 정도가 몹시 심한가

등은 문진·망진을 병용併用함으로써 비로소 뚜렷해지는 경우가 많다.

(3) 문진問診

환자의 병상病狀을 물어보는 것을 문진이라 한다.

한방 치료에서는 환자의 고통을 호소하는 것을 매우 중시하므로 문진問診은 신중하게 마련이다. 환자의 가족력家族歷이나 과거의 병력을 묻는 것은 현대 의학에서도 마찬가지로 하고 있으므로 여기서는 두 서너 가지의 예를 들어 한방의 문진법에 대해 설명하기로 한다.

- '어깨가 결린다' 고 하는 경우

어떤 질병에서도 흔히 볼 수 있는 증세이나, 이 경우 한방漢方에서는 반드시 "왼쪽 어깨가 결리는가", "오른쪽 어깨가 결리는가"를 묻는다. 왼쪽 어깨가 결린다는 것은 연년반하탕延年半夏湯이라는 처방을 쓰는 목표의 하나이기 때문이다. 일반적으로 한방적인 진단에 있어서는 왼쪽 어깨가 결리고 쑤시는 것을 비장의 이상으로 보고, 오른쪽 어깨가 결리고 쑤시는 것은 간장의 이상으로 본다.

또 어깨가 결림과 동시에 '현기증이나 머리까지도 무거운가' '발이 냉冷한가', '월경 불순은 없는가' 라는 것도 물어 '어깨 결림' 이라는 증상과 어떤 관련이 있을까를 깊이 살펴서 진단의 자료로 삼는다.

- 식후에 졸음이 온다는 사람은 위장胃腸이 약한 사람이라

대체로 모두 팔다리도 노곤해지기 쉬우며, 겨울에는 냉冷으로 고생하는 경우가 많다. 이러한 환자에게는 육군자탕六君子湯ㆍ반하백출천마탕半夏白朮天麻湯ㆍ보중익기탕補中益氣湯 등을 쓰는 것이 치료의 정석定石이다.

- '목이 마르다' 즉 갈증渴症을 호소하는 경우

'물은 많이 마시는데 거기에 비해 오줌이 적게 나온다'는 경우는 오령산五·散의 증證이다 그리고 '목이 말라 물을 마시지만 즉시 그 물을 토吐해 버린다'는 경우에도 역시 오줌은 적게 나오게 마련이므로 오령산五·散의 증證이라고 한다.

또 '따끈한 물을 좋아 하는가', '냉수冷水를 좋아하는가' 도 판단하는데 자료가 된다.

- "변비便秘가 계속되고 있다" 고 말하는 경우

'토끼 똥 모양으로 동글동글한 대변'일 때는 2~3일 동안 변비를 해도 하제下劑: 설사가 나게 하는 약를 사용해서는 안 된다. 이 경우에 하제를 쓰면 배가 아프고 불쾌한 설사가 시작된다. 또 '배가 아프며 대변이 굳지 않는데 조금밖에 안 나오고 배가 불룩하여 기분이 나쁜' 경우에도 하제를 쓰면 안 된다.

'대변이 굳으면서 변비가 되기 쉬운' 경우에는 실증實證이 많고, '설사하는' 경우, '대변이 묽은' 경우에는 허증虛證이 많다. 그러나 여기에도 예외가 있다. 즉 설사는 해도 이급후중裏急後重 : 자주 설사를 하지만 시원하게 대변이 나오지 않는 증세이 몹시 심한 경우는 실증實證이므로 대황大黃과 작약芍藥을 배제配劑로 하는 처방處方을 써서 내리지 않으면 안 된다.

- '열熱이 있다' 는 경우

　열熱이 있는 환자를 대한 경우에는 먼저 "오한惡寒이 있는가"를 반드시 물어야 한다. '오한이 나고 골이 아픈' 경우에는 계지탕桂枝湯 · 마황탕麻黃湯 · 갈근탕葛根湯 등을 쓴다. 따라서 '열熱이 없고 오한惡寒뿐일 때' 의 경우라든가 '오한惡寒이 그친 뒤에 열熱이 오르는' 경우와도 다르다.

　이상에서 본 바와 같이 단 하나의 증상에 대해서도 여러 경우가 있으므로 자세한 문진問診이 실시된다. 그리고 최근에 와서는 현대 의학의 약藥을 복용하면서도 한방약을 복용하는 환자도 적지 않으므로, 어떤 약을 복용하고 있는가도 물을 필요가 있다.

(4) 절진切診

　의사醫師가 직접 자기의 손을 환자患者의 몸에 접촉시켜 진찰하는 것을 절진이라고 한다. 주로 맥진脈診이나 복진腹診이 이것에 포함된다.

(5) 맥진脈診

　맥脈을 짚는 데에는 현대 의학에서 하는 것과 마찬가지로 환자의 엄지손가락쪽의 손목 부위 손위 요골경상돌기撓骨莖狀突起의 안쪽에서 만져지는 요골 동맥의 부위의 맥을 짚는다. 이때 의사의 집게손가락을 환자의 엄지에 가까운 쪽에 놓고 차례로 중지 · 무명지를 이에 나란히 놓는다. 이 상태로 혹은 약하게 혹은 세게 눌러 맥脈의 성질과 상태를 살핀다.

(6) 복진腹診

복진은 복부腹部의 절진切診이다. 복진을 할 때는 환자의 배와 가슴을 위로하여 눕게 하고 양쪽 발을 뻗게 하며, 손은 몸의 양쪽 옆구리에 가지런히 뻗게 하거나 가볍게 깍지 끼워 가슴 위에 놓게 하여 편한 기분으로 진찰診察을 받게 한다. 환자에 따라서는 고통 때문에 반듯이 누울 수 없는 사람도 있고 발을 뻗을 수 없는 경우도 있다. 그러한 때는 적절한 체위體位로 진찰하지 않으면 안 될 때도 있다.

환자가 배에 힘을 넣으면 흉협고만胸脇苦滿이나 복직근腹直筋의 연급을 오진誤診할 우려가 없지 않다. 또 명치뼈 바로 아래명치끝에서 진수음振水音의 유무를 살피는 데에는 무릎을 세워 배의 근육을 늦추어서 진찰하는 편이 편리하다.

의사는 보통 환자의 왼쪽에 위치를 잡아 진찰하는 것이지만 경우에 따라서는 오른쪽에 위치를 잡을 수도 있다.

현대 의학의 복부 촉진腹部觸診은 장기臟器 하나하나의 형태와 종양腫瘍의 유무, 또는 그 형상形狀, 그리고 경연硬軟 등을 진단하는 것을 주된 목적으로 하고 있으나 한방의 복진腹診은 치료 방침을 결정하기 위한 수단으로써 중요한 의미를 지닌다.

4. 증상症狀의 음양陰陽을 살핀다

　원래 음陰이란 햇살을 쪼이지 않는 곳, 양陽이란 햇살을 쪼이는 곳을 가리키는 말이었으나, 후에 와서 이것에 여러 가지 의미를 갖도록 하였다. 예를 들면 체표體表의 살갗을 양陽으로 하고 내장內臟을 음陰으로 하였고, 같은 살갗도 등쪽은 양陽이며 배쪽은 음陰이라 하는 것처럼, 이 말은 쓰이는 부위에 따라 그것이 의미하는 바가 달라진다.

• 양증陽症

　양증陽症의 환자는 증상症狀이 활동적이며 발양성發陽性을 띠어 외부에 나타나기 쉽다. 예를 들면 감기의 경우에도 맥脈이 부삭浮數 : 맥이 살의 표면에서 빠르게 뛰는 것이고, 열이 나며 두통이 있고 몸 전체가 아프며, 안색은 붉은 기운을 띠고 목이 마르며 센 기침이 나온다.

• 음증陰證

　음증陰證의 환자는 증상症狀이 정적靜的이며 내부로 숨어들어 바깥에 쉽게 나타나지 않는다. 예를 들면 노인이나 허약아虛弱兒 등의 감기는 어딘가 원기元氣가 없어 보이고, 파리한 얼굴을 한 채 잠을 잘 뿐 별로 높은 열熱도 없으며, 맥脈도 침沈 : 착 가라앉은 것으로 느리며 센 기침도 나오지 않는다. 얼핏 보면 증상이 가볍게 보인다. 그런데 이러한 음증陰證은 양증陽症에 비하여 치료가 어려우며 회복도 더디다.

- **음양**陰陽**의 진단**診斷

치료에 임해서는, 양증인 경우 발한제發汗劑나 해열제解熱劑와 같은 센 공격제攻擊劑를 쓸 수 있으나, 음증인 경우는 덥게 하여 보補하는 방법, 즉 온보제溫補劑를 쓴다. 감기와 같은 병까지도 양증의 감기와 음증의 감기는 그 치료법이 전혀 다르므로, 한방의 진찰에 있어서 그 환자가 어느 쪽인가를 판정할 필요가 있는 것이다.

그런데 실제의 치료에 있어서 극단적인 음증은 오히려 양증과 비슷한 증상을 나타내는 수가 있으므로, 진찰은 항상 종합적으로 신중하게 하지 않으면 안 된다.

양증과 비슷한 음증은 나타내고 있는 증상에 모순이 있는 것이다. 예를 들면 고열이 나고 갈증이 심하며 안색은 붉고 두통이 나는데도, 맥脈은 착 가라앉고 약하며 느리다. 이것은 맥脈과 딴 증상 사이에 모순이 있는 경우다. 만약 진짜 양증이라면 맥脈은 규모가 크며 힘이 있어야만 한다.

5. 허虛와 실實한 부위의 진단

허실虛實이라는 말도 음양과 마찬가지로 그것이 쓰이고 있는 부위에 따라 의미하는 내용이 다르다. 그리고 한방 진단에서는 표表 · 이裏라는 말이 가끔 쓰이는데 표表란 체표體表를 가리키며, 표表에 나타나는 증상症狀을 표증表症이라고 부른다. 예컨데 오한惡寒 · 오풍惡風 · 발열發熱 · 두통頭痛 · 신체통身體痛 · 부맥浮脈 등은 표증表症이다. 이裏는 내장內臟을 가리킨다. 이증裏證이란 내장으로부터 생기는 증상症狀을 가리키는 것이며 복통 · 변비 · 설사 등은 이증裏證이다. 그리고, 앞에 설명한 음양陰陽과 허실虛實을 합쳐 음허陰虛 · 양허陽虛 · 음실陰實 · 양실陽實이라고도 한다.

(1) 허증虛證

허虛라는 글자는 원래 비어 있다, 아무것도 없다, 약하다는 뜻이며, 체질적으로는 허약한 것을 의미하나 병이 걸린 경우에는 어떤 부위가 '허虛해 있는가'를 진단하지 않으면 안 된다. 다음의 예를 들어 본다.

① **표허증**表虛證 : 오한惡寒 또는 오풍惡風이 있으며, 맥脈은 부약浮弱 : 살의 표면에서 맥이 약하게 뛰는 것이고, 두통과 '어깨가 쑤신다' 든가 하며 저절로 땀이 잘 나는 상태이면 표허表虛의 증證이라고 한다. 이 경우에는 계지탕桂枝湯 및 계지탕에 다른

약재를 더 배합配合한 가방加方, 또는 계지탕중의 어떤 약재를 빼낸 거방去方을 써서 표表의 허虛를 보補하지 않으면 안 된다.

② **이허증**異虛證 : 복부腹部가 연약하며 힘이 없는 상태이고, 식욕이 없고 설사를 한다든가 또는 뱃속이 꽉 차 있거나 또는 오심惡心이나 구토嘔吐가 있고 맥脈이 침약沈弱 : 맥이 착 가라앉아 약한 것이면 이裏의 허증虛證이다. 이 경우는 진무탕·인삼탕·사역탕 등을 써서 이裏를 온보溫補한다.

③ **표리허증**表裏虛症 : 오한 발열惡寒發熱과 신체통이 있어도 하루 몇 번씩이나 먹은 것이 소화되지 않은 채 설사를 하는 증상인 경우에는 표리表裏: 겉과 속가 모두 허虛해 있으므로, 먼저 사역탕四逆湯을 써서 이허裏虛를 다스린 다음 계지탕桂枝湯을 써서 표허表虛를 다스린다.

(2) 실증實證

실증實證이라는 것은 체질적으로는 단단하고 정력적인 경우를 말하지만 병이 걸린 경우에는 몸의 어떤 부위가 실해 있는가를 진단診斷하지 않으면 안 된다. 다음에 한두 가지의 예를 들어 본다

① **표실증**表實證 : 오한惡寒 또는 오풍惡風이 있고 두통과 발열이 수반되어도 저절로 땀이 나는 일은 없고, 맥脈이 부긴浮緊 : 맥이 살 표면에서 빠르고 급하게 뛰며 맥줄이 활줄처럼 팽팽한 맥상인 경우는 표表의 실증 이라고 한다. 이에는 마황탕麻黃湯·갈근탕

葛根湯 등을 써서 땀을 내야 한다.

② **이실증**異實證 : 복부가 꽉 차서 딴딴하고 변비가 있으며, 혀舌에는 누런 덧게비가 생겨 구갈口渴을 느끼고 맥脈은 침맥沈脈으로서 힘이 있으면 이裏의 실증實證이라고 한다. 이 경우에는 대시호탕·대승기탕 등으로 사하瀉下 : 설사시켜 내리게 하는 것시킨다.

※ 침맥沈脈이란 맥이 살 깊은 곳 즉 근골筋骨 사이에서 뛰어 세게 눌러야 알 수 있는 맥상脈象 즉, 부맥浮脈의 반대이다.

그런데 이裏의 허증虛證에도 복부가 꽉 차서 딴딴한 증상과 변비가 있는 경우도 있어 이실증異實證과 혼동되는 수가 있다. 그러나 복부가 팽만膨滿 : 딴딴하고 꽉 차 있는 상태해 있다고 해도 탄력성이 약하며 맥脈이 미약微弱하면 이裏의 허증虛證이므로, 인삼탕人蔘湯·진무탕眞武湯·사역탕四逆湯 등으로 온보溫補하지 않으면 안 된다. 만성 복막염이나 장관 협착 등에 의한 팽만이나 변비가 이에 해당한다.

③ **표허이실증**表虛裏實證 :

변비와 복부腹部의 팽만이 있고, 맥脈이 침맥沈脈이면서 힘이 있으면 이실증異實證이지만, 이것에 오한惡寒이 따르면 표허이실증이라고 하는 것이다. 이 경우에는 먼저 계지탕桂枝湯을 써서 표허表虛를 다스린 다음에 대승기탕大承氣湯을 복용시켜 이실裏實을 다스린다.

6. 기氣의 작용作用

　기氣는 형태가 없고 오직 그 움직임만으로 파악될 수 있는 것인데, 기氣의 움직임을 기氣의 순환이라고도 한다. 기氣가 순환되지 않는 상태에는 기체氣滯·기울氣鬱·기옹氣壅·기적氣積 등이 있으며 또 기氣가 울체鬱滯한다고 한다. 기가 울체하면 병病이 된다.

　몸 속의 피와 수액水液이 모두 기氣에 의해 움직여지고 있으므로 기가 울체하면 피와 수액水液이 모두 순행順行되지 않고 이 역시 울체한다는 학설이다. 기의 운행運行을 돕는 약제藥劑를 기제氣劑라 하며 기氣가 울체해 있는 증症狀을 기증氣證이라고 한다.

• 기체증氣滯證

　병病에 걸리면 기氣는 상충上衝 : 위로 올라가는 것하기 쉽다. 기氣가 위로 오르면, 발이 차지고 머리가 충혈充血되며 열熱이 오르고, 두통이 나거나 현기증 또는 동계動悸 : 심장의 고동이 심하여 가슴이 두근거림가 일어나거나 한다. 이 경우에는 계지桂枝가 배제配劑된 계지탕·영계출감탕·오령산·계지가용골모려탕 등이 쓰인다.

　또 병에 걸리면 기氣가 울체한다. 기氣의 울체란 기울氣鬱과 기체氣滯를 아울러 말하는 것인데, 전자는 정신적인 면의 불순환 상태이며 후자는 오장 육부의 불순환, 즉 기질면器質面

의 불순환 상태이다.
  기氣가 울체하면 수액水液이나 혈액의 순환도 아울러 나빠지므로, 하나의 처방 안에 기제氣劑 뿐만 아니라 수액水液이나 혈血의 순환에도 도움이 되는 약제를 배합한다. 대승기탕 등은 그러한 처방의 하나이다.

7. 어혈瘀血의 증證이란

어瘀는 한방漢方의 독특한 개념으로서 '피가 정체停滯해 있다'는 뜻이며 따라서 어瘀는 어혈瘀血의 준말이라 할 수 있다. 그러나 보통 어瘀는 피의 상태를 가리키고 어혈은 혈액 자체를 가리킨다. 어떻든 어혈은 혈액 자체를 가리킨다. 어혈은 '순환되지 않고 정체해 있는 혈액' 이라는 뜻이다. 또한 어혈을 축혈蓄血이라 하고 있다.

- **어혈증**瘀血證

어혈瘀血이 있는 환자에게는 다음과 같은 징후徵候가 보인다. 입안이 건조해서 물로 자주 입가심을 하면 좋으나 물을 마시고 싶지는 않다. 복진腹診을 해도 복부腹部가 팽만膨滿 : 배가 꽉 차서 부름하지 않은데도 배가 꽉 차 있는 것 같은 자각 증세自覺症勢가 있다.

온 몸 또는 신체의 어떤 부위部位에 번열감煩熱感이 있다. 피부나 점막粘膜에 자반점紫班点이 나타난다든가, 피부에 푸른 힘줄이 튀어나오든가, 살갗이 상어 가죽처럼 거칠어진다.

또 혀舌의 가장자리가 검푸른색을 띤다든가 입술이 푸르며, 대변大便의 색깔이 검고 출혈出血하기 쉽다거나, 맥脈은 침색沈穡 : 살 속 깊은 곳에서 가늘고 천천히 막힌 듯이 뛰는 맥상, 침결沈結 : 살 속 깊은 곳에서 천천히 와서 일단 멈추었다가 다시 오는 맥상, 침색미沈穡微 : 살 속 깊은 곳에서 가늘고 천천히 막힌 듯 뛰면서 약한 맥상, 대치大遲 : 맥이 폭넓게 뛰되 1분간에 60번 이하로 뛰는 맥상을 나타내는 경우가 많다. 주로 아랫배에 저항抵抗과 압통이 있다고 호소한다. 복腹診에 의해 어혈을 확인하게 되면 도인·목단피牧丹皮·수질水蛭·망충 등을 배제配劑한 처방이 쓰인다.

8. 담음痰飮의 증證

한방 의학漢方醫學에서 담음痰飮이란 체액體液을 가리킨다. 담痰은 현대 의학에서 말하는 객담喀痰도 이 속에 포함된다. 좁은 의미로는 위胃 속의 정수淳水를 의미한다. 사람의 몸은 70%가 물水이며, 물의 대사代謝에 장애가 생기면 여러 가지 증상症狀이 생긴다. 이 장애를 담음증痰飮證이라 한다.

• 담음증痰飮證

물의 대사 장애로 생기는 질병은 동시에 기氣나 혈血의 변화를 수반하는 수가 많으며, 그 증상症狀은 매우 많다. 그 중에서 가장 많은 담음증痰飮證의 증상에는 다음과 같은 것이 있다.

심하부心下部 : 명치끝의 진수음振水音 : 위를 가볍게 흔들어 줄 때 생기는 물소리, 복중 뇌명腹中雷鳴, 설사 · 구토 · 변비 · 이뇨 감소 · 다뇨 · 부종 · 동계 · 현기증 · 이명 · 두통 · 권태감 · 객담喀痰 : 가래, 타액唾液의 분비 과다, 관절통, 천명喘鳴 : 천식으로 목구멍 속에서 거친 숨소리가 나는 것, 기침 구갈口渴 · 다한多汗 · 무한無汗 등. 이러한 물의 대사代謝 장애로 인한 제 증상諸症狀에 쓰이는 약제藥劑로는 복령 · 백출 · 창출 · 택사 · 저령 · 목통 · 마황 · 세신 · 방기 등이 잘 쓰인다.

9. 복증腹證

　복진腹診의 목적은 허실虛實을 알려는 것이다. 그러나 복진腹診만으로 허실虛實을 판단하면 오진誤診하는 수가 많으므로 반드시 맥진脈診이나 그 밖의 증상症狀을 참조해서 종합적으로 관찰할 필요가 있다.

　또 복증腹證은 여러 가지 형태의 증상症狀이 결합되어 나타난다. 예를 들면 흉협 고만胸脇苦滿의 증상이 있고 복부腹部의 동계動悸가 항진亢進하고 있다든가, 복부에서 진수음振水音 : 배를 움직일 때 들리는 물소리이 들리면서 배꼽 위에서 동계動悸가 항진亢進한다든가 하므로 이러한 것들을 종합해서 생각할 필요가 있다.

● **복부연약무력**腹部軟弱無力

　환자의 배를 쓸어 주거나, 배의 가죽을 손가락 끝으로 집어 올려 보면, 뱃가죽이 얇은 사람은 피하 지방皮下脂肪이 적어 배의 피부가 근육筋肉에서 떨어져 잡힌다. 배 전체가 탄력彈力도 적고 여위어 있다.

　이러한 환자는 체력體力과 기력氣力이 아울러 약弱하며, 대황大黃이 든 하제下劑에는 민감敏感해서, 변비便秘의 경우에도 잘못하여 하제를 쓰면 배가 아프게 되고 '대변이 나올 듯 하면서도 안 나오는 증세'가 되어 대변이 기분 좋게 통하는 경우가 적다. 이러한 허증 환자虛證患者에 대해서는 변비便秘인 경우에도 하제를 쓰지 말고 체력과 기력을 보補해 주면 대변도 자연히 순조로워진다. 소건중탕·소건중탕합대건중탕小建中湯合大建中湯 : 이것은 소건중탕과 대건중탕을 합친 처방·인삼탕人蔘湯 등으로 대변이 순조로워지는 수가 많다.

복부腹部가 연약軟弱해도, 뱃가죽이 두껍고 배 전체에 저력底力이 있으며, 기력氣力과 체력體力이 아울러 왕성한 실증實證인 환자患者가 변비便秘에 걸려 있다면 대황大黃이 든 하제를 쓸 수가 있다.

■ 복만服滿

복부腹部가 팽만해 있고 저력底力이 있으며 변비便秘에다 맥脈이 힘차면 실증實證이며, 복만服滿 : 배 속에 꽉 차 있는 상태이면서 배의 표면이 단단해도 저력底力이 없고 맥脈이 미약하면 허증虛證이다.

그러나 복막염腹膜炎이나 장염전腸捻轉의 경우에는 변비便秘에 걸려 있어도 허증虛證이 많다. 또 설사를 해서 오히려 배가 부른 것은 허증虛證이다.

실증實의 경우는 대황大黃이 배제配劑로 쓰인 대시호탕大柴胡湯·대승기탕大承氣湯·인진호탕茵蔯蒿湯 등을 써서 이것을 사瀉下하고, 허虛證의 복만증腹滿은 계지가작약탕桂枝加芍藥·소건중탕小建中湯·사역탕四逆湯 등을 써서 온보溫補한다.

■ 흉협 고만 胸脇苦滿

명치 끝에서 늑골단 肋骨端 밑에 걸쳐 꽉 막힌 것처럼 괴로운 상태를 가리키나 스스로 느끼지 못 하는 경우도 있다.

• **흉협 고만을 진찰하는 데에는**, 의사가 오른손의 엄지손가락 끝을 늑골단 肋骨端 밑에 넣어 흉강 胸腔 안으로 압박해 본다. 만약 흉협 고만의 증 證이 있으면 환자는 숨이 막힐 듯한 고통을 느낀다.

• **흉협 고만에는**, 그 정도의 강약 強弱이 여러 가지가 있으며, 일반적으로 왼쪽보다도 오른쪽에 세게 나타나는 수가 많지만, 좌우 左右에 걸쳐 같은 정도로 나타나는 경우도 있고, 오른쪽 또는 왼쪽 중 한 쪽에만 나타나는 경우도 있다.

복피 구급 腹皮拘急 : 뱃가죽어 세게 당기는 증세이 동시에 있는 경우도 있으므로 진찰은 신중하게 실시한다.

흉협 고만은 간장이나 담낭에 질환이 있는 경우에 잘 나타나지만, 이러한 병이 있다고 증명되지 않는 경우에도 흉협 고만의 증상이 나타나는 수가 있어 그 증상의 원인이 무엇인지 아직 밝혀져 있지 않다.

흉협 고만의 증 證에는 소시호탕 · 대시호탕 · 시호계지탕 · 시호가용골모려탕 · 사역산 · 시호강계탕 등과 같은 시호제 柴胡劑를 쓰는 목표가 되는 것이며, 이는 한방 진찰에서 중요한 복증 腹證이다.

■ **심하비**心下痞

　명치 끝이 막히는 증상症狀이다. 복진腹診을 해도 저항抵抗이나 압통을 감지할 수 없다. 다만 흔히 진수음振水音이 있을 수는 있다. 심하비心下痞는 허증虛證으로서 나타나는 경우가 많으며 이에는 사군자탕이나 인삼탕 등이 흔히 쓰인다.

■ **심하비경**心下痞硬

　명치 끝이 막혀서 괴로우며 이 부위部位에 손바닥을 대어 보면 저항감抵抗感이 있다.

　이 심하비경의 증證은 반하사심탕 · 삼황 사심탕 · 감초사심탕 · 생강사심탕 · 황련탕 등을 쓰는 목표이다.

■ **복피 구급**腹皮拘急

　현대 의학적으로 표현하면 복직근腹直筋의 긴장緊張에 해당된다.

　좌우左右의 복직근의 피하皮下에서 막대기처럼 만져질 경우에는 소건중탕 · 황기건중탕 · 작약감초탕 · 귀기건중탕 · 계지가작약탕 등을 쓴다.

　• 복직근腹直筋이 아랫배 부위에서 딱딱하게 막대기처럼 만져질 때에는 팔미환八味丸 · 계지가용골모려탕桂枝加龍骨牡蠣湯 등을 쓰는 것이 보통이다.

　• 흉협 고만胸脇苦滿의 증상이 있으면서, 복직근腹直筋도 또한 긴장해 있는 경우에는 사역산四逆散 · 시호계지탕柴胡桂枝湯

등을 쓰는 것이 보통이다.

■ 소복 급결 小腹急結

소복小腹이라는 것은 아랫배를 가리키는 말이지만, 소복 급결小腹急結의 증상症狀은 왼쪽 장골와腸骨窩 부위에 나타내는 수가 많다. 급결急結이란 갑자기 당기어 결리는 상태다.

• 이 복증腹證을 진찰할 때는 환자의 양쪽 다리를 뻗게 하고 등을 밑으로 해서 눕게 한다. 의사醫師는 환자의 오른쪽에 자리 잡고, 중지中指와 집게손가락의 끝을 뱃가죽에 가볍게 댄 채, 신속히 문지르듯이 하여 배꼽 근처에서 엇비슷이 좌장골 결절左腸骨結節로 향해서 이동시킨다. 이때 만약 소복 급결小腹急結의 증상이 있으면 환자는 무릎을 구부려 가며 동통疼痛이 있다고 말한다.

■ 소복 경만 小腹硬滿

소복 경만은 아랫배에 딱딱한 저항이 나타나고, 이 부위에 압통을 느끼는 증상을 말하며, 소복 급결小腹急結과 함께 어혈瘀血의 복증腹證이다.

• 아랫배에서 저항물抵抗物을 증명할 수 있음과 동시에 이 부위에 압통壓痛 : 눌러서 느끼는 통증이 있는 소복 경만에는 계지복령환·대황목단피탕 등을 쓴다.

여기서 주의해야 하는 것은 임신된 자궁子宮이나 숙변宿便 등을 어혈瘀血로 잘못 알면 안 된다.

■ 복부腹部의 동계動悸

건강한 사람이라면 복부腹部에서 동계動悸 : 여기서는 동맥이 뛰는 것를 느끼는 일이 없다. 복진腹診의 경우에도 배꼽의 부위에서 아주 작은 동계를 느끼는 수가 있지만 강하게는 느껴지지 않는다.

- 이 동계에도 여러 가지 형상形狀이 있으며, 그 형상에 따라 쓰이는 처방處方이 달라진다. 복부에서 동계가 항진亢進하는 데 쓰이는 처방에는 구감초탕 · 영계감초탕 · 영계출감탕 · 계지가용골모려탕 · 시호가영골모려탕 · 시호강계탕 · 자음강화탕 등이 있다.

■ 복부腹部의 진수음振水音

위胃 부위를 가볍게 흔들 듯 치면 물소리가 들린다. 이것을 진수음振水音이라 부른다. 위하수증胃下垂症 · 위胃아토니증症 · 위확장증胃擴張症 등의 환자에게서 흔히 볼 수 있는 증상이다. 건강한 위胃라면 물을 많이 마신 직후라도 진수음振水音은 들리지 않지만, 위벽胃壁이 이완弛緩되어 있는 환자患者나 뱃가죽이 얇은 사람으로서 내장 하수內臟下垂 등이 있는 사람은 식전의 공복시空腹時에도 진수음振水音을 들을 수 있다.

- 이 복부腹部의 진수음振水音은 사군자탕 · 육군자탕 · 인삼탕 · 영계출감탕 · 반하백출 천마탕 · 당귀작약산 · 오령산 등을 쓴다.

■ **장腸의 연동 불안**

　장의 연동위나 장 속의 물건을 항문 쪽으로 이동시키기 위한 근육의 움직임이 안정되어 있지 않다든지, 역연동이 있는 경우에, 만일 환자의 복부 근육이 이완弛緩되어 있어 무력無力하다면, 장腸이 격렬하게 움직이는 것을 눈으로 알아볼 수가 있다. 이 경우에는 배가 꾸르륵거리거나 아프다든가 토吐하거나 한다.

　장腸의 연동 불안은 장腸의 일부에 협착狹窄이 있다든가 장腸에 염전捻轉이 있다든가 하여 통과에 장애가 있을 때에 생기는 증상이다. 또 신경성神經性으로 일어나는 수도 있다.

　• 이 증세는 대건중탕·인삼탕·소건중탕·선복화 대자석탕·반하후박탕·진무탕 등을 쓴다.

10. 맥증脈證

■ 맥脈의 기본형

- **부浮** : 손가락을 가볍게 대도 금방 느낄 수 있으며 세게 누르면 저항抵抗이 없는 맥脈이다. 물에 나무 조각을 띄우고 이 나무 조각을 손가락 끝으로 누를 때와 같은 느낌의 맥이다.

- **침沈** : 부浮의 반대이며, 손가락을 가볍게 댄 경우에는 잘 알 수 없으며 세게 눌러서 겨우 감촉을 느끼는 맥脈이다. 침맥沈脈이라고도 한다.

- **삭數** : 빨리 뛰는 맥脈을 말한다. 성인成人으로서 1분分 동안에 90번 이상 뛰는 맥脈을 가리킨다. 삭맥數脈이라고도 한다.

- **지맥遲脈** : 삭數의 반대이며, 맥脈이 뛰는 횟수가 적은 것을 말한다. 성인으로서 1분간 60번 이하의 횟수로 뛰는 맥이다.

- **대大** : 또는 홍洪 폭이 넓은 맥脈이다. 대맥大脈 또는 홍맥洪脈이라고도 부른다.

- **세細** : 또는 소小, 대大 또는 홍洪의 반대이며 폭이 좁은 맥脈이다. 손가락 끝에 실처럼 감촉이 느껴진다.

- **현弦** : 팽팽한 활줄弓弦에 닿은 느낌의 맥脈으로서, 상하上

下로 잘 움직여지지 않고 팽팽한 느낌을 주는 맥脈이다. 현맥弦脈이라고도 한다.

- **긴緊** : 현맥과 닮은 맥脈이지만, 끈이나 새끼 등을 비틀었다가 놓으면 세차게 제자리로 돌아오는데, 이 되돌아오는 끈이나 새끼에 닿는 느낌의 맥脈의 상태가 긴緊이다. 다시 말하면 맥脈이 팽팽하면서도 좌우左右로 빙글빙글 도는 느낌을 주는 것이 이 맥脈의 특징이다.

- **활滑** : 매끄럽게 잘 도는 구슬에 닿은 느낌의 맥脈이다. 활맥滑脈이라고도 한다.

- **색穡** : 활滑의 반대이며 맥脈이 거치적거려 원활하게 움직이지 않는 상태이다. 작은 칼로 청죽靑竹을 깎을 때의 느낌이 있다. 색맥穡脈이라고도 한다.

- **약弱** : 힘이 없는 약한 맥脈을 말하며, 조금 힘을 주어 누르면 없어져 버리는 맥이다. 약맥이라고도 한다.

- **실實** : 힘찬 맥脈이며 눌러도 눌리어져 버리지 않는 맥脈이다. 실맥이라고도 한다.

- **미微** : 겨우 감촉感觸되는 맥脈이어서 주의해서 짚지 않으면 알 수 없는 맥脈이다. 미맥이라고도 부른다.

- **공孔** : 폭이 넓고 큰 맥脈이며, 게다가 혈관血管의 외단外端이 딱딱하게 만져져서 속이 비어 있는 느낌을 준다. 고서古書에는 파를 벤 자리에 손가락을 대고 있는 느낌을 준다

고 설명되어 있다.

- **대**代 : 부정맥不整脈 즉 불규칙하게 뛰는 맥脈의 상태를 의미한다. 대맥代脈이라고도 한다.

- **결**結 : 지맥遲脈이면서 가끔 멈췄다가 또 뛰는 맥脈이다. 결맥結脈이라고도 한다.

- **완**緩 : 삭맥數脈도 지맥遲脈도 아닌 평온한 맥상脈象이며, 이 맥상이 나타나는 경우는 병病이 가벼운 경우와 병病이 나으려고 하는 경우이다.

II. 한방으로 보는 사상체질

사상의학에는 체질을 구별하는 3가지 지표가 있다. 외모와 심성, 그리고 병의 증세다. 우선 외모에서는 체형, 즉 골격과 용모를 보는데, 체질마다 일정한 체형 패턴이 있어서 이것만으로 체질이 구별되는 경우가 많다. 물론 체격은 후천적으로 변화될 수 있다. 운동이나 직업에 따라서도 차이를 가져올 수 있다. 그러나 여기서 말하는 체형은 일반적인 것을 말하는 것이고 예외를 인정하기 때문에 체격조건만 가지고는 체질 판별이 충분하지 못하다. 심성은 성질과 재간을 말하는 것으로 항심恒心 : 항상 자신이 갖고 있는 마음, 성격, 욕심 등을 관찰한다.

체질마다 특유의 성격적인 특징이 있어서 체질 구별에서 중요하게 취급된다. 단, 자신 스스로 체질을 판별할 때는 객관성을 유지하기 힘들다는 어려움이 있다. 또 성격의 특성이 잘 드러나지 않는 사람도 있게 마련이다. 그래서 어느 한 기준만으로 판단이 충분하지 않기 때문에 외모·심성·변증 3가지 방법을 함께 사용해서 종합적으로 판단하는 것이다.

(1) 태양인太陽人

태양인은 쉽게 말하면 신체는 Y자형에 가깝다. 가슴 윗부분이 잘 발달한 체형이다. 머리가 크고 목덜미가 굵고 성격은 다른 사람과 잘 사귀는 장점이 있고 사교성이 강하다. 과단성이 있고 사회적 관계에 유능하고 마음이 조급하고 앞으로 나아가려고만 하고 물러서지 않는다. 용맹하고 적극적인 성격으로 남성적인 성격만 고스란히 있고 여성적인 면모가 결핍돼 있다. 즉 강하기만 하고 부드러운 면이 없다.

태양인은 좋게 말하면 남성적인 성격으로 적극성·진취성·과단성의 장점이 있으나 독선적이고 계획성이 적고 치밀하지 못한 단점이 있고 행동에 거침이 없다. 후회할 줄 모르며 친하고 친하지 않고를 불문하고 남과의 교류에 능하지만 하는 일이 마음대로 안 되면 남에게 화를 잘 낸다. 성격이 세밀하지 못해 실패도 많이 하는데, 그 잘못이 자신에게 있는 것이 아니라 자기의 의도에 따라 주지 못한 다른 사람에게 있다고 항상 남을 탓하는 성격이다.

(2) 소양인少陽人

소양인은 가슴 부위가 충실한 반면 엉덩이 아래가 약하다. 상체가 실하고 하체가 가벼워서 걸음걸이가 날렵하며 엉덩이가 약해 앉아 있을 때는 외롭게 보인다. 말하는 것이나 몸가짐이 민첩해서 경솔하게 보일 수도 있다. 일을 꾸리고 추진하는 데 소질이 있고 양인陽人답게 일의 추진력이 좋고 민첩하고 답답하지 않다. 그러나 항상 무슨 일이든 쉽게 시작하고 가볍게 추진하는 대신 마무리가 서투른 데다 자꾸 일만 벌이는 버릇이 있어서 뒤에 가서 자주 문제가 생기다 보니 항상 무슨 일이 생길까 두려워하게 된다.

밖에서 칭찬받고 이름나는 것을 좋아하고 남을 도와주는

일에 신바람 내지만 같은 일을 해도 집안 일에 대해서는 등한히 하는 편이다. 매사에 활동적이며 열성적이고 솔직담백한 성격이다. 의협심이나 봉사정신이 강하고 행동은 경솔하나 인정 많고 이해타산에 관심이 없다. 지구력이 부족한 편이며, 평소 열이 많고 성질이 급하다. 따라서 시원하고 담백한 음식을 먹고 변비가 생기지 않도록 해야 한다. 급한 마음을 절제하도록 노력해야 한다.

(3) 태음인 太陰人

태음인은 허리 부위가 잘 발달되어 있으며 자세가 굳건하다. 반면에 목덜미의 기세가 약하고 키가 큰 것이 특징이다. 작은 사람은 드물며 대개 살이 쪘고 체격이 건실하다. 성격은 꾸준하고 침착하며 맡은 일을 책임있게 성취하는 게 장점이고 어디서나 뿌리를 잘 내리며 쉽게 적응하는 재간이 있다. 결말을 짓지 못하면 못 견디는 성격이다.

항상 겁이 많으나 제 일을 잘 찾고 잘 완수하고 사람에게 믿음이 가게 한다. 변화를 싫어하고 보수적이며 안에서만 이루려고 할 뿐 밖에서 승부를 내려고 하지 않는다.

소양인처럼 명예를 얻는 일에 관심이 별로 없으나 부를 지키려는 마음이 많아지면 물욕에 얽매여 탐욕이 강해진다. 태음인은 얼굴 모양, 말솜씨, 몸가짐에 위풍이 있고 보수적이고 예의가 바르고 꾸준한 노력과 인내심으로 사업을 잘 성취한다. 예로부터 영웅과 열사 중 태음인이 많다. 반대로 마음과 뜻이 약하고 식견이 좁고 태만하고 우둔하여 말할 가치가 없는 자도 역시 태음인이라고 한다.

(4) 소음인少陰人

소음인은 엉덩이가 크고 앉은 자세가 성장하고 가슴둘레를 싸고 있는 자세가 외롭게 보이고 약하다. 보통 키가 작은데, 드물게 장신도 있다. 상체보다 하체가 균형 있게 발달하였고, 걸을 때는 앞으로 수그린 모습을 하는 사람이 많다.

전체적으로 체격이 작고 마르고 약한 체형이다. 소음인인 여자는 태양인 여자와 반대로 엉덩이가 크고 자궁의 발육이 좋은 체형이어서 아이를 잘 낳는다. 온순하고 침착한 게 장점이고 사람과 잘 어울리고, 마음씨가 부드럽다. 세심한 성격이다 보니 별일 아닌 것에도 조바심이 나고 항상 억눌린 듯이 가슴이 답답해진다. 그래서 건강에도 악영향을 끼친다.

소음인의 성격은 내성적이고 추진력이 약하다. 그러나 생각이 치밀하고 침착하며 잠시 감정에 휩싸이는 일은 있지만 원래 이성적으로 판단하여 행동하는 유형이어서 계속 감정적으로 치닫지는 않는다. 성격이 소극적이다 보니 한없이 물러앉기만 하고 아무런 모험도 하지 않는다. 이렇게 안일하고 편하게 살려는 마음이 소음인의 욕심 아닌 욕심이라 할 수 있다.

소음인은 소화가 안 되는 음식이나 찬 음식을 먹지 말아야 한다. 과식을 삼가고 진취적인 기상과 남성적인 성격을 길러야 한다.

12. 한방약漢方藥의 지식과 쓰는 법

■ 한방약漢方藥의 매력

약藥에는 화학약化學藥과 생약生藥이 있다. 생약은 천연의 식물이나 동물 또는 광물에서 얻은 것이다. 한방약은 모두 이 생약이다. 생약은 한방약으로서 쓰일 뿐만 아니라, 민간약으로도 쓰여 세계 각지의 민간에서 전승傳承되고 있다. 한방약漢方藥과 민간약民間藥이 어떻게 다른가 하면 그것은 용법用法의 차이에서 나온 것이다.

민간약은 주로 한 가지의 약제 또는 두 가지 약제를 합친 것을 쓰는 데 대하여, 한방약은 몇 가지의 약제를 결합한 처방處方으로서 쓰며 그 처방에는 각각 적응증適應證이 정해져 있다. 따라서 주로 민간약은 단방單方이고 한방약은 복방複方이다.

예를 들면 익모초益母草나 구기자拘杞子도 다른 한방약과 배합配合해서 처방處方을 만들어 한방식韓方式의 진단診斷에 의해 쓴다면 그것은 훌륭한 한방약漢方藥이다. 또 감초甘草와 같은 것도 한방식韓方式의 진단을 무시하고, 감초가 위궤양胃潰瘍에 듣는다는 일반인의 경험담經驗談에 따라 복용한다면 그것은 민간약民間藥이지 한방약漢方藥이 아니다.

한방약漢方藥을 쓸 때는 반드시 한방 고유韓方固有의 진단에 따라 써야 하는 것이며, 그저 적당히 민간약民間藥을 복용하듯 해서는 안 된다.

한방약이 생약生藥의 배합配合이라는 점은 실로 중요한 의미를 가지고 있다. 생약은 글자 그대로 한때 생명이 있었던 것이기에 살아가기 위해 필요했던 조화調和된 성질을 갖추고 있다. 그러한 생약生藥을 배합한 한방약은 하나의 처방 중에 여러 가지 성분成分이 있어도 그것들이 서로 조화調和를 이루고 있다. 한방약은 오직 병의 치료만을 위하여 효과를 발휘하며 부작용을 내는 것 같은 일은 없다.

그러나 한방약漢方藥에도 약점은 있다.

성분成分을 알 수 없는 것과, 어째서 효과가 있는지 설명할 수 없는 것이 많다는 것이다. 예를 들면 갈근葛根에는 근육筋肉의 긴장을 완화하는 작용이 있는데, 그 주성분인 전분澱粉으로는 이 작용을 설명할 수가 없다.

또한 한방 치료에 있어서는 같은 병病에 대해서도 병자病者의 개인차에 따라 쓰이는 처방이 전혀 다르게 되므로 아주 정확한 처방은 곤란하다.

예를 들면 혈청 간염血淸肝炎인 경우 모든 환자에게 한결같이 인진호탕茵蔯蒿湯을 쓰는 것으로 되어 있다면, 효과效果의 판정判定도 그렇게 어렵지는 않으나, 같은 혈청간염血淸肝炎인 경우에도 그 사람의 체질體質이나 증상症狀의 차이에 따라, 인진오령산茵蔯五苓散이 듣는 경우도 있으며, 소시호탕小柴胡湯이 좋은 경우도 있다.

이상에서 본 바와 같이, 어째서 한방약漢方藥이 듣는가에 대해서는 오늘날과 같이 발달된 의학醫學·약학藥學으로도 그 설명이 매우 어렵다. 그런데도 1,700년 이전에 나온 『상한론』에는 마황은 마디節를 떼고 쓰며, 부자附子는 포泡해서 쓰고, 감초甘草는 불에 구워 쓴다는 것까지도 지시되어 있다. 이러한 손질을 '수치修治'라 부르는데, 하나의 약초藥草에도 여러 가지 작용이 있어서, 어떤 것은 불에 굽거나, 물이나 술에 담그거나 하면 약藥의 작용이 온화溫和해진다든가, 중독中毒의 우려가 없어진다든가 한다. 그것을 『상한론傷寒論』에서 정확하게 가르쳐 주고 있다.

13. 한방약漢方藥을 쓸 때의 주의

한방약漢方藥은 그 약藥의 생산지生産地, 그 채집기採集期, 보존保存의 적부適否 등에 따라 상등품上等品 : 또는 上品도 있고 하등품下等品 : 또는 下品도 있으며, 경우에 따라서는 가짜도 있다.

예를 들면 황기는 강원도 영월에서 나는 것이 제일 좋다고 하며, 인삼人蔘도 풍기산·금산산·강화산·중추산 등이 있어 각각 약성藥性이 다르다고 한다. 같은 품종品種도 산간山間에서 산출産出되는 것과 인가人家 주변의 분지盆地에서 재배되어 산출된 것과는 그 약효藥效에 큰 차이가 있다.

그리고 필요한 수치修治를 안 거친 것이 약효藥效를 제대로 낼 수 없는 것도 당연하다. 근래에 와서는 원래 구증구폭九蒸九曝해야 하는 숙지황熟地黃의 가짜도 많다고 하니 주의를 요한다. 녹용鹿茸의 진가眞假도 크게 문제로 되고 있다.

약藥 자체는 상품上品이라도 진단診斷이 잘못되어 있다면 바라는 약효는 얻을 수 없는 것이므로 어떤 처방을 쓰는가에 대해서 판단을 그르치지 않도록 하지 않으면 안 된다.

처방을 하는 데 있어서도, 위장에 무리가 가기 쉬운 것, 예를 들면 지황地黃이 배합配合된 것은 식욕食慾이 없어진다든가 설사를 한다든가 할 우려가 있으므로 위장이 약한 사람은 공복空服에 복용하는 것을 삼가는 것이 좋다.

부자附子나 오두烏頭는 용량用量을 그르치면 중독 증상中毒症狀을 일으켜, 심할 때는 호흡 마비呼吸痲痺로 죽는 경우도 있으므로 세심細心한 주의를 기울여 쓰지 않으면 안 된다.

처방處方이 병증病症에 적중했을 때 복약服藥 2~3일 만에 뜻하지 않은 증상症狀이 나올 수도 있다.

예를 들면 류머티즘의 환자가 약藥을 복용했기 때문에 전보다도 더 아파한다든지, 설사 그치는 약藥을 먹었더니 더 심하게 설사를 한다든지, 습진濕疹의 약을 마시고 오히려 가려운 증세가 더 심해진다든가 하는 경우가 있다.

이것을 명현瞑眩이라고 한다. 명현은 병이 회복되기 위한 일시적인 현상現象이지만, 약藥이 몸에 맞지 않기 때문에 일어난 증상症狀이라면 복용하면 할수록 나빠진다. 명현瞑眩이라면 보통 2~3일 만에 나쁜 증세가 사라진다.

14. 한방처방韓方處方의 명명법命名法

한방처방韓方處方의 명칭에는 여러 유래由來가 있다. 다음에 예를 들어 분류해 보자.

(1) 처방處方 속의 주된 약제藥齊의 명칭을 따서 처방명處方名으로 한 것.

계지탕桂枝湯 · 인삼탕人蔘湯 · 택사탕澤瀉湯 · 저령탕猪苓湯 · 마황탕麻黃湯 · 갈근탕葛根湯 · 인진호탕茵蔯蒿湯 등.

(2) 처방處方 가운데서 두 가지 약제명藥齊名을 따서 처방명處方名으로 한 것.

괄루계지탕括樓桂枝湯 · 오두계지탕烏頭桂枝湯 · 계지부자탕桂枝附子湯 · 감초부자탕甘草附子湯 · 계지인삼탕桂枝人蔘湯 · 복령택사탕茯苓澤瀉湯

(3) 처방處方을 구성하고 있는 약제藥齊 중 세 가지 명칭을 따서 처방명으로 한 것.

갈근황련황금탕葛根黃連黃芩湯 · 시호계지건강탕柴胡桂枝乾薑湯 · 계지작약지모탕桂枝芍藥知母湯 · 마황연소적소두탕麻黃連召赤小豆湯

(4) 처방處方을 구성하고 있는 모든 약제의 이름을 따서 처방명으로 한 것.

계지감초탕桂枝甘草湯 · 영계출감탕苓桂朮甘湯 · 마황부자세신탕麻黃附子細辛湯 · 영강감미신하인탕苓薑甘味辛夏仁湯 · 치자

감초시탕梔子甘草柴湯 · 후박생강반하감초인삼탕厚朴生薑半夏甘草人蔘湯

(5) 처방處方의 효능效能에 관한 명칭

사심탕瀉心湯 · 조위승기탕調胃承氣湯 · 하어혈탕下瘀血湯 · 배농탕排膿湯 · 이중환理中丸 · 속명탕續命湯 · 대함흉탕大陷胸湯 · 회역탕回逆湯 : 사역탕의 원명 · 주마탕走馬湯

(6) 약효藥效를 암시하는 처방명

안중산安中散 · 온담탕 · 귀비탕歸脾湯 · 구풍해독탕驅風解毒湯 · 자음강화탕滋飮降火湯 · 육군자탕六君子湯

(7) 대大 · 소小 숫자數字를 써서 처방명處方名으로 한 것

소건중탕小建中湯 · 대건중탕大建中湯 · 오령산五苓散 · 팔미환八味丸 · 삼물황금탕三物黃芩湯

(8) 사방四方의 수호신명守護神名을 딴 것

청룡탕靑龍湯 · 백호탕白虎湯 · 현무탕玄武湯 : 진무탕의 원명

(9) 원방原方에 가감加減한 것

계지가작약탕桂枝加芍藥湯 · 계지거작약가촉칠용골모려탕桂枝去芍藥加蜀漆龍骨牡蠣湯 · 소반하탕가복령小半夏湯加茯苓

(10) 약효藥效를 암시하는 처방명 위에 약물명을 붙인 것 또는 가방加方한 것.

황기건중탕 · 도핵승기탕 · 당귀회역탕當歸回逆湯 : 당귀사역탕의 원명 · 생강사심탕生薑瀉心湯 · 회역가인삼탕回逆加人蔘湯 : 사역가인삼탕의 원명.

이상은 분류分類의 일부이다.

15. 약藥 달이는 법과 복용법

한방약은 달여서 마시는 경우 이외에 환약丸藥이나 산약散藥이 있으며, 또 최근에 와서 정제錠劑나 농축제劑 등도 판매되기에 이르렀다.

탕약湯藥은 한 번에 마시는 분량分量을 한 첩貼이라고 하여 이것을 종이에 싸서 환자에게 주는 것이 보통이다. 대개 20첩貼을 1제劑라 하는데 병의 종류나 증상에 따라 첩수貼數를 정하게 된다.

물의 분량分量에 대한 『동의보감東醫寶鑑』의 지시를 보면, '표한하表汗下의 약藥은 부은 물의 8할이 되도록 달이고, 대병약對病藥의 물은 7할이 될 때까지 달이고, 보약의 경우는 부은 물의 6할이 되도록 달인다'고 되어 있다.

어떤 경우에도 화력火力을 처음부터 세게 하지 않는 것이 좋다. 달인 약은 식기 전에 헝겊 등으로 짜야 한다. 짠 찌꺼기는 넓은 종이에 펴서 널어 두었다가 대개 두 첩을 합쳐 다시 달여 마신다. 이것을 재탕再湯이라고 한다.

달인 약은 일반적으로 더운 것을 마시게 되어 있으나, 구토嘔吐가 심할 때, 객혈喀血·토혈吐血 등이 있을 때는 차게 해서 마시는 것이 좋다.

약 마시는 시각時刻도 약에 따라 일정치 않으나 대체로 식전食前·식후食後·식간食間 중의 하나를 정해서 복약服藥한다. 『본초강목本草綱目』의 복약 시각服藥時刻을 보면 '병이 흉격 이상에 있을 때는 식후食後에 복약하고, 병이 심복心腹 이하에 있을 때는 식전食前에 복약하며, 병이 사지四肢에 있을 때는 공복空腹에 복약하는 것이 좋다'고 나와 있고 '병이 골수骨髓에 있을 때는 배부르게 식사한 밤이 좋다'는 것이다. 또『직지방直指方』에는 보신약補腎藥에 대한 복약 시각을 오경초五更初, 즉 오전 세 시에서 네 시 사이로 하고 있다.

식전食前이라 해도 바로 직전이 아니고 대개 식사하기 1시간 전이며, 식후食後라 해도 바로 식사 직후가 아니고, 식간食間은 식사와 식사 사이의 공복시空腹時를 의미한다. 따라서 복약법服藥法의 공복空腹이란 식간으로 볼 수 있을 것이다.

약의 분량에서 주의할 것은 소아小兒에 대한 것인데, 열 살 정도의 환자는 성인成人의 반량半量, 여섯 살 정도의 환자는 성인成人의 3분의 1, 세 살 정도의 환자는 성인成人의 4분의 1 가량으로 한다.

이 책에 나와 있는 처방處方의 분량은 일반적인 표준이므로, 병病의 경중輕重, 체질體質의 강약強弱, 약품藥品의 품질品質이 좋고 나쁨에 따라 가감加減할 필요가 있는 것은 말할 필요도 없다. 특히 대황大黃과 같은 하제下劑는 1g이라도 대변大便이 쾌통快通하는 사람이 있고, 10g을 써서 겨우 쾌통하는 사람도 있으므로, 적절히 가감할 필요가 있다. 또 부자附子는 극약劇藥이므로 용법用法·용량用量을 그르치면, 중독中毒을 일으킬 위험이 있으므로 신중하게 다루지 않으면 안 된다.

약을 달이는 그릇은 질그릇이 가장 이상적理想的이며, 알루

마이트로 대용代用하는 것은 좋으나 철기鐵器는 피하는 것이 좋다. 어느 경우이든 용기容器는 기름기나 때가 묻지 않게 깨끗이 씻어 말린 것을 써야 한다.

끝으로 허준의 『동의보감東醫寶鑑』에 보면 "약달이는 사람은 공경과 정성으로 달여야 한다."고 하였는데 이는 약을 달이는 사람의 정신적인 자세를 설명한 것이다.

한방약漢方藥 중에는 벌레가 나기 쉬운 것에는 의이인薏苡仁, 도인桃仁·대조大棗·당귀當歸도 있고, 또 새 것이 아니면 약효藥效가 없는 것 국화菊花·소엽蘇葉·촉초蜀椒·파두巴豆 등이 있으므로 보존에 각별한 주의를 기울여야 한다.

벌레의 예방豫防에는 상자 등의 밀폐할 수 있는 용기容器에 넣고, 따로 100㎖ 가량의 병에 이황화탄소二黃化炭素 또는 사염화탄소四鹽化炭素를 넣어 입구를 헐겁게 해서 조금씩 증발토록 하여 상자 구석에 넣어 둔다.

곰팡이를 방지하기 위해서는 될수록 통풍通風이 잘 되는 곳에 종이 봉지에 넣어 매달아 두고, 때때로 햇볕을 쪼이도록 하면 좋다. 흔히 천장에 매달아 둔다.

제2장
보약의 특성

 1. 보약의 사용법

　보약처방들에는 순수 보약으로서 몸을 보하기 위해 쓰는 것이 있는 외에 인체의 기 또는 혈 그리고 음, 양이 모자란 데서 생기는 이러저러한 증상들과 음양기혈을 소모하는 여러 만성 질병들에 치료약으로 쓰는 것도 있다.

　그러므로 보약처방을 이루는 각 약재들의 작용과 처방으로서의 종합적인 작용을 잘 알면 보약처방만으로도 수많은 질병들을 잘 치료할 수 있게 된다. 이것은 거의 모든 보약처방들이 몸을 보하는 약재가 위주로 되면서도 병을 없애는 약들이 함께 포함되어 있기 때문이다. 그러므로 보약처방이라 하여 순수 보하는 약으로만 보고 그가 가지는 폭넓은 치료적 작용을 소홀히 여겨서는 안 된다.

　일반적으로 보약처방들에는 병 없이 오래 살게 할 목적으로 쓰는 것이 있고, 기와 혈 또는 개별 장부들의 음이나 양을 보충하여 몸을 든든하게 하며 병을 이겨 내는 힘을 세게 할 목적으로 쓰이는 것, 그리고 병에 의하여 약해진 몸을 회복시키면서 동시에 병도 고칠 목적으로 쓰이는 것이 있다.

동의학에 나오는 보약처방들 가운데는 순전히 병 없이 오래 살게 할 목적으로 쓰여 온 것이 많이 있다. 이러한 처방들은 몸의 전반적 기능을 잘 조절하고 도와주어 병을 이겨 내는 힘을 세게 하며 몸을 든든하게 하는 방향으로 작용한다.

동의고전 문헌들에 의하면 이러한 처방들이 사람 몸의 정과 수, 5장과 6부를 골고루 다 보하며 사람으로 하여금 늙지 않게 하고, 흰머리를 검게 하며, 치아를 튼튼하게 하고, 갈증과 배고픈 감을 느끼지 않게 한다. 이 부류에 속하는 보약처방들도 온갖 허로손상의 회복에 좋은 영향을 줌으로써 순수 보약으로만 작용하는 것이 아니라 여러 가지 질병들에 대한 치료적 효과도 나타낸다.

오랜 옛날부터 건강과 장수를 위한 목적에 쓰여 온 처방들은 많은 경우 신과 비를 보하면서 약해진 개별적 장부들이 기능을 회복시키는 방향에서 이루어졌다. 신을 보하는 약들이 많이 들어 있는 것은 동의학의 원리로부터 신이 온 몸의 정기를 간직하고 골·수·뇌를 산생시키며 생명유지에 필요한 여러 가지 물질들을 생겨나게 하고, 이런 물질들이 사람 몸 안에서 효과적으로 이용되게 만드는 기능을 수행한다고 보기 때문이다.

또한 비를 보하는 약들이 들어 있는 것은 비를 보해야 먹은 것을 잘 삭여 기와 혈을 만들어 내고, 그것을 온 몸에 고루 퍼지게 하여 몸을 든든하게 하며, 기운을 쓰게 하고 나아가서는 살찌게 할 수 있게 된다고 보기 때문이다. 건강과 장수를 위한 보약처방을 쓸 때에 주의하여야 할 문제는 다음과 같다.

- **적응증을 잘 가려야 한다.**

건강과 장수를 위한 보약처방은 몸이 실하며 튼튼한 사람에게는 알맞지 않고 몸이 약한 상태, 여윈 상태에서 쉽게 감기 같은 것에 걸리고, 또 일단 걸린 다음에는 쉽게 낫지 않는 사람들에게 좋다.

보약이라 하여 아무 사람에게나 다 맞는 것이 아니라 처음에는 적은 양을 써서 반응 상태를 보고 적응증이 되는가 안 되는가를 가려서 쓰는 것이 좋다. 병 치료도 동시에 목적으로 하는 경우에는 병증의 본질을 잘 가려서 써야 한다. 예를 들면 신음, 심혈이 모자라 허열이 생긴 때에는 녹용, 부자 등 보약이 든 처방을 쓰지 말아야 한다.

- **약의 양과 제형, 먹는 기간을 옳게 정해야 한다.**

보다 일찍 늙는 것을 막고 몸을 건강하게 하며 오래 살게 할 목적으로 쓸 때에는 알약 또는 약엿 상태로 만들어 적은 양을 비교적 오랜 기간에 걸쳐 쓰는 것이 좋다.

- **비위의 기능을 돌보는 약을 알맞게 배합하여 써야 한다.**

건강과 장수를 위한 보약들 가운데는 비위의 기능에 지장을 주어 소화 장애를 일으키는 약종들이 적지 않게 있으므로 필요에 따라 소화를 돕는 약을 더 넣어서 써야 한다.

2. 보약의 분류

보약은 동의학에 나온 것인 만큼 어디까지나 전통적으로 전해 내려온 동의학의 원리와 해당 약품의 주요 효능, 성분 그리고 주요 용도에 따라 일반적으로 크게 보기약, 보양약 등으로 나뉜다.

- **보기약** : 인삼, 당삼, 황기, 백출, 산약, 황정, 감초, 오미자, 대조, 꿀, 벌풀, 연자, 검인, 우슬, 엿, 건율, 해송자

- **보양약** : 녹용, 녹각, 음양곽, 산수유, 복분자, 토사자, 육종용, 익지인, 두충, 보골지, 호로파, 호도육, 파극천, 동충하초

- **보혈약** : 숙지황, 백하수오, 당귀, 작약, 아교, 용안육

- **보음약** : 구기자, 사삼, 백합, 천문동, 맥문동, 호마, 구판, 별갑, 현삼, 해삼, 석곡

(1) 신에 작용하는 보약
- **신음을 보하는 약** : 숙지황, 구판, 별갑, 아교, 여정실, 사삼, 천문동, 구기자, 황정, 산수유, 우슬, 백하수오, 상기생

- **신양을 보하는 약** : 녹용, 부자, 육계, 음양곽, 보골지, 파극천, 육종용

- **신정을 걷잡는 약** : 금앵자, 토사자, 검인, 오미자, 의이인

- **신정을 보강하는 약** : 녹용, 녹각교, 아교, 구판, 음양곽

- **근골을 든든하게 하는 약** : 두충, 우슬, 호골

(2) 비에 작용하는 보약

- **비기를 보하는 약** : 인삼, 황기, 당삼, 백출, 자감초, 의이인, 연자, 작두

- **비를 덥게 하는 약** : 건강, 창출, 오수유, 의이인

- **비음을 보하는 약** : 산약, 황정, 검인, 가작약, 꿀, 대조

(3) 심에 작용하는 약

- **심음, 심혈을 보하는 약** : 백작인, 산조인, 지황, 용안육, 맥문동, 당귀, 가작약, 구판, 아교, 백합

- **심기를 돕는 약** : 인삼, 황기, 당삼, 백복신, 오미자, 자감초, 부자, 육계

(4) 폐에 작용하는 보약

- **폐음을 보하는 약** : 당삼, 맥문동, 천문동, 산약, 아교, 백합, 석곡, 황정

- **폐기를 보하는 약** : 인삼, 황기, 당삼, 자감초, 오미자

(5) 간에 작용하는 보약

- **간음을 자양하는 약** : 산수유, 생지환, 숙지황, 구기자, 여정실, 두충, 아교, 별갑, 가작약, 오매
- **간혈을 보하는 약** : 당귀, 가작약, 백하수오, 구기자, 우슬, 계혈등, 대조

(6) 담에 작용하는 보약

- **담을 덥게 하는 보약** : 산조인, 지황, 산수유, 건강, 당귀, 오미자

(7) 위에 작용하는 보약

- **위를 덥게 하는 약** : 건강, 창출
- **위음을 보하는 약** : 석곡, 맥문동, 황정, 당삼, 생지황

(8) 대장에 작용하는 보약

- **대장을 덥게 하는 약** : 오수유, 의이인

(9) 방광에 작용하는 보약

- **방광을 덥게 하는 약** : 육계, 산수유
- **방광을 튼튼하게 하는 약** : 의이인, 녹각상, 은행

3. 보약의 성미

보약의 성미라 하면 옛 사람들이 본 성분에 해당하는 부분이다. 보약의 성미도 다른 모든 동약들과 마찬가지로 오랜 실천과정을 거쳐 확인되었다.

동의학에서 말하는 보기약과 보혈약은 대체로 성미가 달며 따스하거나 또는 매우며 뜨겁다. 보혈약과 보음약은 많은 경우 성미가 달려 평하거나 또는 짜며 차다.

보약이 가지는 단맛은 기와 혈을 보하고, 매운맛은 기를 잘 통하게 하며 한 곳에 뭉쳐 있는 기를 헤쳐 준다. 성질이 따스하거나 또는 뜨거운 보약들은 양이 허한 증상과 기운이 모자라는 증상이 있을 때에 필요하다.

혈이 허한 사람은 대부분 음허증을 겸하는데 이렇게 되면 음허로 오는 내열이 있게 된다. 이때에는 성미가 단 보약을 쓰는 것과 함께 성미가 짜고 찬 약을 겸해 써야 한다. 왜냐하면 짜고 찬 약은 음허로 오는 내열을 잘 없애기 때문이다.

1. 보약의 성분

몸을 든든하게 하며 병을 미연에 막을 목적으로 쓰이는 보약들에는 사람 몸에 좋은 여러 가지 성분들이 들어 있다. 보통 일반 성분과 특수 성분으로 갈라본다.

보약의 일반 성분은 식물이 자라는 데 필요한 기본물질로서 수분, 단백질, 탄수화물, 유기산, 아미노산, 미량의 원소,

비타민류, 기름, 납, 색소, 수지, 스테로이드 물질, 세포자극 물질, 핵산 대사에 참가하는 물질, 호르몬양 물질 등이다.

보약재에 들어 있는 이러한 일반성분들은 단순히 영양을 보충해 주는 영약 작용만을 하는 것이 아니라 인체내에서도 식물을 싱싱하게 하던 때와 같은 활성 효과를 나타내므로 결국 인체에 좋은 영향을 준다. 일반적으로 말해서 이러한 일반 성분들은 보혈약, 보음약에 속하는 보약들에 많이 들어 있다.

보약의 특수 성분이란 호르몬 유사물질, 배당체 정유 페놀 물질, 알칼로이드 등을 말한다. 이러한 성분들은 보기약, 보양약에 속하는 보약들에 비교적 흔히 들어 있다. 예를 들면 인삼의 정유와 배당체 성분인 인삼지드, 오미자의 페놀 물질인 시잔드린, 시잔드롤, 음양곽의 플라보노이드 배당체인 아카리인, 감초의 트리테르페노이드 사포닌인 글리시리진 등을 들 수 있다.

보약에서의 이러한 특수 성분은 많은 경우 병을 직접 치료하는 주성분으로 작용하고, 일반 성분들은 주성분이 인체에 가져다 주는 부정적 영향을 막으며 그 효과를 높여 주는 보조 성분으로 작용한다. 그렇기 때문에 보약에서 주성분만을 뽑아 쓰는 것이 보약재를 천연물 그대로 쓰는 것만 못 한 경우가 많다.

2. 보약의 약효

동의학적인 견지에서 본 보약의 약효는 부족해진 인체의 음양기혈을 보충하며 내장의 기능을 바로잡고 음양기혈의 부족으로 생긴 여러 가지 병증을 낫게 하는 데 있다.

양허증은 대체로 기허증을 겸하고 기허증은 결국에 가서 양허증을 겸한다. 또한 음허증은 많은 경우 혈허증을 겸하고 혈허증은 결국 음허증을 일으킨다. 그렇기 때문에 보기약, 보양약을 함께 처방하고 보음약, 보혈약을 함께 첩하여야 효력을 잘 나타낸다. 혈허증 치료 때 보기약을 겸해 쓰는 것은 기가 왕성해야 혈이 생성될 수 있고 혈을 제 궤도 따라 돌 수 있게 하기 때문이다.

이처럼 음양기혈의 부족은 서로 밀접한 관계가 있으며 영향을 주고받으므로 임상에서는 환자의 병세에 따라 보기약, 보혈약, 보음약을 유기적으로 배합해서 써야 보약의 작용을 잘 나타낼 수 있다.

『동의보감』에 쓰여 있는 보약의 작용을 요약하면 다음과 같다.

- **기운을 보한다** : 일반 허약자, 만성쇠약성질병, 앓고 난 뒤에는 흔히 무력권태감을 호소하는데 이런 때에는 기운을 보강할 목적으로 보기약을 쓴다. 보기약은 일반적으로 대사 기능을 높여 주며 영양을 좋게 하고 조직의 기능을 바로잡는 방향에서 작용한다.

- **혈을 보충한다** : 동의학에서 말하는 혈허증에는 각종 빈혈, 출혈성 질병을 포괄해서 그 범위가 대단히 넓은데 이런 병증들에는 혈을 보충해 줄 목적으로 보혈약을 쓴다. 보혈약은 일반적으로 조혈 기능을 강화하거나 적혈구 수를 늘여 빈

혈 증상을 낮게 하는 외에 여성들의 질병 특히 월경 장애에 긍적적인 영향을 준다.

- **음을 보한다** : 동의학에서 말하는 음허증에는 발열 또는 구토와 설사로 체액을 잃은 상태를 비롯하여 그 포괄범위가 매우 넓은데 음이 모자란 증상을 나타내는 모든 병증 치료에는 보음약이 쓰인다. 보음약은 일반적으로 보혈약의 작용을 보강하며 신음, 신정을 보충하여 신음허쇠로 오는 병증들을 낮게 한다.

- **양을 보한다** : 양허증에는 성선 및 생식 기능이 낮아진 상태, 일반 저항력이 약해진 상태, 허리와 다리에 힘이 없는 상태 등을 포괄하여 그 범위가 매우 넓은데 이런 병증들에는 보양약이 쓰인다. 보양약은 일반적으로 보기약의 작용을 보충하며 신양, 신기를 보강하여 신양허약으로 오는 병증들을 잘 낮게 한다.

3. 보약의 용도

- **보기약** : 기허증에 주로 쓴다. 온몸이 나른하며 맥이 없고 숨결이 가쁘고 입맛이 없고 설사하는 경향이 있으며 땀이 잘 나고 맥이 허약한 때에 좋다. 흔히 당삼·황기·백출·복령 등이 보기약에 양기를 보장하며 기를 끌어올리는 약물을 배합하여 처방한다. 흔히 쓰는 처방은 사군자탕·보중익기탕·생맥산·삼령백출산 등이다.

- **보혈약** : 혈허증에 주로 쓴다. 머리가 어지럽고 눈 앞이 아찔해지곤 하며 이명, 심계정충, 불면증 등이 있고 얼굴에 혈색이 없으며 맥이 가늘고 빠른 때 월경 부조가 있는 때에 쓴다.

  당귀, 숙지황, 아교, 가작약 등 보혈약에 인삼, 황기와 같은 보기약 또는 필요에 따라 심혈을 보하며 정신을 안정시키는 약, 피를 잘 순환하게 하는 약, 간음을 보하는 약 등을 배합하여 처방한다. 흔히 쓰는 처방은 사물탕, 당귀보혈탕, 귀비탕, 자감초탕 등이다.

- **보음약** : 음허증에 주로 쓴다. 신을 보하며 음을 자양하는 작용을 한다. 음액이 모자란 관계로 입 안이 마르고 낮은 열이 나며 뺨이 붉어지고 손바닥, 발바닥이 화끈거리며 가슴이 답답하여 잠들 수 없고 식은땀, 기침이 나며 맥이 약한 때에 좋다.

  숙지황, 산수유, 지모, 천문동, 맥문동, 구판 등으로 처방을 구성한다. 흔히 쓰는 처방은 육미환, 좌귀음 등이다.

- **보양약** : 양허증 및 허한증에 주로 쓴다.

  추위를 몹시 타며 허리와 무릎, 다리에 힘이 없고 배가 아프며 설사 경향이 있고 오줌이 자주 마려운 데, 야뇨증, 유정, 몽설, 신허로 오는 효천 등에 쓴다.

  음양곽, 산수유, 토사자, 보골지, 육종용 등으로 처방을 구성한다. 흔히 쓰는 처방은 팔미환, 우귀음이다.

4. 보약을 쓰는 법

■ 보약을 쓰는 나이와 시기

보약은 보통 아무 나이에나 다 쓰는데 나이에 따라 좀 가려 써야 할 경우도 있다. 2~5살 난 아이들에게는 인삼 또는 산삼 그리고 인삼탕 같은 것을 규정된 양에 따라 먹이는 것이 좋고, 40이 지난 허약한 사람에게는 육미환이나 팔미환 같은 것이 좋다. 보약을 쓰는 데서 계절을 꼭 가려야만 하는 것은 아니나 순수하게 몸을 보할 목적으로 쓰려면 아주 더워지기 전 시기인 봄 또는 아주 추워지기 전 시기인 가을에 쓰는 것이 좋다.

보약은 주로 몸이 허약한 때 특히 중병을 앓고 난 이후 몸을 빨리 회복시킬 목적으로 쓴다. 병을 앓고 있을 때에 보약을 쓰는 수도 있는데 이런 때의 보약은 병을 이겨 내는 힘을 길러줄 목적으로, 즉 보조적 수단으로 써야 하며 이것만으로 병을 고치려 해서는 안 된다. 보약을 쓰는 기간은 그 목적에 따라 일정치는 않으나 약 1달 정도 쓰고는 일정한 기간 쉬었다가 필요에 따라 더 쓰는 것이 좋다.

1. 보약을 사용할 때 주의할 점

• 보약은 비록 허약성 또는 소모성 만성 병증에 쓰게 되어 있다 하더라도 남용해서는 안 된다. 왜냐하면 사람 몸 내부의 음양기혈 가운데서 어느 한 부분만을 지나치게 보강함으로써

정상적인 생리적 균형을 파탄시켜 해로운 영향을 미칠 수도 있기 때문이다. 병이 한창 진전 상태에 있을 때에 보약을 쓰면 병세가 도리어 나빠지는데 이것은 이때의 보약이 정기를 보강하는 것이 아니라 오히려 사기의 힘을 더 세게 만드는 후과를 가져다주는 것과 관련된다.

• 병적 요소를 없애는 약을 배합해서 써야 한다. 보약처방은 많은 경우 몸을 든든하게 하는 외에 몸을 약하게 만든 원인적 요소 및 그로 인하여 생겨난 이러저러한 병적 증상을 없애는 데 그 목적이 있다. 그러므로 한 가지 보약처방을 택한 다음에는 병세에 여러 가지 대증 치료 약재를 더 넣어 써야 한다.

• 보혈보음약에 속하는 숙지황, 아교, 맥문동 등을 많이 쓰면 비위를 상하여 입맛을 떨구며 소화에 지장을 줄 수 있으므로 건위소화약을 적당히 배합해서 써야 한다.

2. 보약의 금기

① **보기약**, 보양약은 대체로 성미가 따스하거나 뜨겁기 때문에 음허화왕 증상이 있거나 진액이 고갈된 상태에 있을 때에는 쓰지 않는 것이 좋다.

② **보혈약**, 보음약은 대체로 성미가 차고 진득기가 있기 때문에 양이 허하고 음이 왕성한 관계로 습이 중초에 많이 차 있는 상태에 있을 때, 특히 입맛이 없고 설사하는 경향이 있는 때에는 쓰지 않는 것이 좋다.

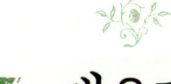

제2편
증상별 처방 및 민간요법

제1장
호흡기 질환

1. 감기 · 유행성 감기 인플루엔자

■ 원인

 일반적으로 감기라고 일컫는 것은 갑자기 찬 공기를 쐬었다든가, 비에 젖은 옷을 그대로 입고 있었다든가 하여 체온의 균형이 깨진 데다 코, 목구멍, 기관지 등의 호흡기관에 담증이 생긴 상태를 통틀어 말한다.

 오늘날 감기에 대한 연구가 한층 진보되어 감에 따라 그 정체라든가 원인이 상당히 자세하게 밝혀지고 있다. 그래서 현재는 주로 바이러스 · 세균 · 곰팡이 · 알레르기 · 자율신경 실조증 등의 다섯 가지를 그 원인으로 보고 있다.

 그 중에서도 바이러스에 의한 것이 가장 많다고 한다. 그리고 감기의 합병증으로서 가장 많은 폐렴은 그 95%가 세균의 2차 감염에 의한 것이라고 한다.

 유행성 감기의 바이러스는 현재 밝혀진 것만도 백수십 종에 달하지만, 바이러스의 종별에 관계 없이 환자의 병상에 따라 처방을 선택하여 치료할 수 있는 것이 한방의 큰 특징의 하나다. 현미경이 없던 시대에도 공기 속에 무수한 세균이 떠

돌고 있음을 옛 사람들은 잘 알고 있었던 것이다.

■ **증상**

　감기 바이러스에 감염되면 전신 권태감, 재채기, 콧물, 목의 아픔 등 가벼운 증상이 나타나며, 병이 진행되면서 두통·발열·발한과 불쾌한 증상이 따르게 된다. 방치하면 일주일 정도 이러한 증상이 계속된다. 더욱 증세가 심해지면 몸져 눕게 된다.

　예로부터 '감기는 만병의 근원'이라고 했듯이 감기는 또 다른 후유증을 불러온다. 최근에는 감기 바이러스가 척수등골로 들어가 척수염 같은 무서운 병을 일으키거나, 눈 속에 들어가 눈을 멀게 하고, 장 속에 들어가 설사, 복통을 일으키게 한다는 사실이 밝혀지고 있으므로 감기를 소홀히 여겨서는 안 된다.

　또한 갑자기 열이 나고 오한·두통·콧물·코막힘·기침 등 증상은 감기와 같지만 열이 섭씨 39~40도로 높고, 관절통·근육통·전신 권태감과 전신 증상이 현저하게 나타나면 인플루엔자, 즉 독감에 걸린 것이니 주의를 요한다.

한방 처방

갈근탕 葛根湯

이 처방은 보통의 감기나 유행성 감기의 초기에 사용한다. 일반적으로 감기하면 갈근탕이라고 할 정도로 이 처방은 옛날부터 유명하다.

증상은 열이 나고 한기가 돌며 코가 막히고 두통, 인후통 등이 있고, 목덜미에서 어깨까지가 결리지만 땀은 나지 않는다. 맥은 손가락으로 눌러 보면 떠오르는 느낌이 있으며, 1분에 80회 이상 뛸 정도로 맥동이 힘차다. 이러한 경우에 갈근탕을 쓰면 잘 듣는다.

가벼운 감기인 경우는 이것을 복용하고 몸을 따뜻하게 하고 있으면 한 번 복용으로 증상이 사라지는 경우가 많다.

그러나 갈근탕은 감기에 걸렸다고 생각될 때로부터 하루 이틀 사이에 복용해야 하며 수일이 지난 감기에는 효과가 별로 없다는 사실을 명심해야 한다.

소시호탕 小柴胡湯

며칠이 지나도 미열이 계속 남아 있고, 기침이 나오고, 가슴과 명치가 답답하다. 식욕도 없고, 입 속이 끈적끈적하고 기분이 좋지 않으며, 체력이 중간 정도인 사람에게 사용한다.

시호계지탕 柴胡桂枝湯

소시호탕과 마찬가지로 며칠이 지나도 미열이 계속되고, 오한과 구역질, 온 몸에 관절통이 있으며, 체력이 중간 정도인 사람에게 사용한다.

계지탕 桂枝湯

초기에 열이 나고, 오한, 두통이 있으며, 귀울림이 있고, 구역질을 하며, 땀이 저절로 배어 나오는 허약 체질의 환자에게 사용한다.

향소산 香蘇散

증상이 가볍고, 가슴이 답답하고, 식욕이 떨어지며, 평소에 위장이 약한 허약 체질인 환자에게 사용한다.

시호계지건강탕 柴胡桂枝乾薑湯

며칠이 지나도 계속해서 오한이 나고, 목이 마르며, 자면서 땀을 흘리고, 혈색이 나쁜 허약체질의 사람에게 사용한다.

도인승기탕 桃仁承氣湯

증상이 무겁고, 변비가 있으며, 의식이 몽롱한 사람에게 사용한다.

감초탕 甘草湯

이 처방은 감기 기운이 있는 상태에서 가벼운 인통咽痛으로 음식물이 잘 넘어가지 않고, 목구멍 깊숙이 자주 건조하고 불쾌한 느낌이 있는 경우에 사용한다.

목을 많이 쓰는 사람 등이 감초탕을 한 모금씩 천천히 음복하면 아주 좋은 효과가 있다.

_ 오령산 五笭散

　분말로 매회 8g씩 1일 3회 복용하거나 탕제로도 만들어 복용한다. 이 처방은 평소 위장이 약한 사람, 위아토니나 위하수증인 사람이 감기에 걸려, 갈근탕 등의 발한제를 수일간 복용했으나 완치되지 않고 계속 물을 마시고 싶어하나, 물을 마시면 금방 토해 내어 약도 제대로 복용하기 어려운 경우에 쓴다.

_ 소청룡탕 小靑龍湯

　감기나 유행성 감기로서 기관지염을 병발했을 때 흔히 사용된다. 기침이나 가래 때문에 호흡이 괴롭고, 포말 같은 묽은 가래가 나오면서 끊임없이 콜록거리는 증상을 목표로 한다. 특히 호흡기형의 유행성 감기에는 이 처방에 행인 杏仁 3g과 석고 石膏 8g을 가해서 쓰면 좋은 효과를 얻을 수 있다.

_ 맥문동탕 麥門冬湯

　기관지염이 병발하여 발작적으로 심한 경련성 기침을 계속하여 얼굴이 빨개질 정도이고, 가래를 뱉기 어려워 목소리가 쉴 정도이며, 목구멍이 근질근질하면서 콜록거리는 경우에 이 처방이 좋다.

_ 마황부자세신탕 麻黃附子細辛湯

　전술한 여러 가지 처방은 모두 양증 陽證 의 열에 의한 붉은 감기를 다스리는 처방이지만, 이 마황부자세신탕은 음증의 푸른 감기에 쓰이는 처방이다.

이 방법은 평소 체력이 약한 사람, 노인이 쉽게 피로해지는 사람 등이 감기에 걸려 오한으로 이불을 뒤집어쓰고, 열도 그다지 심하지 않고 온 몸이 나른하여 자꾸만 누우려고 하며 안색이 창백하고 맥도 약해지며 무력하며, 등허리가 시리고 묵은 가래가 나오는 경우, 노인의 무력성 폐렴의 경우에도 쓰인다.

이와 같은 증상의 감기에는 마황탕이나 갈근탕 등은 쓸 수 없다. 또 피린제나 항생 물질도 오히려 해로운 경우가 있다.

민간 요법

파의 흰뿌리

흰뿌리 부분에는 발한을 촉진하여 해열하는 성분이 다량으로 함유되어 있으므로 여러 가지 요리법으로 많이 취하는 것이 좋다. 파를 넣고 끓인 따끈한 된장국을 먹고 따스한 잠자리에 들면 특히 잘 듣는다.

생강차

생강 반 근을 잘 씻어 주전자에다 잠길 정도의 물에 넣고 약한 불로 약 한 시간 정도 달인 후 수시로 마시면 좋다. 이때 귤껍질 말린 것이나 대추가 있으면 적당히 넣어 같이 달이면 더욱 좋다. 특히 목감기나 오한에 좋으며, 양약과 함께 복용해도 부작용이 없는 전통 민간 요법이다.

_ 배즙

크고 잘 익은 배 한 개를 골라, 수저로 배 가운데 부분을 파낸 후에, 배 속을 조금씩 긁어서 배즙을 만들어 낸다. 껍질이 5㎜ 정도 남을 때까지 속을 긁어 낸 후, 꿀을 적당히 섞어 약한 불로 은근히 고은 뒤 수시로 복용한다. 특히 기침 감기에 효과가 있고, 오래된 해소, 천식에 장기간 복용해도 부작용이 없다.

_ 깻잎

깻잎을 달여서 복용하면 발한이 촉진되고 가래, 기침이 없어지는 효과를 볼 수 있다.

_ 자소엽

자소엽 4g, 인삼 4g, 계지 4g, 시호 2g, 감초 2g에 물 한 대접을 붓고 중간 불로 30분 정도 달여 하루 식후 2~3회, 2~3일 정도 복용한다.

_ 귤껍질

원기회복에 많이 사용되는 귤껍질을 한방에서는 '진피'라고 하는데 위를 보호하고, 체력을 보강하는 약재로 쓰인다. 10g 정도의 귤껍질을 채썬다. 그리고 생강·대추 약간씩을 넣고 물 두 대접을 부어 끓여 하루 3번 식후 복용한다. 몸을 덥히는 생강과 대추를 가미한 귤피차는 겨울철 감기나 일반적 피로에 큰 도움을 줄 것이다.

죽엽

죽엽 4g, 검정콩 4g, 도라지 4g, 오미자 2g, 생강 3쪽에 물 한 대접 반을 붓고 반으로 줄 때까지 달여 하루 2~3회 식후 30분, 3~4일 복용한다.

감기가 발생하면 목이 붓고 몸에 추위가 오며 두통이 생기고 기침을 하는 경우가 있다. 이럴 때 죽엽, 즉 대나무잎을 사용하면 좋은 결과를 기대할 수 있는데 죽엽은 해독시켜 주고 소갈시켜 주며 인후통을 없애 주는 작용이 있다.

말린 지렁이

말린 지렁이 3~4마리와 비파나무 잎 1잎에다 3홉540cc의 물을 달여서 1일 3회에 나누어 복용하면 해열의 효과가 있다.

말린 메뚜기

말린 메뚜기 20~30마리를 잘 삶아 여기에 약간 짤 정도의 식염을 가미하여 취침 전에 작은 컵으로 1컵 정도 음복하면 감기로 인한 쉰 목소리에 좋다. 또 말린 메뚜기 30마리에다 묵은 벼 1포기를 잘 씻은 다음에 3~4홉600cc의 물로 잘 삶아서 음복하면 기묘하게도 효력이 있다.

말린 쑥

말린 쑥을 헝겊 주머니에 넣고 한 번 삶아서 우러나온 진한 즙을 목욕탕 물에 넣고 목욕하면 몸을 대단히 보온하게 되어 좋다.

2. 기관지염

■ 원인

기관지염은 기관지에 염증을 일으키는 것을 말한다. 감기 등에 걸렸을 경우 인후에 일어난 카타르가 점점 깊숙이 진행되어 기관의 양쪽에 분기하고 있는 부위, 즉 기관지에 염증을 일으키는 상태다.

■ 증상

증상을 보면 처음에는 헛기침이 나고 가래가 나오기 시작한다. 점액 모양의 가래도 증상이 진행됨에 따라 노란색이나 갈색의 고름 같은 가래가 많이 나오게 되고, 때로는 심한 기침과 함께 가래에 피가 섞이는 수도 있다.

기침과 가래를 가볍게 여겨 소홀히 하면 기관지보다 더 깊은 곳에 세기관지(기관지에서 가는 부분)로 염증이 확장되어 고열이 나고, 온 몸이 나른해지며, 호흡이 곤란한 증상이 나타난다.

이러한 증상이 나타나면 세기관지염이나 폐렴이 생길 수도 있다. 저항력이 약한 아이나 노화로 인해 전신의 기능이 저하된 노인에게는 생명과도 관련될 수 있으므로 충분한 주의를 요한다.

한방 처방

🧄 시호계지탕 柴胡桂枝湯

미열, 오한, 구역질, 기침을 하고, 식욕이 없으며, 만성 기관지염 증상이 있고, 체력이 중간 정도인 사람에게 사용한다.

🧄 마황탕 麻黃湯

발열, 오한, 두통, 관절통 등의 증상이 있고, 기침이 나서 호흡이 곤란하며, 체력이 좋은 사람, 또는 기침과 함께 목에서 가르랑거리는 소리가 나는 유아의 기관지염에 사용한다.

🧄 소청룡탕 小靑龍湯

열과 기침이 심하고, 목에서 가르랑거리는 소리가 나며, 거품 같은 가래가 나올 때에 적용한다. 콜록거릴 때 좌우의 복직근이 당기고 위 부분을 두드리면 출렁출렁 물소리가 난다.

🧄 마행석감탕 麻杏石甘湯

열이 나므로 목이 타고, 기침과 목에서 가르랑거리는 소리가 많이 나서 호흡하기 어려울 때나, 유아의 기관지염, 천식 등에 쓴다.

🧄 소시호탕 小柴胡湯

계속해서 미열이 나고, 목이 마르고, 입 속이 끈적하며, 식욕 부진 등의 증상이 있고, 기침이 좀처럼 떨어지지 않으며, 명치에서 옆구리에 걸쳐 가벼운 저항과 압통이 있을 때 사용한다.

민간 요법

사과즙
사과즙을 복용하는 것만으로도 기침에 좋지만, 여기에다 연근즙이나 등자즙을 가하여 복용하면 더욱 좋다.

배
배의 속을 들어내고 속을 잘 긁어 낸 후, 벌꿀을 가득 넣고 처음 구멍을 낼 때 도려낸 배로 구멍을 막고 밀가루 반죽을 잘 만들어 그 주위를 감싸고, 그 위를 5~6장의 종이로 싸 약한 불로 찜구이를 한다. 밀가루 반죽을 벗겨 내고 먹으면 심한 기침도 2~3회 복용으로 치유된다.

감
그대로 먹기도 하고 곶감으로도 먹는다. 감은 몸을 식히고 폐를 보호한다. 곶감 표면의 흰 가루에는 진해 작용 성분이 들어 있다.

귤
귤껍질을 건조시킨 후 약한 불로 달여 꿀을 섞어 복용한다.

당근
당근을 갈아서 헝겊으로 짜 즙을 낸 후 한두 잔씩 마신다. 당근은 기관지 점막을 강하게 하고, 저항력을 키우는 작용을 한다.

_ 무와 엿

무를 얇게 채썰고 물엿을 섞은 후 즙이 우러나오면 숟가락으로 떠먹는다. 기침과 목의 통증을 완화시키는 효과가 있다.

_ 앵두나무잎

싱싱한 앵두나무잎 30g에 흑설탕을 적당히 섞어 물에 달여 마신다.

_ 치자

말린 치자 20개 정도를 죽엽 10g과 함께 넣고 약한 불에 은근하게 달인다. 시간이 흐르면 위스키 빛깔이 나는데 이 물을 한 번에 큰 숟가락으로 하나씩 복용한다. 몇 번 복용하면 목의 불쾌한 감이 가시면서 기침도 멎는다.

_ 백합

파 밑동 15g, 배 1개, 흑설탕 9g을 함께 물에 달여 배와 물을 다 먹는다. 백합白合 9g에 배 1개, 흑설탕 9g을 함께 물에 달여 배와 약물을 다 먹어도 효과가 좋다.

_ 애엽

애엽艾葉 60g, 흑설탕 15g에 물300㎖을 붓고 100㎖ 정도 되게 달여 1일 3회에 나누어 마신다.

_ 부항 요법

대추大椎, 대서, 풍문風門, 폐유肺兪와 경추골 양편, 견관절 위의 견정肩井 등 경혈에 매일 혹은 하루 건너 한 번씩 부항을 붙인다. 매 경혈에 붙이는 시간은 10~15분이다.

_ 수세미

수세미와 알로에를 같은 분량으로 하여 짓찧어 즙을 내어 먹는다.

_ 매실

매실梅實씨를 굽든가, 생으로 씹어 먹으면 유효하다.

_ 행인

행인杏仁과 빙당氷糖을 같은 양으로 섞어서 가루내어 아침 저녁으로 각 9g씩 더운물에 먹는다. 이 처방대로 한 달 가량 치료하면 만성 기관지염이 낫는다.

_ 동과자

동과자冬瓜子 15g에 흑설탕을 알맞게 섞어 가루낸 후 1일 2회에 나누어 더운물을 먹는다.

_ 뽕나무

뽕나무껍질을 깨끗이 손질하고 복숭아나무는 작은 가지를 잘게 썰어서 함께 넣고 달여 그 물을 복용한다.

상백피는 뽕나무 속껍질로서 한약재이며 소염, 이뇨 작용과 함께 강력한 진해 작용이 있어 기관지염에 좋다.

_ 감자

감자를 넣고 된장국을 끓여 뜨거울 때 먹으면 기침을 멈추게 한다.

_ 면화뿌리

면화뿌리 100~200g에 물 세 사발을 붓고 두 시간 남짓 달여 한 사발 정도 남은 약물을 1일 2~3회 나누어 먹는다. 보통 2~3일 먹으면 효과가 나타나고 한두 달 쓰면 만성 기관지염이 완전히 낫는다.

_ 과루인

과루인과 천문동을 같은 분량으로 달여서 아침저녁 식후에 찻잔으로 한 잔씩 먹는데 먹을 때 벌꿀을 타서 마신다.

한방에 많이 쓰이는 약초

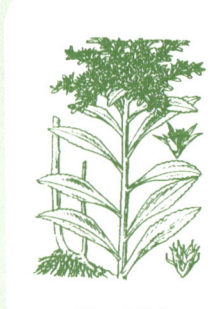
가는 기린초

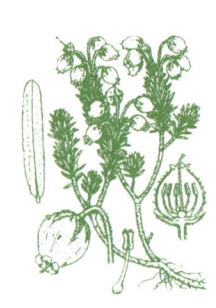
가솔송

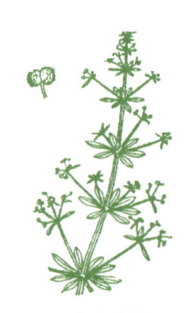
갈퀴덩쿨

3. 기관지천식

■ **원인**

　천식의 종류로는 여러 가지가 있다. 기관지천식을 비롯하여 심장성·신경성·위장성·자극성·중독성·반사성 등이 있다.

　하지만 일반적으로 천식이라고 하면 기관지천식을 말하는 것으로 생각되고 있을 정도다. 천식은 무엇이 원인이 되어 일어나는지는 오늘날의 의학으로도 확인되지 않고 있다.

　어쨌든 무엇인가의 자극이 부교감신경을 흥분시키고 그에 따라 기관지가 좁혀져서 천식 발작이 일어나는 모양이다. 발작이 시작되면 중환인 천식에서는 심한 기침에 안색도 변할 정도로 옆에서 보고 있는 사람까지 숨 막힐 정도로 고생한다.

　그리하여 겨우 숨을 쉴 때에는 그르렁그르렁하는 소리가 나온다.

　이 발작이 일어나는 증상은 몇 시간에서 1개월 또는 그 이상 계속되는 사람도 있다. 그리고 이러한 발작은 매년이라든가, 1년에 몇 차례라든가, 혹은 주기적인 것도 있다.

　발작이 일어나는 동안은 이처럼 보기에도 감당하기 어려울 정도의 고통을 받지만 일단 그 기간이 경과하면 거짓말같이 깨끗하게 없어진다.

■ **증상**

　기관지천식은 계절이 바뀔 때특히 가을과 봄부터 장마 사이나, 기압의 변화태풍과 저기압의 접근로 많이 발생하는 경향이 있으며, 과로, 과식, 수면 부족, 스트레스 등으로도 발생한다.

　일단 발작이 일어나면 숨 쉬기가 어려워지고 천명목에서 가르랑거리는 소리가 나는 것이 반복된다. 이것은 기관지천식에 걸린 환자에게서 볼 수 있는 특유의 증상으로, 과민 상태의 기도가 염증이나 경련이 일어나기 때문인 것으로 알려져 있다.

　발작은 한밤중이나 아침 일찍 잘 일어나며, 몇 십 분에서 몇 시간씩 계속해서 천명을 하고 며칠간 계속되기도 한다.

　숨 쉬기가 어렵기 때문에 가슴이 답답하여 누워 있지 못하고, 등을 벽에 기대거나 이불을 둥글게 해서 끌어안고 있게 된다.

　얼굴이 붓고 입술은 보라색이 된다. 발작이 한참 계속된 후 기침과 함께 끈적한 가래가 나오면 호흡 곤란은 점차 진정되고 평상의 상태로 되돌아온다.

한방 처방

대시호탕 大柴胡湯

상복부가 팽만하고 구토가 중지되지 않으며 흉협고만胸脇高滿이 뚜렷하고 변비가 있을 때 사용한다.

반하후박탕 半夏厚朴湯

목구멍에 무엇이 걸리고 막힌 것 같은 감을 느끼며 토하려고 해도 나오지 않고, 삼키려고 해도 내려가지 않으며, 매우 불안하고 우울하며 어지러움이나 오심 등의 기울성 신경 증상이 있는 경우에 기관의 경련성 협착을 다스리면 천식이 일어나지 않으므로 이러한 증상이 있는 경우 사용한다.

대시호탕합반하후박탕 大柴胡湯合半夏厚朴湯

앞의 두 가지 처방을 합방한 것으로 상복부가 부어 있고 손가락으로 눌러 보면 단단한 저항감을 촉지함과 동시에 통증을 자각하고, 체격은 좋은 편이며 비만형에 목이 짧고 흉협고만, 변비 경향이 있는 형의 경우에 사용한다. 흉협 고만이 대시호탕증보다 가볍고 신경질이 많은 경우에는 소시호탕합반하후박탕을 사용한다.

소시호탕합반하후박탕 小柴胡湯合半夏厚朴湯

명치에서 옆구리에 걸쳐 가벼운 압통이 있고, 위장과 간장은 약간 약하지만 변비가 없고, 체격과 체력이 중간 정도이고 키도 중간 정도인 사람에게 사용한다.

👍 소청룡탕 小靑龍湯

위내정수가 있고, 계절이 바뀌거나 추우면 재채기, 콧물, 기침, 가래—거품 모양으로 희고 엷다—가 기침이 나오고, 천식 발작으로 고생하는 체력이 중간 정도인 사람에게 사용한다.

기압의 변화—전선 통과, 태풍 등으로 천식 발작이 더 심해진 경우에는 이 약방에 석고 石膏를 첨가하면 효과가 있다.

👍 맥문동탕 麥門冬湯

목이 근질근질하고 발작이 일어나면 얼굴이 새빨갛게 되도록 기침이 나며, 목에서 '쉐쉐' 하는 소리가 나 괴로울 때 사용한다.

👍 시박탕 柴朴湯

명치에서 옆구리에 걸쳐 가벼운 압통이 있고, 목이 메이고, 천명과 어지러움을 동반한 기침을 하는, 체력이 중간 정도인 사람에게 사용한다.

🟢 민간 요법

🌿 배

배의 윗부분을 잘라 뚜껑을 만든 뒤 꿀이 들어갈 구멍을 파낸다. 여기에 꿀을 2스푼 정도 넣어 배 뚜껑을 덮고 한지로 싼다. 그 위에 황토흙을 2~3㎝ 두께로 바른 후 불에 2~3시간 굽는다.

구워진 꿀배의 속을 아침저녁 공복시 2번 복용한다.

❧_ 질경이

그늘에서 말린 것을 하루 15g씩 500cc의 물로 절반이 될 때까지 졸여 복용한다. 질경이의 주성분인 '프랜타긴'은 부작용이 없는 기침약으로 널리 알려져 있다.

❧_ 마늘

마늘 1쪽을 갈아서 오블라토에 싸서 먹는다. 또는 2~3쪽을 껍질째 약한 불로 구워서 그대로 먹으면 기침에 좋다. 마늘 성분인 아린이나 비타민 B_1이 증강되어 혈형을 촉진시키기 때문이다.

❧_ 연근

연근즙 2분의 1순갈과 1할 정도의 묵은 생강의 즙에 벌꿀또는 설탕을 약간 가하여 열탕을 부어 음복하면 진정제로서 대단히 유효하다.

❧_ 무씨

발작시 가래에 피고름 같은 것이 섞여 나올 때에는 무씨 50g을 빻아서 달여 식후에 복용한다.

❧_ 마황

마황은 호흡 곤란, 천식의 특효약이다.
이 마황과 녹두를 같은 양으로 가루를 만들어 따근한 물에 3~4g씩 복용하면 좋다.

마황을 가루로 만들 때는 볶아 쓰는데 천식 발작으로 숨이 차고 몹시 고통스러울 때 복용하면 효과가 있다. 이때 토종꿀물에 복용하면 더 좋고 토종꿀이 없을 때는 양봉꿀도 괜찮다. 꿀이 없을 때는 따끈한 물에 복용하거나 구기자차에 복용해도 된다.

_ 행인

행인과 도인 각 반량의 피첨皮尖을 떼어 버리고 볶아 가루를 만들어 물에 개어서 밀가루로 환을 지어 1회 1돈씩 생강탕이나 꿀탕으로 복용한다.

_ 호박

늙은 호박 1개를 위만 약간 잘라 낸 다음 숟가락을 속을 깨끗이 파내고 그 속에 보리엿이나 수수엿을 가득 채워 넣고 동지때까지 차가운 곳에 두었다가 솥에 넣고 푹 쪄서 조금씩 수시로 떠 먹으면 극히 효과가 있다.

_ 무

무는 강판에 갈아 즙을 만들고 여기에 벌꿀과 진피귤껍질를 넣고 달여 먹는다.

_ 마늘

짓찧은 마늘 반 근을 꿀 한 근에 3일 동안 재워 두었다가 1일 3회, 1회 한 숟가락씩 먹는다. 이 처방도 역시 천식증에 기침병을 겸해 앓는 환자에게 아주 적합하다.

❧ 계란껍질

계란껍질 속의 흰자위를 많이 모아 40g 정도의 가루를 만든다. 여기에 마황을 살짝 볶아서 만든 가루 18g을 한데 섞어 보관해 두었다가 갑자기 천식 발작이 시작되면 따끈한 물이나 벌꿀을 탄 물에 1회 1g씩 복용한다. 매 시간마다 1~2회씩 복용하면 천식 발작이 진정되고 천식 환자가 이것을 매일 식전마다 복용하면 발작을 예방할 수 있다.

❧ 수세미 · 사삼

수세미는 불교의학에도 나오는 천식약이고 사삼은 더덕의 한방약 이름인데 둘 다 천식에 좋다. 두 가지를 달여 먹어도 좋고 생것을 함께 즙을 내어 복용해도 치료 효과가 놓다.

❧ 참외

말린 참외꼭지 7개를 가루로 만든 다음 참외꼭지를 달인 즙에 타서 복용하면 즉시 토하면서 낫는다.

❧ 감국

감국甘菊 잎이나 줄기로 된장찌개나 국을 끓여 먹는다.

❧ 쑥

질경이와 쑥을 2대 1의 비율로 하여 약간의 감초를 넣고 달여 차 대신 자주 마시면 효과가 있다.

❧ 도인

폐결핵 환자가 천식까지 동반했을 때는 도인 300g, 백자인

柏子仁 150g을 한데 짓찧어 벌꿀 600g 과 함께 은근한 불로 서서히 달여 병에 담아 냉장고에 보관해 두었다가 매일 식후에 큰 숟가락으로 하나씩 끓는 물에 타 마신다.

🌱_ 인삼

인삼人蔘 100g, 큰 도마뱀불에 말린 것 한 쌍, 호두씨 250g을 함께 보드랍게 가루낸 후 벌꿀을 알맞게 섞어 앵두알 크기의 환약을 빚은 후 아침저녁으로 각각 한 알씩 먹는다. 이 처방을 평소에 숨이 차 헐떡거리고 팔다리가 무맥한 환자가 쓰면 특효가 있다.

🌱_ 명아주

명아주 건초를 말린 다음 물로 달여서 마시면 유효하다.

🌱_ 호두

호두씨 100g, 빙당 200g을 한데 짓찧어 열 몫으로 나눈 후 매일 아침저녁으로 각각 한 몫씩 더운물에 먹는다. 이 처방을 폐기종 환자가 쓰면 효과가 더없이 좋다.

🌱_ 백출

백출은 삽주뿌리의 한방약 이름이다. 건위, 이뇨, 진통 효과가 있는 이 약은 천식에도 좋다. 날것을 생무와 함께 즙을 내어 먹으면 좋은데 도시에서 구하기가 힘들기 때문에 건재 약방에 가서 건조된 것을 사다가 가루로 만들어 무즙에 섞어 먹으면 된다.

_마

마 생즙과 사탕수수 즙 각 반 공기씩을 함께 끓여 마시면 즉시 효과가 난다.

_개구리 · 지렁이

개구리와 지렁이는 둘 다 천식의 특효약이다. 말려 두었다가 가루로 만들어 벌꿀을 탄 따끈한 물에 복용해도 좋지만 생것을 푹 달여 그 물을 먹어도 효과가 있다.

_천궁

천궁川芎, 행인杏仁, 마황麻黃, 오미자五味子, 진피陳皮, 감초甘草, 빙당 각 6g씩을 물에 넣고 달여서 1일 2회, 1회 200㎖씩 먹는다.

_감국

감국뿌리를 그늘에 말려서 차대용으로 달여 마시면 아주 좋다.

다음과 같은 음식물은 천식에는 독이 되므로 삼가야 한다. 만약 불가피 먹게 될 경우라면 소량으로 해야 한다. 즉 짠 것 · 동물성 지방 · 죽순 · 생강 · 신맛이 많은 과일 · 고사리, 계란 · 지방이 많은 육류나 어류 · 가지 · 토란 · 고구마 · 시금치 · 청량 음료 · 설탕류 · 초를 사용한 요리 등이다.

약이 되는 것으로는 무 · 식물성유 · 된장국 · 마늘 · 벌꿀 · 물엿 등이 좋다.

4. 폐렴

■ 원인

폐장의 염증이라 할 수 있는 폐렴은 폐렴균의 침입으로 일어나는 병이다. 폐렴의 종류로는 대엽성大葉性 폐렴급성폐렴과 소엽성 폐렴기관지 폐렴의 두 가지가 있다.

일반적으로 위험한 질병으로 생각하고 있는 것은 대엽성 폐렴이며, 이것은 폐렴 쌍구균이라는 세균의 감염에 의해서 발생한다. 전염성은 강하지 않지만 티푸스나 홍역 등처럼 한 번 앓고 나면 면역이 되는 것이 아니므로 특별히 주의해야 한다.

■ 증상

대엽성 폐렴은 급성 폐렴으로서 갑자기 섭씨 40도 전후의 고열이 난다. 이 고열 때문에 심한 오한과 두통, 구토와 경련, 호흡 촉박과 곤란, 기침과 가래, 불면, 헛소리를 하는 등의 증상이 일어난다. 대개는 고열이 1주일에서 9일 정도 계속되다가 급히 평열 가까이 떨어지는데 체력이 약한 사람, 심장이 좋지 못한 사람은 이 사이에 고열을 이겨 내지 못하고 사망하는 경우도 적지 않다.

그러나 치료만 빨리하면 사망하는 경우는 드물고 완치할 수 있다. 소엽성 폐렴은 감기나 기관지 카다르의 악화로 일어나는 것으로 폐렴균 때문에 일어나는 것은 아니다.

따라서 증상도 서서히 나타나며 38~40℃의 고열로 대엽성 폐렴과 비슷한 상태가 된다.

이에 대해서 항생 물질은 위력을 발휘하지 못하므로 특히 한방약이 중요한 구실을 하게 된다.

한방 처방

_ 소청룡탕 小靑龍湯

발열, 한기, 두통, 부종이 있고, 가슴이 답답하며, 기침과 함께 거품 같은 엷은 가래가 나오는 기관지염 초기 증상이 있고, 체력이 중간 정도인 사람에게 사용한다.

_ 대시호탕 大柴胡湯

폐렴에 걸린 지 며칠 지났으며, 흉협고만, 변비 등의 증상이 있고, 기침을 심하게 하는, 체격이 좋은 사람에게 사용한다.

_ 소시호탕 小柴胡湯

체력이 중간 정도인 사람으로 미열과 열의 변동이 뚜렷하고, 흉협고만, 구갈감, 식욕부진 등의 증상이 있고, 기침이 나올 때 적용한다.

_ 맥문동탕 麥門冬湯

얼굴이 상기되는 만큼 발작적으로 기침이 나오고, 가래가 좀처럼 그치지 않기 때문에 기침과 함께 구역질이 나오는 사람에게 사용한다.

단, 가래가 너무 많을 때는 사용하지 않는다.

♨_ 자감초탕 炙甘草湯

두근거림, 숨가쁨이 심하고, 목구멍 속이 마르며, 가래가 그치지 않는 경우에 사용한다.

♨_ 시호계지건강탕 柴胡桂枝乾薑湯

혈색이 나쁘고 한기가 심하며, 땀을 흘리고 입이 마르는 증상이 있는 허약한 사람, 오랜 병으로 체력이 쇠약해진 사람에게 사용한다.

♨_ 영감강미신하인탕 苓甘薑味辛夏仁湯

발병한 지 며칠이 지나도록 여전히 빈혈 기미가 있고, 손발이 차고, 기침과 가래가 나와서 가슴이 답답하며, 위내 정수가 있고, 위장이 약한 사람에게 사용하면 좋다.

♨_ 진무탕 眞武湯

별로 열은 나지 않지만 손발이 차고, 몸이 추우며, 몸에 힘이 없는 체력이 약한 사람, 또는 병후病後에 병발한 폐렴에 사용한다.

♨_ 마황부자세신탕 麻黃附子細辛湯

고열은 없지만 오한이 심하고, 전신 권태감과 불쾌감, 식욕부진 등의 증상이 있으며, 엷은 가래가 나오는 허약 체질, 또는 노인성 폐렴에 좋다.

민간 요법

_ 매실주 습포

가제를 매실주에 적셔 가볍게 짠 후 아픈 목이나 가슴을 습포하면 진해·진통 효과를 볼 수 있다.

_ 달팽이

달팽이를 검게 구워 분말로 한 것 4g에 메밀 가루 소량을 혼합하여 녹두알 2개 정도의 양을 1회분으로 하여 복용한다.

_ 뱀장어 생혈

검은 뱀장어의 생혈을 3~4방울 음복하면 하열되고 폐렴이 악화되는 일이 없게 된다.

또한 뱀장어 기름은 폐렴의 묘약이다.

_ 우렁

우렁을 찧어서 그 즙을 음복하면 2~3일 내에 하열이 된다.

_ 오징어

마른 오징어 한 마리를 불에 까맣게 타도록 굽는다. 잣나무 잎도 마른 것을 노란색이 나도록 굽는다.

이것을 같이 빻아 가루로 만들고 보리로 밥을 지어 위 두 재료로 만든 가루를 혼합하여 짓이겨서 폐의 환부에 붙이면 고열이 내리는데 한 번 붙인 것은 3~4시간 두었다가 다른 것으로 교체한다.

☘_ 닭개비풀

닭개비풀 60g, 소개 30g, 호장虎杖 30g, 포공영浦公英 30g, 평지목平地木 30g, 황금黃芩 24g, 어성초魚腥草 30g, 패장초 30g을 하루 한 첩씩 물에 달여 세 번에 나누어 식후에 복용한다. 중환자는 하루에 두 첩씩 물에 달여 여섯 번에 나누어 복용한다.

☘_ 황벽나무

황벽나무 내피內皮를 가루로 하여 하루에 6~9g을 복용하면 효과가 있다.

☘_ 쇠비름

어린이 폐렴에는 쇠비름 20g을 물 한 되에 넣어 반으로 줄어들게 달인 후 1일 3회에 나누어 식후에 먹인다. 한편 쇠비름의 풋잎과 줄기를 한데 짓찧어 가슴과 등에 붙이는데 마르면 갈아 붙인다.

☘_ 잉어

살아 있는 잉어의 머리를 잘라 그 생피를 받아 참기름 한두 방울 떨어뜨려 마신다.

☘_ 지골피

지골피地骨皮 20g, 상백피桑白皮 15g, 지모知母 15g, 황금黃芩 10g, 감초甘草 10g을 매일 한 첩씩 물에 달여 아침저녁으로 식후에 먹는다.

❦_ 백미

백미白薇 15g, 관동화款冬花 10g을 섞어 부드럽게 가루낸 후 1일 2회, 1회 큰 숟가락으로 한 숟가락씩 식후에 먹는다.

❦_ 맥석요법

폐렴의 환부 열을 흡수시켜 해열하는 방법으로 맥석 요법麥錫療法이라는 것이 있다.

즉, 말린 오징어 2마리, 보리 1홉100g을 준비하여 우선 오징어를 새까맣게 될 때까지 구워 분말로 만들고, 보리 100g을 밥처럼 만든다.

여기에 오징어 분말을 넣어 절구에 잘 빻아 따뜻하게 한 후에 헝겊에 발라 흉부에 붙이면 아주 좋은 효과가 있다.

한방에 많이 쓰이는 약초

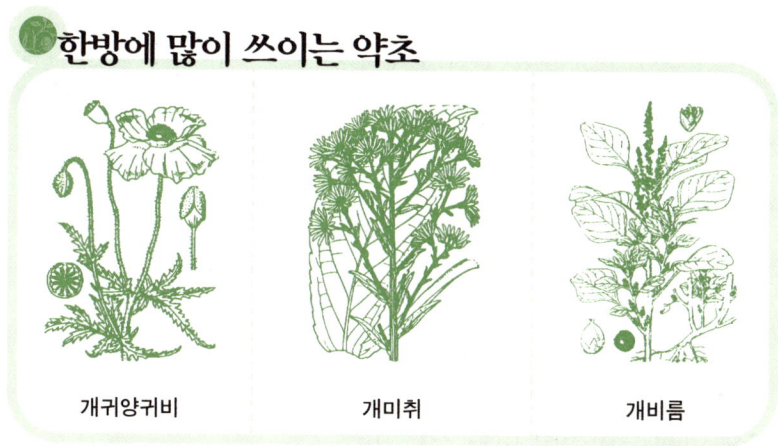

개귀양귀비   개미취   개비름

5. 늑막염

■ 원인

늑막이라는 것은 양쪽 폐를 싸고 있는 2장의 막인데, 대부분은 이 부위에 결핵균이 침입하여 염증을 일으켜 생긴다. 이것에는 건성과 습성의 두 종류가 있으며, 습성은 염증에 의해 참출액이 늑막 사이에 괸 것이며, 건성은 이러한 참출액이 없는 것을 말한다.

■ 증상

어느 것이나 늑막염의 초기는 감기에 걸린 경우와 흡사하다. 다소의 열과 헛기침을 하고 식욕 부진, 두통 등을 수반한다. 건성늑막염은 그다지 고열은 발생하지 않으나, 습성은 38~39℃까지의 고열이 나타나게 된다. 그러나 이 열은 삼출액을 흡수하기 시작하면 하열된다.
　주로 늑골 부분에 통증이 있다. 통증은 둔통인 경우와 늑막 신경통과 같이 격통이 있는 경우가 있다.
　기침이나 하품 또는 재채기, 딸꾹질 등을 할 때에는 통증이 온다.
　늑막염에서 폐결핵으로 이행하는 일이 많으며 역으로 폐결핵에 의해 늑막염이 되는 수도 있다.

한방 처방

소시호탕 小柴胡湯

이 처방은 늑막염 초기의 증상에 사용하면 특히 효과가 있다. 그리고 감기인지 늑막염인지 구분할 수 없는 경우, 이 처방을 사용하여 상태를 살피는 것이 좋다. 식욕이 없고, 흉통 또는 기침이 나면서 가슴이 뻐근한 증상에 사용하는데, 흉통이 심하다고 느껴지면 황금黃芩 3g, 과루인 6g을 가하면 좋은데 바로 시함탕柴陷湯이다. 구갈이 심할 경우에는 시함탕에 석고 10g을 가하면 좋다.

시호계지탕 柴胡桂枝湯

늑막염은 흉부에까지 짓눌리는 듯 답답한 압박감을 자각하는데, 이러한 증상이 복부에까지 미치는 경우에 이 처방을 사용한다.

대시호탕 大柴胡湯

이 처방은 중증으로 비교적 원기는 있으나 변비가 있어 고통스러운 경우에 사용한다.

시호지길탕 柴胡枳桔湯

이 처방은 흉부부터 심하부心下部까지 딱딱한 감이 있고 기침에 가래가 수반되는 경우에 사용한다.

민간 요법

_ 엽란

엽란葉蘭의 뿌리와 줄기 부분을 3cm 정도로 잘 씻어 그늘에 말려 가늘고 작게 만들어 10g의 물에 달여서 계속 복용하면 효과가 있다.

엽란의 뿌리는 늑막의 특효약이므로 위의 방법 외에 뿌리를 분말화하여 콩 크기로 만들고 3~4알씩 1회분으로 매 식후에 백탕으로 복용한다.

_ 닭·지네

닭과 지네를 고아 먹으면 한이 잡히면서 정력이 증강되며 늑막염에도 효과가 있다.

_ 창포

창포뿌리 4~6g을 1회분 기준으로 달여서 1일 2~3회씩 1주일 정도 복용한다.

_ 하늘타리

덩이뿌리 8~10g을 1회분 기준으로 달여서 1일 2~3회씩 복용한다.

_ 황기

뿌리 15~20g을 1회분 기준으로 달여서 1일 2~3회씩 4~5일 복용한다. 복용 중에 방풍, 살구씨를 금한다.

♨_결명차

잎 또는 씨 5~6g을 1회분 기준으로 달여서 1일 2~3회씩 1주일 이상 복용한다.

♨_고추

말린 고추 8~10g+감주1사발를 1회분 기준으로 달여서 1일 2~3회씩 1주일 정도 복용한다.

♨_도라지

백도라지 꽃 또는 뿌리 8~10g을 1회분 기준으로 달여서 1일 2~3회씩 1주일 정도 복용한다. 복용중에 산수유를 금한다.

♨_매실나무

열매 8~10개를 1회분 기준으로 달여서 1일 2~3회씩 1주일 정도 복용한다.

♨_민들레

뿌리 12~15g을 1회분 기준으로 달이거나 산제로 하여 1일 2~3회씩 4~5일 복용한다.

♨_산수유나무

말린 과육 6~8g을 1회분 기준으로 달여서 1일 2~3회씩 5~6일 복용한다.

♨_선인장

생즙 25~30g을 1회분 기준으로 1일 2~3회씩 5~7일 복용한다.

소철

열매 4개를 1회분 기준으로 달여서 1일 2~3회씩 4~5일 복용한다.

시호

뿌리 4~6g을 1회분 기준으로 달여서 1일 2~3회씩 4~5일 복용한다.

우엉

잎 또는 씨 5~7g을 1회분 기준으로 달여서 1일 2~3회씩 5~6일 복용한다.

자귀나무

뿌리껍질 4~6g을 1회분 기준으로 달여서 1일 2~3회씩 1주일 정도 복용한다.

지네

3~4마리를 1회분 기준으로 달여서 1일 2~3회씩 4~5일 복용한다.

질경이

온 포기 또는 뿌리 6~8g을 1회분 기준으로 달여서 1일 2~3회씩 1주일 정도 복용한다.

6. 폐결핵

■ 원인

　폐결핵은 임상에서 흔히 볼 수 있는 하나의 만성 전염성병이며 결핵균에 의해 폐에 감염되면서 나타나는 질환이다. 증상은 주로 기침, 객혈, 수면시 식은땀, 체중 감소 등이 있다. 처음 감염된 것을 원발성 폐결핵이라 하고 재차 감염된 것을 속발성 폐결핵이라 한다.

　체내에 면역력이 없으면 전신적으로 증상 반응이 나타나고 소아에게서 많이 발생하는 원발성 폐결핵이다. 체내에 면역력이 있어 병변이 국부에 국한되어 있을 때 국소적인 증상 반응이 강하게 나타나는 속발성 폐결핵은 주로 청년이나 성인에게서 많이 발생한다. 한의학에서 폐로라 하며 원인을 정기 精氣가 허해 체내의 방어기전인 면역 계통이 약해서 감염되는 것으로 본다.

　오늘날에는 소아 결핵예방접종이 잘 되어 결핵에 감염되는 비율이 많이 낮아졌지만, 그래도 결핵으로 고생하는 사람들이 생각보다 많다. 치료 방법으로는 항결핵약과 식이 요법을 곁들이면 치료 기간을 단축시켜 회복이 빠르다.

■ **증상**

결핵균에 감염되어도 금방 발병되는 것은 아니며, 또 발병이 되어도 초기에는 확실한 자각 증상이 나타나지 않는다. 병이 진행됨에 따라
① 기침이 나온다.
② 가래가 나온다.
③ 미열이 난다.
④ 식욕 부진
⑤ 전신 권태감

등 여러 가지 증상이 나타난다.

한방 처방

소시호탕 小柴胡湯

폐결핵 초기의 가벼운 증상이 나타날 무렵에 사용하면 좋은 효과가 있다. 식욕 부진·전신 권태·미열 등의 증상이 있는 경우에 사용한다.

시호계지탕 柴胡桂枝湯

이 처방은 초기에서 중기 결핵에 적합하다. 특히 투통을 호소하든가 도한이 있는 경우, 흉통이나 복통을 수반하는 경우에 사용한다.

_시호계지건강탕 柴胡桂枝乾薑湯

몸이 쇠약하여 안색이 좋지 못하고 입 속이 마르며, 기침과 가래가 있는 경우에 사용한다.

설사를 수반하는 경우에도 좋다.

_죽엽석고탕 竹葉石膏湯

이 처방은 중증에 사용하되 고열이 계속되고 입 안이 마르고 호흡 곤란 등의 증상이 있는 아주 쇠약한 경우에 사용한다.

_향사육군자탕 香砂六君子湯

이 처방은 혈색이 좋지 않고, 전신 권태, 식욕 부진, 설사, 복부에 힘이 없고 기력이 약한 경우에 사용한다.

_삼황사심탕 三黃瀉心湯

이 처방은 객혈을 하기 쉬운 경우에 사용하면 좋다.

변비 출혈에도 효과가 있으며 객혈시에는 차게 해서 마시는 것이 좋다.

민간 요법

_뱀장어

검게 구운 뱀장어와 마늘을 볶아 분말로 한 것을 혼합하여 장복하면 자양, 강장의 효과가 있다.

_ 굴

결핵의 도한을 방지하기 위해서는 말린 굴을 장복한다.여기에는 글리코겐이 다량 함유되어 있다.

_ 개구리

빨간 개구리는 폐결핵에 효능이 있다. 살아 있는 빨간 개구리 내장을 제거한 후, 1마리분에 대하여 물엿 5홉을 가하여 약한 불에 삶아 졸인 것을 10일분1일 3회으로 나누어 복용한다.

_ 자라

자라 1마리의 생피1일분를 1회로 복용하는 것도 효력이 있다.

_ 연근

연근즙 한 잔에 매초를 약간 첨가하여 매일 복용한 결과 완쾌했다는 보고도 있다.

_ 저근백피·오가피

저근백피 20g, 오가피 20g, 정종 1컵과 물 한 대접을 붓고 30~40분 정도 달여 하루 3번씩 3~4개월 정도 장복한다.

_ 마늘

마늘은 결핵 환자의 체력을 높이는 데 가장 좋은 식품으로서 조리를 하거나 첨가물로 조미하거나 하여 먹도록 한다.

_ 파류

파는 마늘 다음가는 영양과 살균력을 지니고 있으므로 되도록 많이 먹도록 한다.

_ 호두

호두에는 단백질 2.85%, 지방 59.2%, 함수탄소 3.2% 등이 함유되어 있다. 대단히 영양가가 높은 것으로 결핵 환자에게 매우 적합한 식품이다. 다만 과식에 주의해야 한다.

_ 당근

당근은 정기를 불어넣는 영양 식품인데, 되도록 생으로 먹는 것이 좋다. 당근과 다시마, 무, 우엉, 작은 생선류를 함께 삶은 것도 권장할 만하다.

_ 참깨

참깨는 도한을 방지하고 힘을 불어넣는 것으로 껍질째 먹는다.

_ 모과나무

열매(모과) 15~20g을 1회분 기준으로 달이거나 환제 또는 산제로 하여 1일 2~3회씩 10일 이상 복용한다.

_ 박하

온 포기 8~10g을 1회분 기준으로 달이거나 환제 또는 산제로 하여 1일 2~3회씩 10일 이상 복용한다.

_ 뽕나무

뿌리 4~6g을 1회분 기준으로 달이거나 환제 또는 산제로 하여 1일 2~3회씩 10일 이상 복용한다. 산뽕나무도 같은 효

힘이 있다. 복용 중에 쇠붙이 도구를 쓰면 안 된다.

_ 시금치

 온 포기 또는 뿌리 30~35g을 1회분 기준으로 달이거나 생즙을 내어 1일 2~3회씩 20일 이상 복용한다. 또는 국을 끓여 평소보다 많은 양을 20일 이상 거르지 않고 먹는다.

_ 율무

 알곡 25~30g 또는 뿌리 5~6g을 1회분 기준으로 1일 2~3회씩 20일 이상, 알곡은 볶아서 가루내어 차로 하거나 죽같이 고아서 복용하고 뿌리는 달여서 복용한다.

_ 이질풀

 온 포기 8~10g을 1회분 기준으로 달여서 1일 2~3회씩 10일 이상 복용한다.

_ 자귀나무

 나무껍질 또는 뿌리껍질 5~6g을 1회분 기준으로 달이거나 산제로 하여 1일 2~3회씩 7~10일 이상 복용한다.

_ 작약

 뿌리 5~7g을 1회분 기준으로 달이거나 환제로 하여 1일 2~3회씩 10일 이상 복용한다.

_ 질경이

 온 포기 6~8g을 1회분 기준으로 달이거나 환제 또는 산제로 하여 1일 2~3회씩 10일 이상 복용한다.

_ 갈대

뿌리 20~25g을 1회분 기준으로 달이거나 생즙을 내어 1일 2~3회씩 10일 이상 복용한다.

_ 결명차

결명차잎 또는 열매 5~8g 또는 열매 5~6g을 1회분 기준으로 달이거나 환제 또는 산제로 하여 1일 2~3회씩 20일 이상 복용한다.

_ 구기자나무

잔가지나 뿌리 5~8g 또는 열매 5~6g을 1회분 기준으로 달이거나 환제 또는 산제로 하여 1일 2~3회씩 10일 이상 복용한다.

_ 도라지

백도라지꽃 또는 뿌리 8~10g을 1회분 기준으로 달이거나 환제 또는 산제로 하여 1일 2~3회씩 10일 이상 복용한다. 복용 중에 산수유를 금한다.

_ 독사

4마리를 달여서 1사발을 1회분 기준으로 1일 2~3회씩 2일 정도 복용한다. 또는 산제로 하여 1스푼을 1회분 기준으로 들고서 소주 1잔으로 입가심한다. 이런 요령으로 1일 2~3회씩 나머지를 복용한다.

7 가래가 많을 때

■ **원인**

도시의 공기가 너무 많이 오염되어 아침에 운동을 하는 것이 오히려 건강에 도움을 주지 못한다는 얘기도 있다. 공기가 오염되다 보니 자연히 기관지, 폐 등이 약해져서 가래가 생겨 고생하는 사람들이 많아졌다.

특히 기관지가 약하거나 평소 사람들과 대화를 많이 나눠야 하는 경우 가래가 많이 생기게 된다.

■ **증상**

열이 성하면 가래라고 하는 담이 성하게 된다.

이때 목에서는 숨찬 소리가 나면서 가래 끓는 소리가 나고 천식 기운이 난다. 그리고 가슴에선 열이 달아오르고 조이는 것 같으면서 목 안에 생긴 가래를 뱉으려고 하면 잘 나오지 않고 또 입술과 목이 마른다.

한방 처방

청폐탕 淸肺湯

만성 기관지염이나 폐렴, 폐결핵, 또는 선천성 기관지 확장증 환자로서, 점액성의 가래가 많이 나오고 기침을 많이 할 때 사용한다.

👍 대시호탕 大柴胡湯

어깨 결림, 숨가쁨, 변비 등의 증상이 있고, 만성 기관지염이나 기관지 확장증에 걸린 체격이 좋은 사람에게 사용한다.

👍 시호계지건강탕 柴胡桂枝乾薑湯

기침과 가래가 많이 나오고, 땀을 흘리며 특히 자면서 땀을 흘림, 갈증, 불면 등의 증상이 있는, 체력이 중간 정도인 사람에게 사용한다.

👍 괄려지실탕 括呂枳實湯

애연가로서 아침에 일어나면 오랫동안 콜록거리고, 목에 가래가 차서 잘 나오지 않아 숨 쉬기가 어렵고, 체격이 튼튼한 사람으로서 피부에 윤기가 없는 경우에 사용한다.

👍 영감강미신하인탕 笭甘薑味辛夏仁湯

증상이 진행되어 빈혈, 식욕 부진, 위내 정수 위 부분을 두들기면 출렁출렁 물소리가 난다. 호흡 곤란 등의 증상이 있는 사람, 또는 만성 기관지염이나 폐기종 肺氣腫에 새로 걸린 노인에게 사용한다.

👍 자감초탕 炙甘草湯

목이 마르고 숨이 가쁘며 가래가 끊이지 않는, 체력이 중간 정도인 사람의 폐기종에 사용한다.

민간 요법

_ 소라
소라 3개, 방풍 15g, 질경 15g에 물 한 대접을 붓고 30~40분 정도 달여 하루에 2번 아침·저녁으로 식후에 1컵씩 3~4일 복용한다.

_ 마늘
기침이 많이 나고 가래가 많이 날 때 마늘 1개를 삶아 짓찧어 달걀 1개에 섞어서 한 번에 먹으면 효험이 있다.

_ 하늘타리씨
하늘타리씨를 한 번에 15~20g을 물에 달여서 먹는다.

_ 은행씨
은행씨 6~12g을 물에 달여 하루 3번 나누어 복용한다.

_ 국화
국화 온 포기 또는 꽃 5~6g을 1회분 기준으로 달여서 4~5회 복용한다.

_ 더덕
더덕뿌리 8~10g을 1회분 기준으로 달여서 4~5회 복용한다.

_ 목련
목련 꽃봉오리 4~6g을 1회분 기준으로 달이거나 환제 또는 산제로 하여 4~5회 복용한다.

❦_ 민들레

민들레잎 또는 뿌리 12~15g을 1회분 기준으로 생즙을 내서 3~5회 복용한다.

❦_ 수양버들

수양버들 잔가지 12~15g을 1회분 기준으로 달여서 4~5회 복용한다.

❦_ 시호

시호뿌리 4~6g을 1회분 기준으로 달여서 4~5회 복용한다.

❦_ 약모밀

약모밀뿌리 8~10g을 1회분 기준으로 달여서 4~5회 복용한다.

❦_ 짚신나물

짚신나물 온 포기 또는 뿌리 8~10g을 1회분 기준으로 달여서 5~6회 복용한다.

❦_ 하늘타리

하늘타리 뿌리 또는 열매껍질 8~10g을 1회분 기준으로 달여서 4~5회 복용한다.

❦_ 후박나무

후박나무잎이나 나무껍질 25~30g을 열매 15~20g을 1회분 기준으로 달여서 6~7회 복용한다.

8. 호흡곤란

■ 원인

건강한 사람이 숨 쉬는 것과는 달리 특별하게 숨쉬는 것을 말한다. 건강한 장년은 보통 1분에 16~18번 숨을 쉰다. 그러나 호흡 곤란이 오면 이보다 더 호흡 횟수가 많아진다.

■ 증상

호흡 곤란은 다양하게 나타나는데 열이 나면서 생기는 것과 열이 없으면서 생기는 것이 있다.

열이 나면서 숨이 빨라지는 것을 폐렴·폐농양·늑막염·심내막염 등 때에 볼 수 있고, 열이 있으면서 가슴 두근거림이 있는 것은 심장병·빈혈·저혈압·고혈압·신장염 등 때이다. 그러나 심장병, 빈혈, 저혈압, 고혈압 때 열이 없는 경우도 있다.

열이 없으면서 숨이 빨라지는 것은 만성 폐결핵·규폐·폐기종 등 때에 볼 수 있다.

한방 처방

목통산

목통 · 행인 · 자소엽 · 시호 · 진피 · 오미자 3.5g에 물 1ℓ를 붓고 반으로 줄 때까지 달인다.

따뜻하게 해서 하루에 수시로 15일~1개월 정도 복용한다.

민간 요법

무

무를 잘게 썰어 물엿에 담가 두었다가 물과 물엿을 같이 섞어서 한 잔씩 먹거나 또는 끓는 물에 풀어서 먹으면 기침이 심하면서 호흡 곤란이 오는 데 좋다.

배

배 2개를 즙을 내어 그 속에 파뿌리 5개를 섞어 약간 끓여서 여러 번에 나누어 먹으면서 천식으로 호흡 곤란이 오는 데 좋다.

영지

영지靈芝 12g을 물 100㎖에 넣고 달여 하루 2번에 나누어 먹으면 폐와 심장 질병으로 오는 호흡 곤란에 효험이 있다.

관동화 · 백합

관동화款冬花 40g, 백합百合 50g을 부드럽게 가루내어 섞어

알약을 만들어 한 번에 8~12g씩 하루에 3번 먹으면 기관지염 · 기관지 확장증 · 기관지천식 · 폐농양 등으로 호흡 곤란이 오는 데 좋다.

차조기씨

차조기씨 · 무씨 10g을 물에 달여 하루 3번 나누어 먹으면 좋다.

겨자씨

겨자씨를 가루내어 달걀환자위 1개에 섞어 반죽하여 천이나 기름종이에 발라서 옆구리에 몇 번 갈아 붙이면 옆구리가 결리면서 호흡 곤란이 오는 것을 낫게 한다.

●한방에 많이 쓰이는 약초

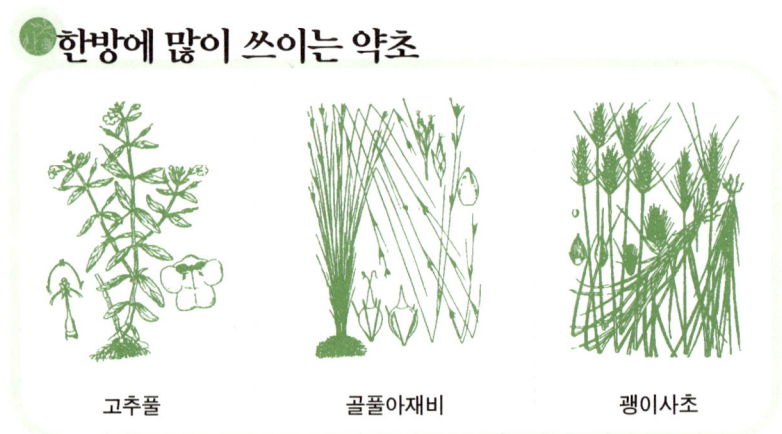

고추풀　　　　골풀아재비　　　　괭이사초

9. 딸꾹질

■ **원인**

　딸꾹질은 기가 배꼽 아래에서 곧바로 치밀어 올라와 입으로 나오면서 소리가 나는 것인데 소리는 짧고 자주 나온다. 그 소리가 연거푸 딸국 딸국 나므로 딸꾹질이라 한 것이다.
　원인을 알 수 없는 경우도 있으나 간장병, 적리赤痢를 심하게 앓았을 때, 갑자기 매운 음식을 먹었을 경우 등에 딸꾹질이 일어난다. 며칠 동안 계속되는 경우도 있는데 이런 경우 많은 고통이 따르게 마련이다.

■ **증상**

　딸꾹질은 뇌수에 병이 생겼을 때, 중독 물질 등에 의하여 중추성으로 일어나는 경우도 있고, 복막염, 간장병 등 때에도 생길 수 있다. 병이 심한 사람이나 오래 앓은 사람이 딸꾹질을 계속 할 때는 대단히 위험하다.
　건강한 사람인 경우에는 정신적으로 심한 충격을 받거나 음식을 급하게 삼킬 때 날 수 있으며 또는 너무 웃다가 딸꾹질이 나고 물 마시다가 딸꾹질이 날 수 있다.
　특별한 병이 없이 나는 딸꾹질은 코를 막고 한참 동안 숨을 쉬지 않으면 그치고 콧속을 자극하여 재채기를 해도 그치며 따뜻한 물을 마셔도 그친다.

한방 처방

귤피탕 橘皮湯

귤피 16g, 대추 7g, 생강 5g, 감초 5g에 물 1ℓ를 붓고 20~30분 정도 달여 하루에 아침·저녁 2회 1주일에서 1개월에 걸쳐 복용.

곶감탕

꼭지를 떼지 않은 곶감 3개, 정향 4g, 백두 4g에 물 두 대접을 붓고 물이 반으로 줄 때까지 달여 딸꾹질이 날 때마다 커피잔으로 반 잔씩 복용한다.

민간 요법

감꼭지

감꼭지 5~7개를 물에 달여 하루 2~3번에 나누어 먹거나 감꼭지와 솔잎 각각 15g을 물에 달여 2~3번에 나누어 먹으면 더욱 좋다.

마늘

마늘 한 쪽을 입에 넣고 씹다가 딸꾹질 소리가 나려고 할 때 삼킨다.

인삼·당귀

오래 계속되는 딸꾹질에는 인삼人蔘, 당귀當歸 각각 10g을 돼지염통 안에 넣고 실로 잘 꿰매서 삶아 먹으면 좋다.

_굴껍질

굴껍질 40g을 진하게 달여서 식기 전에 먹을 때 위병으로 오는 딸꾹질을 멈추게 한다.

_가지

가지뿌리 4~6g을 1회분 기준으로 달여서 2~3회 복용한다.

_감나무

감꼭지 6개를 1회분 기준으로 달여서 2~3회 복용한다.

_도라지

백도라지 뿌리 8~10g을 1회분 기준으로 달여서 2~3회 복용한다. 복용 중에 산수유는 금한다.

_띠

띠 뿌리줄기 8~10g을 1회분 기준으로 달여서 2~3회 복용한다.

_메밀

메밀 온 포기 15~20g을 1회분 기준으로 달여서 2~3회 복용한다.

_무

무 생즙 80~100g을 1회분 기준으로 달여서 2~3회 공복에 먹는다

_생강

생강 덩이뿌리 3~6g을 1회분 기준으로 달여서 2~3회 복용한다.

_수박

수박씨 8~10g을 1회분 기준으로 달여서 2~3회 복용한다.

_쑥

쑥 온 포기 3~4g을 1회분 기준으로 달여서 2~3회 복용한다.

_질경이

질경이 온 포기 또는 씨 6~8g을 1회분 기준으로 달여서 2~3회 복용한다.

_토마토

토마토 열매를 2~3회 양껏 먹는다.

10. 폐기종

■ 원인

기관지염이나 천식이 반복되고 기침을 계속하여 분비물이 기관지강氣管支腔 안에 쌓임으로써, 폐가 탄력성을 잃어버려 발생한다.

■ 증상

초기의 주요 증상은 오랫동안 걷거나 계단을 오르면 숨이 가쁘고 가슴이 두근거리게 된다. 병상이 진행되면서 폐가 잘 수축하지 못하게 되어 산소를 충분히 받아들이지 못하기 때문에, 혈액 중의 산소가 부족하여 소위 산소 결핍 현상이 나타나 안색과 입술이 창백해진다.

너무 숨이 가빠지면 마치 어깨로 숨을 쉬는 것처럼 보이게 되고, 입술과 피부, 손톱 따위에 치아노제혈액이 흐르지 않아서 암자색이 된다 현상을 일으킨다.

폐기종에는 만성 기관지염이나 천식이 계기가 되어 생기는 '만성 폐기종'과 폐기능의 노화로 인해 공기를 충분히 내쉬고 들이쉴 수 없어서 생기는 '노인성 폐기종'이 있는데, 모두 숨이 가빠지는 증상부터 나타나며 병상이 진행되면 조금만 움직여도 가슴이 두근거리고, 폐로 혈액을 보내면 심장에 큰 부담이 되어 심비대心肥大를 일으켜 몸이 약해지게 된다.

한방 처방

🧄 **반하후박탕**半夏厚朴湯

목에 뭔가가 막혀 있는 듯한 느낌이 들고, 위 부분이 아프며, 마른 기침이 나오는 사람에게 사용한다.

🧄 **자감초탕**炙甘草湯

목 안이 마르고, 숨이 가쁘며, 좀처럼 가래가 끊기지 않는 체력, 중간 정도의 사람에게 쓰인다.

🧄 **영감강미신하인탕**苓甘薑味辛夏仁湯

위장이 약하고, 빈혈 기미가 있으며, 기침, 가래가 나오고, 숨이 가쁜 사람, 또는 노인성 폐기종 초기에 좋다.

🧄 **청폐탕**淸肺湯

증상이 만성화되어 가래가 많고, 기침이 그치지 않으며, 가슴이 압박되어 숨 쉬기가 어려우며, 피부가 거친 사람에게 이용한다.

🧄 **소청룡탕**小靑龍湯

기관지염이 병발되고, 기침이 심한 사람-단, 위장이 튼튼한 사람에게 사용한다.

🧄 **복령행인감초탕**茯苓杏仁甘草湯

가슴이 압박되어 답답하고, 소변량이 적어 부종이 나타난다. 기침이 때때로 나오고, 가슴이 두근거리며, 호흡 곤란에 빠지는 사람에게 사용하면 좋다.

민간 요법

_ 갯방풍
갯방풍 열매 또는 뿌리 5~6g을 1회분 기준으로 달여서 1일 2~3씩 10일 정도 복용한다. 복용 중에 황기를 금한다.

_ 골무꽃
골무꽃 뿌리 4~8g을 1회분 기준으로 달이거나 생즙을 내어 1일 2~3회씩 1주일 정도 복용한다.

_ 도라지
백도라지 꽃 또는 뿌리 8~10g을 1회분 기준으로 달이거나 환제 또는 산제로 하여 1일 2~3회씩 1주일 이상 복용한다. 복용 중에 산수유를 금한다.

_ 산뽕나무
산뽕나무 뿌리껍질 5~7g을 1회분 기준으로 달이거나 환제 또는 산제로 하여 1일 2~3회씩 1주일 정도 복용한다.
복용 중에 쇠붙이 도구를 쓰면 안된다.

_ 진달래
진달래 꽃 또는 뿌리 4~5g을 1회분 기준으로 달여서 1일 2~3회씩 1주일 정도 복용한다.

_패모

패모 뿌리줄기 5~7g을 1회분 기준으로 달이거나 환제 또는 산제로 하여 1일 2~3회씩 1주일 정도 복용한다. 복용 중에 모란, 하눌타리를 금한다.

한방에 많이 쓰이는 약초

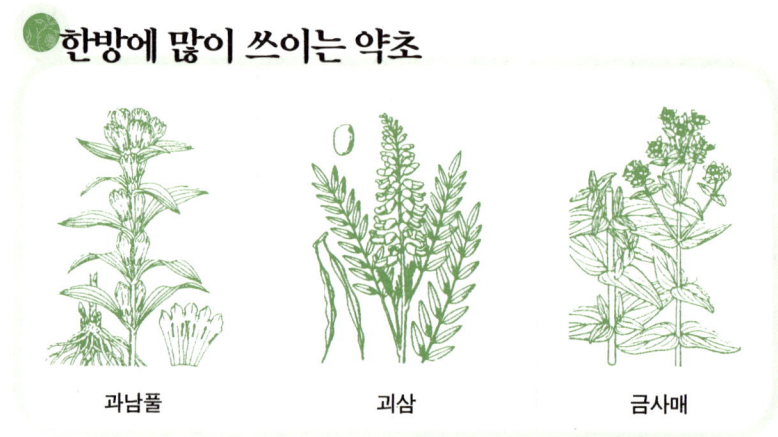

과남풀　　　　　괴삼　　　　　금사매

제2장
소화기 질환

1. 급성위염

■ **원인**

보통 '체했다'는 말로 표현되는 위염으로 가장 큰 원인은 음식물의 섭취 부주의에서 온다. 즉 과음, 과식, 불규칙한 식사, 너무 맵고 짠 음식, 체질에 맞지 않는 식사, 부패한 음식 등이 원인이지만 그 외에도 강한 쇼크, 약물 중독 등으로도 나타난다.

■ **증상**

식욕 부진, 명치 부분의 불쾌감과 압박감·구역질·구토 등이 주 증상인데, 때로는 상복부에 심한 통증(위경련)이 일어나는 경우가 있다.
급성 위염이라 해도 식중독이 원인이 되어 발생하는 위염은 '급성 외인성 위염'이라 하고, 폐렴이나 홍역 등에 감염되어 발생하는 위염을 '급성 내인성 위염'이라 하며, 몸에 맞지 않는 생선을 먹거나 호르몬의 불균형이 원인이 되어 발생하는 위염을 '알레르기성 위염'이라 한다.

🧄 한방 처방

🧄_반하사심탕 半夏瀉心湯

식욕 부진, 명치의 결림, 가슴앓이·구역질·구토·위내 정수위 부분을 두드리면 출렁출렁하는 물소리가 난다, 복명 배에서 보글거리는 소리가 난다 등의 증상이 있는, 체력이 중간 정도인 사람에게 사용한다.

🧄_황련탕 黃連湯

명치가 결리고 강한 위통·구역질·구토 등의 증상이 있으며, 구취와 혀에 이끼가 있는, 체력이 중간 정도인 사람에게 사용한다.

🧄_평위산 平胃散

급성 위염으로 소화가 잘 안 되어 위 속의 음식물이 내려가지 않고 식욕이 없으며 구토·복명·설사 등의 증상이 있을 때 효과가 있다.

🧄_오적산 五積散

평소부터 위장이 약한 사람의 급성 위염에 사용한다.

🧄_소시호탕 小柴胡湯

오한·발열·미열 등의 증상이 있으며, 명치가 긴장이 되고 가슴이 답답하며 식욕 부진 증상이 있는 사람에게 사용한다.

_ 대시호탕 大柴胡湯

폭음 폭식으로 인한 급성 위염으로 명치가 몹시 당기고 흉협고만이 심한, 체격이 튼튼하고 체력이 있는 사람에게 사용하면 좋다.

_ 오령산 五苓散

과음으로 인한 구토, 구갈감 등 숙취 증상에 효과적이다.

_ 황금탕 黃芩湯

급성 위염으로 열이 높고 입에 쓴맛이 나며 설사 증상이 있는 경우와 식중독으로 인한 위염 증상이 있을 때 복용한다.

_ 갈근황련황금탕 葛根黃連黃芩湯

오한, 발열, 설사 등의 증상이 있으며 목 뒤가 결리고 땀이 자주 나오는 사람에게 사용한다.

민간 요법

_ 무

무를 갈아서 매일 먹는다. 또는 무즙을 아침저녁으로 60cc쯤 마신다.

_ 칡탕

칡가루를 큰 숟가락으로 두 숟갈을 물에 조금씩 녹인 뒤, 끓는 물을 더 부어 잘 섞어서 칡탕을 만들어 아침저녁으로 한 공기씩 마신다.

_ 당근

당근 25~30g을 1회분 기준으로 생즙을 내서 1일 2~3회씩 10일 이상 복용하거나 생식한다.

_ 이질풀

이질풀을 온 포기 8~10g을 1회분 기준으로 달여서 1일 2~3회씩 10일 동안 복용한다.

_ 인삼

인삼 뿌리 25~30g을 1회분 기준으로 달이거나 산제로 하여 1일 2~3회씩 10일 이상 복용한다. 복용 중에 복령, 쇠붙이 도구를 금한다. 고혈압이 있으면 신중히 사용한다.

_ 꿀

꿀 10~12g을 1회분 기준으로 달여서 1일 2~3회씩 1주일 이상 공복에 복용한다.

2. 만성위염

■ 원인

만성위염은 위점막의 만성 염증성 질병을 말하는데 식사를 무질서하게 하거나 소화되기 힘든 음식, 자극성 음식을 많이 먹을 때 흔히 오고, 음식물을 잘 씹어 먹지 않을 때 생긴다.

그리고 위를 자극하는 약을 오래 쓸 때 생길 수도 있다.

■ 증상

만성위염은 산도의 정도에 따라 과산성, 저산성, 무산성 만성 위염으로 나뉜다.

과산성 만성위염은 흔히 젊은 사람들에게 많은데, 신 트림이 나오면서 가슴이 쓰리다. 보통 식후 2~3시간 뒤 이 때, 음식물을 규칙적으로 식사하며 알칼리성의 음식을 먹으면 통증이 약해지거나 없어진다. 또 입맛이 없어 밥을 못 먹는 경우는 적고, 뒤는 굳은 편이다. 오래 앓는 과정에서 위 및 십이지장 궤양으로 넘어가는 경우가 많다.

저산성 만성 위염이나 무산성 만성위염일 경우에는 달걀 썩는 냄새가 나는 트림을 하고 늘 속이 메슥메슥하며 명치 끝이 무직하면서 소화가 잘 안 되고 배에 가스가 차며 입맛은 떨어지고 뒤는 묽은 편이다.

오래 앓으면 위암이나 빈혈증 등이 겹치는 수가 있다.

한방 처방

반하사심탕 半夏瀉心湯
명치가 결리고 식욕이 없으며 가슴앓이·구역질·위내 정수·복명 등의 증상이 있고 항상 위의 상태가 걱정이 되는, 체력이 중간 정도인 사람의 만성 또는 급성 위염에 사용한다.

생강사심탕 生薑瀉心湯
신트림이 나오는 사람에게 사용하면 좋다. 만성·급성 어느 경우에 사용해도 효과가 있다.

인삼탕 人蔘湯
평소부터 위장이 약하고 혈색이 나쁜 냉증을 가진 환자로서 조금만 밥을 먹어도 배가 부르고, 입에 맑은 침이 괴고 쉽게 지치는 체질이며, 설사 기미가 있고, 소변이 맑고 많이 나오는 사람에게 좋다.

안중산 安中散
위통이 계속되고, 위내 정수가 있으며, 혈색이 좋지 않고, 냉증으로 배에 탄력이 없으며, 마른 몸집에 허약체질인 사람의 과산성 만성 위염이나 위경련에 사용한다.

대시호탕 大柴胡
위가 거북하고 아프며, 혀에 흰 빛 또는 노란빛의 마른 이끼가 끼고, 흉협고만, 잘 낫지 않는 변비 증상이 있는 체격이 좋은 사람에게 사용한다.

_ 육군자탕六君子湯

기가 허하여 안색이 창백하고 평소 위장이 약하고 위내 정수가 있으며, 변이 무르고 몸이 나른한, 체력이 중간 정도인 사람의 만성 위염에 사용하면 위를 튼튼하게 하는 효과가 있다.

_ 선복대자석탕旋覆代赭石湯

비위가 허약하여 체력이 저하되므로 전신에 탈력감이 있고, 배에 탄력이 없으며, 가슴이 뜨끔뜨끔 저리며, 트림이 계속 나오는 사람에게 좋다.

민간 요법

_ 오징어 뼈

맑은 물에 오징어 뼈를 하룻밤 담가 우려서 짠맛을 뺀 다음 햇볕에 말려 부드럽게 가루낸 것을 한 번에 8~10g씩 하루 3번 더운물로 아침·점심·저녁 사이에 복용한다.

오징어 뼈와 감초를 4:1 또는 3:1의 비율로 고루 섞어 부드럽게 가루내어 한 번에 8~12g씩 하루 3번 아침·점심·저녁 사이에 먹어도 좋다.

_ 백출·귤껍질

백출 600g, 귤껍질 150g을 물에 달여 찌꺼기를 짜 버리고, 다시 걸쭉해질 때까지 졸인 다음 물엿을 넣고 다시 졸여 약엿을 만들어 한 번에 20~30g씩 하루 2~3번 끓인 물에 타서 식후에 먹으면 좋다.

또한 굴껍질, 백출 각각 같은 양을 부드럽게 가루내어 졸인 꿀 또는 물엿으로 반죽해서 알약을 만들어 한 번에 8~10g씩 하루 3번 식후에 먹어도 효험이 있다.

이상은 과산성 만성 위염에 특히 좋다.

_창출

창출을 쌀 씻은 물에 담갔다가 건져내어 햇볕이나 불에 말리고 부드럽게 가루내어 한 번에 8~10g씩 하루 3번 식후에 먹는다.

_산사

산사를 증기솥에 쪄서 살을 발라 내어 햇볕에 말린 것 50~60g을 물에 달여 하루 2~3번에 나누어 식전에 먹는다.

_엄나무껍질

엄나무껍질을 부드럽게 가루내어 한 번에 6~8g씩 하루 3번 식전에 먹는다.

_목향

목향木香을 부드럽게 가루내어 한 번에 3g씩 하루 3번 식후에 먹으면 효과가 있다.

_뇌회알로에

노회라는 약명의 알로에는 알로인이라는 주성분이 생성을 촉진하고 항균 작용을 하므로 위와 장의 염증을 소멸시킨다.

따라서 위의 기능을 정상화하고 장의 활동을 좋게 만든다.
　만드는 방법은 노회를 얇게 썰어 햇볕에 3~4일 정도 건조시켜 분말을 내어 하루에 3~4회 티스푼으로 1스푼 정도 복용한다.

한방에 많이 쓰이는 약초

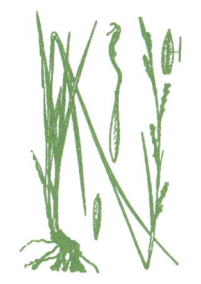
길뚝사초

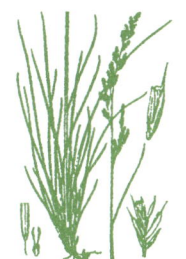
김의털

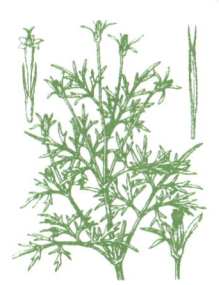
까치발

3. 위·십이지장 궤양

■ **원인**

위·십이지장 궤양은 위나 십이지장의 벽이 헐어서 조직의 손상이 오는 병이다.

원인은 기계적 자극설, 자가 소화설을 비롯하여 여러 가지 설이 제기되고 있으나 현재는 '헤리코박터파이로리'라는 세균에 의해서 발병된다는 설이 많은 지지를 받고 있다.

흡연·알코올, 오랫동안 잘못된 식사나 섭생을 잘 지키지 않았을 때, 위염, 소화 불량증을 제때에 치료하지 않았을 때 생길 수 있다.

■ **증상**

흔히 보는 증상은 명치 끝 부위가 쓰리고 아픈 것인데, 계절 및 식사 시간과 밀접한 관계가 있는 것이 특징이다.

위궤양 때에는 보통 식사 30분~2시간 지나서 윗배가 아프기 시작하여 1~2시간 계속되다가 천천히 없어진다.

십이지장 궤양 때에는 식후 2~4시간 지나서 아프기 시작하여 다음 식사 시간까지 계속되다가 밥을 먹으면 멎는다.

한방 처방

👍 반하사심탕 半夏瀉心湯

위·십이지장 궤양의 대표적인 처방이다.

명치가 결리고 당기는 증상 외에 가슴앓이, 메슥거림, 구역질, 구토 등의 증상이 있는, 체력이 중간 정도이고 맥과 배에 긴장력이 있는 사람의 가벼운 궤양에 효과적이다.

또한 궤양이 치료 된 후 재발 예방약으로 장기간 복용하면 좋다.

👍 청열해울탕 淸熱解鬱湯

스트레스나 자율신경 실조가 원인이 되어 명치 주변의 동통을 호소하고, 갈증이 나고 입이 쓰며, 혈색이 좋고 체력도 있는 사람에게 사용한다.

👍 시호계지탕 柴胡桂枝湯

위·십이지장 궤양이 비교적 가볍고, 명치에서 양 옆구리에 걸쳐 압통 흉협고만이 있으며 복근이 긴장되는, 체력이 중간 정도인 사람의 스트레스 해소에 효과적이다.

예방약으로도 사용한다.

👍 안중산 安中散

궤양이 만성화되고 위통·가슴앓이·위내 정수 같은 증상이 있고 배에서 물소리가 나며, 안색이 나쁜 마른 체형이며, 맥과 배에 탄력이 없는 사람에게 사용한다.

_ 육군자탕 六君子湯

식욕이 없고, 명치가 결리며, 위내 정수 같은 증상이 있고, 체력이 없어서 금방 피곤해지는 사람의 궤양에 효과가 있다. 또 위·십이지장 궤양을 수술한 뒤에 생긴 위염과 궤양에 사용하면 좋다.

_ 황련해독탕 黃連害毒湯

위·십이지장 궤양에서의 출혈이 있을 때 지혈제로서 사용한다. 증상으로는 비교적 통증이 적고, 변비가 없으며, 얼굴이 붉으면서 상기가 잘 되는 사람에게 사용한다.

_ 견중탕 堅中湯

식욕이 없고, 명치 주변이 아프며, 구역질, 구토 등의 증상이 있고, 마른 형으로 안색이 나쁘고, 체력이 쇠퇴하여 금방 피곤해지는 사람의 만성화된 궤양에 효과가 있다.

_ 교애탕 膠艾湯

궤양에서 대량으로 출혈이 되어 시커먼 타르변이 나올 때 사용한다.

● 민간 요법

_ 감자 생즙

감자의 껍질을 벗기고 생즙을 내어 아침저녁으로 한 컵씩 마시면 효과가 있다. 이 밖에 양배추의 생즙을 감자의 생즙처럼 마셔도 잘 듣는다.

_ 순채

순채순나물를 2배 정도의 물을 부어 절반이 되도록 졸여서 투명한 액만을 반 컵 정도씩 미지근하게 데워 중증인 위궤양 환자에게 2시간마다 먹이면 효과가 있다.

_ 황기

황기를 잘게 썰어 물에 2~3시간 정도 달이다가 찌꺼기는 짜 버리고 물엿처럼 걸쭉해지게 졸여서 먹는다.

_ 율무

율무를 하루 20g~30g 달여서 아침 · 점심 · 저녁 사이에 복용한다.

_ 마

마를 가루내어 하루 3~4번 한 숟가락 정도씩 복용한다.

_ 콩

메주콩 10~15개를 1회분 기준으로 1일 3회씩 1개월 정도 식후 즉시 복용한다.

_ 꿀

꿀 10~12g을 1회분 기준으로 달여서 1일 3~4회 1주일 정도 공복에 복용한다.

_ 가지

가지 뿌리 5~6g을 1회분 기준으로 달여서 1일 2~3회씩 1주일 정도 복용한다.

_ 결명차

결명차잎 또는 열매 5~6g을 1회분 기준으로 달여서 1일 2~3회씩 15일 이상 복용한다.

_ 구기자나무

구기자나무 잔가지나 뿌리 6~8g 또는 열매 5~6g을 1회분 기준으로 달여서 1일 2~3회씩 1주일 정도 복용한다.

_ 민들레

민들레잎 또는 뿌리 12~15g을 1회분 기준으로 달이거나 생즙을 내어 1일 2~3회씩 10일 이상 복용한다.

_ 보리

겉보리 12~15g을 1회분 기준으로 달여서 1일 2~3회씩 1주일 정도 복용한다.

_ 선인장

선인장 줄기 생즙 25~30g을 1회분 기준으로 달여서 1일 2~3회씩 1주일 정도 복용한다.

_ 연꽃

연꽃뿌리 30~35g을 1회분 기준으로 찌거나 생식으로 1일 2~3회씩 1주일 정도 복용한다.

4. 위하수

■ 원인

이 질환은 어느 정도 유전적 소질이 인정되는 질환으로서 보통 마르고 키가 큰 사람에게 많은 병이다. 즉 선천적으로 체질이 허약하며 흉곽이 가늘고 길며, 윗배의 각이 예각을 나타내며 제10늑골이 유리된 사람에게 많다.

이는 내장 하수 체질 위·장·간·신장 등이 정상 위치보다 아래로 늘어져 있는 체질에서 오며, 또 복강의 이완_{내장을 둘러싼 막이 늘어난 것} 혹은 임신 출산, 배에 물이 고였을 때 주사기로 물을 뽑든가, 외상으로 인하여 복강 전위가 될 경우에 하수가 나올 수 있으며, 남자에 비하여 여자가 많다.

■ 증상

증상으로는 신경성 소화 불량, 대변의 변비, 혹은 설사의 교차, 만성적인 피로감·잦은 짜증·요통·머리가 아프고 잠이 잘 오지 않으며, 기억력 감퇴 등의 신경 증상이 따른다.

즉, 명치 끝에서부터 목까지 무엇이 막혀 있는 것 같은 기분이 든다. 음식물이 막힌 것이 아니고 위하수로 인하여 운동력의 약화와 산도 또는 소화 효소의 분비 이상으로 발현되는 하나의 증상일 뿐이다.

한방 처방

👍 _ 인삼 人蔘湯

평소부터 위장이 약하고, 명치가 걸리며, 조금만 먹어도 금방 배가 부르고, 빈혈 기미·당뇨·위통·구역질·설사 같은 증상과 함께 입 안에 연한 침이 괴는 사람에게 사용한다.

👍 _ 육군자탕 六君子湯

위장의 활동이 쇠퇴하고, 배가 물렁하며, 식욕이 없고, 조금만 먹어도 배가 부르면서 졸리고, 손발이 나른하며, 자주 피곤한 무기력한 체질의 환자에게 사용한다.

👍 _ 대건중탕 大建中湯

위장의 활동이 쇠퇴하고, 배가 물렁하며, 배 전체와 손발이 차고, 금방 피곤해지며, 무기력한 체질의 환자에게 사용하면 위장의 근육을 자극하여 긴장력을 높이고, 위장의 활동을 회복시키는 역할을 한다.

👍 _ 반하백출천마탕 半夏白朮天麻湯

평소부터 위장의 활동이 약하고, 어지러움·두통·어깨 결림 등이 굳어지는 증상이 있으며, 손발이 차고, 식후에 나른하고, 졸리는 사람에게 효용된다.

👍 _ 보중익기탕 補中益氣湯

맥과 배에 탄력이 없고, 손발이 나른하며, 금방 피곤해지고, 눈과 목소리에 힘이 없는 사람에게 사용한다. 약방명 그대로

'중中 : 소화기'을 '보補'하고 '기氣'를 '이利'롭게 하는 작용을 하며, 「온보제溫補濟의 왕」이라는 의미에서 '의왕탕醫王湯'이라 하기도 한다.

_ 진무탕眞武湯

위장이 선천적으로 약하고, 혈색이 나쁘며, 손발이 차며, 맥과 배에 힘이 없고, 위장에 수분이 쌓이며, 배뇨가 힘들고, 복통·설사가 자주 있는 사람에게 사용한다.

_ 복령음茯笭飮

명치 부분이 결리고, 배에서 보글보글 소리가 나며, 위내 정수가 있는, 체력이 중간 정도인 사람의 가벼운 위 무력증에 사용하면 좋다.

_ 평위산平胃散

명치 부분이 결리고, 배에서 보글보글 소리가 나며, 위내 정수가 있는, 체력이 중간 정도인 사람의 가벼운 위 무력증에 사용하면 좋다.

민간 요법

_ 승마升麻

승마를 부드럽게 가루내어 같은 양의 꿀에 개어 콩알 크기의 알약을 만들어 한 번에 20알씩 하루 3번 식후에 먹는다.

탱자

탱자지실 100g을 물 0.5ℓ 에 24시간 동안 담가 두었다가 건져서 잘게 썰어 다시 물에 1~2시간 정도 담가 둔 후 1시간 30분~2시간쯤 달여서 찌꺼기는 짜 버리고 다시 100㎖가 되게 졸여 한 번에 10~20㎖씩 하루 3번 먹으면 좋다.

매실차

식욕 부진, 위 무력 증상이 심하면 매실차를 꾸준히 마셔도 좋다.

율무

율무 10g을 달여서 차 대신으로 매일 마신다.

석결명·이질풀

각기 20g씩 모두 40g을 700cc의 물에 절반이 될 때까지 달인 후, 매일 3회 식간에 마신다.

결명차

결명차잎 또는 열매 5~6g을 1회분 기준으로 달여서 1일 2~3회씩 1주일 정도 복용한다.

택사

뿌리 8~10g을 1회분 기준으로 달여서 1일 2~3회씩 1주일 정도 복용한다.

황기

뿌리 15~20g을 1회분 기준으로 달여서 1일 2~3회씩 4~5

일 복용한다. 복용 중에 살구씨, 방풍을 금한다. 주로 내장이 꼬이거나 위하수인 경우에 사용한다.

5. 위산 과다증

■ 원인

위산 과다증을 단순히 위산 과다 현상으로만 믿는 경우가 많지만 빈혈증, 신경성 이상, 변비, 운동 부족 등의 원인으로 위 속에 유리산이 많아지거나 오히려 위산이 적어지는 현상이다.

■ 증상

일반적으로 위병은 우선 식욕이 떨어지지만 위산 과다증은 보통 식욕은 평소와 같거나 오히려 왕성하여 허기증을 느끼는 경우도 많다.

그러나 공복이 되면 기아통飢餓痛이라 하여 위에 통증을 느끼게 된다. 그러다가 식사를 하고 나면 통증은 사라진다. 보통 신맛이 나는 하품을 하든가 가슴앓이가 나타난다.

또한 신 트림이 자주 나며, 신맛이 나는 약이나 소량의 음식물이 목을 타고 올라오며 심하면 구강점막이나 혀에 짜릿한 마비감이 나타난다.

한방 처방

_ 생강사심탕生薑瀉心湯 · 선복화대자석탕旋覆花代藉石湯

위가 팽만하여 트림이 나고 가슴이 쓰리고 아프며, 잡아매는 듯한 자각 증상이 있으면 생강사심탕을 쓰지만 이 처방으로 효과가 없을 때는 선복화대자석탕을 쓴다.

_ 안중산安中散

식욕 이상으로 단맛을 좋아하게 되고 신트림을 하며 구토와 배꼽 주위에 통증이 있는 증상에는 안중산을 복용한다.

_ 계지가부자탕桂枝加附子湯

냉성 허약자로 안색이 맑지 못하고 위 질환 특유의 모습으로 수시로 위통을 호소하며, 쉽게 그 통증이 없어지지 않는 증상에는 계지가부자탕을 사용한다.

_ 소건중탕小建中湯

구토나 가슴이 쓰리지는 않지만 체력이 몹시 쇠약하고 위통이 있는 경우에는 소건중탕을 복용한다.

민간 요법

_ 굴

굴껍질을 절구에 넣고 빻아서 분말로 하고 1일 2~3g씩 백탕으로 복용한다.

_ 건황련

건황련을 잘게 썰어 한 사발 정도를 물 2홉이 되게 달여서 1일 3회 나누어 복용 하든가 분말로 하여 4g을 1일분으로 복용해도 좋다.

_ 결명차

결명차 씨 6g을 1회분 기준으로 달여서 1일 3~4회씩 4~5일 복용한다.

_ 도라지

백도라지꽃 또는 뿌리 8~10g을 1회분 기준으로 달여서 1일 2~3회씩 4~5일 복용한다.

_ 들깨

들깨 25~30g을 1회분 기준으로 1일 2~3회씩 1주일 정도 생식한다.

_ 무

무 생즙 80~100g을 1회분 기준으로 1일 2~3회씩 1주일 이상 복용한다.

🌿 미치광이풀

미치광이풀 뿌리 0.7g을 1회분 기준으로 달여서 1일 2~3회씩 1주일 이상 복용한다.

🌿 민들레

민들레잎 또는 뿌리 12~15g을 1회분 기준으로 달이거나 생즙을 내어 1일 2~3회씩 1주일 이상 복용한다.

🌿 소철

소철 열매 4개 정도를 1회분 기준으로 달이거나 산제로 해서 1일 2~3회씩 3~4일 복용한다.

🌿 용담

용담 뿌리 1~1.5g을 1회분 기준으로 달여서 1일 2~3회씩 3~4일 복용한다.

🌿 은행나무

은행나무잎 5~6g 또는 은행 10~12개를 1회분 기준으로 1주일 정도, 잎은 달여서, 은행은 구워서 복용한다.

6. 장염

■ 원인

급성장염은 살모렐라균, 대장균, 포도구균 등의 세균 감염, 폭음 폭식, 소화가 잘 안 되는 음식을 지나치게 먹거나, 차게 잠을 자거나, 배를 차게 했을 때 생긴다.

만성장염은 급성장염으로부터 발전하기 쉬우니 주의를 요한다.

■ 증상

급성장염의 주된 증상은 복통과 설사이다. 중증인 경우에는 섭씨 39도 이상의 고열이 나는 경우도 있다. 특히 유아와 노인에게 걸리기 쉬우며 또한 중증이 되기 쉬우므로 주의가 필요하다. 복통은 하복부의 불쾌감과 둔통에서 시작되어, 점차 통증이 심해지며 발작성 산통으로 변한다.

복통은 특히 설사할 때 심해지는 경향이 있다. 설사할 때의 변 색깔은 담황색 또는 녹황색이고 죽처럼 묽거나 물처럼 연한 것이 대량으로 배출된다. 변의를 느끼지만 화장실에 가면 나오지 않아 배가 무지근해지는 증상을 동반한다.

또한 만성 장염의 주 증상은 설사와 변비이지만 때로는 머리 무거움, 어지러움, 등이 나타난다. 장염이 심해지면 소변이 무척 줄고, 심한 허탈 상태에 빠져 의식이 흐릿해진다.

혈압과 체온이 내려가고 맥이 빨라지며, 얼굴이 창백해지면서 식은땀이 흐르고 목이 몹시 마르며, 목소리가 갈라지는 경우에는 한시바삐 의사의 치료를 받아야 한다. 의사의 진료를 받기까지는 시판하는 설사약을 먹어서는 안 된다. 복부를 따뜻하게 하고 밥을 굶으면서 안정을 취하게 한다.

그다지 심하지 않을 때는 식사에 유의하여 양생하면 보통 3, 4일에서 10이 정도면 회복된다. 우선 1, 2일 동안은 금식하지만, 설사로 인해 탈수 증상이 나타나는 것을 막기 위해 보리차를 조금씩 몇 차례로 먹인다. 2, 3일이 지나, 심한 증상이 어느 정도 진정되면 죽, 칡탕, 수프 등을 주고, 설사가 낫게 되면 점차 정상적인 식사를 하도록 한다.

만성 장염은 식사 요법에 유의하면서 원인이 되는 병에 맞춰 치료한다. 식사는 섬유질이 많거나 소화가 잘 되지 않는 것을 피하고, 영양가가 높은 것을 적당히 섭취하며, 비타민제 등으로 비타민 부족을 보충하면 좋을 것이다.

한방 처방

갈근탕 葛根湯

급성장염 초기에 오한, 발열, 하복통, 빈번한 설사와 무지근한 배, 빈맥 등이 있는 사람에게 사용한다. 체력이 있는 사람으로서 땀이 나지 않고 목, 어깨가 결리는 사람에게 사용하면 더 효과적이다.

♤_ 오령산 五笭散

급성 장염 초기로 목이 몹시 마르고, 두통, 발열이 있으며, 물을 많이 마시지만 소변량이 적으며, 물 같은 변이 쏟아질 때 사용한다. 구역질, 구토를 동반하는 경우에 사용하면 좋다. 유아幼兒에게도 알맞은 처방이다.

♤_ 감초사심탕 甘草瀉心湯

급성 또는 만성장염으로, 명치가 결리고, 복명腹鳴이 있으며, 설사가 잦을 때 사용한다.

♤_ 위령탕 胃笭湯

급성장염으로 배가 아프고, 입맛이 없으며, 물 같은 설사가 심하고, 가스가 차며, 배에서 소리가 나고, 목이 마르지만 소변량이 적은 경우에 사용한다.

♤_ 반하사심탕 半夏瀉心湯

급성 또는 만성장염으로 발열과 구토가 있고, 설사와 복통은 그다지 심하지 않지만, 명치가 결리고, 복명이 있는 사람에게 사용한다.

♤_ 생강사심탕 生薑瀉心湯

급성 또는 만성장염으로 명치가 결리고, 복명이 있으며, 복통, 설사는 심하지 않지만 트림이 많은 사람에게 사용한다.

♤_ 대시호탕 大柴胡湯

급성장염으로 복통, 무지근한 배가 심하고, 명치에서 늑골 아래에 걸쳐 저항과 압통흉협고만과 목마름, 구역질, 구토가 있는 사람에게 사용한다.

_계지가작약대황탕桂枝加芍藥大黃湯

급성장염으로 복통과 무지근한 배가 심하며, 1회의 양은 적지만 자꾸 변이 마렵고, 오한 발열이 없는 사람에게 사용한다.

_황금탕黃芩湯

급성장염으로 설사가 심하고 설사시에 항문이 타는 듯한 느낌이 들며, 입맛이 쓰고, 두통, 오한, 어느 정도 열이 나는 사람에게 사용한다.

_시호계지탕柴胡桂枝湯

급성장염으로 흉협고만, 복통, 설사, 무지근한 배, 때로 구역질을 하며, 불면증, 불안감 등 스트레스성 증상이 있는 사람에게 사용한다.

_인삼탕人蔘湯

허약하고 위장이 약한 사람이 찬 음식을 먹거나 배를 차게 했기 때문에 설사를 했지만, 무지근한 배는 아닌 경우에 사용한다.

또 냉증으로 빈혈 기미가 있고, 체력이 없는 사람의 만성 장염으로서 식욕 부진 · 구역질 · 복통 · 설사 등이 있는 사람에게 사용하면 소화흡수 기능이 높아지고 체력이 붙게 된다.

♤_ 계지인삼탕 桂枝人蔘湯

인삼탕을 사용하는 중에 명치 밑이 그득하며 두근거림, 두통, 발열이 있는 사람에게 사용한다.

♤_ 진무탕 眞武湯

만성장염으로 쉬 피로해지고, 식후에 바로 또는 아침 무렵에 설사가 잦으며, 손발이 차거나 머리가 무거운 경향이 있지만, 목마름이나 구토는 없는 경우에 사용한다.

♤_ 육군자탕 六君子湯

진무탕을 사용할 경우症보다 허증도가 더 심하고, 위장이 아주 약해 조금만 많이 먹어도 곧 설사를 하는 사람에게 사용한다.

♤_ 계비탕 啓脾湯

진무탕을 사용할 경우와 비슷한데, 평소 위장이 약하고, 쉬 피로해지며, 식욕이 없고 설사가 잦은 사람에게 사용한다. 진무탕이나 육군자탕이 효과가 없는 사람에게 사용한다.

♤_ 위풍탕 胃風湯

진무탕을 사용할 경우症와 비슷하지만 물 같은 변에 피나 점액이 섞여 있거나 변에 거품이 섞여 있고, 배가 무지근한 경향이 있는 사람에게 사용한다.

♤_ 갈근황련황금탕 葛根黃連黃芩湯

유아의 급성장염으로 설사가 심하고, 고열이나 경련을 동반하는 경우에 사용한다.

_백출산白朮散

　유아의 급성 장염으로 여위고, 목말라 하며, 구토, 발열이 있고, 물을 쏟아 놓은 것 같은 심한 물똥을 누는 아이에게 사용한다.

민간 요법

_이질풀

　햇볕에 말린 경엽 15~20g을 500~600cc의 물로 절반이 될 때까지 달여, 하루 3회로 나눠 따뜻하게 해서 마시면 생선 중독에 효과가 있다.

_벚꽃

　건조시킨 내피 15g을 달여 마시면 무지근한 배에 효과적이다.

_무궁화뿌리

　무궁화뿌리 10g, 개나리뿌리 10g, 버드나무가지 10g에 물 1ℓ를 붓고 처음 양의 2/3가 될 때까지 달여 하루 식전에 3회, 2~3일 복용한다.

_가래나무

　가래나무껍질이나 잎 또는 뿌리 5~6g을 1회분 기준으로 달여서 1일 2~3회씩 4~5일 복용한다.

＿감나무

곶감 3개를 1회분 기준으로 달여서 1일 2~3회씩 2~3일 복용한다.

＿계수나무

계수나무껍질 5~6g,을 1회분 기준으로 달이거나 환제 또는 산제로 하여 1일 2~3회씩 4~6일 복용한다.

＿명아주

명아주 온 포기 12~15g을 1회분 기준으로 달여서 2~3회씩 4~5일 복용한다.

＿무궁화

무궁화 꽃봉오리 5~6g을 1회분 기준으로 달여서 1일 2~3회씩 5~6일 복용한다.

＿무화과나무

무화과 나무잎 3~5g 또는 익은 열매 25~35g을 1회분 기준으로 1일 2~3회씩 1주일 이상, 잎은 달여서 복용하고 익은 열매는 생식한다.

＿복숭아나무

복숭아씨와 껍질을 벗긴 알맹이 3~4g을 1회분 기준으로 달이거나 환제 또는 산제로 하여 1일 2~3회씩 1주일 정도 복용한다. 복용 중에 삽주를 금한다.

🌿 수세미

　수세미 어린 열매 10~15g을 1회분 기준으로 달이거나 생즙을 내어 1일 2~3회씩 1주일 정도 복용한다.

🌿 양귀비

　양귀비 온 포기 1~1.5g을 1회분 기준으로 달여서 2~3회 복용한다.

🌿 오이풀

　오이풀 온 포기 8~10g을 1회분 기준으로 달여서 1일 2~3회씩 3~4일 복용한다.

🌿 우렁이

　우렁이 껍데기 6~10개를 1회분 기준으로 볶아서 가루내어 1일 2회씩 3~4일 물로 복용한다.

🌿 은행나무

　은행 15~20개를 1회분 기준으로 구워서 1일 2~3회씩 4~5일 복용한다.

🌿 황금

　황금 온 포기 6~8g을 1회분 기준으로 달여서 1일 2~3회씩 4~5일 복용한다.

7. 변비

■ 원인

변비는 배변의 횟수가 적고 배변 보기가 힘들고 대변이 굳은 경우를 말한다.

주로 편식을 하거나 채소를 적게 먹고, 고기를 많이 먹을 때, 대장 운동 기능의 저하, 소화기 질환 등 여러 가지 병이 있을 때와 대변을 억지로 참았을 때에 올 수 있다.

■ 증상

복부의 긴장감·압박감·구역질·트림·가슴앓이·복통, 어지러움·두근거림·피로감·집중력 감퇴·불면 등 여러 가지 증상이 나타난다.

그리고 이러한 증상 때문에 변비가 더욱 심해지는 악순환에 빠지게 된다.

가장 효과적인 치료법은 섬유질이 많이 함유된 채소, 과일, 해조류 등을 많이 섭취하고, 규칙적인 식생활, 규칙적인 배변 습관을 갖는 것이다.

아침에 일어나면 바로 물 한 컵을 마시거나 우유를 마시면 장의 연동 운동이 촉진되어 효과적이다. 그리고 변의를 느끼면 절대로 참지 말고 바로 화장실로 가는 것이 중요하다.

한방 처방

삼인죽 三仁粥

욱이인 4g, 잣 5g, 도인 5g을 절구에 넣고 곱게 빻은 다음 물을 부어 우려낸다. 불린 쌀을 넣고 우려낸 물을 부어 죽을 쑤어 아침 공복시 이틀간 복용한다.

대황부자탕 大黃附子湯

노인에게 많은 변비로서 속에 한기가 뭉쳐서 발과 허리, 겨드랑 밑이 차고 때때로 복통이 일어나며, 열이 있기도 하고 하제를 먹으면 복통과 냉증이 심해지는 사람에게 사용한다.

대황목단탕 大黃牧丹湯

좌우 복부에 저항과 압통이 있는 사람의 변비에 사용한다.

도인승기탕 桃仁承氣湯

배꼽 아래 비스듬히 약 2cm 떨어진 부분에 강한 저항과 압통이 있고, 어깨 결림, 상기, 월경 장애 등이 있는 사람에게 사용한다.

삼황사심탕 三黃瀉心湯

열이 심하여 목 위로 피가 몰려 얼굴이 화끈거리고, 초조감, 불면, 명치가 결리는 갱년기 여성이나 고혈압증인 사람에게 많다 변비에 사용한다.

대시호탕 大柴胡湯

다부진 체격으로 명치 및 늑골 아래에 저항과 압통 흉협고만이 상당히 심하고, 어깨 결림, 입이 끈적한 증상이 있는 사람의 변비에 사용한다.

👍 _ 대승기탕 大承氣湯

피하 지방이 두껍고, 복부 전체가 당기고 딱딱하며, 맥이 강하고, 혀가 마르고, 열이 나고, 헛소리를 하는 중증의 변비에 사용한다.

👍 _ 소승기탕 小承氣湯

대승기탕을 사용할 경우보다 증상이 가벼운 변비에 사용한다.

👍 _ 방풍통성산 防風通聖散

실증도가 강하고 배불뚝이처럼 비만 타입인 사람으로, 늑골 아래에 압통과 저항이 없는 사람의 변비에 사용한다.

👍 _ 가미소요산

여성으로서 등이 갑자기 뜨거워졌다가 차가워진 적이 있고, 오후가 되면 상기되고, 잔걱정을 많이 하며, 하제를 먹으면 배가 아픈 사람에게 사용한다.

👍 _ 대황감초탕 大黃甘草湯

변비에 폭넓게 이용된다.

👍 _ 윤장탕 潤腸湯

체력이 중간 정도이거나 허약 체질인 노인의 변비에 널리 쓰인다.

🌱 마자인환 麻子仁丸

체력이 있는 사람과 노인이 쉬 피로하고, 소변 양이 많아 몸 안의 수분이 부족하며, 피부가 거칠고, 하제를 먹으면 배가 아픈 변비에 사용하면 좋다.

🌱 소건중탕 小建中湯

안색이 좋지 않고, 쉬 피로하며, 복통, 손발 화끈거림, 두근거림 같은 증상이 있고, 변의는 있는데 배설되지 않는 변비노인이나 아이에게 많다에 사용한다.

● 민간 요법

🌱 들깨

들깻잎이나 줄기를 찹쌀풀에 담갔다가 참기름에 볶아 두고 간식처럼 수시로 먹으면 대단히 좋다. 이때 들깨를 날것으로 같이 씹어 먹는다.

🌱 이질풀

경엽 20g에 물 500~600cc를 부어 끓인 후 바로 불에서 내려 식힌 것을 하루 3~5회로 나눠 식전 30분쯤에 마시면 좋다.

🌱 결명자

종자 5~10g을 500~600cc의 물로 절반 이하가 되도록 진하게 달여 하루 3회로 나눠 마신다.

_ 나팔꽃

햇볕에 말린 종자를 가루내어 하루에 0.3~1g씩 물로 복용한다. 단, 체질이 약한 사람에게는 작용이 너무 강하므로 몸이 튼튼한 사람에게 적합하다.

_ 무화과나무

열매를 생채로 하루에 2~3개씩 먹는다. 또는 건조시킨 열매를 달여 마신다.

_ 살구꽃

반쯤 핀 꽃을 따서 그늘에 말린 후, 벌꿀에 담근 것을 매일 먹는다. 노인의 변비에 좋다.

_ 당근

당근 25~30g을 1회분 기준으로 생즙을 내서 1일 2~3회씩 10일 이상 복용한다. 또는 생식한다.

_ 더덕

더덕꽃 4~6g 또는 뿌리 10~15g을 1회분 기준으로 달여서 1일 2~3회씩 1주일 정도 복용한다.

_ 마늘

1일 2~3회씩 1주일 이상 복용한다.

_ 맥문동

맥문동 덩이뿌리 8~10g을 1회분 기준으로 달여서 1일 2~3회씩 5~6일 복용한다.

_ 무
무 생즙 80~100g을 1회분 기준으로 1일 2~3회씩 1주일 정도 공복에 복용한다.

_ 민들레
민들레 온 포기 또는 뿌리 12~15g을 1회분 기준으로 달이거나 생즙을 내서 1일 2~3회씩 1주일 정도 복용한다.

_ 복숭아나무
씨껍질을 벗긴 알맹이 3~4g을 1회분 기준으로 달이거나 산제로 하여 1일 2~3회씩 1주일 정도 복용한다.

_ 생강
생강 덩이뿌리 3~6g을 1회분 기준으로 달여서 1일 2~3회식 1주일 정도 복용한다.

_ 시금치
시금치 온 포기 30~35g을 1회분 기준으로 달여서 1일 2~3회씩 1주일 정도 복용한다. 평소에 국을 끓여 많은 양을 장복해도 좋다.

_ 쑥
쑥 온 포기 3~4g을 1회분 기준으로 생즙을 내서 1일 2~3회씩 1주일 정도 복용한다.

_ 아주까리
아주까리씨 1~2g을 1회분 기준으로 생즙을 내서 1일 2~3

회씩 1주일 정도 복용한다.

_ 앵두나무

앵두씨와 껍질을 벗긴 알맹이 5~6g을 1회분 기준으로 달이거나 산제로 해서 1일 2~3회씩 4~5일 복용한다.

_ 오이

오이씨 12~15g을 1회분 기준으로 달여서 1일 2~3회씩 1주일 정도 복용한다.

_ 인삼

인삼뿌리25~30g을 1회분 기준으로 달이거나 산제로 해서 1일 2~3회씩 1주일 이상 복용한다. 복용 중에 복령, 쇠붙이 도구는 금한다. 고혈압 증세가 있으면 신중히 사용한다.

한방에 많이 쓰이는 약초

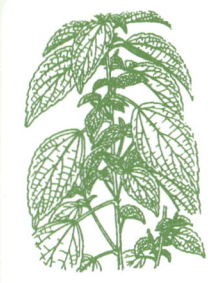

깨풀

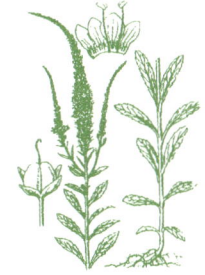

꼬리풀

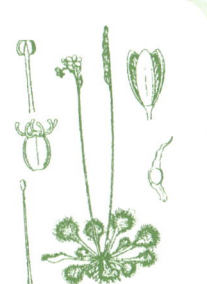

끈끈이주걱

8. 설사

■ 원인

설사는 소화 불량이나 알레르기성, 신경성 등 간단한 원인으로 일어나는 경우도 있고 바이러스성 간염, 담석증과 같은 간담계 질병이나 소화성 궤양, 급성위장병, 식중독, 저산성에 의한 설사도 있고 직장암, 장 기생충병, 장 유착증, 급성 장염과 같은 장 질환에 의한 설사도 있다.

한방에서는 외인, 내인의 원인별로 분류하며 형태 및 양상에 따라 분류하기도 한다.

■ 증상

대변에 포함된 수분량은 약 75%가 표준인데, 85%가 넘을 경우 설사로 간주한다.

설사변은 포함된 수분량에 따라 조금 물렁한 변, 진흙처럼 걸쭉한 변, 물처럼 맑은 변으로 나눌 수 있다.

급성 설사는 물렁한 변이 하루 두세 번 나오는 정도에서, 열 번 이상 맑은 변이 쏟아져 몸 안의 수분을 잃는 동시에 고열, 구토, 복통을 동반하는 중증의 설사까지 여러 가지 증상이 나타난다.

만성 설사는 설사가 오랫동안 계속되는 것으로 만성적 복부 불쾌감, 복명, 가스가 참, 계속 변의를 느낌, 복통, 식욕 부진, 불면 등의 증상을 나타낸다.

한방 처방

_ 반하사심탕半夏瀉心湯

가벼운 설사로 복명과 명치에 결림이 있는 사람에게 사용한다.

_ 생강사심탕生薑瀉心湯

복명과 명치에 결림이 있고, 설사가 심한 사람에게 사용한다.

_ 감초사심탕甘草瀉心湯

복명과 명치에 결림이 있고, 설사가 심한 사람에게 사용한다.

_ 갈근탕葛根湯

발열, 두통, 오한, 무지근한 배인 사람의 급성 설사에 사용한다. 또 오한, 발열이 없고, 목 뒤의 결림, 땀이 나오지 않는 등의 증상이 있는 만성설사에 사용한다.

_ 오령산五苓散

목이 심하게 마르고, 땀이 많이 흐르며, 소변의 양이 적고, 열이 나며, 물을 쏟아놓은 것 같은 맑은 변을 두는 사람에게 사용한다. 아이들의 설사에도 적당하다.

_ 인삼탕人蔘湯

명치가 결리고 아픈 증상흉협고만이 있고, 식욕이 없으며, 입이 마르거나 입안에 침이 고이는 경우에 사용한다.

☙_ 진무탕 眞武湯

쉬 피로해지고, 손발의 냉증, 어지러움, 머리 무거움 등이 있는 만성 설사에 사용한다.

☙_ 육군자탕 六君子湯

쉬 피로해지고, 식욕이 없으며, 명치가 당기고 걸리며, 초조감이 드는 사람의 만성 설사에 사용한다.

☙_ 위풍탕 胃風湯

만성 설사로 배가 무지근하고, 점액과 피가 섞인 설사를 하는 사람에게 사용한다.

☙_ 사역탕 四逆湯

급성 설사로 물이 쏟아지는 것 같은 심한 설사를 하고, 체력이 떨어져 손발이 몹시 차며, 맥이 약하고 얼굴이 창백한 사람에게 사용한다.

● 민간 요법

❧_ 곶감

곶감 3개 와 현지초 10g에 물을 부어, 곶감이 풀어질 때까지 달여 하루 두 번 정도 2~3일간 복용한다.

『동의보감』에 의하면 감에는 일곱 가지 약효가 있다고 전한다. 그래서 예로부터 감잎과 곶감을 약재로 많이 써 왔는데 특히 곶감은 만성 설사와 이질을 멈추는 데 처방해 왔다. 또한 현지초에도 탄닌 성분이 들어 있어 수렴 작용을 하는 것으로 알려져 있다.

_ 가래나무
가래나무 잔가지 또는 씨 5~6g을 1회분 기준으로 달여서 2~4회 복용한다.

_ 가지
가지 뿌리 5~6g을 1회분 기준으로 달여서 2~4회 복용한다.

_ 감나무
감꼭지 6개 또는 연시 2~3개를 1회분 기준으로 달여서 2~3회 복용한다.

_ 결명차
결명차 씨 6~8g을 1회분 기준으로 달여서 2~3회 복용한다.

_ 고추
말린 고추 2~3개+감주1사발를 1회분 기준으로 달여서 2~3회 복용한다.

_ 냉이
냉이뿌리 말린 가루 10~12g을 1회분 기준으로 2~3회 복용한다.

☘_마
마뿌리 8~10g을 1회분 기준으로 생식하거나 달여서 2~3회 복용한다.

☘_마늘
구운 마늘을 15~20개를 1회분 기준으로 2~3회 먹는다.

☘_매실나무
매실나무 열매 10개를 1회분 기준으로 달여서 2~3회 복용한다.

☘_맨드라미
맨드라미 온포기 8~10g 또는 씨 5~7g을 1회분 기준으로 달여서 2~3회 복용한다.

☘_명아주
명아주 온 포기 12~15 1회분 기준으로 달여서 2~3회 복용한다.

☘_모란
꽃 또는 뿌리와 껍질 5~6g을 1회분 기준으로 달여서 2~3회 복용한다.

☘_무
생즙 80~100g을 1회분 기준으로 달여서 2~3회 마신다.

☘_무궁화
꽃봉오리 5~6g을 1회분 기준으로 달여서 2~3회 복용한다.

🌿_ 무화과나무

무화과나무 열매 4~5개를 1회분 기준으로 2~3회 생식한다.

🌿_ 보리

겉보리 12~15g을 1회분 기준으로 달여서 2~3회 복용한다.

🌿_ 부추

부추뿌리 15~20g 또는 씨 5~6g을 1회분 기준으로 달여서 2~3회 복용한다.

🌿_ 산달래

산달래 싹 또는 뿌리 5~6g을 1회분 기준으로 달여서 2~3회 복용한다.

🌿_ 삼

씨 5~7g을 1회분 기준으로 달여서 2~3회 복용한다.

🌿_ 삼지구엽초

삼지구엽초 온 포기 5~8g을 1회분 기준으로 달여서 2~3회 복용한다.

🌿_ 삽주

삽주 뿌리 4~5g을 1회분 기준으로 달여서 2~3회 복용한다.

🌿_ 생강

덩이뿌리생강 4~6g을 1회분 기준으로 달여서 2~3회 복용한다.

_ 석류나무
열매석류껍질 6~8g을 1회분 기준으로 달여서 2~3회 복용한다.

_ 소나무
송진 1~2g을 1회분 기준으로 달여서 2~3회 복용한다.

_ 쑥
쑥 온 포기 3~4g을 1회분 기준으로 달여서 2~3회 복용한다.

_ 연꽃
연꽃뿌리 30~35g을 1회분 기준으로 달여서 2~3회 복용한다.

_ 은행나무
은행 10~12개를 1회분 기준으로 구워서 3~4회 먹는다.

_ 이질풀
이질풀 온 포기 8~10g을 1회분 기준으로 달여서 2~3회 복용한다.

_ 익모초
익모초 온 포기 7~8g을 1회분 기준으로 달이거나 생즙을 내서 2~3회 복용한다.

_ 인동
인동잎 또는 줄기 12~15g을 1회분 기준으로 달여서 2~3

회 복용한다.

_ 자작나무
자작나무 껍질 12~15g을 1회분 기준으로 달여서 2~3회 복용한다.

_ 질경이
질경이 온 포기 또는 씨 6~8g을 1회분 기준으로 달여서 2~3회 복용한다.

_ 창포
창포뿌리 5~6g을 1회분 기준으로 달여서 2~3회 복용한다.

_ 측백나무
측백나무씨 8~10g을 1회분 기준으로 달여서 2~3회 복용한다.

_ 표고
표고버섯 10~15g을 1회분 기준으로 달여서 2~3회 복용한다.

_ 향부자
향부자 덩이뿌리 7~9g을 1회분 기준으로 달여서 2~3회 복용한다.

9. 위암

■ 원인

암환자 가운데 발병률이 가장 높은 것이 위암이다. 특히 우리나라는 인구 10만 명에 50명 정도로 위암 환자가 많다. 미국이 10만 명에 8명인데 비하면 너무 높은 비율이다.

이것은 식생활 차이 때문으로 판단되어 국가적으로 여러 가지 대책을 마련하고 있다.

위암 치료의 가장 어려운 것은 조기 발견이 어렵다는 점이다. 환자가 일단 증상을 감지할 때는 이미 증세가 치료 불가능한 지경에 이를 때가 많다. 그러므로 조기 발견을 위해서는 수시로 종합 진단을 해보는 도리밖에 없다.

■ 증상

초기에 만성 위염과 같이 식욕이 없거나 소화가 잘 안 된다. 또는 위궤양과 같이 식욕이 없거나 소화가 잘 안 된다. 또는 위궤양과 같이 속이 쓰리다고 느끼면서 어물어물 시간을 보내다 보면 비교적 빠른 속도로 체중 감소, 탈력감 전신에 힘이 빠지는 것 같은 느낌, 빈혈 증상이 나타난다.

평소에는 거의 소화나 식욕에 이상이 없던 사람이 이런 증상이 나타나면 일단 의심해 보아야 할 것이다.

한방 처방

_ 반하사심탕 半夏瀉心湯

명치가 걸리고, 메슥거림, 구토, 식욕 부진 등의 증상을 호소하는, 체력이 그다지 쇠약하지 않은 사람에게 사용한다.

_ 이격탕합감초탕 利膈湯合甘草湯

식도암 때문에 음식물을 삼키기 어렵거나, 구역질이 나는 증상을 일시적으로 좋게 한다.

_ 선복화대자석탕 旋覆花代赭石湯

상복부에 긴장감, 불쾌감이 있고, 명치가 걸리며, 식욕 부진과 함께 체력이 조금씩 쇠퇴하는 사람에게 사용한다.

민간 요법

_ 마름

농촌의 우물이나 방죽 등의 물 위에 떠서 자라는 수생식물인 마름의 씨 2~3g을 1회분 기준으로 말려 가루 내어 1일 2~3회씩 10일 정도 물에 타서 복용한다.

_ 가지

가지뿌리 5~6g을 1회분 기준으로 달여서 1일 2~3회씩 10일 이상 복용한다.

_ 감초

감초 뿌리 5~6g을 1회분 기준으로 달여서 1일 2~3회씩 10일 이상 복용한다.

_ 개오동나무

개오동나무 껍질 또는 열매 6~8g을 1회분 기준으로 달여서 1일 2~3회씩 1주일 이상 복용한다.

_ 두릅나무

두릅나무 잔가지 또는 뿌리 12~15g을 1회분 기준으로 달여서 1일 2~3회씩 10일 이상 복용한다.

_ 마늘

구운 마늘 15~20개를 1회분 기준으로 달여서 1일 2~3회씩 10일 이상 복용한다.

_ 율무

율무뿌리 5~6g을 1회분 기준으로 달여서 1일 2~3회씩 10일 이상 복용한다. 또는 알곡 25~30g을 1회분 기준으로 밥을 지어 먹거나 볶아서 가루내어 차로 하여 20일 이상 복용해도 좋다.

_ 주목

햇순 또는 덜 익은 열매 8~10g을 1회분 기준으로 달여서 1일 2~3회씩 10일 이상 복용한다.

_ 지네

지네 5~8마리를 1회분 기준으로 달여서 1일 2회씩 1주일 이상 복용한다.

_ 칡

칡뿌리 35~40g을 1회분 기준으로 달이거나 생즙을 내어 1일 2~3회씩 10일 이상 복용한다.

복용 중에 살구씨는 금한다.

_ 호박

호박씨를 말려 가루내어 20~25g을 1회분 기준으로 1일 2~3회식 10일 이상 물에 타서 공복에 복용한다.

한방에 많이 쓰이는 약초

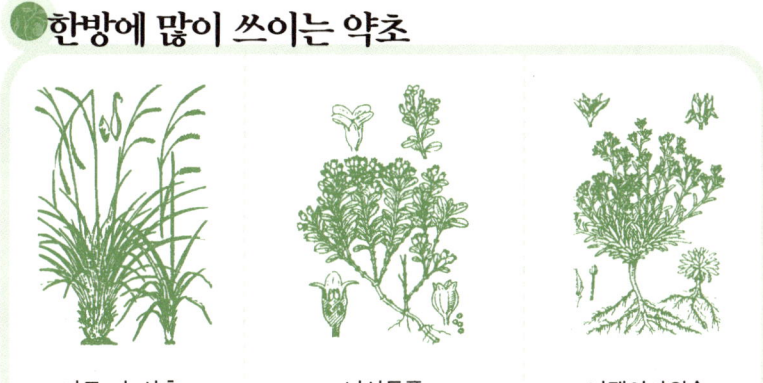

나도그늘사초   낚시돌풀   난쟁이바위솔

10. 이질

■ 원인

급성 장염인 이질은 세균성과 아메바성의 두 종류로 나뉘는데 한방에서는 외인 및 변의 모양이나 증세의 양상에 따라 18가지로 세분하고 있다.

■ 증상

『동의보감』에 따르면 이질은 설사와 달라서 농이 나오기도 하고 피가 나오기도 한다. 또 통증이 있을 경우와 없을 경우가 있다. 그리고 공통된 점은 모두 속이 급하고 뒤가 무겁다. 이질은 모두 장과 위의 허약으로 말미암아 냉열의 기가 허虛를 타고 위와 장에 들어가 생기는 증세다.

한방 처방

반하사심탕半夏瀉心湯

명치가 단단하고 몹시 결리며, 식욕 부진·트림·구역질·구토 등의 증상이 있고, 배에서 소리가 나면서 설사를 하는 사람에게 사용한다.

👍 _ **계지가작약탕** 桂枝加芍藥湯

　복통이 있고, 변이 마렵지만 조금밖에 누지 못하며, 아직 남아 있는 것 같은 느낌이 드는 가벼운 대장염 환자로서, 설사를 하는 사람에게 사용한다.

👍 _ **오령산** 五苓散

　찬 음식을 많이 먹었거나 아이들이 차게 잤을 때, 등과 배를 차게 한 것이 원인이 되어 물과 같은 설사를 하고, 자주 목이 마르며, 소변량이 적은 사람에게 사용한다.

👍 _ **진무탕** 眞武湯

　피로하고 힘이 없으며, 냉증으로 인해 안색도 나쁘고, 위장이 약해서 조금만 과식해도 금방 설사를 하며, 잘 낫지 않는 사람에게 사용한다.

👍 _ **위풍탕** 胃風湯

　진무탕 적용 증상에, 대장이나 직장에 염증이 있어서 끈적하고, 피가 섞인 설사를 계속하며, 배가 무지근한 증상이 있는 사람에게 사용한다.

👍 _ **시호계지탕** 柴胡桂枝湯

　명치 부위가 단단하고 당기며, 복통과 함께 설사를 하고, 배가 무지근한 사람에게 사용한다.

👍 _ **육군자탕** 六君子湯

　만성위염 때문에 설사와 변비가 교대로 반복되는 사람에게 사용한다.

🌱 _인삼탕 人蔘湯

명치가 결리고, 손발이 차며, 위내정수가 있고, 물 같은 설사를 하는 허약 체질인 사람에게 사용한다.

🍀 민간 요법

🌱 _생강

마른 생강을 태운 잿가루를 1회 3~4g씩 하루 3~4회 복용한다.

🌱 _이질풀

경엽 20g을 500~600cc의 물로 절반이 될 때까지 달여, 하루 3~5회로 나눠 뜨거울 때 마신다. 심한 설사에는 경엽의 양을 늘린다.

🌱 _쑥

햇볕에 말린 경엽 5~10g을 마찬가지로 달여 뜨거울 때 마신다.

🌱 _매실

물이 쏟아지는 것 같은 심한 설사에 매실초를 달여 한두 잔씩 마신다. 매실 농축액을 마셔도 좋다.

🌿 _ 무화과나무

무화과나무잎 4~5g 또는 열매 10~15g을 1회분 기준으로 4~5회, 잎은 달여서 복용하고 익은 열매는 생식한다.

🌿 _ 물푸레나무

물푸레나무 나무껍질 5~6g을 1회분 기준으로 달여서 3~4회 복용한다.

🌿 _ 사시나무

사시나무껍질 15~20g을 1회분 기준으로 달여서 4~5회 복용한다.

🌿 _ 쇠무릎

쇠무릎뿌리 8~10g을 1회분 기준으로 달여서 4~5회 복용한다.

🌿 _ 자리공

자리공뿌리 4~6g을 1회분 기준으로 달이거나 산제로 하여 1일 2~3회씩 2~4일 복용한다.

🌿 _ 자작나무

자작나무껍질 12~15g을 1회분 기준으로 달여서 3~4회 복용한다.

🌿 _ 작약

작약뿌리 5~7g을 1회분 기준으로 달여서 3~4회 복용한다.

🌿_ 진달래

　진달래 꽃 또는 뿌리 4~5g을 1회분 기준으로 달여서 3~4회 복용한다.

🌿_ 참깨

　참기름 15~20g을 1회분 기준으로 달여서 4~5회 복용한다.

🌿_ 할미꽃

　뿌리 6~8g을 1회분 기준으로 달여서 3~4회 복용한다.

🌱 한방에 많이 쓰이는 약초

| 너도방동사니 | 네모골 | 노랑장대 |

II. 충수염 맹장염

■ 원인

충수염은 충양돌기염, 또는 속칭 맹장염을 말한다. 이 병은 임상적으로 확인하기가 매우 어려워서 설사 오진했다 해도 불필요한 장기로 알려져 있기 때문에 절제해 버릴 수 있어 외과 의사의 입장에서는 비교적 정신적 부담이 적다.

충수염에는 급성 충수염과 만성 충수염으로 대별된다.

■ 증상

맹장염의 특징은 열이 난다는 것이다. 그리고 대개는 구역질이 나거나 설사도 하지만 때로는 열이 나고 배만 아픈 수도 있다. 배가 아픈 것도 배 전체가 아프지 않고 열이 나고 대개는 배의 오른쪽 아랫부분 맹장이 있는 곳이 아픈데 그 통증이 배 위로 갔다 아래로 갔다 하여 종잡을 수가 없다.

● 한방 처방

대황목단탕 大黃牡丹湯

충수염 초기에 우측 하복부를 누르면 아프고, 발열이 있으며, 식은땀이 나고, 혹은 오른쪽 다리를 잘 굽히지 못하는 데 쓴다.

_의이부자패장산薏苡附子敗醬散

충수염이 생긴 지 약 12시간 정도 지나 이미 화농했으며, 피부가 아주 거친 데 쓴다.

_계지가작약탕桂枝加芍藥湯

가벼운 충수염으로 우하 복부에 복통이 있고, 배가 당겨서 고통스러운 사람에게 사용한다.

_진무탕眞武湯

수술 후 유착癒着을 일으킨 사람과 복통이 심하고, 설사가 계속되며, 발이 찬 사람의 고질적인 충수염에 사용한다.

_대건중탕大建中湯

충수염이 오래도록 낫지 않아 체력이 없고, 뱃속의 장이 움직이는 것을 느낄 수 있을 정도로 배에 힘이 없으며, 아주 쉽게 지치는 사람에게 사용한다.

●민간 요법

_무

무를 갈아 생강즙을 조금 넣고 헝겊에 발라 환부를 식힌다. 수술할 필요가 없는 가벼운 것은 이 방법으로도 낫는다.

_깨머루

검게 익은 열매를 물에 씻지 않고 병에 넣어, 녹아서 물이 될 만큼 썩으면 하얀 곰팡이가 슬지만 효과는 변함 없다.

_ 결명자

결명자를 검은 색이 날 때까지 진하게 달여서 마시면 좋다. 자꾸 마시면 중증이던 것이 수술도 하지 않고 며칠 만에 가라앉는 경우도 있다.

_ 갈분

갈분 7~8g을 한 컵의 물에 타서 가열하지 말고 그대로 마시면 경증인 경우 단번에 낫고 중증이라도 4~5일이면 낫는다. 단 이것은 한 번에 많이, 먹게 되므로 하루에 1회 이상 먹어서는 안 된다. 그 정도로도 잘 듣기 때문이다.

_ 별꽃

별꽃을 많이 뜯어다가 잘 씻어서 생즙을 내어 한 대접 마셔도 낫는 수가 있다. 별꽃이 없으면 푸른 채소나 먹을 수 있는 채소를 4~5종 생즙을 내어 한 대접 마셔도 낫는 수가 있다.

12. 신경성 위병

■ 원인

신경성 위병은 위에는 기질적인 변화가 없이 순수 기능 이상으로 생기는 병이다. 주로 식물신경 기능 이상이 주증상으로 나타난다.

흔히 신경증신경쇠약, 히스테리 증상의 하나로 생기는 것이 많으며, 정신적, 육체적 과로 수면 장애 등이 원인으로 된다.

■ 증상

주로, 여성들에게서 보이는데 식사와 관계 없이 갑자기 배가 아프고, 가슴이 쓰리며 메스꺼움 등이 있다.

입맛이 없고 심할 때에는 음식을 보기만 해도 메스꺼워하고 구역질을 한다. 매스꺼움은 일정한 사이를 두고 주기적으로 반복된다.

또한 식사와 관계 없이 빈 트림을 자주 하기도 하며 여러 가지 신경 증상들이 함께 나타난다.

한방 처방

🌿 소반하가복령탕 小半夏加茯苓湯

명치 부분에 불쾌감이 있고, 두들기면 출렁출렁하는 물소리 胃內 정수가 들리고, 가슴이 답답하고 두근거리며, 구역질이 많이 나고, 느닷없이 구토를 해서 곤란한 사람에게 사용한다. 한 입씩 몇 번으로 나눠 냉복 冷服 하면 된다.

🌿 인삼탕 人蔘湯

원기가 허해서 생긴 냉증으로 안색이 나쁘고, 전신 권태감이 있으며, 평소부터 위장이 약하고, 구토는 심하지 않지만 항상 입 안에 군침이 고이고, 설사기가 있으며, 배에 힘이 없는 사람에게 사용한다. 몇 번에 나눠 따뜻하게 해서 마시면 좋다.

🌿 오령산 五苓散

하초에 수분이 몰려 목이 몹시 말라 물을 마시지만, 마신 물을 바로 토하고, 소변량이 적은 사람에게 사용한다.

🌿 건강인삼반하환 乾薑人蔘半夏丸

소반하가복령탕을 사용할 증상보다 체력이 더 쇠약하고, 비교적 중증의 입덧에 사용한다. 심한 구토가 좀처럼 낫지 않고 밥을 먹으면 바로 토해 버리는 사람에게 좋다.

🌿 반하사심탕 半夏瀉心湯

위기 胃氣 가 제대로 돌지 않아 명치 부분이 결리고 식욕이 없으며, 배에서 보글보글거리는 소리가 나면서 금방 설사를 하고, 구역질, 구토, 식욕 부진이 있는 사람에게 사용한다.

👍 _ 육군자탕六君子湯

비위가 허약한데 습담이 겹쳐 명치 부위가 결리고, 자주 피곤하며, 안색이 좋지 않고, 손발이 자주 차며, 설사 기미가 있는 사람에게 사용한다.

👍 _ 반하후박탕半夏厚朴湯

담이 있어 목에 이물감을 느끼며, 삼키려고 해도 넘어가지 않고 내뱉으려 해도 나오지 않으며, 명치가 결리고, 구역질이 나오는 사람에게 사용한다.

👍 _ 복령택사탕茯苓澤瀉湯

목이 말라 물을 많이 마시지만 소변양이 적고, 물을 마신 후 상당한 시간이 지나서 토하는 사람에게 사용한다. 구토 횟수는 보통 하루에 한두 번이다.

👍 _ 당귀사역가오수유생강탕當歸四逆加吳茱萸生薑湯

손발이 자주 차고, 안색이 좋지 않으며, 가벼운 어지러움과 두근거림이 있고, 월경이 고르지 못하며, 구토와 복통·요통이 심한 사람에게 사용한다.

👍 _ 오수유탕吳茱萸湯

뱃속이 허하고 차가워서 입덧이 심하고, 먹은 것을 금방 토하며, 심한 두통, 명치 결림, 수족 냉증, 손목 결림, 어지러움,

불면증 등이 있고, 소변양이 적은 사람에게 사용한다.

민간 요법

_ 세신·창출

세신·창출은 각각 같은 양을 부드럽게 가루내어 한 번에 6~8g씩 하루 3번 식후에 복용한다.

_ 현호색

현호색을 술소주에 20분 동안 담가 두었다가 약한 불에 볶아서 가루내어 한 번에 4~6g씩 하루 3번 식전에 먹어도 효험이 있다.

_ 생강

생강 달인 물을 차로 복용해도 좋다.

한방에 많이 쓰이는 약초

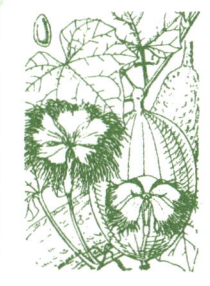
노랑하늘타리

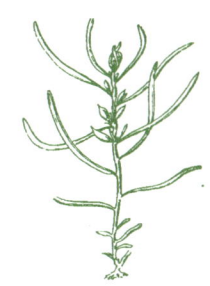
녹미채

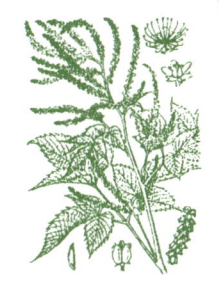
눈개승마

13. 식도염

■ 원인

위산 과다, 위장 수술의 절제, 식도와 위, 식도와 장의 접합 때 생긴다.

■ 증상

초기의 주증상은 가슴앓이인데, 역류 상태가 계속되면 식도의 점막이 많이 짓물러져 아프거나 피가 나는 증상이 나타나고 음식물을 삼키기 어렵거나 삼킬 수 없는 통과성 장애가 나타난다.

한방 처방

_ 대시호탕 大柴胡湯

폭음·폭식을 하는 등 식생활은 불규칙하지만 위장이 튼튼하고 다부진 체격으로 비만인 사람에게 사용한다.

_ 선복대자석탕 旋覆代赭者石湯

가슴앓이가 심하고, 딸꾹질이나 트림이 많이 나오며, 상복부가 긴장되고, 불쾌감이 많은 사람에게 사용한다.

🧄 치자시탕 梔子豉湯

몸이 화끈거리고, 가슴이 답답한 불쾌감이 있으며, 가슴과 배가 그득하고, 잠 못 자는 역류성 식도염 증상에 효과가 있다.

🧄 생강사심탕 生薑瀉心湯

상복부가 결리고, 가슴앓이, 신 트림이 나며, 불쾌감이 심한 사람에게 사용한다.

● 민간 요법

🌱 가지

가지뿌리 5~6g을 1회분 기준으로 달여서 1일 2~3회씩 2~3일 복용한다.

🌱 갈대

갈대뿌리 25~30g을 1회분 기준으로 달여서 1일 2~3회씩 2~3일 복용한다.

🌱 냉이

냉이뿌리 8~12g을 1회분 기준으로 달이거나 환제 또는 산제로 하여 1일 2~3회씩 1~3일 복용한다.

🌱 두릅나무

두릅나무 잔가지 또는 뿌리 12~15g을 1회분 기준으로 달여서 1일 2~3회씩 2~3일 복용한다.

마늘

구운 마늘 15~20개를 1회분 기준으로 달여서 1일 2~3회씩 2~3일 먹는다.

매실나무

덜 익은 열매청매실 8~10개를 1회분 기준으로 달여서 1일 2~3회씩 2~3일 복용한다.

살구나무

살구씨와 껍질을 벗긴 알맹이 3~4g을 1회분 기준으로 달여서 4~5회 복용한다. 복용 중에 칡, 황금, 황기, 쇠붙이 도구는 금한다.

소나무

소나무잎이나 솔방울덜 여문 솔방울 3~4g을 1회분 기준으로 달여서 3~4회 복용한다.

작약

작약뿌리 5~7g을 1회분 기준으로 달여서 4~5회 복용한다.

표고버섯

표고버섯 12~15g을 1회분 기준으로 달여서 4~5회 복용한다.

_ 감나무

곶감 2~3개를 1회분 기준으로 달여서 3~4회 복용한다.

_ 고삼

고삼뿌리 2~3g을 1회분 기준으로 환제 또는 산제로 하여 3~4회 복용한다.

_ 골무꽃

골무꽃뿌리 6~8g을 1회분 기준으로 달여서 3~4회 복용한다.

_ 꿩의 다리

온 포기 4~5g을 1회분 기준으로 달여서 2~3회 복용한다.

_ 냉이

뿌리 말린 가루 10~12g을 1회분 기준으로 4~5회 물에 타서 복용한다.

제3장
순환기 질환

1. 고혈압

■ 원인

고혈압에는 최고 혈압만이 높은 경우와 최고 혈압, 최저 혈압 양쪽이 모두 높은 경우가 있다. 보통 고혈압이라고 하는 것은 후자의 경우가 많고 전자 즉 최고 혈압만이 높은 경우는 심장에서 보내지는 혈액량이 많아질 때와 대동맥의 탄력성이 감소되어 있을 때, 즉 어떤 종류의 심장판막증心臟瓣膜症이거나 갑상선기능항진증甲狀腺機能亢進症·대동맥 경화大動脈硬化·대동맥류大動脈瘤 등인 경우이다.

보통은 후자의 최고, 최저 혈압이 모두 높은 경우가 대부분이며, 여기에는 고혈압을 일으킨 병을 알 수 있는 것2차성 또는 속발성과 원인을 알 수 없는 것으로 유전적인 요소를 가진 것1차성 또는 본태성이 있다. 숫자상으로는 이 본태성 고혈압이 압도적으로 많아 고혈압의 90~95%를 차지한다.

2차성 고혈압의 원인으로는

 1. 신장 질환급성 신염, 만성 신염, 신우 신염, 숙신증, 신동맥협착 등에 의

한 것
2. 대혈관의 변화 대동맥협착증, 말초혈관폐색 등에 의한 것
3. 내분비성 질환 쿠싱 증후군, 갈색세포종, 원발성 고알도스테론증 등에 의한 것
4. 기타 임신중독증을 비롯하여 극도의 정신불안이나 긴장 상태에서 볼 수 있는 것 등이 있다

■ 증상

자각 증세는 진단에 도움이 되나, 보통 가벼울 때에는 진행이 정지하여 그 상태로 고정해 버리면 증세를 자각하기 힘들게 된다. 혈압이 갑자기 높아질 때나 오히려 고혈압의 초기에 많은 증세가 나타난다. 즉, 본태성인 경우 '양성 고혈압증'이라고도 하는 것처럼 시작도 진행도 지극히 서서히 이루어져서 10년 또는 20년이 지나 결과적으로 다른 기관에 장애가 나타난 다음에야 비로소 발견되는 경우가 많다.

그래서 발견될 때에는 이미 환자의 혈압은 최저가 100을 넘어 120~130에 이르고 최고는 200 이상 300에 육박하기도 한다.

(1) 뇌신경 증세

가장 많은 것이 두통, 현기증, 이명 귀울림, 흥분 등이며 여기에 등이나 목의 결림 등이 따른다. 이것들은 고혈압 초기에 보이는 증세로서 이러한 증세의 발작시에는 혈압도 일시적이

나마 높아진다.

그리고 이러한 발작 증세는 짧은 간격으로 자주 일어나 이윽고 혈압은 차차 발작이 없을 때에도 계속 높은 상태에서 원상태로 돌아가지 않게 된다. 이 시기가 되면 두통특히 조기에, 현기증, 심박항진, 호흡 곤란, 수면 장애, 감정의 불안 등이 계속된다. 뇌의 동맥 경화가 진행되면 기억력 감퇴, 반신 마비 증세가 나타난다. 안저출혈에 의한 시력 감퇴도 있다.

(2) 심신 증세心腎症勢

고혈압 증세를 보이는데도 치료를 받지 않은 체 몇 년이 지나게 되면 중요 장기臟器에 이상이 나타난다. 초기에 자각 증세가 없던 사람도 이때쯤 되면 심박항진, 호흡 곤란, 흉부 압박감, 심장동통 등이 발작적으로 일어난다.

그리고 심장은 비대해지고 폐와 간에 울혈이 나타나며 하지下肢에 부기가 생기거나 심한 호흡 곤란이 생긴다. 고혈압이 오래 계속되면 조금씩 동맥 경화도 진행한다.

그러면 혈압은 더욱 높아지고 그에 따라서 동맥 경화도 심해지는 악순환이 되풀이된다. 동맥 경화는 전신, 특히 뇌, 심장, 신장에 일어나기 쉽다. 신장의 경우는 야간의 빈뇨증과 아침이면 얼굴이 부석부석하고 발이 붓는 등의 증세를 들 수 있다.

한방 처방

_ 대시호탕 大柴胡湯

고혈압으로 인해서 머리가 무겁고 아프며, 어깨 결림, 변비 같은 증상과 명치에서 옆구리에 걸쳐 저항과 압통흉협고만이 있는 체격이 튼튼한 사람에게 사용하면 좋다.

변비의 상태를 보아 본방에 포함되는 성분이 대황大黃의 양을 가감하고 매일 배변을 하도록 노력한다.

_ 소호가룡골모려탕 柴胡加龍骨牡蠣湯

상기, 현기증, 두통, 어깨 결림, 변비 등의 증상이 있고, 머리가 무거우며, 신경과민으로 신경질이 많고, 흉협고만이 있는 다부진 체격의 환자에게 사용한다.

_ 삼황사심탕·항련해독탕 三黃瀉心湯·黃連解毒湯

얼굴이 붉고 상기가 잘 되며, 명치가 결리고, 정신적 불안, 불면, 변비 등의 증상에 항상 기분이 초조한 중간 키, 중간 몸집의 환자에게 사용하면 좋다.

단 변비가 없는 경우에는 황련해독탕을 사용한다.

_ 방풍통성산 防風通聖散

얼굴이 붉고 피부가 희며, 목이 굵고 배가 튀어나왔으며 뚱뚱하게 살찐 졸증 체질의 환자로서 상기, 어깨 결림, 두근거림, 변비 증상이 있는 고혈압에 사용하면 효과가 있다.

　계지복령환 桂枝茯笭丸

얼굴이 붉고, 자주 상기되고, 두통, 어깨 결림, 현기증 등의 증상이 있으며, 하복부의 압통, 발이 차가운 증상을 호소하는, 체력이 중간 정도인 여성의 고혈압에 사용하면 좋다.

　조등산 釣藤散

아침 일찍 일어나면 머리가 무겁고 아프며, 눈의 충혈, 어깨 결림, 건망증과 함께 동맥 경화 경향이 있는 사람, 또는 노인에게 사용한다.

　팔미환 八味丸

손발이 화끈거리고, 입 속이 마르고, 다리가 부으며, 아랫도리가 나른하고, 밤에 소변이 잦고, 건망증이 있는 중장년층이나 노인의 고혈압에 사용하면 좋다. 다만, 위장이 약한 경우에는 이 약방을 사용하지 않는다.

　반하백출천마탕 半夏白朮天麻湯

위아토니나 위하수가 있고, 머리가 무거우며 현기증, 위내정수, 식욕 부진, 발이 찬 증상이 있고, 자주 피곤하며, 기력이 없는 환자의 고혈압에 사용한다.

　진무탕 眞武湯

혈색이 나쁘고, 어지럽고, 가슴이 두근거리며, 배에 탄력이 없어 물렁하며, 냉증, 설사, 복통 등의 증상이 있는 고혈압에 좋다.

● 민간 요법

↳ 달맞이꽃

씨 4~6g을 1회분 기준으로 달여서 1일 2, 3회씩 1주일 정도 복용한다.

↳ 더덕

꽃 4~5g 또는 뿌리 8~10g을 1회분 기준으로 달여서 1일 2~3회씩 10일 이상 공복에 복용한다.

↳ 도꼬마리

온 포기 또는 씨 4~5g을 2회분 기준으로 달여서 1일 2~3회씩 1주일 정도 복용한다.

↳ 살무사

1마리를 달여서 1사발을 1회분 기준으로 1일 2~3회식 2일 정도 복용한다. 또는 산제로 하여 1스푼을 1회분 기준으로 먹고 소주 1잔으로 입가심한다. 이런 요령으로 1일 2~3회씩 나머지를 복용한다. 주침해서도 복용한다.

↳ 두충

나무껍질 8~10g을 1회분 기준으로 달여서 1일 2~3회씩 1주일 이상 복용한다.

↳ 들깨

들깨 25~30g을 1회분 기준으로 식사 1시간 전후에 15일 이상 생식한다.

_마늘

구운 마늘 15~20개를 1회분 기준으로 1일 2~3회씩 1주일 이상 공복에 복용한다.

_메꽃

꽃 8~10g 또는 뿌리 25~30g을 1회분 기준으로 달여서 1일 2~3회씩 10일 이상 복용한다. 뿌리는 생식하는 것이 더 효험이 있다.

_모란

모란 뿌리와 껍질 4~6g을 1회분 기준으로 달여서 1일 2~3회씩 10일 정도 복용한다. 복용 중에 패모, 대황, 쇠붙이 도구는 금한다. 반쯤 핀 꽃봉오리 4~6g을 1회분 기준으로 달여서 1일 2~3회씩 10일 정도 복용한다.

_미나리

미나리뿌리 0.3g~0.5g을 1회분 기준으로 달여서 1일 1~2회씩 1주일 정도 복용한다.

_뽕나무

뿌리와 껍질 4~6g을 1회분 기준으로 달이거나 생즙을 내서 1일 2~3회씩 1주일 정도 복용한다. 복용 중에 쇠붙이 도구를 쓰면 안 된다.

_삽주

삽주뿌리 4~5g을 1회분 기준으로 달여서 1일 2~3회식 10

일 이상 복용한다. 주침해서도 복용한다. 복용 중에 자두, 고등어, 복숭아를 금한다.

_ 수양버들

수양버들의 싹 10~15g을 1회분 기준으로 달여서 1일 2~3회씩 10일 정도 복용한다.

_ 연꽃

연꽃뿌리 30~35g을 1회 기준으로 생즙을 내서 1일 2~3회씩 10일 정도 복용한다.

_ 영지

버섯 3~4g을 1회분 기준으로 생수에 우려내서 그 물을 1일 2~3회씩 10일 정도 복용한다. 주침해서도 복용한다. 산마와 함께 복용하면 냉한 기운을 없애 준다고 알려져 있다.

_ 오동나무

오동나무의 열매 또는 뿌리 8~10g을 1회분 기준으로 달여서 1일 2~3회씩 1주일 정도 복용한다.

_ 옥수수

옥수수의 수염 25~30g을 1회분 기준으로 달여서 1일 2~3회씩 1주일 정도 복용한다.

_ 율무

알곡 25~30g 또는 뿌리 5~6g을 1회분 기준으로 달여서 1일 2~3회씩 10일 정도 복용한다.

❦ 은행나무

은행나무 잎 또는 줄기 5~6g을 1회분 기준으로 달여서 1일 2~3회씩 1주일 정도 복용한다.

❦ 참깨

참기름 15~20g을 1회분 기준으로 1일 2~3회씩 10일 정도 공복에 복용한다.

❦ 칡

칡뿌리 25~30g을 1회분 기준으로 달여서 1일 2~3회씩 10일 이상 복용한다. 주침해서도 복용한다. 복용 중에 살구씨를 금한다.

❦ 표고

버섯 10~15g을 1회분 기준으로 달여서 1일 2~3회씩 1주일 이상 복용한다.

❦ 향나무

향나무의 열매 또는 뿌리 10~15g 1회분 기준으로 달여서 1일 2~3회씩 1주일 이상 복용한다.

❦ 현삼

현삼뿌리 8~10g을 1회분 기준으로 달여서 1일 2~3회씩 1주일 이상 복용한다.

2. 저혈압

■ 원인

　대개 최고 혈압이 100mmHg 이하이면 저혈압이라고 한다. 그러나 고혈압증의 사람이 급격히 혈압이 떨어진 경우는 혈압치가 비록 정상범위라 할지라도 저혈압 증세를 초래하는 수가 있다. 저혈압을 초래하는 질환으로서는 만성 지속성 저혈압증과 기립성 저혈압起立性低血壓 및 쇼크가 있다.

　각종의 심질환심근경색·대동맥판막증·승모판막증등, 내분비 질환 애디슨병·시몬즈병·점액수종 등의 원인 질환이 있는 증후성 또는 속발성 저혈압과, 명확한 원인이 없는 저혈압이 있다. 후자를 본태성 저혈압증本態性低血壓症이라고 하며, 일반적으로 저혈압이라고 하면 이것을 말한다.

　심장·혈관계에 병변이 없고 원인이 분명하지 않은 저혈압은 체질성 저혈압이라고도 한다. 몸이 마르고, 골격·근육의 발육이 나쁜 무력성 체질의 여성에게 많다.

■ 증상

　증세로서는 현기증·두통·동계動悸 외에, 사지의 냉감·무기력·불면 등을 호소하고, 또 서맥·변비를 수반하는 일이 있다. 특히 봄부터 여름에 걸쳐서 증세가 심해진다.
　그러나 저혈압이면서도 아무런 증세가 없는 사람도 많다.

- **기립성 저혈압증**

와위臥位에서 좌우座右 또는 입위立位로 체위를 변환시키거나, 장시간 기립해 있으면 혈액은 중력에 의하여 하반신으로 모이고, 심장으로의 정맥혈환류가 감소되지만, 신경반사기구가 즉시 작용하여 혈압이 유지되도록 한다.

이 혈압유지반사기구에 장애가 있으면 혈압이 낮아져 뇌·심장으로의 혈류가 감소되고, 현기증·시력 장애·구역질, 때로는 실신 등의 증세를 나타내는 것을 기립성 조혈압이라고 한다. 이것을 소아과 영역에서는 기립성 조절 장애라고 한다.

또 고혈압증 환자가 혈압강하제, 특히 자율신경 차단제를 복용하고 있는 경우에도 볼 수 있다. 본증은 저혈압과 같이 몸이 마른 여성에게 많고, 또 본태성 저혈압증과 합병하는 일이 많다.

한방 처방

당귀작약산當歸芍藥散

어지러움, 빈혈, 두근거림, 숨가쁨, 손발에 냉증이 있고, 머리가 무거우며, 피부가 희고, 날씬하며 체력이 없는 사람의 저혈압에 사용하면 효과가 있다.

👍 진무탕 眞武湯

어지럽고 현기증이 나며, 빈혈 기미, 힘이 없고, 자주 피곤하며, 손발이 차고, 태어날 때부터 위장이 약해 설사를 자주 하는 사람의 저혈압에 복용하면 좋다.

👍 육군자탕 六君子湯

위장이 약하고, 식욕 부진, 설사 등 소화기 증상이 있고, 손발이 차고, 몸이 나른하며 무기력하고, 안색이 나쁜 사람에게 사용한다.

👍 반하백출천마탕 半夏白朮天麻湯

어지러움, 두통, 어깨 결림 같은 증상이 있고 위장의 기능이 약해서 식후 졸음이 오고, 몸이 나른하고, 금방 지치는 체력이 약한 사람에게 사용한다.

👍 인삼탕 人蔘湯

혈색이 나쁘고, 냉증이 있으며, 평소부터 위장이 약하고 밥을 조금만 먹어도 배가 부르고, 식욕 부진, 소변량·배뇨 횟수가 많은 사람으로서, 입 속에 맑은 침이 괴는 사람이 복용하면 좋다.

👍 보중익기탕 補中益氣湯

자주 피곤하고, 손발이 나른하며, 몸 전체에 활력이 없고, 배와 맥의 탄력이 없으며, 입 속에 흰 거품이 많이 생기는 사람에게 사용한다.

_ 팔미환八味丸

아랫도리가 차고 힘이 없고, 자주 피곤하며, 구갈감, 야간 비뇨 증상이 있는, 체력이 중간 이상이고, 위장이 튼튼한 사람에게 사용한다.

_ 영계출감탕苓桂朮甘湯

어지러움, 현기증, 상기, 두근거림 같은 증상과 위내 정수가 있는, 체력이 약한 사람에게 사용하면 좋다.

민간 요법

_ 구기자나무

구기자나무 잔가지나 뿌리 5~8g 또는 열매 4~6g을 1회분 기준으로 달여서 1일 2~3회씩 10일 정도 복용한다.

_ 녹용

녹용 3~4g을 1회분 기준으로 달여서 1일 2회식 4~5일 복용한다.

_ 화사

화사 1마리를 달여서 1사발을 1회분 기준으로 1일 2~3회 나누어 복용한다.

_ 들깨

들깨 25~30g을 1회분 기준으로 1일 2~3회씩 15일 이상 생식한다.

_ 무

무씨 5~6g+다시마 15g+두부 반모를 함께 넣고 끓인 물을 1회분 기준으로 10회 이상 공복에 복용한다.

_ 오수유

나무껍질 또는 열매 4~5g을 1회분 기준으로 달여서 1일 2~3회씩 1주일 이상 복용한다.

_ 참깨

참깨 15g+좁쌀 한 움큼+검정콩 10g을 1회분 기준으로 함께 볶아 가루내어 20일 이상 복용한다.

_ 호박

호박씨 25~35g을 1회분 기준으로 달여서 1일 2~3회씩 10일 이상 복용한다.

_ 새우

민물새우를 달여서 매일 2~3회씩 1주일 이상 복용한다.

3. 동맥 경화

■ **원인**

혈관에는 동맥과 정맥이 있지만, 혈관의 경화는 동맥에서만 일어나기 때문에 동맥 경화라고 한다. 정맥은 혈관벽이 아주 얇기 때문에 지방질이 침착할 장소가 없어서 경화 현상이 일어나지 않는다.

동맥은 그 벽이 비교적 두꺼울 뿐만 아니라 심장으로부터 박출되어 나온 혈류의 속도 및 강도가 동맥에서는 강력하고 정맥에서는 극히 미약하기 때문에, 혈액 중의 지방질 등이 동맥에서는 혈관 벽으로 침투하기가 아주 쉽고, 침착할 가능성이 충분하다.

인간은 태어나면서부터 동맥이 경화되기 시작한다. 누구나 40세쯤 되면 이미 상당하게 경화되어 있다고 볼 수 있다. 그러나 동맥 경화는 혈관의 75%가 막힐 정도로 되기까지는 아무런 증세도 나타나지 않는다.

결국 인간은 누구나 동맥 경화의 현상을 피할 수는 없다고 단정해도 과언은 아니다.

따라서 정작 중요한 것은 혈액의 응고 현상이다. 동맥이 경화되면 혈관이 좁아지는 것은 주지하는 바이다. 그러나 문제는 동맥 경화가 어느 정도로 심해지면, 혈관을 흐르는 혈액의 점조도 粘稠度 가 높아져서 된 풀처럼 되는가 하는 점이다.

동맥 경화가 진행되는 동안에 심해져서 어느 날 갑자기 혈액이 짙은 풀, 즉 죽상粥狀이 되어, 좁아진 혈관이 막혀 버리면, 혈류가 통하지 않으므로 불행하게도 심장 마비 혹은 뇌졸중 등이 발작적으로 일어난다.

■ 증상

고혈압은 혈압계로 혈압을 계측하면 알 수 있고, 심장병은 맥박을 계측하면 알 수 있지만, 동맥 경화는 간단하게 감별하기가 어렵다. 물론 혈액 속의 지질량脂質量을 측정하는 방법이 있기는 하지만, 병원에서도 임상적으로 혈액 속의 지질을 측정하는 방법으로 동맥 경화를 진단하는 일은 드물다. 왜냐하면 콜레스테롤이 많다고 해서 동맥 경화가 반드시 있다고 판단 할 수 없기 때문이다.

따라서 동맥 경화는 아래와 같은 발생 인자들과 동맥 경화증이 흔히 나타내는 증상들을 종합하여 통계적을 감별한다. 주관적이기는 하지만, 특이한 예외가 없는 한 진단에는 실수가 없을 것이다. 물론 많은 경험이 뒷받침해야 하기는 하지만,

① 고혈압 환자는 대부분이 동맥 경화가 있다고 판단해도 틀림없다.
② 당뇨병을 앓고 있는 사람은 모두 동맥 경화가 악화되어 있다고 볼 수 있다.
③ 정상 이상의 비만체질은 동맥 경화가 있다고 보면 된다.
④ 심장병이 있는 사람
⑤ 운동이 부족한 사람
⑥ 스트레스가 있는 환경에서 일을 하고 있는 사람

⑦ 담배를 많이 피우는 사람

⑧ 노인

등에는 동맥 경화가 있다고 보는 편이 십중팔구는 틀림없다. 여기서 동맥경화증이 나타내는 일반적인 증상을 아울러 참작하면, 진단은 100% 성공할 것이다.

동맥 경화는 혈관 75%가 막혀도 아무런 증상도 없지만, 75%이상이 막히면 여러 가지 증상이 나타나는데, 그 중요한 증상을 추려 보면 다음과 같은 것들이 있다.

① 두통 · 이명 · 현기증 · 의식혼탕 · 뇌졸중 · 반신불구

② 시력 약화 · 실명

③ 호흡곤란 · 현기증 · 가슴앓이 · 부정맥 · 심장 마비 · 심근경색心筋梗塞

④ 배뇨 이상 · 혈뇨 · 당뇨병 · 신장병

한방 처방

대시호탕 大柴胡湯

명치의 압박과 흉협고만, 변비가 있으며, 머리가 무겁고, 어깨가 결리고, 혈압이 높은 체격 좋은 사람에게 사용하면 동맥 경화를 촉진시키는 혈압을 낮추고 모든 증상을 개선시킨다.

시호가룡골모려탕 柴胡加龍骨牡蠣湯

두통, 어깨 결림, 두근거림, 숨가쁨, 변비, 흉협고만 같은 증

상과 함께 신경과민이라서 상기가 잘 되고, 신경질적이고 체력이 중간 정도인 사람에게 사용하면 좋다.

☙ 삼황사심탕 · 황련해독탕 三黃瀉心湯 · 黃連解毒湯

명치가 결리고, 자주 상기되고, 항상 초조하여 안정되지 못하며, 현기증 · 이명증 · 변비를 호소하고, 동맥 경화가 있으며, 체력이 중간 정도인 사람에게 사용한다. 변비가 없는 사람에게는 황련해독탕을 써도 좋다.

☙ 방풍통성산 防風通聖散

머리가 무겁고, 어깨결림, 변비 등의 증상이 있으며, 배꼽을 중심으로 몸 전체가 물렁한 느낌이 들고, 뚱뚱하고 혈압이 높으며, 졸증 체질인 사람에게 사용한다.

☙ 팔미환 八味丸

입이 마르고, 빈혈 기미가 있으며, 금방 숨이 차고, 아랫도리가 나른하며, 허리와 무릎이 시리고, 허리 아래가 늘 차며, 소변의 이상과 야간 다뇨, 부종 등의 증상이 나타나고, 하복부에 저항과 압통이 있는, 체력 중간 정도의 혈압이 높은 사람에게 사용하면 좋다.

☙ 조등산 釣藤散

뇌동맥 경화로 건망증이 심하고, 아침에 눈을 뜨면 머리가 무겁고 두통, 현기증, 상기 어깨 결림 같은 증상이 있고, 기분이 좋지 않으며, 우울증이 있는 사람에게 사용하면 좋다.

민간 요법

_메꽃

메꽃 8~10g을 1회분 기준으로 달여서 1일 2~3회씩 1주일 이상 복용한다.

_모과나무

모과나무 열매_{모과} 15~20g을 1회분 기준으로 달이거나 환제 또는 산제로 하여 1일 2~3회씩 1주일 이상 복용한다. 복용 중에 패모, 대황, 쇠붙이 도구는 금한다.

_목련

목련 꽃봉오리 5~6g을 1회분 기준으로 달이거나 환제 또는 산제로 하여 1일 2~3회씩 1주일 정도 복용한다.

_봉선화

봉선화씨 2~3g 또는 뿌리 4~5g을 1회분 기준으로 1일 2~3회씩 1주일 정도 복용환다.

_쇠무릎

쇠무릎뿌리 8~10g을 1회분 기준으로 달이거나 환제 또는 산제로 하여 1일 2~3회씩 1주일 정도 복용한다.

_유자나무

유자껍질 10~12g을 1회분 기준으로 달여서 1일 2~3회씩 1주일 정도 복용한다. 주침해서도 복용한다.

_으름덩굴

으름덩굴 줄기 5~7g을 1회분 기준으로 달이거나 환제 또는 산제로 하여 1일 2~3회씩 1주일 정도 복용한다.

_ 은방울꽃

은방울꽃뿌리 3~4g을 1회분 기준으로 달이거나 산제로 하여 1일 2~3회씩 4~5일 복용한다.

_ 이질풀

온 포기 8~10g을 1회분 기준으로 달여서 1일 2~3회씩 1주일 정도 복용한다.

_ 익모초

온 포기 7~8g을 1회분 기준으로 달이거나 생즙을 내어 1일 2~3회씩 4~5일 복용한다.

_ 진달래

진달래꽃 또는 뿌리 4~5g을 1회분 기준으로 달여서 1일 2~회씩 1주일 정도 복용한다.

_ 천궁

천궁뿌리 5~7g을 1회분 기준으로 달이거나 환제 또는 산제로 하여 1일 2~3회씩 1주일 정도 복용한다.

_ 칡

칡뿌리 35~40g을 1회분 기준으로 달이거나 생즙을 내어 1일 2~3회씩 1주일 정도 복용한다. 주침해서도 복용한다. 복용 중에 살구씨는 금한다.

_ 향나무

향나무 열매 또는 뿌리 12~15g을 1회분 기준으로 달여서 1일 2~3회씩 1주일 정도 복용한다.

4. 뇌일혈

■ 원인

뇌동맥이 터져 뇌 속에서 출혈을 일으키는 병으로 고혈압 환자에게 많이 발병한다. 전염병·폐혈병·당뇨·과로·과식·과음·정신적인 쇼크 등으로도 일어날 수 있다.

■ 증상

뇌혈관이 파열되면 서 있는 사람은 넘어지고, 누워 있는 사람이면 그대로 깊은 잠에 떨어지는데 약간의 부종이 오면서 얼굴이 붉어지고 입술이 약간 비뚤어진 채 코를 골며 잠을 잔다.

이러한 경우에는 사망에 이르게 되며 깨어난다 하더라도 언어 장애·건망증·반신 불수로 남게 된다. 갑자기 혼수 상태에 빠지면서 사망하는 경우가 많은 무서운 병이다.

한방 처방

 가미소요산 加味逍遙散

생리 불순, 현기증, 어깨 결림, 변비와 부인병이 있는 사람이 머리가 무겁고 아플 때에 사용한다.

_ 갈근탕 葛根湯

등이나 어깨가 결리는 사람. 감기나 축농증으로 머리가 아플 때도 효과적이다.

_ 반하백출천마탕 半夏白朮天麻湯

위가 약하고, 위하수·위내 정수 등이 있으며 발이 차고, 현기증, 구토감을 동반하며, 머리가 아픈 사람에게 사용한다.

_ 조등산 釣藤散

고혈압이나 성인병이 있는 사람이 잠자리에서 눈을 뜨면 머리가 아파질 때에 사용한다.

_ 오수유탕 吳茱萸湯

발작적으로 머리가 깨지듯 아프고, 손발이 차고, 기분이 좋지 않아 토할 것 같으며, 위가 약하거나 심신이 피로한 사람에게 사용한다.

_ 오령산 五苓散

입이 마르고, 소변이 시원치 않은 사람이 두통과 구토를 동반하는 두통에도 좋다.

_ 황련해독탕 黃連解毒湯

자주 상기되는 편이고, 얼굴이 붉은 사람의 두통에 사용한다.

●민간 요법

❧_감나무

감 6개 또는 잎 5~6개를 1회분 기준으로 달여서 1일 2~3회씩 3~4일 복용한다.

❧_갯방풍

갯방풍뿌리 또는 씨 5~6g을 1회분 기준으로 달여서 1일 2~3회씩 3~4일 복용한다.

❧_겨자

겨자씨 2~3g을 1회분 기준으로 달이거나 산제로 하여 1일 2~3회씩 4~5일 복용한다.

❧_당귀

당귀뿌리 6~8g을 1회분 기준으로 달여서 1일 2~3회씩 5~6일 복용한다.

❧_뽕나무

뽕나무뿌리 4~6g을 1회분 기준으로 달여서 1일 2~3회씩 4~5일 복용한다.

❧_소나무

소나무잎 3~4g을 1회분 기준으로 달이거나 생즙을 내어 1일 2~3회씩 5~6일 복용한다.

☘_콩

검정콩 20~30g을 1회분 기준으로 달여서 1일 2~3회씩 7~10일 복용한다.

☘_누에

말린 백강잠 4~5g을 1회분 기준으로 달여서 1일 2~3회씩 3~4일 복용한다.

●한방에 많이 쓰이는 약초

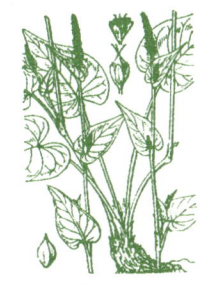
눈범꼬리

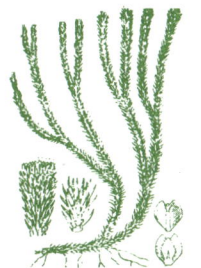
다람쥐꼬리

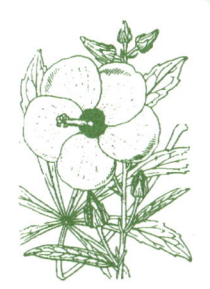
닥풀

5. 중풍 뇌졸중

■ 원인

풍風이란 백병百病의 근원이 되는 병이다. 변화되면 모든 병이 되기 때문에 편풍偏風・뇌풍腦風・목풍目風・누풍漏風・내풍內風・장풍腸風・설풍泄風・비풍脾風・신풍腎風・위풍胃風・노풍勞風 등 증세가 있다.

■ 증상

중풍의 증상은 대부분 처음에는 혼수 상태가 따르며 그러다가 요행히 깨어난다 해도 후유증으로 반신 불수가 되는 것이 통례이다.

특히 한의학에서는 혼수 상태에 따르는 증상 중에 코를 쉴 새없이 골 때는 폐肺 기능이, 눈을 뜨고 감지 못할 때는 간肝 기능이, 입을 벌리고 다물지 못할 때는 심心 기능이, 손을 쫙 펴고 있을 때는 비脾 기능이, 대소변을 가누지 못할 때는 신腎 기능이 각기 제 기능을 다하지 못하기 때문에 극히 위험한 조짐으로 보며 이런 증세의 심도深度와 빈도에 따라 치료의 여부, 생사生死의 여부를 판단한다.

한방 처방

삼황사심탕 三黃瀉心湯

발작 직후, 의식이 있어서 약을 먹을 수 있을 경우에도 복약으로 사용한다. 충혈을 제거하고, 출혈을 멈추게 하며, 정신을 안정시키는 동시에 발작 후에 많이 생기는 변비를 해소시킨다. 얼굴 화끈거림, 상기, 변비, 초조감 등이 있고 고혈압인 사람에게 뇌졸중 예방약으로 사용해도 좋다. 또 발작 직후가 아니라도 이와 같은 증상이 있는 사람에게 적당하다. 차게 해서 복용하는 것이 더욱 효과적이다.

황련해독탕 黃連解毒湯

삼황사심탕과 마찬가지로 사용하지만, 황련해독탕은 변비가 없고 체력이 중간 정도인 사람에게 적합하다.

대시호탕 大柴胡湯

명치에서 늑골 아래에 걸쳐 저항과 압통흉협고만이 있고, 어깨결림, 변비 등이 있는 사람의 뇌졸중 예방과 반신 마비 후유증에 효과가 있다.

시호가룡골모려탕 柴胡加龍骨牡蠣湯

대시호탕을 사용할 증상에 추가하여 신경이 날카로움, 불면, 두근거림 등이 있는 사람에게 사용한다.

방풍통성산 防風通聖散

얼굴이 붉고 배가 쑥 튀어나온 형으로, 어깨 결림·두통·

상기·변비가 있는 사람의 뇌졸중 예방과 반신 불수 치료에 사용한다.

_ 억간산 抑肝散

반신 불수, 언어 장애 등의 후유증이 있고, 신경이 날카로우며, 초조하거나, 화가 자주 나는 사람에게 사용하면 정신을 안정시키는 효과가 있다.

_ 속명탕 續命湯

풍을 없애는 효능이 있어 발작 후 의식은 회복됐지만 반신 불수, 손발의 마비나 저림, 언어 장애 등 후유증이 있고, 어깨 결림, 늑골 아래에 압통과 저항이 있는 사람에게 사용한다. 대시호탕이 효과가 없는 경우에 사용한다.

_ 조등산 釣藤散

뇌졸중 후유증 가운데 반신 불수와 언어 장애는 그다지 심하지 않지만, 두통이 심하고, 어깨 결림과 어지러움이 있으며, 기분이 우울한 경우에 사용한다. 특히 오전 중에 두통이 생겨, 어깨도 결리고, 초조하며, 기분이 나쁜 사람에게 뇌졸중 예방으로 사용한다.

_ 계지가령출부탕 桂枝加笭朮附湯

냉증으로 위장이 약하고, 안색이 나쁜 사람으로서 마른 체격이고, 반신 불수로 손발의 마비 또는 저림 같은 후유증이 있는 사람에게 사용한다.

🌿민간 요법

🌱_콩

콩 한 되에 호두껍질 깐 것 5개를 넣고 가루로 만들어 따끈한 물에 한 숟가락씩 하루 세 번 복용한다. 이때 콩은 검정콩을 쓰는 게 좋고 호두는 딱딱한 겉껍질만 까고 속의 껍질은 그대로 이용해야 한다.

🌱_염소

중풍으로 허약해진 몸에는 염소의 위 1개에 멥쌀 2홉과 후추, 파 생강을 넣고 죽을 쑤어 먹으면 효과가 있다.

🌱_백부자

중풍으로 눈과 입이 비뚤어졌을 때 백부자 10g, 홍화 10g, 방풍 15g을 함께 달인 물에 전갈 가루 2g을 넣고 고루 저어 하루 두 번에 나누어 마시면 특효가 있다.

🌱_수오골계

수오골계 1마리에 파뿌리 한 줌 가량을 썰어 넣고 끓여서 공복에 즙만 마신다.

🌱_비단개구리

비단개구리 50마리 정도를 잡아 내장을 제거하고 말린다. 개 쓸개도 역시 말리는데 개구리 50마리분에 개 쓸개 1개 비율로 가루를 만들어 찹쌀로 쑨 풀에 개어 녹두알 크기로 환약을 만들어 두고 하루에 세 번, 한 번에 10알씩 장기 복용한다.

_ 조협

중풍으로 눈과 입이 비어지면 조협 250g을 보드랍게 가루 낸 후 한 번에 20~30g을 오래 묵은 식초에 개어 반죽처럼 만들어 환처에 붙인다. 입과 눈이 오른쪽으로 비뚤면 오른쪽 얼굴에 붙인다. 약이 마르면 자주 갈아 붙인다. 일반적으로 6~10일 붙이면 정상으로 돌아온다. 조협은 쥐엄나무의 익은 열매를 말린 것이다.

_ 무

무생채를 현미에 섞어 압력밥솥으로 밥을 지어 그늘에 말린 차조기잎으로 만든 가루를 쳐서 상식하면 매우 효과가 있다.

_ 새우

새우 1근에 생강·파·된장을 함께 끓여 먹는다.

_ 문어

문어 큰 것 한 마리를 잘게 썰고 여기에 수삼(4년근 이상 된 것) 한 뿌리, 대추 10g, 밤 10g을 같이 넣어 물 두 되에 달여 반으로 줄어들면 매일 식전에 한 잔씩 마신다.

_ 피마자씨

중풍으로 눈과 입이 비뚤어지면 피마자씨 15g, 빙편 2.5g을 한데 짓찧은 후 물로 반죽하여 환부에 붙인다. 눈과 입이 오른쪽으로 비뚤어지면 왼쪽 얼굴에 붙이고 왼쪽으로 비뚤어지면 오른쪽 얼굴에 붙이되 정상으로 몸이 회복될 때까지 붙인다.

✿_잉어

잉어 3~4근짜리 한 마리에 인삼 4년근 이상된 뿌리와 목화씨 12g을 함께 넣고 푹 고아 먹는다.

✿_솔잎

솔잎 20㎖ 가량을 잘게 썰어서 헝겊주머니에 넣고 900㎖ 가량의 청주로 반이 되도록 달여 작은 잔으로 1잔씩 마시면 유효하다.

● 한방에 많이 쓰이는 약초

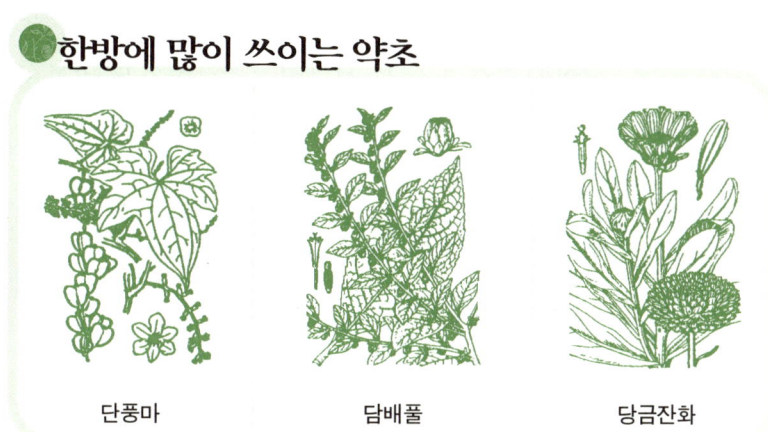

단풍마　　　　담배풀　　　　당금잔화

6. 심근경색증

■ 원인

심근경색증心筋梗塞症은 심장에 영양을 공급하는 혈관, 즉 관상동맥冠狀動脈이 막혀서 혈액의 공급이 원활하지 못하고, 심장근육이 죽어 가는 질환이다.

어떤 원인에 의해 심근경색증이 일어나는지 정확하게 아직 밝혀지지 않았지만, 콜레스테롤 따위의 지방질 침전물이 관상동맥 안에 쌓이거나, 노폐화된 혈액이 엉켜서 혈액의 흐름을 막거나 하는 것으로 생각되어 있다.

심장이 온 몸으로 혈액을 박출하는 힘은 심장의 근육을 동원하여 수축, 이완시킴으로 해서 심장이 수축, 확장을 반복하기 때문에 생겨나는 것인데, 이때 심장으로의 혈액의 유입이 줄어들 뿐만 아니라 심장의 근육마저 위축되거나 경색증을 일으킨다. 따라서 단일 질환으로서 사망률이 가장 높은 질환이 관상동맥 질환이고, 그로 인한 것이 심근경색증이다.

■ 증상

심근경색은 위험성을 몹시 내포하고 있어서 발작이라고 표현하기도 하는데, 갑자기 가슴이 오므라들고, 극심한 통증이 있고, 구역질·구토·식은땀 등을 유발하여 마치 쇼크 때의 증상과 흡사하다.

심근경색증은 50~70대의 남성에게서 그 발병률이 높은데,

오후보다 오전이 3배 이상 높은 발작 빈도를 보인다. 즉 오전 9시경이 그 발작률이 최고이고, 밤 11시경이 최저이다.

따라서 심장이 약하거나 관상동맥에 이상이 있는 사람들은 아침 운동은 금기이다.

한방 처방

시호가룡골모려탕 柴胡加龍骨牡蠣湯

두근거림 · 숨가쁨 · 어깨 결림 · 변비 · 불면증 · 흉협고만, 심하부의 긴장을 호소하며, 신경과민인 환자에게 사용한다.

시호계지건강탕 柴胡桂枝乾薑湯

두근거림, 숨가쁨, 구갈감, 빈혈 기미가 있고, 자주 피곤하며, 설사가 잦은 사람이 사용하면 좋다.

목방기탕 木防己湯

대사기능 장애가 있고, 상복부가 딱딱하고 결리고 당기며, 입이 마르고, 배뇨량의 감소, 부종 증상이 있으며, 천명과 호흡 곤란을 호소하며, 얼굴과 입술 빛이 창백한 사람에게 사용하다.

자감초탕 炙甘草湯

가슴이 두근거리고 숨이 가쁘며, 호흡이 곤란하고, 맥이 가끔 한 박자씩 뛰지 않는다, 빈혈 기미, 구갈감 손발이 화끈거리는 증상이 있는 사람에게 사용하면 좋다.

복령행인감초탕 茯苓杏仁甘草湯

　가슴이 결리고 심계항진, 호흡 촉박 같은 증상이 있고, 기침, 가래 때문에 자주 호흡 곤란에 빠지며, 부종이 있는 사람에게 좋다.

연주음 連珠飮

　조금만 움직여도 얼굴과 손발이 붓고, 빈혈이 심하며, 두근거림, 숨가쁨, 어지러움, 귀울림 같은 증상이 있는 사람에게 사용하면 좋다.

당귀작약산 當歸芍藥散

　두근거림, 어지러움, 손발이 차고, 빈혈 기미가 있으며, 자주 피곤한 사람에게 사용한다.

민간 요법

감나무

　감꼭지 6개를 1회분 기준으로 달여서 1일 2~3회씩 1주일 정도 복용한다.

국화

　온 포기 또는 꽃 4~6g을 1회분 기준으로 달여서 1일 2~3회씩 5~6일 복용한다.

🌿_ 냉이

뿌리 말린 가루 10~12g을 1회분 기준으로 달여서 1일 2~3회씩 4~5일 복용한다.

🌿_ 녹두

녹두 10~12g을 1회분 기준으로 생즙을 내어 1일 2~3회씩 1주일 이상 복용한다. 복용 중에 자황을 금한다.

🌿_ 당귀

뿌리 6~8g을 1회분 기준으로 달여서 1일 2~3회씩 10일 이상 복용한다.

🌿_ 마

산마뿌리줄기 8~10g을 1회분 기준으로 1일 3~4회씩 10일 이상 공복에 생식한다.

🌿_ 마늘

구운 마늘 15~20개를 1회분 기준으로 1일 2회씩 1주일 이상 먹는다.

🌿_ 맥문동

덩이뿌리 8~10g을 1회분 기준으로 달여서 1일 2회씩 1주일 이상 복용한다.

🌿_ 미나리

온 포기 20~25g을 1회분 기준으로 생즙을 내어 1일 2~3회씩 10일 이상 복용한다.

_ 민들레

민들레잎 또는 뿌리 10~25g을 1회분 기준으로 생즙을 내어 1일 2~3회씩 10일 이상 복용한다.

_ 복숭아나무

복숭아씨와 껍질을 벗긴 알맹이 3~4g을 1회분 기준으로 달여서 1일 2회씩 3~5일 복용한다.

_ 뽕나무

뽕나무뿌리 4~6g을 1회분 기준으로 달여서 1일 2회씩 1주일 정도 복용한다.

_ 살구나무

살구씨와 껍질을 벗긴 알맹이 3~4g을 1회분 기준으로 달여서 1일 2~3회씩 1주일 정도 복용한다.

_ 소나무

솔잎 3~4g을 1회분 기준으로 생즙을 내어 1일 3~4회씩 10일 이상 공복에 복용한다.

_ 옥수수

옥수수의 수염 25~30g을 1회분 기준으로 달여서 1일 2~3회씩 1주일 이상 복용한다.

_ 인삼

인삼뿌리 25~30g을 1회분 기준으로 달여서 1일 2~3회씩 10일 이상 복용한다.

고혈압 증세가 있으면 신중히 사용한다.

_ 창포

창포뿌리 5~6g을 1회분 기준으로 달여서 1일 2~3회씩 1주일 정도 복용한다.

_ 팥

팥 40~45g을 1회분 기준으로 달여서 1일 2~3회씩 10일 정도 복용한다.

_ 꿀

꿀 10~12g을 1회분 기준으로 달여서 1일 2~3회씩 5~6일 정도 복용한다.

● 한방에 많이 쓰이는 약초

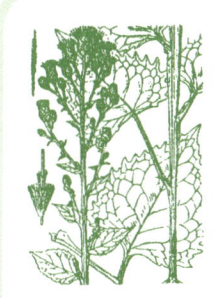
당분취

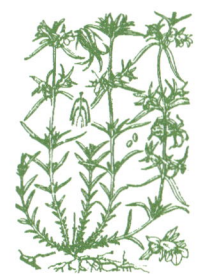
더부살이풀

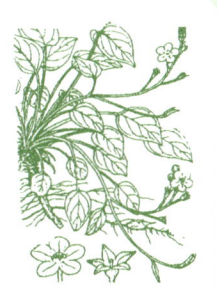
덩굴꽃마리

7. 협심증

■ **원인**

심장 부위에 격렬한 동통 발작이 일어나는 병증이다. 주로 관상동맥의 경련, 경화硬化, 폐색閉塞 때문에 일어난다.

■ **증상**

갑자기 심장이 몹시 뛰며 가슴이 답답하다든가 팔다리에 이상한 감각이 일며 식은땀이 나고 심장부로부터 왼쪽 아랫배에 걸쳐 또는 왼쪽 어깻죽지까지 심한 통증을 느끼게 된다. 얼굴이 창백하고 손발이 차가워지는데 때로는 피부가 보라색으로 변하고 하품이 쉴새없이 나면서 토하는 경우도 있다.

대개는 20분 안에 회복되나 재발하기 쉽다. 실신하는 경우도 있다. 얼굴이 붉어지고 주로 왼쪽 배에 통증이 오는 것이 첫 번째 증상이다.

한방 처방

반하후박탕半夏厚朴湯

쓸데없는 걱정이 많고, 정신이 불안정하며, 가슴이 메어진 것처럼 답답하고, 심장이 아픈 사람으로, 체력이 중간 정도인 사람에게 사용한다.

⚘_ 시호가룡골모려탕 柴胡加龍骨牡礪湯

신경과민으로 상기가 잘 되고, 스트레스가 쌓이고, 그래서 협심증이 발작되는 체력이 단단한 사람으로서 어깨 결림, 흉협고만, 변비, 불면 증상이 있는 경우에 사용한다.

⚘_ 괄려지실탕 括呂枳實湯

담배를 너무 피워서 협심증이 발작하거나, 목에 가래가 차서 숨 쉬기가 어려우며, 기침과 두통이 심할 때 사용한다.

⚘_ 황련해독탕 黃連解毒湯

상기되고, 기분이 초조하며, 불면 경향이 있고, 현기증이 나는 사람에게 사용한다.

⚘_ 진무탕 眞武湯

혈색이 나쁘고, 손발이 차며, 체력 저하가 뚜렷한 사람에게 사용한다.

⚘_ 당귀작약산 當歸芍藥散

허리와 발이 차고, 빈혈 경향이 있으며, 무기력하고, 항상 머리가 무겁고, 귀에 소리가 나면서 현기증이 있는 사람에게 사용한다.

⚘_ 조등산 釣藤散

울화증이 있고, 어깨 결림, 두통이 따르는 고령자의 현기증에 사용한다.

영계출감탕 苓桂朮甘湯

위내 정수가 있고, 상기, 두통, 소변량의 감소 등이 있으면서, 일어설 때 현기증이 있는 사람에게 사용한다.

민간 요법

갈대

갈대뿌리 25~30g을 1회분 기준으로 달이거나 생즙을 내어 1일 2~3회씩 1주일 이상 복용한다.

은행나무

은행나무잎이나 햇순 5~6g 또는 은행 10~12개를 1회분 기준으로 1일 2~3회씩 1주일 이상, 잎이나 햇순은 달여서 복용하고 은행은 구워서 먹는다.

잇꽃

잇꽃 5~7g을 1회분 기준으로 달이거나 환제 또는 산제로 하여 1일 2~3회씩 1주일 이상 복용한다. 주침해서도 복용한다.

구기자나무

구기자나무 잔가지 6~8g 또는 열매 4~6g을 1회분 기준으로 달여서 1일 2~3회씩 1주일 이상 복용한다.

_ 당귀

당귀뿌리 5~6g을 1회분 기준으로 달여서 1일 2~3회씩 1주일 정도 복용한다.

_ 모과나무

모과열매 15~20g을 1회분 기준으로 달여서 1일 2~3회씩 5~6일 복용한다. 주침해서도 복용한다.

_ 무화과나무

무화과 나무잎 3~5g 또는 열매 12~15g을 1회분 기준으로 1일 2~3회씩 5~6일, 잎은 달여서 복용하고 열매는 생식한다.

_ 삼백초

온 포기 6~9g을 1회분 기준으로 달여서 1일 2~3회씩 5~6일 복용한다.

_ 연꽃

연꽃뿌리 30~35g을 1회분 기준으로 생즙을 내서 1일 2~3회씩 5~6일 복용한다.

8. 당뇨병

■ 원인

한의학에서 당뇨병은 소갈증이라고 한다. 입이 마르고 물을 많이 마셔도 갈증이 풀리지 않고 음식을 많이 먹어도 배가 고프고 소변을 수도 없이 자주 보는 병이다.

한의학에서는 약 2천3백 년 전에 당뇨병의 임상 특징인 삼다일소三多一少 증상으로 '많이 마시고', '많이 먹고' '소변을 많이 보고', '체중이 감소한다'는 기록을 해놓았다. 또 소갈증 환자는 오래 되면 귀도 먹고 눈도 잘 안 보이게 된다는 기록도 있다. 이것이 당뇨병의 합병증들이다.

한의학에서는 당뇨병의 원인을 정신적 스트레스와 무절제한 식생활, 그리고 정신적 과로, 유전 등과 연관 있다고 본다. 상소上消·중소中消·하소下消 3가지 유형으로 나누면서 치료한다.

■ 증상

초기에는 심한 갈증이 오고 밤중에 5~6회 배뇨를 하게 되며, 또 밤에 눈을 떴을 때에 입이 말라 혀가 잘 돌아가지 않고 여기저기가 가려우며 습진이나 부스럼이 일어나는 수도 있다. 주로 지방분이 많은 육류를 섭취하는 사람이 많이 걸리며 유전적 원인이나 심신의 과로, 간장병, 동맥 경화, 매독 등이 원인이 되어 발병하기도 한다. 오줌의 양이 점점 많아지면서 오줌에서 독한 냄새가 나고 거품이 많이 일어난다.

  식욕이 왕성해지면서 단것을 좋아하게 되고 남자에게는 음위증, 여자에게는 월경 이상이 오며, 신경통이나, 협심증을 일으키는 경우도 있다. 또는 피부에 가려움증, 부스럼이 생기고 조그마한 상처에도 잘 곪게 되며 쉽게 피로하고 신경질적으로 변한다.

  당뇨병은 혼자 자신이 발병 여부를 파악하기 어렵기 때문에 혈당 농도 검사를 통한 조기 발견만이 최선이다. 단, 혀에 백태가 전혀 끼지 않은 경우에는 당뇨병을 의심할 수 있다.

  (1) 상소 : 목이 말라 물을 많이 마시는 당뇨성 조갈 증세를 말한다.

  (2) 중소渴症 : 목이 마르고 배가 몹시 고프며 배뇨량이 많고 오줌에 당이 섞여 나온다.

  (3) 하소 : 갈증이 심해서 물을 많이 마시는 것을 말한다.

한방 처방

대시호탕 大柴胡湯

비교적 가벼운 당뇨병으로 명치로부터 늑골 아래에 걸쳐 압통과 저항흉협고만이 있고, 변비 기미인 사람에게 사용한다. 변비가 없는 경우에는 대황을 빼고 사용한다.

백호가인삼탕 白虎加人蔘湯

안색도 좋고 체력도 있는 사람의 가벼운 당뇨병으로 열이 있어 목이 몹시 마르고, 특별히 물을 많이 마시거나 땀을 많이 흘리며, 소변이 잘 나오는 사람에게 사용한다.

팔미환 八味丸

당뇨병의 대표적인 치료약이다. 피로, 권태감이 심하고, 특히 야간에 소변을 많이 보며, 목이 마르고 손발이 차며, 하복부에 무력감이 있으나, 위장이 튼튼하여 설사가 없는 사람에게 사용한다. 소변이 잘 나오지 않고 변비 경향인 사람에게 사용해도 좋다.

방풍통성산 防風通聖散

배가 많이 나온 사람으로서 어깨 결림, 변비가 있고, 맥과 복력이 강한 사람에게 사용한다.

사군자탕 四君子湯

당뇨병이 진행되어 몸이 쇠약하고, 자주 피로하며, 안색이 나쁘고, 식욕이 없으며, 하지가 붓는 사람에게 사용한다.

시호계지건강탕 柴胡桂枝乾薑湯

안색이 나쁘고 체력도 없으며, 목이 마르고, 목 위로 땀을 많이 흘리며, 구역질이 나거나 오줌이 잘 나가지 않으며, 입 안이 씁쓸하거나, 숨이 가쁜 증상이 있는 경우에 사용한다.

오령산 五苓散

목이 말라서 물을 많이 마시지만, 물을 마시면 잘 토하고, 소변량이 적으며 설사를 하고, 자주 땀을 흘리는 사람에게 사용한다.

죽엽석고탕 枯葉石膏湯

상당히 진행된 당뇨병으로 체력이 떨어져 쉬 지치고, 목이 몹시 마르며, 기침이 나오는 사람에게 사용한다.

민간 요법

가시오갈피

가시오갈피 잔가지 또는 뿌리껍질 6~8g을 1회분 기준으로 달여서 1일 1~2회씩 장복한다.

감초

감초뿌리 4~5g을 1회분 기준으로 달여서 1일 1~2회씩 장복한다.

개구리밥

온 포기 10~15g을 1회분 기준으로 달여서 1일 1~2회씩 장복한다.

결명차

결명차잎 또는 씨 5~6g을 1회분 기준으로 달여서 1일 2~3회씩 20일 이상 복용한다.

구기자나무

구기자나무뿌리 5~6g을 1회분 기준으로 달여서 1일 1~2

회씩 10일 이상 복용한다.

_ 냉이

말린 냉이뿌리 10~12g을 1회분 기준으로 가루내어 1일 2~3회씩 10일 이상 복용한다.

_ 녹두

녹두 15~20g을 1회분 기준으로 곱게 갈아 1일 2~3회씩 복용하거나 생즙을 내서 10일 이상 복용한다.

_ 둥굴레

뿌리줄기 6~10g을 1회분 기준으로 달여서 1일 2~3회씩 장복한다.

_ 마

뿌리줄기 5~8g을 1회분 기준으로 1일 2~3회씩 20일 이상 생식한다.

_ 마늘

구운 마늘 15~20개를 1회분 기준으로 장복하면 좋다.

_ 무

무생즙 80~100g을 1회분 기준으로 1일 2~3회씩, 20일 이상 공복에 복용한다.

_ 살구나무

살구씨와 껍질을 벗긴 알맹이 3~4g을 1회분 기준으로 달여서 1일 2~3회씩 10일 이상 복용한다.

_ 영지

영지버섯 3~4g을 1회분 기준으로 달여서 1일 2~3회씩 1개월 정도 복용하되 반드시 산마가루를 섞어서 복용하도록 한다.

_ 오갈피나무

오갈피나무 잔가지 또는 뿌리 6~8g을 1회분 기준으로 달여서 1일 2~3회씩 20일 이상 복용한다.

_ 옥수수

옥수수의 수염 25~30g을 1회분 기준으로 달여서 1일 2~3씩 1주일 이상 복용한다.

_ 용담

용담 뿌리 1~1.5g을 1회분 기준으로 달여서 1일 2회씩 1주일 정도 복용한다.

9. 빈혈

■ 원인

일반적으로 적혈구나 혈색소가 감소하여 정상인보다 낮은 상태를 말한다.

피의 조절 성분이 부족하여 생기는 경우, 적혈구 생산 능력이 떨어져서 생기는 재생불량성 빈혈, 만성 또는 급성으로 피를 많이 흘려서 생기는 출혈성 빈혈, 여러 가지 원인에 의해 발병하는 용혈성 빈혈_{용혈성 빈혈} 등으로 구분된다.

■ 증상

주로 안색이 창백해지고 식은땀을 흘리며 피부의 탄력과 광택이 없어지고 주름이 많이 생기며, 몸에 힘이 없고 하품과 권태감, 트림, 귀울림 등의 증세가 따른다. 수족이 차고 숨이 차면서 졸음이 자주 오고 시력도 떨어지며 어지럼증이 일고 소변의 양이 많이 늘며 부종이 일어나고 실신하는 경우도 있다.

① 위궤양, 위암 등으로 기력이 쇠약하여 빈혈이 심한 경우
② 동계動悸, 현기증, 귀울림, 두통, 부종 등과 함께 빈혈이 있는 경우
③ 중병을 앓고 난 후 영양 부족으로 살갗이 까칠하게 말라 시드는 것처럼 되고 빈혈이 있는 경우
④ 산후 빈혈
⑤ 소년기에 생기는 원인 불명의 빈혈

⑥ 출혈에 의한 빈혈
⑦ 혀가 완전히 백태인 경우
⑧ 심한 출혈에서 오는 망혈
⑨ 약물에 의해서 일시적인 어지럼증이 오는 경우
⑩ 머리에 모자를 쓴 것같이 중압감을 느끼면서 어지럼 증상
⑪ 빈혈에서 오는 발한증
⑫ 머리가 어지러운 증상

한방 처방

_ 황련해독탕 黃連解毒湯
상기되고, 기분이 초조하며, 불면 경향이 있고, 현기증이 나는 사람에게 사용한다.

_ 진무탕 眞武湯
혈색이 나쁘고, 손발이 차며, 체력 저하가 뚜렷한 사람에게 사용한다.

_ 당귀작약산 當歸芍藥散
허리와 발이 차고, 빈혈 경향이 있으며, 무기력하고, 항상 머리가 무겁고, 귀에 소리가 나면서 현기증이 있는 사람에게 사용한다.

_ 조등산 釣藤散
울화증이 있고, 어깨 결림, 두통이 따르는 고령자의 현기증

에 사용한다.

반하후박탕 半夏厚朴湯
자율신경실조증과 노이로제를 동반하는 현기증에 사용한다.

영계출감탕 笭桂朮甘湯
위내 정수가 있고, 상기, 두통, 소변량의 감소 등이 있으면서, 일어설 때 현기증이 있는 사람에게 사용한다.

민간 요법

결명차
결명차 열매 5~6g을 1회분 기준으로 달여서 1일 2~3회씩 1주일 이상 복용한다.

구기자나무
구기자나무 잔가지 6~8g 또는 열매 4~6g을 1회분 기준으로 달여서 1일 2~3회씩 1주일 이상 복용한다.

당귀
당귀뿌리 5~6g을 1회분 기준으로 달여서 1일 2~3회씩 1주일 정도 복용한다.

만삼
만삼뿌리 10~15g을 1회분 기준으로 달여서 1일 2~3회씩

4~5일 복용한다.

_ 모과나무
모과 15~20g을 1회분 기준으로 달여서 1일 2~3회씩 5~6일 복용한다.

_ 무화과나무
무화과 나무잎 3~5g 또는 열매 12~15g을 1회분 기중으로 1일 2~3회씩 5~6일 잎은 달여서 복용하고 열매는 생식한다.

_ 백하수오
백하수오뿌리 6~8g을 1회분 기준으로 달여서 1일 2~3회씩 5~6일 복용한다.

_ 삼백초
온 포기 6~9g을 1회분 기준을 달여서 1일 2~3회식 5~6일 복용한다.

_ 연꽃
연꽃뿌리 30~35g을 1회분 기준으로 생즙을 내서 1일 2~3회씩 5~6일 복용한다.

_ 인삼
인삼뿌리 25~30g을 1회분 기준으로 달이거나 산제로 하여 1일 2~3회씩 4~5일 복용한다. 고혈압 증세가 있으면 신중히 사용한다.

❦_잣나무

잣송이 6~8g을 1회분 기준으로 달여서 1일 2~3회씩 5~6일 복용한다.

❦_호박

평소 호박나물을 많이 먹는다. 늙은 호박 1~2개를 삶아서 속에 고인 물과 함께 양껏 먹는다.

❦_꿀

꿀 10~12g을 1회분 기준으로 1일 2~3회씩 4~5일 복용한다.

●한방에 많이 쓰이는 약초

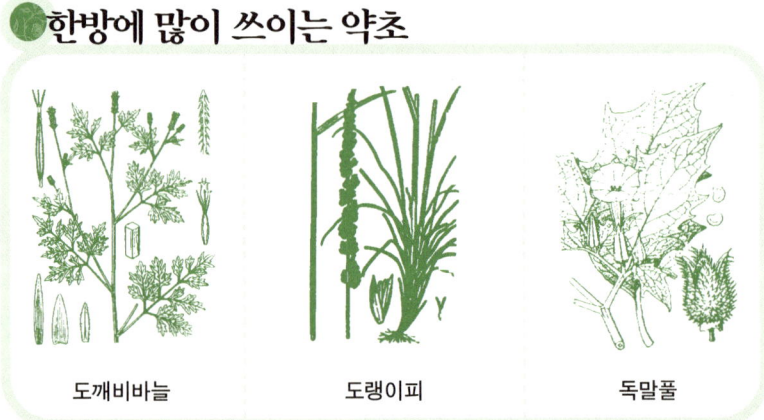

도깨비바늘　　　　도랭이피　　　　독말풀

제4장
간장 질환

1. 간염

■ 원인

주로 간장에 염증을 일으키고 다른 장기에도 병변을 초래하는 전신 질환이다. 발생 원인에 따라 바이러스성 간염, 중독성 간염, 자가면역성 간염으로 나누고 진행과정에 따라 급성과 만성간염으로 분류한다. 간염 바이러스는 A형, B형, C형 등으로 분류하는데 이 중 B형 간염 바이러스를 한국에서 가장 중요한 원인으로 다루고 있다.

간염은 1년 4계절 어느 때에나 발생하나 가을철에 특히 많이 발생하며, 여자보다 남자에게 흔하다. 한의학의 병인·병리 측면에서는 습열濕熱, 황달黃疸, 역력 범위에 속하며, 임상에서 습열훈증형濕熱薰蒸型 열독내적형熱毒內積型 등으로 분류하여 치료한다.

A형 급성간염일 경우 황달 증상이 심할 때 보통 한약 복용 1~2주 정도면 황달 증상이 거의 없어진다. B형 만성간염에서 오랜 치료에도 불구하고 GOT, GPT의 수치의 3백~4백정상수치는 GOT 30, GPT 40이 되는 경우를 종종 볼 수 있다. 한의학

으로 치료할 때 평균 2주 정도 치료하면 3백~4백 되는 수치가 1백~2백 정도로 떨어진다. 평균 2~3개월 치료하면 거의 정상수치로 회복된다.

일반적으로 간염이라 하면 바이러스성 간염과 중독성 간염으로 구분하고, 다시 바이러스 간염은 유행성 간염과 혈청성 간염으로 구분하고 있으며, 바이러스 간염은 바이러스에 의해 일어나는 간장 장애를 말한다. 중독성은 간장독을 일으키는 물질이나 치료시에 투약하는 약물에 의하여 일어나는 간장 장애을 말하며, 혈청성 간염은 대개 수혈이나 주사기 등의 오염에 의해 감염되는 것을 말한다.

유행성 간염은 대개 환자의 배설물에서 바이러스가 음식물, 술잔, 찻잔, 식기, 손 등을 통해서 감염되는 경우로 집단생활에서 집단적으로 발생하는 일이 많다. 따라서 유행성 감염이라 한다.

■ 증상

급성간염의 초기 증상은 몸이 나른해지고 식욕이 없어진다. 구역질이 나고 열이 많이 난다37~38도. 한기와 두통이 생긴다. 며칠이 지나면 흰자위와 피부가 노래지고 황달이 나타난다. 동시에 초기 증상은 없어진다.

황달은 1주일에서 10일 사이에 최고조에 달하고 그 후에는 점차 엷어져 한 달이면 없어진다.

다만 황달이 나타나지 않는 경우 초기 증상 없이 황달이 갑자기 나타난 경우, 거의 증상이 없는 경우 등 여러 가지 증상 패턴이 있다. 식욕 부진, 술에 금방 취하고 잘 깨지 않는다. 쉬 피로해진다. 어지럽다. 몸이 나른하다. 피부가 가렵다. 두통, 흥분을 잘한다.

한편, 만성간염은 식욕 부진, 음주 후 뒤끝이 좋지 않음, 피로가 자주 옴, 몸이 나른함, 어지러움, 흥분을 잘 함, 피부의 가려움, 기분이 우울함, 두통 등 여러 가지 증상이 나타난다.

한방 처방

_ 대시호탕 大柴胡湯

명치와 늑골 아래에 저항과 압통 흉협고만이 심하고, 어깨 결림, 변비, 입 안에 쓴맛이 나며, 쉬 피로해지는 사람에게 사용한다.

_ 소시호탕 小柴胡湯

흉협고만, 어깨 결림, 입 안에 쓴맛이 있고, 자주 피로하지만, 변비가 없는 사람에게 사용한다.

_ 인진호탕 茵陳豪湯

체력이 있는 사람의 급성 간염에 사용한다. 목이 몹시 마르고, 목 위로 땀을 흘리며, 소변량이 적고, 변비, 황달인 사람에게 사용하면 신속히 황달이 없어진다. 황달이 없는 사람에게 사용해도 좋다.

👍 인진오령산 茵陳五苓散

체력이 중간 정도인 사람의 급성간염으로, 습열로 인해 목이 마르고, 소변량이 적으며, 황달기가 있고, 몸이 붓는 경향인 사람에게 사용한다.

👍 시호계지탕 柴胡桂枝湯

만성간염으로 흉협고만이 있고, 입 안이 씁쓸하며, 열이 나고, 오한이 있으며, 식욕이 없고, 구역질과 상복통·불면증·초조감 같은 신경 증상이 있는 사람에게 사용한다.

👍 가미소요산 加味逍遙散

만성간염으로 자주 피로하고 등이 갑자기 뜨거워졌다가 식은 적이 있으며, 어깨 결림·변비·불면증·초조감 같은 신경 증상이 있는 사람에게 사용한다. 주로 여성에게 사용하는 처방이다.

👍 소건중탕 小建中湯

손발이 화끈거리고, 상복통, 두근거림이 있으며, 맥과 복력이 약한 사람에게 사용한다.

👍 소시호탕합인진호탕 小柴胡湯合茵陳豪湯

흉협고만·피로·권태감·식욕 부진, 변비 등이 있는 사람에게 사용한다. 급성간염의 급성기가 지났을 무렵에 사용하면 좋다.

●민간 요법

_용담뿌리

만성 간염 및 황달에 0.3~1.5g을 달여 마시면 효과가 있다.

우렁이볶음

황달은 간장의 질병으로 인해 혈액 속에 이상이 생겨 나타나는 것으로 눈의 흰자위와 피부가 모두 노랗게 된 상태이다. 황달을 포함한 간장병에 있어 한방은 효과적인 처방을 많이 가지고 있는데 그 중 하나가 우렁이볶음이다.

우렁이는 약성이 차고 맛이 달며, 간장의 염증성 열을 식혀주고 아울러서 간장을 보호하는 역할을 한다. 인진쑥은 소염, 심장 기능 강화, 체내 독소 배출에 효험이 있으므로 우렁이와 함께 복용하면 황달 증세를 개선시키는 데 매우 유용하다.

_결명차

결명차씨 5~6g을 1회분 기준으로 달여서 1일 2~3회씩 5~6일 복용한다.

_고삼

고삼뿌리 1~3g을 1회분 기준으로 달여서 2~3회씩 5~6일 복용한다. 복용 중에 신경초, 인삼은 금한다. 임산부는 신중히 사용한다.

_구기자나무

구기자나무뿌리 또는 열매 4~8g을 1회분 기준으로 달여서

1일 2~3회씩 10일 이상 복용한다. 주침해서도 복용한다^{만성간염}.

_ 국화

국화 온 포기 또는 꽃 4~6g을 1회분 기준으로 달여서 1일 2~3회씩 1주일 정도 복용한다.

_ 냉이

냉이 뿌리 8~12g을 1회분 기준으로 가루내어 1일 2~3회씩 1주일 정도 따뜻한 물에 타서 복용한다.

_ 민들레

민들레 뿌리 10~15g을 1회분 기준으로 달이거나 생즙을 내어 2~3회씩 10일 이상 복용한다.

_ 수양버들

수양버들 온 포기 8~10g을 1회분 기준으로 달여서 1일 2~3회씩 1주일 정도 복용한다.

_ 신경초

신경초 뿌리 5~7g을 1회분 기준으로 달여서 1일 2~3회씩 1주일 정도 복용한다.

_ 알로에

알로에 온 포기 20~30g을 1회분 기준으로 달여서 1일 2~3회씩 10일 이상 복용한다.

_ 애기똥풀

애기똥풀 온 포기 1.5~3g을 1회분 기준으로 달이거나 생즙을 내어 1일 2~3회씩 10일 이상 복용한다.

_ 인동

인동 줄기 또는 뿌리 10~15g을 1회분 기준으로 달여서 1일 2~3회씩 1주일 정도 복용한다.

_ 자라

자라 0.5~1마리를 기준으로 푹 고아서 2~3일 동안 3~4회 복용한다.

_ 자작나무

자작나무껍질을 10~15g을 1회부 기준으로 달여서 1일 2~3회씩 1주일 정도 복용한다.

_ 적하수오

적하수오뿌리 4~6g을 1회분 기준으로 달여서 1일 2~3회씩 1주일 정도 복용한다.

2. 간경변증

■ 원인

애주가들에게 많이 나타나는 간경변증은 보통 위축성 간경변증이라 한다. 강경변이란 간의 실질 세포의 괴사나 증식으로 인한 결절의 형성, 결합 조직의 증식, 간소엽 구조의 파괴와 변성 등의 단일 질병이 아니라 일정한 특징을 가진 만성 질환을 총칭한 것이다.

앞에서 기술한 황달을 잘못 치료했을 때에도 이 질병이 되는 수도 있다. 독주를 항상 마시든가, 강한 향신료를 좋아하는 사람도 간경변이 되기 쉽다.

기타 약물 중독·바이러스성 간염·영양 장애·알코올의 과음·간장독·매독·결핵 등의 만성적 전염병은 그 독소가 간장을 속상하여 간경변증을 일으키게 된다.

■ 증상

간경변은 서서히 진행되는 병이므로 초기에는 특별한 증상이 없다. 식욕이 없고, 자주 피곤하며, 구역질과 복부 팽만감, 설사, 변비 등이 있는데 불과하고, 또 이런 증상조차 없는 경우도 많다.

병이 진행되면 황달과 복수 같은 증상이 나타나고, 갑자기 피를 토하고 사망하는 수도 있다.

간경변이 어느 정도 진행되면 앞의 증상 외에 특징적인 증상이 나타나는데, 상반신에 생기는 거미 모양^{지주상} 혈관종, 손바닥·발바닥이 빨갛게 얼룩지는 장홍반, 남성의 유방이 여성처럼 부풀어 오르는 여성화 유방 등이 있다.

●한방 처방

_ 소시호탕 小柴胡湯

어깨와 목이 결리고, 명치에서 늑골 아래에 걸쳐 저항과 압통^{흉협고만}이 있으며, 입 안이 씁쓸하거나 끈적끈적하고, 변비가 없는 사람에게 사용한다.

_ 인진오령산 茵陳五苓散

입이 마르고, 소변량이 적으며, 가벼운 황달, 복수, 부종이 있는 사람에게 사용한다.
황달이 없는 사람에게 사용해도 좋다.

_ 시령탕 柴苓湯

간경변 초기로 식욕이 없고, 소변량이 적은 경우에 사용한다.

_ 삼령탕 蔘苓湯

시령탕을 복용해도 계속 체력이 떨어지고, 황달, 복수, 하반신에 부종이 있는 사람에게 사용한다.

🌱 가미소요산 加味逍遙散

간경변 초기로 등이 갑자기 뜨거워졌던 적이 있고, 불면증, 초조감 같은 신경 증상이 있는 사람에게 사용한다.

🌱 인삼탕합오령산 人蔘湯合五苓散

중증의 간경변으로 복수가 가득 차 배가 팽만하고 기허를 겸해 온 몸이 부은 사람에게 사용한다.

🌿 민간 요법

🌱 녹즙

간에 이상이 생기면 피로감이 제일 먼저 온다. 또한 명치 끝의 불쾌감, 식사 후의 팽만감 등이 있는데 간의 병은 제때에 치료하지 않으면 더 큰병으로 진행되어 치명적인 상태까지 가기 쉽다. 이러한 간 기능 회복에 녹황색 채소가 매우 좋다고 한다.

당근에는 당분과 비타민을 비롯한 많은 영양소가 함유되어 있으며 시금치는 오장의 기를 잘 소통하게 해 주며 주독을 풀어 주는 작용을 한다. 간 기능의 본질적인 회복은 정확한 진단과 그에 따른 올바른 식이 요법이 관건이다.

🌱 잉어

1kg 정도 되는 잉어의 내장을 꺼내고 삶은 팥 50g을 그 안에 넣고 실로 꿰매어 솥에 넣고, 국을 끓여 양념하여 먹는다.

잉어·팥은 이뇨 작용, 부은 것을 내리는 작용 등이 있다.

_옥수수·질경이

옥수수 수염 50g, 질경이 10g을 물에 달여 하루 3~4번에 나누어 먹는다. 옥수수의 수염·질경이는 이뇨작용, 부은 것을 내리는 작용 등이 있다.

이 약은 비교적 오랜 기간 써도 부작용이 없으므로 몸이 허약한 사람에게도 마음놓고 쓸 수 있다.

_가물치

내장을 꺼내 버리고 그 속을 마늘로 채워 실로 꿰매고, 종이로 싸서 진흙을 두툼히 발라 구워서 먹는다. 가물치·마늘은 강한 이뇨 작용, 부은 것을 내리는 작용 등이 있다.

● 한방에 많이 쓰이는 약초

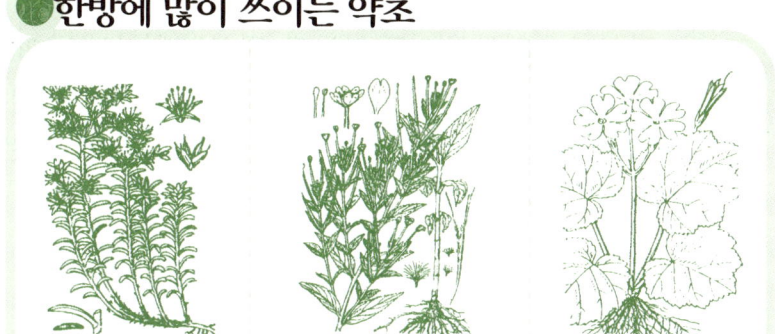

돌나물   돌바늘꽃   돌앵초

3. 담낭염

■ 원인

　간장에서 만들어진 담즙을 저장하는 주머니를 담낭이라 하는데 이 주머니에 염증이 생겼을 때를 담낭염이라 한다.
　이것은 장 속에 있던 세균이 침입하는 것으로 세균은 대장균이 가장 많지만 다른 티푸스균 등의 전염병 균과 기타의 병균 침입으로 염증을 일으키는 경우도 있다.
　급성담낭염은 조속히 적절한 치료 처치를 가하면 수일 내에 치유되기도 하지만, 병상이 장기간 계속된다든가 치료를 잘못하게 되면 담낭 수종이나, 담낭 농종이라고 하는 위험한 질병으로 전이되는 수가 있으므로 추호의 방심도 금물이다.

■ 증상

　대부분 담석이 원인이 되기도 하는데, 담석이 원인이 될 때에는 심한 통증이 있으며, 발병 2~3일이 지나면 염증에 의해 발열되면서 식은땀을 흘리며, 견딜 수 없을 정도의 산통은 두통으로 변하고, 눈 흰자위로부터 황달이 나타나기 시작한다.
　또한 티푸스 등의 감염균이 침입하면, 이곳에 안착되어 추방하기에는 상당한 어려움이 따른다. 담즙에 섞인 균은 장으로 침입하여 몸 밖으로 배출되므로 감염의 염려가 있다.
　담낭에 염증이 일어나기 시작하면, 담낭은 우측 상복부에 위치하고 있으므로 발열과 우측 상복부에 통증이 있고, 통증은 지속적이며 구토가 있기도 하고, 황달이 나타나기도 한다.

담낭뿐만 아니라 간장도 부어 손으로 눌러 보기만 해도 부기를 알 수 있으며, 누를 때마다 통증이 있다.

감염균에 의한 열은 침입한 세균의 종류에 따라 다르다. 대개는 고열이다. 다만 어느 형의 열이든 하루 중 열의 고저의 차가 눈에 띄는 것이 특징이다.

한방 처방

대시호탕 大柴胡湯

다부진 체격으로, 명치에서 늑골 아래에 걸쳐 저항과 압통흉협고만이 있고, 어깨가 결리며, 열이 오르락 내리락하고, 입 안이 씁쓸하고, 변비가 있는 사람에게 사용한다.

시호계지탕 柴胡桂枝湯

흉협고만이 있고, 배가 많이 아프지만 변비는 없고, 입 안이 씁쓸한 사람에게 사용한다.

소건중탕 小建中湯

쉬 피로하고, 안색이 나쁘며, 원기가 없고, 복통이 심한 사람에게 사용한다.

연년반하탕 延年半夏湯

만성췌장염으로 왼쪽 늑골, 유방 아래로부터 왼쪽 어깨와 등에 걸쳐 통증이 있고, 발끝이 찬 사람에게 사용한다.

🌱 민간 요법

🌿 감초

뿌리약재상에서 판다 6g을 300~400cc의 물로 절반 이하가 될 때까지 진하게 달여 한 번에 마신다. 급격한 복통으로 진통제가 필요한 경우에 사용한다.

🌿 부추

생뿌리와 잎을 갈아 으깨고 초를 쳐 볶은 것을 헝겊에 싸서 환부를 데운다.

🌱 한방에 많이 쓰이는 약초

| 돌외 | 돌피 | 동아 |

4. 담석증

■ 원인

  간장에서 조성된 담즙을 송출하는 담도가 있는데, 이 담도에 여러 가지 원인으로 결석이 생겨 담도를 막아 버리게 된다. 이 때문에 장애가 일어나는 증상을 담석증이라고 한다.

  원인으로는 체질적으로 유전성과 위장 장애, 전염병, 비타민 A 결핍 등에 의해 담도에 항상 담즙이 정체되어 점점 그 농도가 증가되어 결석을 조성하게 된다.

  담석은 그 화학적 성분에 따라 콜레스테롤을 주성분으로 한 콜레스테롤 결석과 담즙 색소를 주성분으로 하는 빌리루빈 결석으로 구분한다. 엎드려서, 또는 종일 앉아서 일하는 사람들한테 이환율이 높다.

  변비가 있는 사람, 식사와 식사 사이의 시간이 긴 사람, 지방분의 과잉 섭취에서도 이환율이 높다.

■ 증상

  담석증은 심한 통증으로 고통을 받는 질병이다. 갑자기 우측 상복부에 정신을 잃을 정도의 통증이 일어난다. 이 통증은 우측 흉부, 우측 등, 우측 어깨로 통증이 방산되면서 오한과 구토가 일어나며, 허탈 상태와 실신, 경련을 일으키는 경우도 있고, 결국에는 의식 불명이 된다.

  이러한 발작이 일어나고 부터 12~24시간이 경과된 후 황달이 나타나는 것은 악성으로서 위험한 증상이다. 소변은 황갈색으로 탁하고 거품이 있고, 대변은 이 질병 특유의 점토와 같은 회백색을 띤다.

한방 처방

대시호탕 大柴胡湯
명치와 늑골 아래에 저항과 압통 흉협고만이 심하고, 어깨 결림과 입 안에 씁쓸함, 변비가 있는 사람에게 사용한다.

시호계지탕 柴胡桂枝湯
흉협고만이 있고, 입안이 씁쓸하며, 상기 기미로 상반신에 땀이 많이 나는 사람에게 사용한다.

소시호탕 小柴胡湯
비교적 체력이 있고, 흉협고만·식욕 부진·구역질·미열이 있으며, 입 안이 씁쓸하거나 끈적거리는 사람에게 사용한다.

작약감초탕 芍藥甘草湯
발작이 일어나 몹시 아플 때 사용하면 통증이 가라앉는다.

민간 요법

_ 냉이
그늘에 말린 전초 10~15g을 500~600cc의 물로 절반이 될 때까지 달여 하루 3회로 나눠 마신다.

_ 율무
껍질째 열매 20g을 달여 차 대신에 마신다.

_ 매실장아찌
매실장아찌 1개에 생강즙을 조금 넣고 뜨거운 엽차를 부어 마시면 아픔이 경감된다.

_ 곤약
곤약을 끓는 물로 데워 두꺼운 헝겊으로 서너 겹 감아 아픈 곳에 댄다.

_ 백작약
백작약 20g, 감초 12g을 물에 달여 하루 2~3번에 나누어 아침·점심·저녁 사이에 먹으면 경련성 아픔을 멎게 한다. 백작약·감초는 작약 감초탕이라고 하는데 평활근의 경련을 푸는 작용이 있어 담석증으로 오는 경련성 통증을 멎게 한다.

_ 금잔화
금잔화 15~20g을 물에 달여 하루 3번에 나누어 식후에 먹으면 작은 담석을 녹이며 큰 담석을 밖으로 내보내는 작용을 한다.

_울금

울금 · 감초 각각 10g, 백반 16g을 부드럽게 가루내어 한 번에 3~4g을 하루 3번 먹어도 좋다.

_겨자

진통 작용 등이 있다.

●한방에 많이 쓰이는 약초

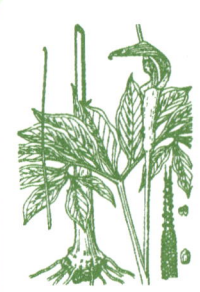

두루미천남성

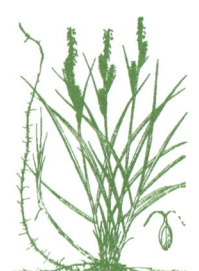

독사초

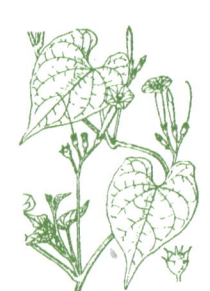

둥근잎유홍초

제5장
신경계 질환

1. 관절염

■ 원인

일반적으로 관절염이라 하면 관절 안에 세균이 들어가 염증을 일으키는 것이지만 그 종류는 여러 가지이다.

외상성 관절염, 류머티즘 관절염, 임독성 관절염, 결핵성 관절염, 비특이성 관절염 등으로 나뉜다.

이 중에서 가장 많은 것이 임독성 관절염이다. 임독에서 오는 관절염은 그 통증이 다른 어떤 관절염 보다 심할 뿐만 아니라 때로는 전신이 농독증膿毒症에 걸려서 대단한 고통 속에 사망하는 일도 있어 공포의 대상이 되고 있다.

외상성 관절염이라는 것은 어느 부분이 타박을 입거나 좌상에 의해 그 부분에 내출혈이 일어나 혈종血腫을 보게 되거나 수종水腫이 있는 경우도 있다. 외상부가 열을 띠고 통증이 있으나 관절염으로서는 비교적 다루기 쉬운 편이다.

그러나 치료 처치가 좋지 못하면 화농되거나 그 부분의 관절낭이 비후하여 운동에 지장을 초래하게 되는 일도 있다.

■ **증상**

　임독성 관절염은 갑자기 통증이 일어나고 그 통증은 몹시 심하다. 그렇기 때문에 관절부가 부어 움직일 수 없게 된다.

　남성에는 슬관절, 여성에게는 수관절이 침범되는 일이 많다. 임균 때문에 높은 열이 나 고통을 받는다. 임균성 관절염은 치유된 후에도 그 관절이 경직된 채로 있는 경우가 많다.

　비특이성 관절염이란 포도상구균이나 연쇄상구균 등의 세균에 의해 일어나는 경우가 많다. 외부로 부터 전염되거나 체내 어느 부분에서 염증을 일으키고 있기 때문에 그 염증 부위에 가까운 관절이 침범되거나 어느 부위에 파급되어 일어난다.

　이것도 세균에 따라 대단히 심한 고열이 나고 격통을 자각하게 된다. 임균과 같은 극히 악성이며 매우 위험한 관절염이다.

　기형성 관절염이라는 것도 있다. 이것은 노인성 관절염으로서 통증이 그렇게 대단하지 않으나 그 관절을 움직일 때 통증을 자각하게 된다.

　또한 관절염에는 그 부위에 물이 괴어 부어 오르는 것과 겉으로 보기에는 아무런 징후도 인정할 수 없는 것이 있다. 물이 괴어 부어 오르는 것을 관절 수종이라고 한다.

한방 처방

갈근탕 葛根湯
양독으로 인한 관절염 초기로 증상이 가벼울 때 사용한다. 목덜미, 어깨 등이 결리고, 한기, 발열이 있으며, 땀을 잘 흘리지 않는 사람에게 효과가 있다.

월비가출탕 越婢加朮湯
수액 대사가 잘 되지 않아서, 목이 마르고, 땀을 많이 흘리며, 소변량이 적고, 관절에 물이 괴어 몹시 아픈 사람에게 사용한다.

마행의감탕 麻杏薏甘湯
풍습바람으로 인한 관절염 초기에 사용한다. 추우면 더욱 아프고, 소변량이 적은 사람에게 좋다.

의이인탕 薏苡仁湯
마행의감탕을 사용하였으나 부기와 통증이 계속되는 사람에게 사용한다. 노인성의 가벼운 관절염에도 적합하다.

감초부자탕 甘草附子湯
풍습으로 인한 관절의 통증이 심하고, 손발 냉증, 오한이 드는 사람에게 사용한다.

방풍통성산 防風通聖散
비만형으로 배가 쑥 튀어나온 사람이 어깨 결림과 변비가 있는 경우에 사용한다.

👍_귀기건중탕歸芪建中湯

혈 부족으로 인해 체력이 떨어지고 관절의 아픔이 심해서 서 있기도 부자연 스러운 사람에게 사용한다.

👍_황기건중탕黃芪建中湯

기허하여 만성화된 관절염으로, 붓고 아파서 온 몸이 쇠약하고 식은땀을 흘리는 사람에게 사용한다.

👍_소경활혈탕疎經活血湯

만성화된 관절염으로 이곳 저곳의 관절이 쑤시는 경우에 사용한다.

👍_내탁산內托散

화농성 관절염에 사용한다. 배농이 촉진되고, 또 화농된 것은 빨리 아물게 되어 낫는다.

👍_백주산白州散

화농성 관절염에 사용하는 처방과 병용하면 화농이 방지되고 더 빨리 낫는다.

민간 요법

_송절주

관절염은 손가락의 관절에서 시작하여 손목·팔꿈치·무릎 등 여러 관절이 아프고 붓거나 고열이 있는 질병이다. 생활 요법으로 몸을 차지 않도록 하고 정신적, 육체적 피로를 피하는 등의 주의가 필요한데 송절주를 식이 요법으로 함께 복용하면 여러 증상을 개선할 수 있다. 소나무의 가지 마디를 주원료로 사용하고 보혈·활혈의 효능이 있는 당귀를 첨가해 빚은 이 술은 담이나 풍·관절염·혈액 순환에 좋은 약용술로 진가를 인정받고 있다.

만드는 법은 다음과 같다

밑술은 송절 6kg과 당귀 1kg을 함께 넣어 센 불에서 약한 불로 2~3시간 푹 끓인 후 걸러 낸다. 여기에 멥쌀을 백설기로 만들어 잘게 부수어 누룩을 함께 넣고 7일간 발효시킨다. 덧술은 찹쌀과 멥쌀을 반반씩 섞은 술밥을 잘 쪄 발효시켜 아침·저녁 반주로 복용한다.

_칡

건조시킨 칡뿌리를 하루분으로 5~10g씩 달여 차 대신에 마신다. 자루에 담아 욕탕 속에 넣으면 몸이 따뜻해진다.

_미꾸라지

살아 있는 미꾸라지의 껍질을 벗겨, 껍질 부분을 환부에 붙이면 부기가 빠지고 아픔이 완화된다.

_ 인동덩굴

건조시킨 경엽 하루분 10~15g을 똑같이 달여 마신다.

_ 두충

두충나무 껍질 8~10g을 1회분 기준으로 달여서 1일 2~3회씩 10일 정도 복용한다. 주침해서도 복용한다.

_ 모란

모란뿌리 4~6g을 1회분 기준으로 달여서 1일 2~3회씩 10일 정도 복용한다. 복용 중에 패모, 대황, 쇠붙이 도구는 금한다.

_ 소나무

솔방울 2~3g을 1회분 기준으로 달여서 1일 2~3회씩 10일 정도 복용한다.

_ 오갈피나무

오갈피나무뿌리 5~7g을 1회분 기준으로 달여서 1일 2~3회씩 10일 정도 복용한다. 주침해서도 복용한다.

_ 우엉

우엉잎 또는 뿌리 5~7g을 1회분 기준으로 달여서 1일 2~3회씩 10일 정도 복용한다.

_ 율무

율무뿌리 4~6g을 1회분 기준으로 달여서 1일 2~3회씩 10일 정도 복용한다.

_ 접시꽃

접시꽃잎 또는 뿌리 15~20g을 1회분 기준으로 달여서 1일 2~3회씩 1주일 정도 복용한다.

_ 지네

지네 3~4마리를 1회분 기준으로 주침해서 1일 2~3회씩 1주일 정도 복용한다.

_ 참깨

참기름 20g을 1회분 기준으로 소주 반잔과 섞어 1일 2~3회씩 1주일 정도 복용한다.

_ 벌집

땅벌집 12~15g을 1회분 기준으로 달여서 1일 2~3회씩 4~5일 정도 복용한다.

_ 가시오갈피

가시오갈피뿌리와 껍질 6~8g을 1회분 기준으로 달여서 1일 2~3회씩 10일 정도 복용한다. 주침해서도 복용한다.변형성 관절염.

_ 강활

강활 뿌리 5~7g을 1회분 기준으로 달여서 산제로 해서 1일 2~3회씩 10일 정도 복용한다.습관성 관절염.

_ 나팔꽃

나팔꽃씨 4~6g을 1회분 기준으로 달여서 1일 2~3회씩 1주일 정도 복용한다.

2. 목이 뻣뻣할 때

직장 생활을 하면서 스트레스를 안 받고 생활하기란 매우 어려운 일일 것이다. 스트레스를 받거나 긴장하게 되면 이내 목이 뻣뻣해지는 것을 느낄 수가 있다. 목이 뻣뻣해지는 것은 긴장성으로 인해 오는 증상인데 이렇게 되면 아무래도 쉽게 피로감을 느끼게 된다.

찬 바람 기운이 목, 어깨 등에 머물러 있을 때 그 부위의 대사 기능이 잘 안 되고 목이 뻣뻣해지는 경우가 있다. 이럴 때 한방에서는 대표적인 처방으로 강활승습탕을 쓸 수 있다. 강활과 독활을 해독시켜 주고 풍을 발산시켜 주는 역할을 하고 고본과 방풍은 해열 · 진통 작용이 있다. 특히 감초는 해독시켜 주는 작용이 있어 이런 증상에 사용하는 처방 중 하나이다.

▶ 재료
강활 8g, 독활 8g, 고본 4g, 방풍 4g, 감초 4g

▶ 만드는 법
강활 8g, 독활 8g, 고본 4g, 방풍 4g, 감초 4g에 물 1ℓ를 붓고 중간 불로 30~40분 정도 달인다.

▶ 복용법
하루에 식후 3번, 1주일~10일 정도 복용.

3. 류머티즘

■ 원인

류머티즘을 앓고 있는 사람은 그 수가 많지만 아직 그 원인이 무엇인지는 확실히 알려져 있지 않다. 다만 병원체가 체내에 침입하여 이른바 류머티즘 열을 내게 하는 것으로 알고 있을 뿐이다.

류머티즘은 한대나 열대 지방에서는 별로 발병하지 않는다. 습기가 높고 기후의 변화가 많으며 채광이 좋이 못한 지방에서 많이 일어나며, 우리나라도 발병하기 쉬운 조건을 구비하고 있다고 볼 수 있다.

■ 증상

류머티즘은 발열을 수반한다. 급히 오한이 침습하고 고열이 있으며 다한이 특징이다. 정신은 알 수 없이 불안 상태가 되고 때로는 멍해지는 경우가 있다. 열 때문에 구갈이 있고 식욕도 부진하다.

발열과 함께 신체의 여기저기 관절에 통증이 오게 되는데, 류머티즘이 가장 많이 일어나는 관절은 역시 평소에 제일 많이 사용하는 관절이다.

그 사람의 직업에 따라 달라진다. 일반적으로 무릎과 복사뼈에 관절통이 가장 많다. 또한 류머티즘으로 고생하는 사람은 심장판막증에도 걸리기 쉬우므로 주의를 해야 한다.

한방 처방

_ 월비가출탕 越婢加朮湯

손가락 관절이 붓고 아프며, 관절에 물이 차 있는 것 같고, 소변량이 적은 사람에게 사용한다. 손발이 찬 경우에는 부자를 첨가하면 좋다.

_ 마행의감탕 麻杏薏甘湯

추워지면 근육과 관절이 아프고, 열이 나고, 물이 자주 차며, 소변량이 적은 사람에게 사용한다.

_ 의이인탕 薏苡仁湯

관절이 붓거나 몹시 아픈 시기는 지났으나, 아직 아픔이 남아 있어 불쾌한 사람에게 사용한다.

_ 진무탕 眞武湯

냉증인 사람으로서 관절이 아프고 어지러움, 복통, 설사, 권태감 등이 있으며, 소변량이 적은 경우에 사용한다.

_ 계지가출부탕 桂枝加朮附湯

냉증인 사람으로서 땀을 많이 흘리고, 소변량이 적으며, 맥이 약하지만, 관절의 부기와 통증은 비교적 가벼운 경우에 사용한다.

_ 방기황기탕 防己黃己湯

피부가 희고, 두부살이 찐 사람으로서, 관절의 부기와 통증이 비교적 가벼운 경우에 사용한다.

계지작약지모탕 桂枝芍藥知母湯

몸이 야윈 사람으로 관절이 붓고 아프며, 주위 근육이 쇠약하여 관절만 쑥 튀어나왔으며, 피부에 광택이 없고, 거치른 경우에 사용한다.

대방풍탕 大防風湯

병이 생긴 지 여러 해가 지났으며, 체력이 없고, 바싹 여위어 빈혈 기미인 경우와 혹은 뼛속이 저리고 아프거나, 허벅다리와 무릎이 아픈 데 사용한다. 하지 관절이 아파 서 있기가 불편한 사람에게 사용해도 좋다.

민간 요법

천남성

생뿌리를 갈아 으깨어 환부에 바르면 통증이 완화 된다.

생강

뿌리를 갈아 으깬 즙에 끓는 물을 붓고, 헝겊에 적셔 환부에 붙이면 환부가 따뜻해지고 아픔이 누그러진다.

우엉

생잎을 불에 구워 환부에 붙인다. 관절이 붓고 아플 때 좋다.

_ 율무

열매로 죽을 쒀 매일 먹는다. 달여 마셔도 좋다.

_ 오가피

오가피는 오가피과나무에 속하고, 잎지는 떨기나무. 껍질을 약으로 쓴다. 각지의 산기슭과 산골짜기에서 자란다. 여름철에 뿌리 또는 줄기 껍질을 벗긴 다음 겉껍질을 긁은 뒤 햇볕에 말려 쓴다. 맛은 맵고 쓰며 성질은 따뜻하다. 소염 작용, 진통 작용 등이 있다. 하루 3번에 나누어 식후에 먹는다.

_ 결명차

결명차잎 5~6g을 1회분 기준으로 달여서 1일 2~3회씩 1주일 이상 복용한다.

_ 나팔꽃

나팔꽃씨 5~6g을 1회분 기준으로 달여서 1일 2~3회씩 5일 정도 복용한다.

_ 미나리

미나리 온 포기 20~25g을 1회분 기준으로 생즙을 내서 1일 2~3회씩 1주일 정도 복용한다.

_ 쑥

쑥 온 포기 3~4g을 1회분 기준으로 달여서 1일 2회씩 5~6일 복용한다.

_ 아주까리

아주까리씨 2g 정도를 1회분 기준으로 굽거나 생식으로 1일 2~3회씩 3~6일 복용한다.

_ 율무

율무 뿌리 4~6g을 1회분 기준으로 달여서 1일 2~3회씩 1주일 정도 복용한다.

_ 해바라기

해바라기꽃 7~8g을 1회분 기준으로 달여서 1일 2~3회씩 1주일 정도 복용한다.

● 한방에 많이 쓰이는 약초

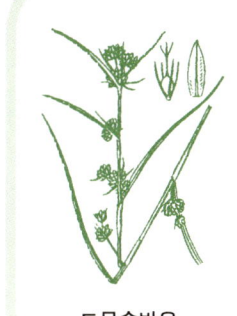
드문솔방울

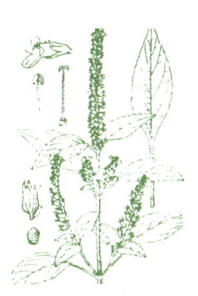
들깨풀

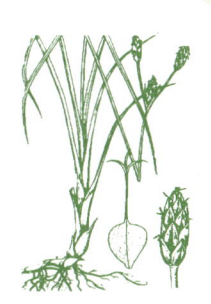
들하늘지기

4. 안면경련

일반적으로 추운 데 오래 서 있거나 긴장된 장소에서 떨리는 증상은 당연하나 그러한 경우가 아닌데도 안면이 파르르 떨리는 것은 이상한 것이다. 이런 안면 경련에는 가미익기탕을 복용하면 효과가 있다. 안면 경련증은 기혈이 부족할 때 안면 부위 기혈 순환이 제대로 되지 않아서 올 수 있는 국소적인 풍의 증상이다.

가미익기탕의 약재 중 황기, 인삼, 당귀, 감초는 기혈이 부족한 것을 보해 주고 천마는 풍기를 제거해서 경련을 없애 주며 진피는 기혈이 잘 통할 수 있도록 만들어 주기 때문에 일반적으로 몸이 허약해서 올 수 있는 눈꺼풀이나 얼굴 한 쪽이 절로 씰룩씰룩거리는 증상을 개선시킬 수 있다. 하지만 뇌신경의 이상에서 올 수 있는 안면신경의 경련은 체질과 증상에 적합한 약물을 선정하는 것이 보다 바람직하다.

▶ 재 료

황기 10g, 인삼 6g, 천마 6g, 당귀 4g, 진피 4g, 감초 4g

▶ 만드는 법

황기 10g, 인삼 6g, 천마 6g, 당귀 4g, 진피 4g, 감초 4g에 물을 한 사발400cc 정도 붓고 반으로 줄 때까지 달인다.

▶ 복용법

하루 3번, 식사 시간 1시간 후에 복용, 한 달 정도 복용.

5. 오십견

■ **원인**

　오십 세 전후의 나이가 되면 견갑골 부위의 통증과 운동이 자유롭지 못할 때 무리하게 움직이면 통증이 온다. 이를 오십견이라 하는 것이다.
　이것은 병으로서는 그다지 큰 것이 아니지만 장기간 통증이 계속되고, 또 심할 때는 고통이 그만큼 큰 것이어서 어려움이 많다.

■ **증상**

　사람에 따라 정도의 차이는 있지만 견관절의 운동에 제한을 받게 되므로 손을 마음대로 움직이기 어려워지고, 기상시에 통증이 심하지만 몸을 움직이면 통증이 가벼워진다.
　오후가 되면 피로해지면서 통증이 더해지고 어깨에서 손끝까지 뻐근한 자각 증상을 느끼게 된다.
　그러나 1년이나 1년 반쯤 사이에 자신도 모르게 치유되는 경우도 있다.

한방 처방

_ 갈근탕 葛根湯

견비통 초기로, 양독으로 인해 목덜미와 어깨 등이 결리고, 맥에 힘이 있으며, 땀을 흘리지 않고, 위장이 튼튼하여 설사를 하지 않는 사람에게 사용한다.

_ 계지가갈근탕 桂枝加葛根湯

땀을 자주 흘리고, 목덜미, 어깨, 등이 결리는 사람에게 사용한다.

_ 계지가출부탕 桂枝加朮附湯

냉증으로 고생하는 환자로서 빈혈 기미가 있고, 땀을 많이 흘리며, 통증에 마비감이 따르는 사람에게 사용한다.

_ 시호가룡골모려탕 柴胡加龍骨牡蠣湯

비만으로 변비가 있고, 명치가 그득하며, 불면, 초조감, 잔걱정 등 정신 증상을 동반하는 사람에게 사용한다.

_ 대시호탕 大柴胡湯

건장한 체격으로, 명치에서 늑골 아래에 걸쳐 저항과 복통 흉협고만, 열이 오르내리고, 입 안의 쓸쓸함, 변비가 있는 사람에게 사용한다.

_ 작약감초탕 芍藥甘草湯

심한 견비통으로 몹시 아픈 사람에게 사용하면 통증이 완화된다. 배꼽 좌우에 세로로 뻗친 복직근이 막대처럼 딱딱해지고 당기는 것을 진단의 기준으로 한다.

_ 오적산 五積散
찬 바람에 상하여 상반신은 화끈거리지만 하반신이 차며, 특히 허리가 차고, 아픈 사람의 견비통에 사용한다

●민간 요법

_ 수세미
햇볕에 말린 수세미의 열매를 가루내어 매일 10g씩 먹는다.

_ 고추
햇볕에 말린 고추를 가루내어 밥알에 개어 헝겊에 발라 환부에 붙인다.

_ 황백
내피황백피 분말에 묵은 생강즙, 계란흰자위를 걸쭉하게 갠 다음 헝겊에 발라 환부에 바른다.

_ 천남성
덩이뿌리를 가루내어, 밀가루 조금과 초를 넣어 잘 갠 다음, 헝겊에 발라 환부에 붙인다.

꽈리

열매를 으깨어 헝겊에 발라 환부에 붙인다.

골담초

정신적인 스트레스나 신경을 많이 쓰면 목과 어깨 근처가 뻐근하고 통증이 와서 괴로운데, 골담초는 이 증상을 치료하는데 좋은 약재로 쓰인다. 골담초는 혈맥을 잘 통하게 하므로 어깨 관절에 좋은 약이다.

황기는 피부와 근육을 튼튼하게 해주면서 기와 혈을 보해주며 소염작용이 뛰어나기 때문에 염증에 많이 쓰이는 약이다. 율무 역시 소염작용이 있으면서 이물질을 배설하는 작용이 크므로 심지어는 물사마귀를 없애주기도 한다.

감초는 위의 약들을 잘 조화시키므로 이러한 약을 복용하면 노인성 어깨 관절염등 각종 질환에 아주 좋은 효과를 볼 수 있다.

● 한방에 많이 쓰이는 약초

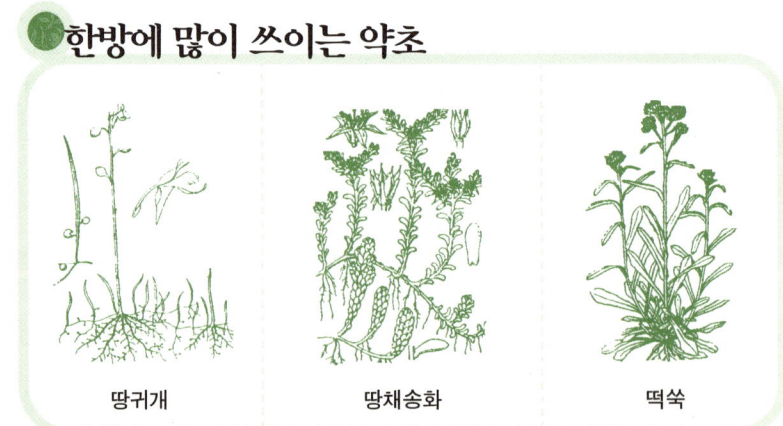

땅귀개　　　　　　땅채송화　　　　　　떡쑥

6. 신경증 노이로제

■ **원인**

노이로제는 현대인에게 있어서는 일종의 유행병처럼 알려져 있어 그다지 새로운 질병은 아니다. 어쨌든 질병임에는 틀림없고 그 피해도 크다.

예를 들면 폐결핵 같은 병에 걸리지 않았는데도 결핵 환자로 착각하고 피해 망상에 젖어 있는 것도 그런 경우다.

신경을 앓고 있다고 하는 말이 바로 그것이다. 대체로 그러한 체질은 유전적이라 한다.

그러한 체질의 사람이 여러 가지 조건으로 심신을 과로하게 사용하면 노이로제가 된다.

■ **증상**

노이로제가 된 사람은 병적으로 신경질적이며, 기가 약하고 성격적으로 근심 걱정이 많다. 한 가지 일에 손을 대면 언제까지나 그 일을 걱정한다.

감기만 들어도 폐결핵이 아닌가 염려하고, 위장 상태가 조금만 좋지 않아도 위암이나, 위궤양이 아닌가 염려하게 된다.

경미한 질병을 최악의 질병으로 연결시켜 불필요한 근심을 하던가 불안해한다. 그 결과 자신의 건강에 대하여 자신을 잃고 결국에는 실제로 질병에 걸리는 기분이 되고 마는 것이다.

중한 노이로제가 되면 곧 죽게 될 것이라는 불안에 떨게 된다. 그 때문에 두통이 나고 식욕도 잃게 되고, 가슴이 답답해지든가, 맥동이 심해진다든가, 머리가 흔들거려지는 등의 중태의 질병자처럼 되고 만다.

이렇게 되면 약국이나 병원을 찾지 않고는 불안하여 가만히 있을 수 없게 된다. 그리하여 누군가가 머리맡에 있어 주지 않으면 불안하여 안심할 수 없게 된다.

가령 외출도 혼자서는 할 수 없게 되고, 언제 어디서 무슨 일이 있을지 모른다는 근심에 싸이게 되는 것이다.

노이로제를 크게 나누면 억울 반응 · 불안신경증 · 강박신경증 · 심기증 · 히스테리 · 공포증 등이 있다.

억울 반응은 사랑하는 사람이 죽거나 소중한 사람의 애정이 식어 버린 느낌이 들거나, 사업에 실패했을 경우에 생기기 쉬우며, 괴롭고 슬퍼서 견딜 수 없거나 기분이 우울하여 아무것도 하고 싶지 않게 된다.

불안신경증은 마음속의 불안이 발작적으로 엄습해 와서 안절부절못할 정도로 불안에 빠진다. 동시에 식은땀 · 두근거림 · 떨림 · 상기 · 협심증 같은 심한 통증 · 탈력감 · 사지 경직 · 어지러움 등의 증상을 동반한다.

강박신경증은 자신도 별로 큰 일이 아니라고 생각하고 있는 특정한 감정이나 생각이 자꾸 머릿속에 떠올라서, 생각지 않으려고 해도 불가능한 경우를 말한다. 예컨데, 손의 청결이 자꾸 마음에 걸려 하루에도 몇 십 번씩 씻지 않으면 마음이 편치 못하다든가, 외출시 몇 번씩 문단속을 해놓고도 자꾸 마음에 걸려 몇 번이나 처음부터 다시 해야 마음이 편하다.

　심기증은 병이 아닌데도 자신은 병이라고 생각하여 여러 가지 정신적·육체적 증상을 호소하는 것이다. 대표적인 증상은 두통·두근거림·어지러움·안정피로·귀울림·피로감·가슴이 답답함·식욕 부진·어깨 결림·설사·변비·집중력 저하·기억 감퇴·불면·신경과민 등이다.

　히스테리는 겉치레를 좋아하고 자기 과시욕이 강한 사람에게 생기기 쉬우며, 히스테리성의 여러 가지 증상을 나타낸다. 사지가 마비되어 일어설 수 없거나 앉을 수 없고, 귀가 들리지 않거나 목소리가 나오지 않으며, 눈이 보이지 않는 등의 신체 증상이 나타난다.

　이러한 증상은 본인이 의식적으로 하고 있는 것이 아니라 실제 증상으로 나타나며, 몸에는 아무런 이상이 없는 것이 특징이다. 정신면에서는 갑자기 기억이나 의식이 없어져 몽유병처럼 되거나 유아 같은 언동을 하기도 한다.

　공포증은 대인공포증·고소공포증·폐쇄공포증·적면공포증 등이 있는데, 어느 특정한 사물이나 상황에 대하여 강한 공포를 느끼는 것이다.

　노이로제는 이러한 여러 가지 증상이 섞여서 나타나는 경우가 많다.

🌿 한방 처방

🧄 _ 반하후박탕 半夏厚朴湯

노이로제 일반에 널리 사용된다. 담이 오래되고 응체되어서 목에 이물감이 있고, 히스테리 감정이 치밀어 오르거나, 불안감이 심하고 신경질이 많을 때 사용한다.

🧄 _ 시호가룡골모려탕 柴胡加龍骨牡蠣湯

안색도 좋고 병이 있는 것으로 보이지 않지만, 음양의 조화가 없어져 불면, 두근거림, 변비가 있고, 작은 일에 여러 가지 걱정이 많은 신경과민인 사람에게 사용한다.

🧄 _ 계지가룡골모려탕 桂枝加龍骨牡蠣湯

신경질이 많고 자주 흥분하여 상기되고, 불면, 초조감, 불안감, 공포감이 있는 사람에게 사용한다.

🧄 _ 가미귀비탕 加味歸脾湯

안색이 창백한 빈혈 증세, 불면, 두근거림, 피로감이 있고, 기억력이 나빠진 사람에게 사용한다.

🧄 _ 억간산 抑肝散

신경과민으로 불면증에 시달리고, 흥분하여 침착성이 없으며, 신경질이 많은 사람에게 사용한다.

🧄 _ 황련해독탕 黃連解毒湯

체력이 중간 이상인 사람의 노이로제로서 불면증이 있고,

흥분하여 상기되고, 기분이 초조하여 침착하지 못하는 사람에게 사용한다.

_시호계지건강탕柴胡桂枝乾薑湯

안색이 나쁘고, 자주 피곤하여, 목이 마르고, 구역질이 나며, 목 위로 땀을 많이 흘리는 사람의 노이로제에 사용한다.

_영계출감탕苓桂朮甘湯

약간 체력이 있는 사람의 가벼운 노이로제에 사용한다. 현기증, 상기, 두근거림, 소변량이 많아졌다 적어졌다 하면서 일정하지 않은 사람에게 효과가 좋다.

민간 요법

_검은콩

그 해에 새로 나온 소나무 새싹에서 나온 잎 5~6개와 검은콩을 탈 정도로 볶은 것 한 주먹을 함께 달여 불에서 내릴 때 설탕을 약간 가미하여 복용한다. 이 검은콩은 올해보다는 지난해의 것이 좋다. 그러나 한 번에 많이 복용하면 도리어 해가 되므로 주의해야 한다.

_사과·배

노이로제로 혈색이 좋지 않은 경우에는 사과나 배의 껍질을 잘게 썰어 그릇에 넣고 물을 같은 정도로 붓고 설탕을 가하여 수프 모양으로 만들어 조석으로 먹으면 현저하게 혈색이 좋아지고 원기도 좋아지게 된다.

_ 땅콩

마른 땅콩잎 25~30g을 10분 동안 물에 달여 잠들기 전에 마신다. 연속 3~5일 마셔야 한다.

_ 창출

창출 8~30g을 2홉의 물로 반이 되도록 3회에 나누어 마시면 효과 있다.

_ 계란초즙

계란을 껍질째로 식초에 재워 둔다. 하룻밤만 재워 두면 껍질이 흐물흐물해지는데 이것을 걸러 내면 계란초즙이 된다. 이렇게 만들어진 계란초즙에는 칼슘을 비롯하여 여러 가지 유효성분이 한데 어우러져 신경을 안정시켜 주고 불안, 초조감을 없애 준다.

_ 당근 · 우엉 · 양파

당근은 비타민 A가 많이 들어 있는 야채인데 특히 피콜로 당근이 좋다. 피콜로 당근은 뿌리가 소시지처럼 크고 색이 유난히 붉다. 잎에는 비타민 C가 많이 들어 있어 약용으로 할 때는 잎과 뿌리를 같이 쓰는 게 좋다.

우엉은 혈액을 맑게 해 주면서 신경을 안정시키는 작용이다. 우방자라고 하는 한약은 이 우엉의 씨이다. 우엉은 뿌리를 야채로 조리하여 먹는데 식물섬유가 많아 변비에도 좋다.

양파는 원기회복에 좋을 뿐더러 고혈압, 당백뇨, 건위, 정장, 해독은 말할 것도 없고 신경통에도 좋은 약용 식물이다. 마늘, 파, 달래, 부추까지를 양파와 함께 묶어 양파가족이라고 하는데 이들의 효능은 이미 과학적으로 입증되어 있다.

노이로제에 당근, 양파, 우엉으로 생즙을 만들어 매일 아침 저녁으로 한 잔씩 복용하면 효과가 있다.

_오미자

오미자 15g을 물에 달여 먹거나 오미자가루 150g을 소주 한 근에 1주일 동안 우려 1회에 한 숟가락씩 하루 2회 먹는다.

_오가피

오가피 38g 가량을 물로 달여 1회에 마시면 효과가 있다.

_녹각

녹각을 가루로 만들어 매회 2돈씩 술에 타서 마시면 매우 효과가 있다. 특히 부인에게 유효하다.

_구기자

구기자를 한 번에 8g씩 물에 달여 하루 2회 먹거나 구기자 180g을 소주 한 되에 한 달 동안 우려 한 번에 1잔씩 하루 2회 먹는다. 구기자 술은 신경쇠약에 치료 효과가 높을 뿐만 아니라 노년 허약증·시력 감퇴·신허요통에 다 효과이 좋은 약이다.

_솔잎

솔잎에는 옥실팔티민산이 들어 있어 불로장수하는 신약으로 알려져 있으며 신선들이 이것을 생식하여 수백 년을 살았다는 전설이 있을 정도이다.

솔잎가루를 구기자나무 달인 물에 타서 먹는데 찻잔 한 잔에 티스푼으로 한 개씩 넣어 아침 저녁으로 매일 복용한다. 그러면 노이로제 증상이 호전되고 기분이 상쾌해진다. 먹을 때 벌꿀을 한 스푼씩 타서 먹어도 좋다.

● 한방에 많이 쓰이는 약초

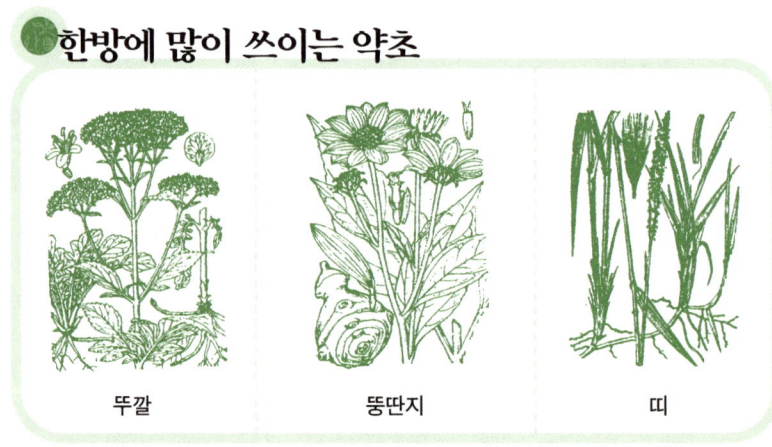

뚜깔   뚱딴지   띠

7. 무릎이 시릴 때

갱년기 이후에는 노화 현상이 많이 온다. 그 중에서도 많은 분들이 무릎이 시린 증상을 호소한다.

이 증세에는 황계오물탕이 좋다.

갱년기 이후에 많이 나타나는 무릎이 시린 증상은 관절염이 대부분인데, 그 원인은 무릎관절 연골이 퇴화되고 뼈가 줄기처럼 성장하여 주변 조직에 염증을 일으키거나 관절내막에 외상을 입은 증상이다.

무릎관절이 시리고 뻣뻣하고 통증이 있으며 춥거나 습기찬 날씨에는 통증이 더욱 심해지고 운동시에는 삐그덕거리는 소리가 들린다.

그리고 시일이 지나면 탄력성을 잃고 무릎을 움직이기조차 힘들어진다. 이때 황계오물탕을 복용하면 효과를 볼 수 있다.

➧ 재 료

생강 12g, 우슬 12g, 황기 6g, 백작약 6g, 계지 6g, 대추 6g

➧ 만드는 법

생강 12g, 우슬 12g, 황기 6g, 백작약 6g, 계지 6g, 대추 6g에 물 1,500cc를 붓고 약한 불로 2시간 정도 달인다.

➧ 복용법

하루 식사 1시간 후에 3번 복용, 기간은 10일~1개월 정도 복용.

8. 신경통

■ 원인

　인체의 각 부위에 연결되는 신경은 미세한 망으로 펼쳐져 있다. 이 신경 계통에 원인 불명의 통증이 오는 경우와 매독 같은 균이 침입하여 일어나는 경우, 동맥 경화나 위장병, 신경질 등이 원인이 되어 일어나는 경우가 있다.
　따라서 신경통은 그 발생 부위에 따라 여러 가지로 그 명칭이 불리워지고 있지만 크게 나누어 다음과 같이 그 증상이 나타난다.

■ 증상

　첫째는 삼차신경통이다. 삼차신경통이란 안면에 분포되어 있는 신경이다. 이 신경이 통증을 일으키는 것이다. 통증발작 痛症發作이 일어나면 참을 수 없는 격통을 자각하게 된다.
　실제로 자살이라도 하고 싶을 정도의 통증이 오며, 이 통증에서 벗어나기 위하여 자살한 사람도 있다고 한다. 가장 통증이 심한 곳은 제일지의 안신경이다. 다음이 제이지, 그 다음에 제삼지이다.
　둘째는 늑간신경통이다. 이것은 늑골을 따라 분포되어 있는 신경이다. 감기가 들었다든가 흉부에 어떤 질환이나 암이 생겼을 때에 통증이 온다.
　그러나 이 신경망이 단독으로 통증을 가져온다는 것은 드문 일이다. 그래서 좌우가 동시에 통증이 일어나는 일은 드물다. 대개의 경우 어느 쪽이든 한 쪽에 이 통증이 온다. 이것도 격통으로 짧은 호흡도 할 수 없고, 말도 할 수 없을 정도다. 이 때문에 폐결핵에 걸리지 않았나 하는 불안감에 사로 잡히는 경우도 있다.

세 번째는 좌골신경통이다. 이것은 신경통 중에서 가장 많이 나타나는 증상이다. 이 증세는 둔부로부터 넓적다리 뒤쪽에 걸쳐서 통증이 있다.

무수한 작침灼針에 찔리는 듯한 격통으로 발작이 일어날 때는 물론 보행이 불가능하다. 통증의 발작이 일어나지 않을 때에도 변소에서 웅크린 자세를 취하면 통증이 온다.

이 신경통은 다른 신경통에 비해 기간이 길기 때문에 신체가 쇠약해져서 다른 질환을 유발하게 된다.

한방 처방

갈근탕葛根湯

삼차신경통 또는 좌골신경통 초기에 사용한다. 양독으로 인해 어깨와 목이 결리고 땀이 별로 나지 않는 사람에게 효과가 좋다.

계지가령출부탕桂枝加笭朮附湯

냉증인 사람의 삼차신경통 또는 늑간신경통으로 위장이 약하고, 원기가 없으며, 땀을 많이 흘리고, 상기 경향인 사람에게 사용한다.

계지복령환 桂枝茯苓丸

삼차신경통 환자로 배꼽 아래 왼쪽으로 비스듬히 2cm 부분에 저항과 압통이 있고, 상기나, 월경 이상이 있는 사람에게 사용한다.

오령산 五苓散

삼차 신경통 환자로 정체된 수분을 없애므로 목이 말라 물을 많이 마시고, 땀은 많이 흐르지만, 소변량이 적은 사람에게 사용한다.

시호계지탕 柴胡桂枝湯

늑간신경통 환자로 명치로부터 늑골 아래에 걸쳐 저항과 압통 흉협고만이 있고, 열이 오르락 내리락하며, 입 안에 씁쓸함, 어깨 결림, 상기 증상이 있는 사람에게 사용한다.

인삼탕 人蔘湯

늑간신경통 환자로 흉협고만이 있고, 위장이 약해 설사를 자주하며, 손발이 찬 사람에게 사용한다.

작약감초탕 芍藥甘草湯

혈이 잘 돌지 못해서 생긴 좌골신경통의 통증이 심할 때 사용한다. 배꼽 좌우에 세로로 뻗친 복직근이 막대기처럼 딱딱해진 상태를 기준으로 한다.

🧄 계지복령환 桂枝茯苓丸

어혈로 배꼽 아래 왼쪽 비스듬히 2㎝ 부분에 저항과 압통, 월경 이상과 약간 상기 경향이 있는 사람의 좌골신경통에 사용한다.

🧄 도인승기탕 導仁承氣湯

계지복령환을 사용할 증상보다 증상이 더 심하고, 변비가 있는 사람의 좌골신경통에 사용한다.

🧄 당귀사역오수유생강탕 當歸四逆吳茱萸生薑湯

혈어로 손발이 몹시 차고, 배와 허리와 하지에 쑤시는 듯한 통증이 있는 좌골신경통에 사용한다.

🧄 소경활혈탕 疎經活血湯

좌골 신경통 환자로 위장이 강하고, 술과 과로가 원인이 된 신경통으로, 밤에 더욱 심해질 때 사용한다.

🧄 오적산 五積散

만성 좌골신경통 환자로서, 하반신이 몹시 차고, 상반신이 화끈거리며, 머리와 온 몸이 아프고, 변비기미인 사람에게 사용한다.

🧄 팔미환 八味丸

당뇨병이 원인인 좌골신경통에 사용한다.
원기 부족으로 하반신에 탈력감이 있거나 저리는 노인에게는 특히 효과적이다.

영강출감탕 苓薑朮甘湯

좌골 신경통 환자로 하반신이 얼음처럼 차고, 몹시 무겁고 뻐근하며, 다뇨인 증상에 쓰인다.

민간 요법

골담초

신경통의 예방에는 규칙적인 생활과 휴식이 필요하며 몸을 차게 한다든지 과로, 지나친 수분 섭취는 피해야 한다. 신경통에 효과가 있는 것은 비타민 B인데, 체내에 다량 흡수되면 신경통의 통증이 없어지는 경우가 많다. 골담초는 신경통, 류머티즘에 탁월한 효과가 있다고 한다.

골담초는 일명 토황기라 하여 예로부터 신경통, 류머티즘 등을 다스리는데 특효약재로 알려져 있다. 약성은 피를 맑고 깨끗하게 하며 혈맥이 잘 통하게 하는 것이다. 민간에서는 이것을 감주로 만들어 복용하기도 했다.

삽주

건조시킨 뿌리 5g을 하루분으로 하여 500~600cc의 물로 절반이 될 때까지 달여 3회로 나눠 마신다.

매실

매실주를 헝겊에 적셔 환부에 붙여 놓으면 통증이 완화된다.

◐_ 향부자

향부자 덩이뿌리 8~9g을 1회분 기준으로 달여서 1일 2~3회씩 1주일 정도 복용한다.

◐_ 가시오갈피

가시오갈피 온 포기 또는 뿌리와 껍질 6~8g을 1회분 기준으로 달여서 1일 2~3회씩 10일 정도 복용한다.

◐_ 감나무

감꼭지 6개를 1회분 기준으로 달여서 1일 2~3회씩 1주일 정도 복용한다.

◐_ 결명자

결명자잎 또는 열매 5~6g을 1회분 기준으로 달여서 1일 2~3회씩 20일 이상 복용한다.

◐_ 고삼

고삼뿌리 2~3g을 1회분 기준으로 환제로 해서 1일 2~3회씩 10일 이상 복용한다.

9. 항강증

뒷목이 당기고 뻣뻣한 증상을 의학 용어로 항강증이라 하는데 특히 여성의 경우 바느질 같은 일을 장시간 하다 보면 이런 경우가 쉽게 올 수 있다. 이 경우에는 한 자세를 불편하게 장시간 취하거나 엎드려 자는 것은 가급적 피하는 것이 좋다.

이러한 증상에는 바른 자세가 무엇보다도 중요하고 높은 베개를 베는 것은 좋지 않다고 한다. 뒷목이 당기고 뻣뻣한 항강증은 뇌척수 디스크, 뒷목 주위의 연부조직 고혈압, 극소수의 저혈압에서 나타날 수 있다. 대부분은 목을 차게 했거나 외상이나 고정된 불량 자세 때문에 오는 것으로 거풍, 제습, 치통시키는 상지, 진교를 사용할 수 있으며, 24시간 내지 48시간이 경과해도 그 불편이 여전하거나 심해진다면 전문가의 치료가 필요하다고 하겠다.

➤ 재 료
상지 20g, 진교 15g

➤ 만드는 법
상지 20g, 진교 15g에 물 1ℓ를 붓고 중간불로 30~40분 정도 달인다.

➤ 복용법
하루 4~5회 수시로 복용. 1주일 정도 복용.

10. 히스테리 신경질

■ 원인

특히 여성에게 많은 증상이어서 부인병으로 일컬어지고 있지만 남성도 근래에는 적지 않게 나타나고 있다. 이 질환은 노이로제처럼 다분히 유전적이며 성격에 따른 질병이다.

■ 증상

히스테리 여성의 경우 특히 하나의 성격적인 유형이 있다. 이런 여성은 대개 허영심이 강하고 이기적이며, 남에게 지기 싫어하며, 신경질적이고 기분파적이며, 교제 관계에서도 대상을 가리는 정도가 심하고, 공상적이며 과장과 거짓말을 잘 한다는 등의 성격을 가지고 있다.

이러한 성격의 사람은 무엇인가의 원인이나 동기로 신경을 자극하면 히스테리 발작이 일어난다. 가벼운 히스테리 증상은 대개의 여성이 가지고 있으나 병적인 것은 감당할 수가 없다.

졸도한다든가 신체의 자립을 잃게 되고 감각 이상을 가져오거나 수면 장애, 현기증, 수족냉, 동계, 부정맥, 발한, 식욕 부진, 성욕 이상 등을 일으킨다.

한편으로 감정의 폭발, 흥분, 혼미, 환각, 망상 등의 정신이상 상태가 되고, 반 광란 상태가 된다. 때로는 간질처럼 넘어져서 인사불성이 된다.

한방 처방

감맥대조탕 甘麥大棗湯

히스테리 부인들의 신경질, 자궁 경련 등에 특효가 있다. 경련 발작이 일어나거나 표정이 변하는 경우에도 복용한다.

영계감조탕 苓桂甘棗湯

히스테리 발작 및 예방을 위하여 많이 사용한다. 자궁 경련으로 아랫배로부터 가슴으로 치밀어 올라오는 듯한 기분이 있는 증상에 좋다. 또 이러한 증상 때문에 실신 상태가 되는 경우에도 사용한다.

반하후박탕 半夏厚朴湯

식도 경련을 일으키거나 목에 무엇이 걸려 있는 듯한 느낌이 있는 경우에 복용한다.

시호가룡골모려탕 柴胡加龍骨牡蠣湯

신경이 예민하여 흥분을 잘 하고, 흉협고만이 있어서 가슴이 답답하고 아픈 사람에게 사용한다.

치자시탕 梔子豉湯

자주 가슴이 결리고 답답하며, 밤에 잠을 푹 못 자는 사람에게 사용한다.

목방기탕 木防己湯

두근거림·숨가쁨·가슴이 결림·심장 질환이 있으며, 체

력이 중간 이상인 사람에게 사용한다.

● 민간 요법

🌿 도라지탕

예민하고 소심한 사람들은 사소한 일에도 신경질을 부리고 평소에도 가슴 답답함을 호소하며 항상 우울함을 느낀다고 한다. 목에 항상 가래가 낀 듯하고 답답한 증상에는 도라지, 귤피, 생강이 좋다. 도라지는 모든 약의 기능을 상승시켜서 울기를 열어 주고 귤껍질은 비장과 위와 폐의 기능을 복돋아 준다. 그러므로 가슴이 답답하고 울기가 찬 분은 이 약으로 많은 효과를 볼 수 있다.

➢ 재 료
도라지 20g, 귤껍질 20g, 생강 3쪽

➢ 만드는 법
도라지 20g, 귤껍질 20g, 생강 3쪽에 물 1ℓ를 붓고 달인다.

➢ 복용법
1일 3~5회 복용

🌿 기린초

기린초 온 포기 5~6g을 1회분 기준으로 달여서 4~5회 복용한다.

❧_ 대추나무
말린 열매대추를 진하게 달여서 3~4회 따뜻하게 해서 복용한다.

❧_ 반하
반하 덩이뿌리 5~6g을 1회분 기준으로 달여서 4~5g회 복용한다.

❧_ 복수초
복수초 온 포기 또는 뿌리 1~1.5g을 1회분 기준으로 달여서 2회 정도 복용한다.
단, 독성이 강하므로 기준량과 복용횟수를 반드시 지키도록 한다.

❧_ 연꽃
연꽃뿌리 30~35g을 1회분 기준으로 달여서 3~4회 복용한다.

❧_ 은행나무
은행나무잎 또는 햇순 5~6g을 1회분 기준으로 달여서 3~4g회 복용한다.

❧_ 적하수오
적하수오뿌리 5~6g을 1회분 기준으로 달여서 3~4회 복용한다.

_쥐오줌풀

쥐오줌풀 뿌리 2~3g을 1회분 기준으로 달여서 3~4회 복용한다.

_팽나무

팽나무 껍질 또는 열매 12~15g을 1회분 기준으로 달여서 5~6회 복용한다.

한방에 많이 쓰이는 약초

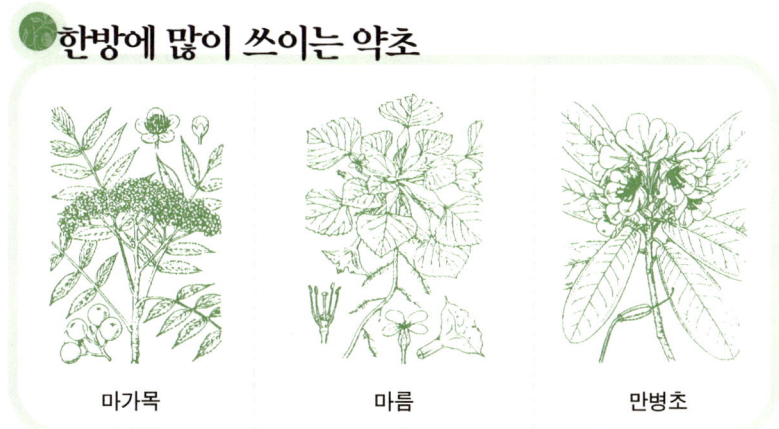

마가목　　　　마름　　　　만병초

II. 천질 지랄병

■ 원인

원인이 분명히 밝혀지지 않는 질병이 천질이다. 부모가 매독 환자였던가 할 때, 그 자식에게 반갑지 않은 천질이 일어나는 경우가 많다. 즉 열세 유전 劣勢遺傳에 의한 질병이라 할 수 있다.

천질 환자는 우리나라의 약 1%정도가 된다. 대체로 10만 명에 1명의 비율이다. 이 질환은 유년기와 청년기에 발병률이 높고, 치료하기 어렵다는 선입감이 강한 질병이기도 하다.

천질에는 제1기의 전구증 前驅症, 제2기의 발작기, 제3기의 회복기로 나누어지는 세 가지 증상이 있다. 가벼운 천질이라면 제1기의 전구증만으로 소실될 수 있고, 천질 특유의 발작도 일으키는 일 없이 완쾌되는 율이 높지만, 제2기의 발작증상이 나타나면 난치병이 된다.

■ 증상

첫 증상으로 발작이 일어나기 전에는 반드시 그 조짐이 있다. 수시간 전에 나타나는 것과 수일 전에 나타나는 조짐의 차이는 있으나 대체로 다음과 같은 조짐이 나타난다.

- 감각성 조짐 : 수족의 감각이나 내장에 이상한 감각이 일어나 기분이 불쾌해진다.

- **오감성 조짐** : 미각, 후각, 청각, 시각 등에 이상이 생긴다.

- **운동성 조짐** : 머리·얼굴·수족 등에 가벼운 경련을 느낀다.

- **혈관성 조짐** : 얼굴이 붉어지거나 반대로 창백해지든가 하는 것 외에 몸이 달아오르거나 냉해지거나 한다.

- **정신적 조짐** : 공포, 불안, 불쾌감 등을 자각하거나 반대로 행복감에 젖기도 한다. 또한 머리가 명쾌해지는 사람과 둔해지는 사람이 있다.

두 번째 증상은 첫 증상 후에 발작이 온다. 갑자기 소리를 지르면서 곧 의식을 잃고, 그 자리에 털썩 넘어지면서 심한 경련을 일으킨다. 눈은 위로 치켜뜨고 입은 굳게 이를 악물고, 두 손은 단단히 주먹을 쥐고, 전신이 활궁 같은 모양이 된다. 호흡도 일시적으로 중지되기도 한다.

이 경련 상태는 수십 초간에 지나지 않는다. 이 시간이 경과하면 얼굴은 거품을 뿜고 눈을 불안스럽게 번득거리며 혀를 냈다 넣었다 하면서 답답한 콧소리 비슷한 호흡을 한다.

제 3기 증상은 발작이 일어나고 수분 후에 진정되면서 그대로 깊은 잠에 떨어진다. 따라서 안색도 호흡도 정상으로 회복되어 수시간 후에는 일어난다.

대개는 이런 후에는 두통이나 피로감을 자각하게 된다. 그 중에는 기분이 좋은 사람도 있다. 그러나 환자는 그 사이에 자기가 했던 일은 아무것도 기억하지 못한다.

이상의 발작은 대개 주기적으로 일어난다. 그러나 그 주기는 증세에 따라 또 병세의 경중에 따라 다르다. 중증인 경우는 1개월에 여러 번 일어나는 일도 있다.

1년에 1회 수년에 1회밖에 일어나지 않는 사람도 있다. 자주 이 발작을 일으키는 사람은 점점 성격이 변하여 치둔이 되고 도덕심도 저하되어 부도덕한 행위나 수치스러운 일을 예사롭게 행하게 된다. 이 정도까지 병세가 계속되면 마침내 사망하게 된다.

한방 처방

_감맥대조탕 甘麥大棗湯

신경이 많이 흥분되고, 가슴이 두근거리며, 조울증 경향이 나타나고, 경련을 일으킨 사람에게 사용한다.

밤중에 우는 유아·히스테리성 여성·여성적인 남성에게는 특히 효과가 있다.

_시호계지탕 柴胡桂枝湯

입 안이 씁쓸하고, 상기, 늑골 아래에 저항과 압통 흉협고만이 있으며, 뼈마디에 열감이 있고, 상반신에 땀이 많이 나는, 신경질적인 사람의 간질에 좋다.

_시호가룡골모려탕 柴胡加龍骨牡蠣湯

초기 환자에 많이 복용되는 처방이다. 변비가 없으면 대황은 빼도 좋다. 예방을 위해서도 복용한다.

_ 황련해독탕 黃連解毒湯

불안해 하며 침착성을 잃고, 상기된 얼굴이 붉어질 때에는 발작이 일어난다는 조짐이므로 속히 이 약을 복용하는 것이 좋다.

_ 오수유탕 吳茱萸湯

발작이 일어나더라도 그 발작이 비교적 가벼운 경우에 쓴다.

_ 소승기탕 小承氣湯

심한 발작을 일으킨 경우에 쓴다. 특히 변비가 있고 소복급결이 있는 증상에 특효가 있다.

●민간 요법

_ 파초

파초 줄기에 가로로 칼집을 내면 그곳에 즙이 스며나오는데 이 즙을 음용하면 발작이 멎게 된다.

_ 소금

발작이 일어날 듯한 조짐을 보였을 때, 소금 2g을 물에 녹여 마시면 발작을 방지할 수 있으며, 가령 발작이 일어나더라도 가볍게 넘길 수 있다.

🌿 _ 마늘
매일 아침, 마늘 1쪽을 뜨거운 잿속에 파묻어 익힌 후 이것을 된장국물과 함께 복용하면 경쾌해진다.

🌿 _ 감초
감초뿌리 4~6g을 1회분 기준으로 달여서 1일 2~3회씩 2~3일 복용한다.

🌿 _ 갯방풍
갯방풍뿌리 3~5g을 1회분 기준으로 달여서 1일 2~3회씩 2~3일 복용한다.

🌿 _ 구기자나무
구기자나무 열매 4~6g을 1회분 기준으로 달여서 1일 2~3회씩 3~4일 복용한다. 주침해서도 복용한다.

🌿 _ 구리때
구리때뿌리 4~6g을 1회분 기준으로 달여서 1일 2~3회씩 3~4일 복용한다.

🌿 _ 냉이
냉이뿌리 말린 가루 10~12g을 1회분 기준으로 달여서 1일 2~3회씩 2~3일 따뜻한 물에 타서 복용한다.

🌿 _ 노간주나무
덜 익은 열매 2~3g을 1회분 기준으로 달여서 1일 2~3회식

2~3일 복용한다.

_ 당귀

당귀 뿌리 6~8g을 1회분 기준으로 달여서 1일 2~3회씩 3~4일 복용한다. 주침해서도 복용한다.

_ 박

박 속 30~35g을 1회분 기준을 삶아서 1일 2~3회씩 2~3일 그 물을 복용한다.

_ 자라

자라 0.5~1마리를 1회분 기준으로 푹 고아서 1일 1~2회씩 2일 정도 복용한다.

_ 잣나무

씨잣 또는 잣송이 10~15g을 1회분 기준으로 달여서 1일 2~3회씩 2~3일 복용한다. 주침해서도 복용한다.

_ 천문동

천문동뿌리 8~10g을 1회분 기준으로 달이거나 산제로 하여 1일 2~3회씩 2~3일 복용한다.

12. 두통

■ 원인

두통은 환자들이 가장 많이 호소하는 증상의 하나이다. 신경을 많이 쓰거나, 긴장할 때, 중독, 출혈, 신경병, 혈압 등 여러 가지 원인에 의하여 생긴다.

■ 증상

두통은 머리가 약간 무거운 아픈 것으로부터 머리가 터질 듯이 몹시 아픈 것까지 있다.

고혈압병 때에는 아침 또는 밤에 뒷머리가 아프고, 술, 담배에 의하여 중독되거나 만성신장염, 변비, 만성위염 등으로 생긴 두통은 대체로 앞 이마가 둔하게 아프다. 신경쇠약 때는 머리가 무겁고 텅 빈 감이 있으면서 아프며, 뇌종양일 때에는 윗머리가 아프다 특히 뇌종양일 때는 머리를 흔들거나 갑자기 들면 아픔이 더해지는 것이 특징이다.

그리고 편두통은 머리 어느 한 쪽이 발작적으로 아프고 몸을 움직이거나 누우려고 할 때 더 아프며, 가만히 앉아 있을 때에는 덜 아프다. 두통에 대한 치료는 원인이 되는 질병을 치료하는 게 좋다.

한방 처방

가미소요산 加味逍遙散
생리 불순, 현기증, 어깨 결림, 변비와 부인병이 있는 사람이 머리가 무겁고 아플 때에 사용한다.

갈근탕 葛根湯
등이나 어깨가 결리는 사람. 감기나 축농증으로 머리가 아플 때도 효과적이다.

반하백출천마탕 半夏白朮天麻湯
위가 약하고, 위하수, 위내 정수 등이 있으며 발이 차고, 현기증, 구토감을 동반하며, 머리가 아픈 사람에게 사용한다.

조등산 釣藤散
고혈압이나 성인병이 있는 사람이 잠자리에서 눈을 뜨면 머리가 아파질 때에 사용한다.

오수유탕 吳茱萸湯
발작적으로 머리가 깨지듯 아프고, 손발이 차고, 기분이 좋지 않아 토할 것 같으며, 위가 약하거나 심신이 피로한 사람에게 사용한다.

오령산 五苓散
입이 마르고, 소변이 시원치 않은 사람의 두통과 구토를 동반하는 두통에도 좋다.

🧄 황련해독탕 黃連解毒湯

자주 상기되는 편이고 얼굴이 붉은 사람의 두통에 사용한다.

● 민간 요법

🌿 천궁

천궁을 쌀 씻은 물에 담갔다가 말린 것을 부드럽게 가루내어 꿀에 4 : 6의 비율로 재웠다가 한 번에 6~8g씩 하루 3번 식전에 먹으면 어지러우면서 머리가 아플 때 좋다. 특히 신경쇠약으로 오는 두통에 효과가 좋다.

🌿 천마

천마, 천궁을 각각 같은 양을 가루내어 알약을 만들어 한 번에 5~10g씩 하루 3번 식후에 먹으면 어지럽고 두통이 올 때 효과가 있다.

🌿 강활

윗머리와 뒷머리가 아플 때는 강활 8~12g을 물 200cc에 달여 하루에 2~3번에 나누어 먹거나 부드럽게 가루내어 한 번에 3g씩 2~3번 먹으면 좋다.

🌿 시호

옆머리가 아플 때는 시호 8~12g을 물 200cc에 달여 하루에 2~3번에 나누어 먹거나 부드럽게 가루내어 한 번에 3g씩 2~3번 먹으면 좋다.

_ 형개

해산 후 머리가 아플 때는 형개 8~12g을 물 200cc에 달여 하루에 2~3번에 나누어 먹거나, 가루내어 한번에 3g씩 2~3번 먹으면 좋다.

_ 얼음

얼음을 비닐이나 고무주머니에 넣고 머리에 대주면 열이 내리고 두통도 덜해진다.

_ 박하

박하기름이나 박하뇌를 물에 적은 양을 푼 다음 그 물에 수건을 적셔 머리에 자주 대주면, 머리가 무겁고 신경쇠약으로 오는 두통에 효과가 있다.

_ 국화주

두통에는 원인에 따라 열성, 한성, 혈압성 등 여러 가지가 있는데 원인이 여러 가지인 만큼 그 치료도 여러 가지 방법으로 실시되어야 한다.

한방에서는 두통의 치료를 위해 국화를 사용하는데 이는 국화꽃에 혈압강하 작용, 해열 작용, 소염 작용이 있어 두통, 눈의 충혈 등에 좋은 효과가 있기 때문이다. 아울러 고본을 함께 처방하면 빠른 치유를 볼 수 있다.

재 료

국화꽃 250g, 고본 50g, 설탕 400g, 소주 35도 1.8ℓ 1병

만드는 법

① 국화꽃 250g을 깨끗이 씻어 물기가 없도록 하여 썬다.
② 여기에 고본 50g과 설탕 400g을 넣고 소주 1병 붓는다.
③ 1개월간 서늘한 곳에서 보관한다.
④ 헝겊으로 걸러낸다.

복용법

하루 한 잔씩 복용.

한방에 많이 쓰이는 약초

| 말 | 말리 | 말뱅이나물 |

13. 정신분열증

■ **원인**

유전된다고 하지만 원인이 아직 밝혀지지 않았다.

■ **증상**

20세 전후에 가장 많이 발생하지만 유아기나 중년 이후에도 발병하는 수가 있다.

증상은 크게 나눠서 파과형破瓜型, 긴장형緊張型, 망상형妄想型의 세 가지로 나눌 수 있는데, 이 형태가 섞여서 나타나는 경우도 많다.

파과형은 웬일인지 인품이 변하면서 점차 칠칠치 못하게 되고, 지금까지의 생활 태도가 무너져 버리는 증상이다. 방치하면 매일 어리둥절 얼이 빠져 있을 뿐 전혀 사회 생활을 할 수 없게 된다.

긴장형은 뜻도 모를 말을 지껄이거나, 인상을 찡그리고 기묘한 포즈를 취하거나, 묻는 말에 아무 반응도 보이지 않는다. 갑자기 흥분하여 집 안을 뛰어다니거나, 가족에게 폭행을 하고, 타인과 자기 자신에게 상처를 입히다가 갑자기 온순해진다.

망상형은 망상妄想과 환각幻覺이 주된 증상인데, 과대망상과 질투 망상, 피해 망상 등을 품거나 환청을 듣고, 자신의 생각과 행동이 자신 이외의 다른 것에 지배되고 있다고 생각한다.

파과형, 긴장형은 사춘기에서 청년기에, 망상형은 중년 이후에 잘 발병하는 경향이 있다.

한방 처방

대승기탕 大承氣湯
긴장형 증상이 심한 사람에게 사용한다. 변비 경향인 사람에게는 더욱 효과적이다.

시호가룡골모려탕 柴胡加龍骨牡蠣湯
체력이 중간 이상이고 긴장형 증상이 강하며, 하지가 차갑고, 변비, 어깨 결림, 불면, 어지러움, 상기 등이 있는 사람에게 사용한다. 변비가 없는 사람에게는 처방 가운데 대황大黃을 빼고 사용하면 된다.

삼황사심탕 三黃瀉心湯
체력이 중간 이상이고 망상형 증상이 강하게 나타나는 사람에게 사용한다. 변비, 불면증, 화끈거림, 명치가 결리는 증상이 있으면 더욱 유효하다.

계지가룡골모려탕 桂枝加龍骨牡蠣湯
파과형 증상이 강하게 나타나는 사람에게 사용한다. 혈허로 인한 조울증에 상기와 불면증이 있고, 머리털이 많이 빠진 사람에게 특히 유효하다.

도인승기탕導仁承氣湯

망상형 증상이 강한 사람에게 사용한다. 변비, 상기, 어깨 결림, 월경 장애등이 있는 사람에게 사용하면 좋다.

민간 요법

범꼬리

범꼬리뿌리 6~8g을 1회분 기준으로 달여서 1일 2~3회씩 1주일 이상 복용한다.

섬대

섬대 잔가지 또는 뿌리 6~8g을 1회분 기준으로 달여서 1일 2~3회씩 10일 이상 복용한다.

자라

푹 고아서 1일 2회 이상씩 1주일 정도 복용한다.

쥐오줌풀

쥐오줌풀뿌리 2~3g을 1회분 기준으로 달여서 1일 2~3회씩 10일 정도 복용한다.

지치

지치뿌리 6g+천마 4g을 1회분 기준으로 달여서 1일 2~3회씩 1주일 이상 복용한다.

_ 참나리

참나리 알뿌리 15~20g을 1회분 기준으로 죽처럼 고아서 1일 2~3회씩 10일 이상 복용한다.

_ 창포

창포 뿌리 5~6g을 1회분 기준으로 달여서 1일 2~3회씩 10일 복용한다.

_ 천마

천마 덩이뿌리 4~6g+지치 2~3g을 1회분 기준으로 달여서 1일 2~3회씩 7~10일 복용한다.

_ 토마토

열매(토마토) 80~130g을 1회분 기준으로 달여서 1일 2~3회씩 1일 정도 생식한다.

_ 홉

홉씨 4~5g을 1회분 기준으로 달여서 1일 2~3회씩 10일 이상 복용한다.

14. 알코올 중독증

■ 원인

오랫동안 걸친 상습적인 알코올 섭취, 성격면의 나약함 등에서 생긴다.

■ 증상

하루라도 술을 마시지 않으면 안 되고 조금이라도 알콜기운이 떨어지면 초조해져서 견딜 수 없게 된다.

얼굴은 술에 절어 빨갛게 되고, 동맥 경화 심장비대 간장비대 간경변 위염 신경 마비 신경통 같은 증상이 나타나며 손발이 떨리고, 자유롭게 걸을 수 없게 된다.

주의력과 판단력이 흐려져서 사고력과 이해력이 떨어지고 건망증도 생긴다. 지나치게 자기 본위가 되고 화를 자주 내는 등 감정을 억제하기 어려워진다. 증상이 진행되면 환청과 환시幻視·질투·망상이 나타나는데, 바퀴벌레 같은 것이 눈 앞에 어른거리거나 몸 속에 들어와 있다고 호소하거나 자기 아내가 바람을 피우고 있다고 하는 강한 망상을 품다가 폭력을 행사하기도 한다.

노동 의욕이 없어지고, 태연하게 거짓말을 하는 코르사코프 증후군이 나타나며, 성욕은 높지만 성적 능력이 쇠퇴된다.

한방 처방

삼황사심탕 三黃瀉心湯

체력이 중간 이상이고 습열로 상기, 초조감, 변비, 불면증, 명치가 결리는 증상이 있는 사람에게 유효하다. 매일 복용하면 숙취가 생기지 않는다.

황련해독탕 黃連解毒湯

체력이 중간 이하이고 삼황사심탕을 사용할 증상이지만 변비가 없는 사람에게 사용한다.

오령산 五笭散

숙취로 인해 수분이 잘 소통하지 않아 목이 마르고 소변량이 적을 때 사용한다.

민간 요법

가래

가래 온 포기 5~7g 또는 뿌리 3~4g을 1회분 기준으로 달여서 1일 2~3회씩 4~5일 복용한다.

갈대

갈대 뿌리 25~30g을 1회분 기준으로 달여서 1일 2~3회씩 4~5일 복용한다.

감나무

곶감 3개 또는 감꼭지 6개를 1회분 기준으로 달여서 1일 2~3회씩 2~3일 복용한다.

_ 고삼

고삼뿌리 2~3g을 1회분 기준으로 환제나 산제로 하여 1일 2~3회씩 3~4일 복용한다. 복용 중에 신경초, 인삼은 금한다. 임산부는 신중히 사용한다.

_ 매실나무

매실나무 열매 8~10개를 1회분 기준으로 달여서 1일 2~3회씩 3~4일 복용한다.

_ 무화과나무

무화과 나무잎 3~5g 또는 고알 12~15g을 1회분 기준으로 1일 2~3회씩 2~3일, 잎은 달여서 복용하고 익은 과일은 생식한다.

_ 미나리

미나리 온 포기 20~25g을 1회분 기준으로 달여서 1일 2~3회씩 3~4일 복용한다.

_ 시금치

시금치뿌리 30~35g을 1회분 기준으로 달이거나 산제로 하여 1일 2~3회씩 3~4일 복용한다.

_ 오미자나무

오미자나무 열매 5~7g을 1회분 기준으로 달여서 1일 2~3회씩 4~5일 복용한다.

_ 칡

칡꽃이나 씨 또는 뿌리 10~12g을 1회분 기준으로 달여서 1일 2~3회씩 3~4일 복용한다.

15. 불면증

■ 원인

짧고 단속적인 수면, 얕은 수면, 꿈을 많이 꾸는 수면 등 수면의 길이나 질이 문제가 되나, 실제로는 불면이 아닌데 불면으로 생각하는 신경증으로써의 불면증도 상당히 많다. 따라서 이와 같은 증세에 시달리는 사람은 항상 수면 부족을 호소하게 된다. 만성 불면증이라든지 습관성 불면증 따위의 대부분은 이와 관계가 깊다. 뇌동맥 경화나 고혈압으로 인한 뇌혈행 장애성 이외에 자율신경이나 내분비의 이상에서 오는 것, 정신병으로 인한 것이 많다. 우울병은 자기 스스로가 불면으로 고민하는 정신병으로서, 자살의 위험도 있다. 정신병의 약 30%는 불면이 주증세이다. 그리고 흥분하거나 불안감으로 정신 상태가 항진되어 있을 때, 커피·홍차 등을 과잉으로 마셔 흥분해 있을 때, 또는 각성제·혈압상승제·비타민제 등의 약제 사용도 불면의 원인이 될 수 있다.

■ 증상

불면증 증상에는 몸부림이 심하다, 자다가 몇 번씩 잠을 깬다. 이른 아침에 잠이 깨어 그 후로는 잠을 못 자는 경우가 있다.

'또 잠을 못 자는 것이 아닐까' 하는 불안이 낮에부터 머릿속에서 떠나지 않고, 밤이 되면서 이 불안이 더 심해진다. 그리고 '자야지' 하는 마음으로 조급하게 굴면 더욱 잠이 오지 않는 악순환에 빠지기 쉽다.

한방 처방

_황련해독탕 黃連解毒湯

열독으로 인해 흥분, 상기, 초조감이 있고, 작은 일인데도 자꾸 마음에 걸려 좀처럼 잠을 이루지 못하는 경우에 사용한다. 고혈압증이나 갱년기 여성의 불면증에도 적합하다.

_삼황사심탕 三黃瀉心湯

황련해독탕과 같은 증상에 사용한다. 단 황련해독탕은 변비가 없는 경우에 사용하고, 삼황사심탕은 변비가 있는 경우에 사용한다.

_억간산 抑肝散

신경과민이라서 아주 작은 일에도 신경이 날카롭게 흥분되는 사람에게 사용한다.

_가미귀비탕 加味歸脾湯

금방 피로해지고 빈혈기가 있어 안색이 좋지 않으며, 신경쇠약증이 있고, 너무 조심스러워 작은 일에도 걱정이 많은 사람의 불면에 사용한다. 정신적으로 너무 피곤한 나머지 노이로제가 된 사람의 불면증에도 적당하다.

👍 _ 산조인탕酸棗仁湯

혈이 부족하고 또 열이 있어 몸이 약한 사람과 노인 또는 오랫동안 고민이 많아 심신이 지치고 밤이 되어도 잠을 못 자는 사람에게 사용한다.

👍 _ 삼물황금탕

잠자리에 들면 손발이 화끈거려 기분이 나쁘고, 그 때문에 잠을 못 자는 사람에게 사용한다.

👍 _ 시호가룡골모려탕柴胡加龍骨牡蠣湯

신경쇠약이라서 신경질이 많고, 작은 일에 걱정을 하며, 변비, 두근거림, 숨가쁨, 어지러움 등이 있는 사람의 불면증에 사용한다. 꿈을 많이 꾸거나 무서운 꿈을 꾸는 사람에게도 적당하다.

👍 _ 온담탕溫膽湯

병후이거나 과로 습담濕痰 등으로 신경과민이 되어 하찮은 일에도 걱정이 많고, 기분이 우울하며, 사소한 일에 놀래고, 잠을 못 자는 사람에게 사용한다.

👍 _ 시호계지건강탕柴胡桂枝乾薑湯

안색이 나쁘고 쉬 피로해지며, 목이 마르고, 목 위로 땀을 많이 흘리며, 식은땀을 흘리고, 배꼽 부분에 두근거림이 있는 경우와 무서운 꿈을 꾸는 경우에 사용한다.

👍 _ 인삼탕人蔘湯

기를 보익補益하는 작용이 있어 위장이 약하고 명치에 저항과 통증이 있으며, 식욕이 없고, 설사를 자주 하는 사람의 불면에 사용한다.

조등산 釣藤散

아침에 일어나 점심 때까지 기분이 우울하고 두통이 있는 사람의 불면에 사용한다.

당귀작약산 當歸芍藥散

혈허로 인해 손발이 차고 월경 이상이 있으며, 잠자리에 누워 있어도 몸이 좀처럼 따뜻해지지 않는 사람에게 사용한다.

민간 요법

강활

강활뿌리 5~7g을 1회분 기준으로 달여서 1일 2~3회씩 4~5일 복용한다.

구기자나무

열매 4~6g을 1회분 기준으로 달이거나 차로 하여 1일 2~3회씩 4~5일 복용한다.

대추나무

말린 열매대추를 진하게 달여서 1일 2~3회씩 1주일 정도 따뜻하게 데워 복용한다.

_ 마늘

마늘 15개를 삶거나 구워서 1일 2~3회씩 1주일 정도 공복에 먹는다.

_ 뽕나무

뿌리껍질 4~6g을 1회분 기준으로 달여서 1일 2~3회씩 4~5일 복용한다.

_ 산뽕나무

나무껍질 또는 열매오디 5~7당을 1회분 기준으로 달여서 1일 2~3회씩 1주일 정도 복용한다. 또는 익은 열매 30~40g을 1회분 기준으로 5회 이상 생식한다.

_ 소나무

잎 3~4g을 1회분 기준으로 달이거나 생즙을 내서 1일 2~3회씩 4~5일 복용한다.

_ 수련

수련 온 포기 또는 뿌리 12~15g을 1회분 기준으로 달여서 1일 2~3회씩 4~5일 복용한다.

_ 연꽃

뿌리 30~35g을 1회분 기준으로 생즙을 내서 1일 2~3회씩 4~5일 복용한다.

_ 영지

버섯 30~35g을 1회분 기준으로 달이거나 물에 우려내어 1

일 2~3회씩 4~5일 복용한다.

제비꽃

제비꽃 온 포기 10~15g을 1회분 기준으로 달여서 1일 2~3회씩 4~5일 복용한다.

치자나무

치자나무 열매 8~10g을 1회분 기준으로 달여서 1일 2~3회씩 4~5일 복용한다.

칡

칡뿌리 30~40g을 1회분 기준으로 생즙을 내서 1일 2~3회씩 4~5일 공복에 복용한다.

파

파 비늘줄기 2~3개를 1회분 기준으로 달여서 1일 2~3회씩 3~4일 복용한다.

호박

늙은 호박을 통째로 삶아서 그 물을 1일 3~4회씩 4~5일 복용한다.

쑥갓

쑥갓 생즙 15~20g을 1회분 기준으로 1일 2~3회씩 4~5일 공복에 복용한다.

16. 건망증

■ **원인**

기억력에 장애가 생겨 일정 기간 동안의 경험을 전혀 떠올리지 못하는 증상을 말한다.

■ **증상**

장애의 정도에 따라 다음과 같은 증상이 다를 수도 있다.
(1) 자신에게 일어난 일을 완전히 기억하지 못하는 경우
(2) 기억의 장애가 진행되는 경우
(3) 자신이 건망증이 있다는 사실마저 자각하지 못하는 경우

건망증은 다른 병이 원인이 되어 생기는 경우가 많으므로 그 원인이 된 병부터 고치도록 힘써야 한다.

한방 처방

시호가룡골모려탕 柴胡加龍骨牡蠣湯

안색도 좋고 병이 있는 것으로 보이지 않지만, 음양의 조화가 없어져 불면, 두근거림, 변비가 있고, 작은 일에 여러 가지 걱정이 많은 신경과민인 사람에게 사용한다.

계지가룡골모려탕 桂枝加龍骨牡蠣湯

신경질이 많고 자주 흥분하여 상기되고, 부면, 초조감, 불안

감, 공포감이 있는 사람에게 사용한다.

가미귀비탕 加味歸脾湯

안색이 창백한 빈혈 증세, 불면, 두근거림, 피로감이 있고, 기억이 나빠진 사람에게 사용한다.

억간산 抑肝散

신경 과민으로 불면증에 시달리고, 흥분하여 침착성이 없으며, 신경질이 많은 사람에게 사용한다.

민간 요법

들깨

들깨 25~30g을 1회분 기준으로 1일 2~3회씩 10일 이상 생식한다.

마

마 덩이뿌리 6~8g을 1회분 기준으로 갈아서 1일 1~2회씩 15일 이상 복용한다.

삼

삼씨 5~7g을 1회분 기준으로 달여서 1일 2~3회씩 4~5일 복용한다.

삼지구엽초

삼지구엽초 온 포기 6~8g을 1회분 기준으로 달여서 1일

2~3회씩 1주일 이상 복용한다.

_삽주

삽주뿌리 4~5g을 1회분 기준으로 달여서 1일 2~3회씩 10일 정도 복용한다.

_상표초

상표초 알집을 쪄서 말린 가루 3~4g을 1회분 기준으로 1일 1~2회씩 5일 정도 따뜻한 물로 복용한다.

_연꽃

연꽃 뿌리 30~35g을 1회분 기준으로 생즙을 내서 1일 2~3회씩 5일 정도 복용한다.

_인삼

인삼뿌리 25~30g을 1회분 기준으로 달이거나 산제 또는 환제로 하여 1일 2~3회씩 10일 이상 복용한다. 고혈압이 있으면 신중히 사용한다.

제6장
외과 질환

I. 타박상

■ 원인
피하 출혈로 타박처에 검푸른 멍이 들며 피부면에 찰과상이 생긴다.

■ 증상
심한 타박상이면 골절되거나 조직이 파괴되거나 피부의 상처에서는 출혈이 있게 된다.

한방 처방

계지복령환 桂枝茯笭丸

어혈을 없애므로 타박상에 가장 일반적으로 사용한다. 피하출혈이 광범위하게 펴져 있고, 몹시 아픈 사람에게 사용한다.

_ 삼황사심탕 三黃瀉心湯

열독을 푸는 작용이 있어 사고로 인한 타박 쇼크로 정신적으로 불안정하고, 흥분, 초조감, 상기, 어지러움 등을 동반하는 사람에게 사용한다.

_ 도인승기탕 導仁承氣湯

타박 후유증을 막는데 아주 효과적인 처방이다. 특히 하초의 어혈을 제거하므로, 회음부성기와 항문 사이의 타박에 효과가 좋다. 붓고 아프며, 피하 출혈이 심하고 변비가 있는 사람에게 사용한다.

_ 계명산 鷄鳴散

부종과 통증이 심하여 가슴이 답답한 사람에게 타박 후 바로 사용한다.

_ 오적산 五積散

빈혈 기미인 사람으로 찬 바람에 상해 상반신을 화끈거리는데, 하반신은 찬 사람의 타박상에 사용한다.

●민간 요법

_ 국화

꽃을 달인 액으로 온습포하면 통증이 완화된다.

_ 호두

열매를 잘게 부숴 술에 타 먹으면 좋다.

❦_파
물에 끓여 액을 마시고, 남은 파는 환부에 붙인다.

❦_쑥
생 경엽을 두들겨 부드럽게 해서 환부에 붙인다.

❦_매실
매실초에 환부에 바르면 염증이 가라앉는다. 매실초에 밀가루를 넣어 반죽하여 환부에 발라도 좋다.

❦_소금
소금 200g과 같은 분량의 초, 물 4ℓ를 합쳐 달인 액으로 환부를 온습포 한다.

❦_무
무를 갈아 마찬가지로 환부에 바른다. 오랜 타박 흔적이 아플 때에도 좋다.

❦_식초
허리 부분의 타박으로 꼼짝 못하는 경우에는 밀가루를 식초로 찐덕찐덕하게 반죽하여 한지 등에 발라 환부에 붙이고 건조하면 바꿔 붙이되 몇 차례 반복하면 치유된다.

❦_대황
대황의 뿌리를 가루로 만들어 어린이의 오줌으로 질퍽하게 풀보다 묽게 반죽하여 한지나 유지에 발라 환부에 붙이고 붕대 같은 것으로 싸준다. 이것은 타박상에 특효가 있다.

2. 골절 骨折

■ 원인

외력의 작용이 강하여 뼈가 부분적 또는 완전히 이단離斷된 상태를 말한다. 외력이 크고 일시에 가해질 때에는 외상성 골절外傷性骨折, 만성적인 가압에 의할 때에는 지속골절持續骨折 또는 피로골절, 병적으로 조직이 침해되어 생기는 것은 병적 골절이라 한다.

■ 증상

골절은 장관골長管骨, 예를 들면 대퇴골大腿骨이나 척골尺骨 등 외에 편평골扁平骨, 예를 들면 두개골 등에도 일어난다. 골절은 그 형상으로 본 선상골절線狀骨折·함몰골절陷沒骨折 등과 같은 개방창開放創을 수반하는 것은 개방골절 또는 복잡골절이라 한다. 장관골의 골절은 그 골절단骨折端의 관계에서 굴절골절·절단골절·분쇄골절 등으로 구분된다.

골절의 진단은, 뼈의 고정성의 소실, 이상 위치, 움직일 때에 나는 이상음 등에 의하여 분명해질 때도 있으나, 골절단의 이개離開가 없을 때에는 이러한 증세를 나타내지 않는다. 특히 운동기에 속하지 않는 편평관 등에서는 골절에 의한 증세가 나타나기 어렵다.

한방 처방

협골법 夾骨法
절상折傷을 치료한다

진왕단 陳王丹
모든 절상折傷에 혈血을 그치게 하고 아픔을 진정시켜 준다.

유향산 乳香散
타박打撲과 상손傷損에 병들어 아파서 못 견디는 증세를 치료한다.

만형산 蔓荊散
타락墮落해서 근골筋骨을 절상折傷하여 멍든 피가 맺혀서 아픈 것을 치료한다.

심통원 尋痛元
모든 상손傷損에 아픔을 그치고 마음을 맑게 하여 기氣를 돌아다니게 하고 혈血을 살리는 데 특히 효과가 있다.

접골산 接骨散
뼈가 부러진 것을 치료한다.

접골자금단 接骨紫金丹
떨어지고 엎어져서 근골筋骨을 절상折傷하여 멍든 피가 심장心臟을 쳐서 열이 나고 혼미한 증세를 치료한다.

_ 접골단接骨丹

부러진 뼈를 치료한다.

_ 몰약강성단沒藥降聖丹

타박상으로 인해서 힘줄이 끊어지고 뼈가 부러져서 아픔을 못 견디는 것을 치료한다.

_ 니미고

타박상으로 힘줄이 끊어지고 뼈가 부러진 것을 치료한다.

_ 자연동산自然銅散

타박으로 인해서 근골筋骨이 절상折傷 한 것을 치료한다.

_ 맥두산麥斗散

뼈마디가 질상跌傷한 것을 치료한다.

_ 쌍오산雙烏散

모든 상손傷損이 오래되어 언제나 병들어 아픈 것과 또는 새로 상손傷損을 입어서 병들어 아픈 것을 함께 치료한다.

_ 유향정통산乳香定通散

모든 상손傷損이 별들어 아픈 것을 치료한다.

_ 방상산蚌霜散

상손傷損으로 인해서 크게 토혈吐血하는 증세를 치료한다.

_ 통도산通導散

상손傷損이 아주 신중하고 대·소변이 소통하지 않아 심心

과 복腹이 가득한 데 이 약을 써서 멍든 피를 내려야 된다.

보손당귀산補損當歸散

타박打撲과 절상折傷에 멍들어 아파서 못 견디는 데 이 약을 먹으면 다시 아프지 않고 3일이면 근골筋骨이 이어지게 된다.

이생고二生膏

손과 발의 절상折傷을 치료한다.

당귀수산當歸鬚散

타박打撲과 상손傷損으로 인해서 기氣가 엉기고 맺혀서 가슴이나 갈비 및 배가 아픈 것을 치료한다.

민간 요법

도인

도인 · 속단 · 적작약 · 골쇄보 각 15g을 하루 1첩씩 물에 달여 2회에 나누어 먹는다.

유향

도인 · 유향 · 속단 · 소목 각 15g을 한데 섞어 하루 1첩씩 물에 달여 아침저녁으로 나누어 먹는다.

대추

대추를 태워 가루로 만들어 돌나물을 찧을 때 함께 넣어 찧는다. 이것을 하루에 1~2회씩 환부에 붙인다.

↳_오이

오이씨 10g을 노랗게 볶아 가루내어 더운물에 먹는다.

↳_선인장

선인장에 칼집을 살짝 내면 즙이 나온다. 그 즙을 깨끗한 헝겊이나 거즈에 적셔서 환부에 붙이면 놀라운 효과를 발휘한다.

한방에 많이 쓰이는 약초

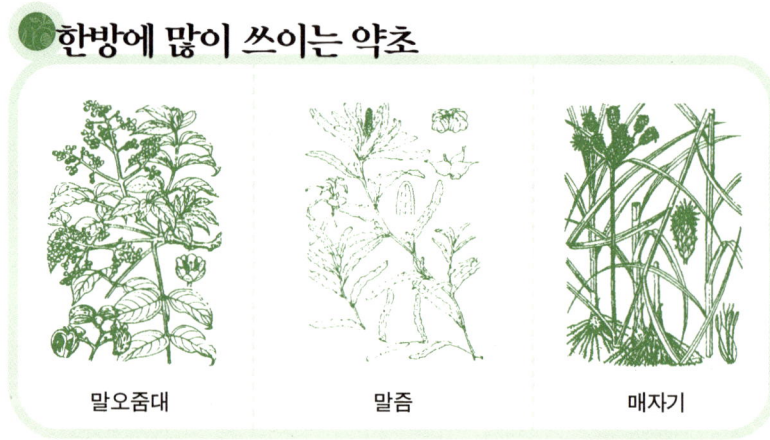

말오줌대 / 말즘 / 매자기

3. 탈항

■ 원인

　탈항脫肛이란 직장의 항문 가까운 부분이 항문 밖으로 나오는 질병이다. 직장은 골반 안의 근육으로 지탱되어 정상 위치를 유지하고 있다. 그 부분의 근육이 약한 사람이 탈장을 일으킨다. 약간 힘을 주거나, 무거운 짐을 들어 올리거나 하여 하복부에 힘을 주어 복압腹壓을 높이면 그 힘에 의해 직장이 밀려나오게 되는 것이다.

　그러므로 부인들이 임신, 분만시에 탈항을 일으키는 사람이 많으며 상습 변비가 있는 사람은 배변시에 힘을 주므로 역시 탈항되기 쉽다. 만성설사, 치루 등도 원인이 된다.

■ 증상

　가벼운 탈항은 그대로 두어도 자연히 원상으로 회복되며, 손가락으로 밀어넣어도 간단히 들어간다. 그러나 탈항이 습관화되면 사소한 일에도 곧 나온다.

　하지만 이 정도의 증상이라면 별로 고통스러운 일은 아니나 중증이 되면 손가락으로는 쉽게 들어가지 않는다. 나와 있는 부분이 항문괄약근으로 조여지므로 울혈되어 붉게 부어올라 격통 때문에 보행도 곤란해진다.

　또 반대로 항문괄약근이 완해緩解되면 직장의 거의 전부와 항문 안쪽의 점막이 이중으로 겹쳐 나오는 일도 있다. 이것은 직장탈이라고 한다. 또한 중증인 것은 견디지 못하여 실신하는 일도 있다.

한방 처방

_ 용골산 龍骨散
대장大腸이 허해서 항문이 빠져 나온 증세를 치료한다.

_ 삼기탕 蔘芪湯
항문이 허한虛寒으로 빠져 나온 증세를 치료한다.

_ 해아산 孩兒散
탈항과 부어서 열이 나는 증세를 치료한다.

_ 축사산 縮砂散
허虛하고 열熱이 있어 탈항과 부어서 아픈 증세를 치료한다.

_ 문합산 蚊蛤散
탈항이 되어 들어가지 않는 증세를 치료한다.

_ 이괴단 二槐丹
항문이 빠져나오는 증세를 치료한다.

_ 독호산 獨虎散
탈항을 치료하는 데 사용한다.

👍 _ **위피산**

이질이 새고 힘을 많이 씀으로 해서 탈항된 증세를 치료한다.

👍 _ **부평산**浮萍散

탈항을 치료한다. 일명 수성산水聖散이라고도 한다.

🌿 민간 요법

🌱 _ **당삼**

당삼當蔘 · 당귀當歸 각 15g, 황기 20g, 승마升麻 · 백작약白芍藥 · 백출白朮 · 진피陳皮 각 10g, 감초甘草 5g, 대추 7알을 함께 물에 달여 하루 2회에 나누어 먹는다.

🌱 _ **갈대**

갈대뿌리 25~30g을 1회분 기준으로 달이거나 생즙을 내서 1일 2~3회씩 1주일 정도 복용한다.

🌱 _ **고삼**

뿌리 2~3g을 1회분 기준으로 1일 2~3회씩 1주일 정도 복용하면서 아울러 고삼뿌리를 말려 가루내어 항문에 바른다.

🌱 _ **당근**

당근을 많이 먹으면서 적당한 크기로 잘라 4~5회 빠져 나오지 않도록 항문에 밀어넣어 둔다.

_ 만삼

만삼뿌리 12~15g을 1회분 기준으로 달여서 1일 2~3회씩 1일 정도 복용한다.

_ 무궁화

꽃봉오리 5~6g을 1회분 기준으로 달여서 1일 2~3회씩 1주일 정도 복용하면서 그 물을 헝겊에 적셔 항문 주위에 자주 바른다.

_ 사상자

사상자 씨 5~6g을 1회분 기준으로 달여서 1일 2~3회씩 1주일 정도 복용한다.

_ 석류나무

열매석류껍질 6~8g을 1회분 기준으로 달여서 1일 2~3회씩 1주일 정도 복용한다.

_ 속새

속새 온포기 태운 재를 참기름에 개어 5~6회 엷은 헝겊에 싸서 빠져나오지 않도록 항문에 밀어 넣어둔다.

_ 약모밀

약모밀 뿌리 8~10g을 1회분 기준으로 달여서 1일 2~3회씩 1주일 정도 복용한다.

_ 연꽃

뿌리를 1일 2~3회씩 1주일 정도 생식하면서 아울러 적당

크기로 잘라 5~6회 항문에 밀어 넣어둔다.

_인동

인동잎 또는 줄기 12~15g을 1회분 기준으로 달여서 1일 2~3회씩 1주일 정도 복용한다.

_참깨

참기름을 10회 정도 항문 안에까지 충분히 묻도록 바른다.

_탱자나무

덜 익은 열매 5~6g을 1회분 기준으로 달여서 1일 2~3회씩 1주일 정도 복용한다.

●한방에 많이 쓰이는 약초

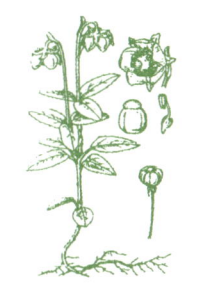
매화노루발

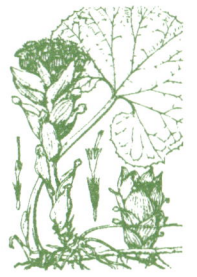
머위

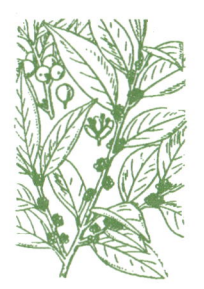
먼나무

4. 치질

■ 원인

치핵은 항문부 정맥의 울혈과 확장으로 생긴 정맥류 때문에 생긴다. 치열은 배변으로 인한 항문 부위의 균열, 치루는 항문이나 항문 주위의 농양에서 농이 나오는 병이다.

■ 증상

치핵痔核의 주된 증상은 배변시의 출혈이다. 치핵이 생긴 장소에 따라 심한 통증이 있는 것과 없는 것으로 나누어진다.

장기간에 걸쳐 치핵이 낫지 않으면 심한 빈혈이 생길 수 있다. 또 중증이 되면 염증이 생겨 부어 오르고, 욱신욱신 쑤시고, 걷는 것도 어려워진다. 그리고 증상이 나타났다 사라지고, 나타났다 사라지는 경과를 거치면서 점차 고질적인 병이 되어 가는 것도 치핵의 특징이다.

치열痔裂은 여성에게 많은데, 주된 증상은 배변시의 격통이다. 피가 나오는 경우도 있다. 심해지면 궤양처럼 발전하여 몹시 아프고 고통스럽다.

치루痔瘻는 별로 아프지는 않으나 항문이나 항문 주위에서 고름이 흘러나온다.

한방 처방

_ 을자탕 乙字湯
변비 기미인 가벼운 사람의 치질로, 배변시 출혈과 통증이 있고, 탈항으로 고통스러운 사람에게 사용한다.

_ 계지복령환 桂枝茯苓丸
배꼽 왼쪽 비스듬히 2cm 아래 부분에 저항과 압통이 있고, 상기가 잘 되며, 여성이라면 월경 이상이 있는 사람의 치질에 사용한다.

_ 도인승기탕 桃仁承氣湯
어깨 결림, 상기, 초조감, 월경 이상 등이 있고, 배꼽 왼쪽 비스듬히 2cm 부분에 강한 저항과 압통이 있는 사람의 치질에 사용한다.

_ 대황목단탕 大黃牧丹湯
오른쪽 허리뼈와 배꼽 사이에 저항과 압통이 있고, 변비기로 배변시 통증이 무척 심한 사람에게 사용한다.

_ 황련해독탕 黃連解毒湯
상기가 잘 되고, 배변시 피가 많이 나오지만, 변비는 없는 사람에게 사용한다.

_ 삼황사심탕 三黃瀉心湯
체력이 중간 이상인 사람으로, 열이 심해 상기, 얼굴 화끈거림, 초조감 등이 있고, 배변시 피가 많이 나오며, 변비인 사람에게 사용한다.

교애탕膠艾湯

만성적인 출혈로 빈혈이 생기고, 쉬 지쳐 버리는 여성에게 사용한다.

십전대보탕十全大補湯

심한 빈혈로 안색이 좋지 않고, 피로, 권태감이 아주 강한 사람에게 사용한다.

방풍통성산防風通聖散

배불뚝이의 치루로서 변비가 있는 사람에게 사용한다.

천금내탁산千金內托散

치루에서 고름이 나와 잘 낫지 않고, 몸이 쇠약한 사람에게 사용한다.

감초탕甘草湯

치질 때문에 항문이 아플 때는 이 액으로 환부를 따뜻하게 한다. 심한 통증이 금방 사라지기 때문에 망우탕이라고 할 정도이다.

자운고紫雲膏

환부에 바르면 아픔이 경감된다.

민간 요법

_ 복어

복어알은 치질의 특효약이다. 복어알은 독성이 강렬하여 취급에 조심해야 하는데 복어알을 질그릇에 넣고 태워 가루로 만들어 들기름에 개어 환부에 붙인다.

_ 고삼

고삼苦蔘, 생지황生地黃, 황백黃柏, 차전자車前子 각 15g을 함께 물에 달여 하루 2회에 나누어 먹는다. 항문이 타는 듯이 뜨거워지는 환자에게 알맞다.

_ 곶감

치질로 하혈할 때는 곶감을 태워 가루로 하여 1회 2돈씩 물로 복용하면 유효하다.

_ 망초

망초芒草 5~10g을 뜨거운 물에 20분 동안 우려낸 다음 그 물을 탈지면에 묻혀 항문에 바른다. 아침저녁으로 각각 한 번씩 며칠 바르면 낫는다.

_ 담배

담배꽁초를 물에 촉촉하게 적셔 거즈에 싸서 취침 전 항문 환부에 끼우고 잔다. 또 담배 삶은 물에 환부를 씻거나 담배 진을 환부에 발라 주면 좋다.

_ 달걀

달걀 4개를 삶아서 노른자위만 취하여 쟁반에 담고 은근한 불로 볶으면 기름이 생기는데 이 기름을 탈지면에 묻혀 치핵이 있는 곳에 아침저녁으로 바른다. 이렇게 연속 4~7일간 바르면 낫는다.

_ 무화과나무

무화과나무는 치질에 좋은 민간약이다. 무화과 열매, 잎, 나무를 모두 약용한다. 무화과나무를 자르면 하얀 진이 나오는데 그 진을 환부에 바른다.

_ 목이버섯

목이버섯, 고삼苦蔘 각 15g을 물에 달여 하루 2회 나누어 마신다. 외치 치료에 효과가 좋다.

_ 생지황

생지황生地黃 15g과 빙편氷片 2g을 제 가끔 보드랍게 가루내어 닭 쓸개즙에 고루 섞어 하루 2회씩 환부에 바른다. 항문이 벌겋게 부으면서 아픈 환자가 쓰면 효과가 아주 좋다.

_ 적작약

황기 20g, 당삼當蔘·백출白朮·승마升麻 각 15g, 적작약赤芍藥 10g을 함께 물에 달여 하루 2회에 나누어 먹는다. 치핵이 빠져 나와 다시 들어가지 않는 증세에 알맞다.

_ 쑥잎

치질 충혈에는 말린 쑥잎 20g과 말린 새앙잎 10g을 함께 물로 달여서 3회에 나누어 하루에 마신다.

5. 발목이 삐었을 때

■ 원인

실수로 돌부리에 채이거나, 평소엔 전혀 운동을 안하다가 주말에 갑자기 발목에 무리를 주는 운동을 하다 보면 발목을 삐기 쉬운데 이때 대황을 이용한 찜질이 효과가 좋다.

대황은 소염·항균 작용이 왕성하며 어혈을 푸는 데 탁월한 효능이 있다. 치자 역시 소염 작용이 강하므로 이 두 약재로 습포를 하게 되면 빠른 치유를 기대할 수 있다.

➡ 재 료
대황, 치자, 밀가루 2컵 정도

➡ 만드는 법
① 대황, 치자를 넣고 물을 충분히 부어 20분 정도 끓인다.
② 밀가루에 차게 식힌 대황과 치자 우려낸 물을 조금씩 부어 가면서 묽게 반죽한다.

➡ 사용법
붕대에 반죽한 것을 얇게 펴 발라 삔 부위에 붙여 준다.

6 골수염

■ **원인**

　골수염이란 바꿔 말하면 뼈의 일부가 부패하는 질병이다. 경우에 따라서는 생명에 관계되는 무서운 질병이기도 하다.
　주로 포도상구균이 병원체이기는 하지만 기타의 세균 때문에 발병하는 경우도 있다. 절이다든가 습진, 화농성 궤양이 생겼을 때 그 병균이 혈행성으로 뼈의 일부에 붙어 이곳에 염증을 일으키기 시작한다. 팔이라든가 다리 등의 장골에 가까운 부분이 주로 침범된다. 연령으로는 연소자에게 많고, 남성이 여성보다 많다.

■ **증상**

　염증을 일으키기 시작하면 갑자기 한기가 나고 고열이 난다. 염증이 진행됨에 따라 침범된 부분의 뼈에 통증이 나타나기 시작하는데 그 통증은 매우 심하다. 무엇이 약간 스치기만 해도 대단히 심한 통증을 자각한다. 그리하여 국부와 그 부근이 열을 띠게 되면서 움직이는 것조차 곤란하게 된다.
　이와 같은 급성인 증상은 2주에서 3주간 계속되는데, 이 사이에 염증 부위의 뼈는 부패되어 살아 있는 뼈에서 분리된다. 대신 새로운 뼈가 생겨 사골을 껍데기처럼 에워싸게 된다.
　염증은 뼈 끝에 확대되어 농양을 일으켜 골막을 뚫고 관절 내외로 유출한다. 이렇게 되면 통증은 없어지지만 누공이 되어 고름이 피부 밖으로 유출되기 시작한다. 이러한 경우 양방에서는 항생 물질을 투여하거나, 절개하여 고름과 부패한 뼈를 제거하는 일도 있으나, 한방에서는 다음과 같은 약방으로 치료하고 있다.

한방 처방

감초부자탕 甘草附子湯

풍습으로 인해 오한이 나고 손발이 차며, 통증이 심한 사람에게 사용한다.

십전대보탕 十全大補湯

기와 혈이 모두 부족해 빈혈과 권태감이 무척 심하거, 위장이 약한 사람에게 사용한다.

천금내탁산 千金內托散

막 화농하기 시작한 골수염에 사용한다. 화농이 촉진되어 빨리 낫는다.

신공내탁산 神攻內托散

막 화농하기 시작한 골수염에 사용한다. 화농이 촉진되고, 통증이 경감된다.

귀기건중탕 歸耆建中湯

보혈하는 작용이 있어 골수염은 나았지만, 체력이 쇠약해져 몹시 피로하고, 식은땀을 흘리는 사람에게 사용한다.

대황목단탕 大黃牧丹湯

하복부에 저항과 압통이 있고, 변비 기미인 사람에게 사용한다.

방풍통성산 防風通聖散

풍을 치료하는 방제로서, 비만 체질로 배가 쑥 나온 사람에게 사용한다.

민간 요법

삼백초

건조시킨 건초 10~20g을 물로 달여 차 대신 마신다.

콩

삶은 콩을 갈아 콩물을 짜서 마신다. 그 외에 여러 방법으로 조리하여 매일 먹는다.

두꺼비

두꺼비 0.2~0.3g을 1회분 기준으로 달여서 1일 2~3회씩 4~5일 복용한다.

밀나물

밀나물 줄기 또는 뿌리 4~6g을 1회분 기준으로 달여서 1일

2~3회씩 1주일 정도 복용한다결핵성 골수염.

_세잎양지꽃

세잎양지꽃 온 포기 8~10g을 1회분 기준으로 달여서 1일 2~3회씩 1주일 정도 복용한다결핵성 골수염.

●한방에 많이 쓰이는 약초

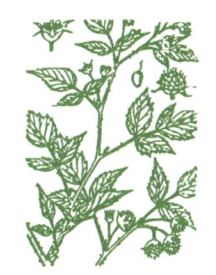
멍덕딸기

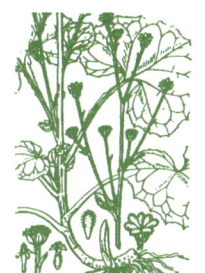
멸가치

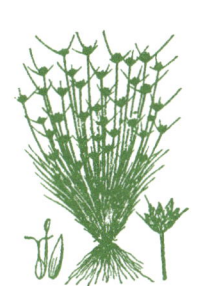
모기골

7. 임파선염

■ **원인**

임파선에 세균이 침입하여 염증을 일으키는 병이다.

■ **증상**

목이나 겨드랑이·팔꿈치·허벅다리 안쪽 등의 임파선에 발생하기 쉬우며 화농되는 것과 그렇지 않은 것이 있다.

딱딱하던 종기가 말랑말랑하게 되면서 발열과 함께 통증이 일고 때로는 두통·식욕 부진 등이 수반된다.

한방 처방

갈근탕 葛根湯

양독으로 인한 종기 초기에 빨갛게 부어 오르고 심하게 아플 때 사용한다. 어깨 결림, 두통, 오한 발열 등이 있을 때 잘 듣는다.

십미패독탕 十味敗毒湯

갈근탕으로 초기 증상을 없앤 후에 사용하면 고름이 빠지면서 종기가 낫는다.

🧄 신공내탁산 神攻內托散

곪기 시작했을 때 사용한다. 화농이 촉진되고 종기가 빨리 터져 금방 낫게 된다.

🧄 계지복령탕 桂枝茯笭湯

상기와 어깨 결림, 좌하복부에 저항과 압통이 있고, 종기가 나서 심해질 때 사용한다. 장기 복용하면 종기가 잘 나지 않는 체질로 개선된다.

🌿 민간 요법

🌱 꿀풀

꿀풀 온 포기 또는 열매 8~10g을 1회분 기준으로 달여서 1일 2~3회씩 4~5일 복용한다.

🌱 달팽이

달팽이 25~30g을 1회분 기준으로 달여서 1일 2회씩 3~4일 복용한다.

🌱 대극

뿌리 1g을 1회분 기준으로 달여서 1일 2회씩 3~4일 복용한다.

🌱 더덕

더덕꽃 5~6g 또는 뿌리 8~10g을 1회분 기준으로 달여서 1

일 2~3회씩 1주일 정도 복용한다.

도라지
백도라지꽃 또는 뿌리 8~10g을 1회분 기준으로 달여서 1일 2~3회씩 4~5일 복용한다.

미나리
미나리 20~25g을 1회분 기준으로 생즙을 내서 1일 2~3회씩 4~5일 복용한다.

미역줄나무
미역줄나무 줄기 8~10g을 1회분 기준으로 달여서 1일 2~3회씩 4~5일 복용한다.

봉선화
봉선화씨 2~3g 또는 뿌리 4~5g을 1회분 기준으로 달여서 1일 2회씩 3~4일 복용한다.

수세미외
열매 12~15g을 1회분 기준으로 달이거나 생즙을 내서 찐 2~3회씩 4~5일 복용한다.

알로에
알로에 온 포기 25~30g을 1회분 기준으로 달이거나 생식으로 1일 2~3회씩 5~6일 복용한다.

어저귀
어저귀씨 7~9g을 1회분 기준으로 달여서 1일 2~3회씩 2~3일 복용한다.

☘ 자귀나무

자귀나무 껍질 5~6g을 1회분 기준으로 달여서 1일 2~3씩 4~5일 복용한다.

☘ 적하수오

적하수오뿌리 5~6g을 1회분 기준으로 달여서 1일 2~3회씩 4~5일 복용한다.

☘ 할미꽃

할미꽃뿌리 6~8g을 1회분 기준으로 달여서 1일 2~3회씩 3~4일 복용한다.

☘ 현삼

현삼뿌리 8~10g을 1회분 기준으로 달여서 1일 2~3회씩 4~5일 복용한다.

☘ 형개

형개잎 6~8g을 1회분 기준으로 달여서 1일 2~3회씩 4~5일 복용한다.

☘ 미역

미역국을 끓여 4~5일 매끼 양껏 먹는다.

☘ 벌집

땅벌집 12~15g을 1회분 기준으로 달여 4~5회 복용한다.

제7장
피부과 질환

1. 피부 소양증

■ 원인

피부의 일부나 전신에 급속히 소양이 일어나는 질병이다. 피부에 상처를 일으키지 않는 한, 피부 자체에는 부스럼 같은 것은 생기지 않는다. 그러나 가려움에 못 견디어 무의식중에 긁게 되어 습진이나 농가진, 모낭염 등을 일으키기 쉽다.

노인성의 것은 신장 질환이나 간장, 내분비, 위장, 기생충, 신경 등이 원인이 되는 경우가 많고, 부인의 경우는 생식기 질환, 임신, 갱년기 장애 등에 의해 일어나는 경우가 많다.

■ 증상

전신성의 것은 몸 어느 부위라고 말할 수 없이 가려운데, 처음에는 한 국소의 가려움에서 시작되어 점점 온 몸으로 확대되어 간다. 음부가 가려운 것은 대개의 경우 외음부, 음핵, 질구 등이며, 이 부분이 붉게 부어 오르거나, 두터워지거나 또 습기를 띠게 된다.

항문이 가려운 것은 기생충이 밤중에 항문으로 기어 나와서 그 부근을 기어 다니기 때문이다.

이상과 같은 이유에 의하여 무엇보다 먼저 그 병의 원인 자체를 치료하지 않으면 안 된다.

한방 처방

당귀음자 當歸飮子
노인 또는 허약 체질인 사람으로서 피부가 건조하고, 굵으면 가루가 떨어지며, 진물이 나고, 가려운 사람에게 사용한다.

진무탕 眞武湯
노인 또는 체력이 없는 사람으로 손발이 차고, 특히 겨울에 가려움이 심해지는 사람에게 사용한다. 구름 위를 걷고 있는 듯한 어지러움이 있는 사람에게는 특히 효과가 좋다.

온청음 溫淸飮
상기가 있고, 명치가 결리며, 빈혈기가 있고, 피부가 건조하고 때로는 황갈색을 띠고 있는 사람에게 사용한다.

황련해독탕 黃連解毒湯
온청음을 사용해야 할 경우보다는 조금 더 체력이 있는 사람으로 변비는 없고, 상기가 자주 되며, 입 안이 마르고, 높은 열이 나며, 명치가 결리고, 초조해지는 사람에게 사용한다.

고혈압인 사람에게도 좋다.

시호가룡골모려탕 柴胡加龍骨牡蠣湯

　변비가 있고, 가슴이 두근거리며, 불면, 작은 일에도 걱정이 많은 신경 증상이 있는 사람에게 사용한다. 고혈압과 동맥 경화증, 신경쇠약증, 갱년기 장애가 있는 사람에게도 좋다.

계지마황각반탕 桂枝麻黃各半湯

　발병 초기에 하루 종일 가렵고, 열감이 있는 사람에게 사용한다.

백호가계지탕 白虎加桂枝湯

　열이 있어 목이 많이 마르고 가려움이 심하고 열감이 있는 사람에게 사용한다.

팔미환 八味丸

　신양이 허한 노인의 소양증으로 허리 아래가 힘이 빠지고, 목이 많이 마르며, 자주 피곤하고, 피부가 거칠어지는 사람에게 사용한다. 당뇨병으로 인한 음부 소양증에도 사용한다.

가미소요산 加味逍遙散

　체력이 보통인 여성으로 혈이 허하여 월경 이상, 상기, 불면, 작은 일에 걱정이 많은 신경 증상이 있을 때 사용한다. 갱년기 장애인 사람에게도 좋다.

인진호탕 茵陳蒿湯

　습열로 인해 목이 마르고, 목 위로 땀을 자주 흘리는 사람에게 사용한다. 간염으로 인한 가려움에도 사용한다.

_우택산羽澤散
냉증, 대하가 있는 여성의 음부 소양증에 사용한다.

_자운고紫雲膏
가려운 곳에 바르면 가려움이 없어진다.

민간 요법

_마늘
대하 등으로 인한 음부 소양증에 마늘을 달여 그 액으로 씻는다.

_질경이
음부 가려움에 잎과 열매를 달여 마신다. 달인 액으로 음부를 씻어도 좋다.

_복숭아
음부 가려움에 잎을 달인 액으로 씻는다. 목욕제로 사용해도 좋다.

_개구리밥
개구리밥, 도꼬마리열매, 대싸리열매 각각 8g씩에 물 1ℓ를 붓고 30~40분 정도 달여 목욕하기 알맞은 온도로 식혀서 몸에 1개월 정도 바른다.

_개오동나무

나무껍질 또는 열매 6~8g을 1회분 기준으로 달이거나 산제로 하여 4~5회 복용한다.

_갯방풍

갯방풍 열매 또는 뿌리 5~6g을 1회분 기준으로 달여서 4~5회 복용한다.

_백양선

백양선뿌리 5~6g을 1회분 기준으로 달여서 4~5회 복용한다.

_벚나무

벚나무껍질 6~8g을 1회분 기준으로 달여서 4~5회 복용한다.

_비늘고사리

비늘고사리 온 포기 또는 뿌리 8~10g을 1회분 기준으로 달이거나 산제로 하여 4~5회 복용한다.

_사상자

사상자씨 5~6g을 1회분 기준으로 달이거나 환제로 하여 4~5회 복용한다.

_ 우엉

우엉잎 또는 씨 5~7g을 1회분 기준으로 달이거나 환제 또는 산제로 하여 4~5회 복용한다.

_ 칡

칡뿌리 36~40g을 1회분 기준으로 달이거나 생즙을 내어 4~5회 복용한다.

_ 파

파 비늘줄기 2~3개를 1회분 기준으로 달여서 5~6회 복용한다.

●한방에 많이 쓰이는 약초

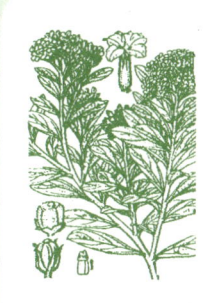

모래지치

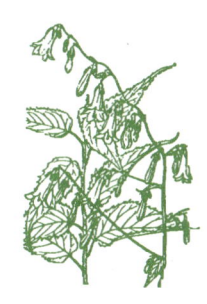

모싯대

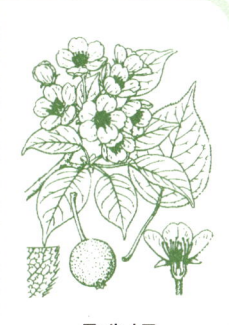

문배나무

2. 습진

■ 원인

 흔히 보는 피부병으로 모든 피부 질환의 30%를 차지한다. 대체로 산성 혈액이 되어 있는 체질이 걸리기 쉽다.
 습진의 원인은 실로 잡다하다. 더러운 손톱으로 긁는다든가 혁대나 양말, 고무줄 등으로 압박하고 있는 등의 외적 원인에 의한 것도 있고, 머리 염색약이나 유해 안료, 옻나무 등의 독성 등이 원인이 된 것도 있다. 또 비만형의 사람이나 부인병에 시달리는 사람의 화농 등으로 피부가 진물러 발생되는 경우 등 매우 다양하다.

■ 증상

 습진에는 여러 가지 종류가 있으나 주된 것은 급성습진과 만성습진이다.
 급성습진의 경우는 가려움과 함께 피부에 붉은 반점이 덩어리져서 나타난다. 가려워 긁다 보면 반점 위로 좁쌀 같은 것이 생기고, 결국 물집이 잡히면서 더욱 가려워진다. 물집 속의 장액이 흐려져 고름이 되는 경우도 있다.
 물집을 긁어 터트리면 장액 또는 고름이 스며나와 마르면서 딱지가 자연히 벗겨지고, 장액도 점차 나오지 않게 되며, 가려움과 피부 얼룩도 없어진다. 그리고 끝으로, 얇은 껍질이 벗겨지면서 완전히 본래의 피부로 돌아온다. 습진이 생겨서 완치되기까지 걸리는 기간은 보통 2~4주간이다.

그러나 때때로 습진이 전신으로 퍼지는 경우가 있다. 그렇게 되면 극심한 가려움도 참을 수 없을 뿐만 아니라 중증이 되면 생명에 관련되는 사례도 나오므로 주의가 필요하다.

만성습진으로 이행되면 습진이 얼굴과 머리, 손발, 안쪽으로 덩어리져 나타난다. 습진이 피부 깊숙이 미치기 때문에 만지면 딱딱하고 두터우며, 색도 검붉게 된다. 처음부터 만성 형태로 나타나는 경우도 있다.

만성습진은 증상이 나왔다 들어갔다 하며, 겉으로는 나은 것처럼 보여도 실은 완전히 낫지 않은 경우가 많은, 아주 끈질긴 병이다. 완치되기까지 10년 이상 걸린 경우도 적지 않다.

한방 처방

_ 갈근탕 葛根湯

급성습진 초기로 장액이 나오지 않거나 적고, 습진은 붉은 기운을 띠고, 가려움과 열이 있는 느낌이 드는 사람에게 사용한다. 만성에 사용해도 좋은데, 그 경우 목 뒤가 결리는 사람에게 사용한다.

_ 월비가출탕 越婢加朮湯

체력이 중간 이상인 사람으로서 장액이 많고 축축하며, 짓무름이 심한 습진에 걸려 몸이 붓고, 목이 마르고, 소변이 잘 나오지 않을 때 사용한다.

십미패독탕 十味敗毒湯

만성 습진으로 잘 곪는 사람에게 사용한다. 장액이 적고 딱지가 별로 많지 않는 사람에게 효과가 있으나, 장액이 많고 딱지가 큰 사람에게는 효과가 없다.

도인승기탕 導仁承氣湯

만성습진으로 장액이 진하고 악취가 있으며, 환부가 검붉게 피가 맺혀 있고, 딱지가 많이 생겨 몹시 가려우며, 상기, 두통, 변비, 좌하 복부에 압통이 있는 사람에게 사용한다.

대시호탕 大柴胡湯

체력이 있고 튼튼한 체격을 가진 완전한 실증 타입인 사람이 위 부분이 단단하게 긴장이 되면서 저항과 압통이 있고, 변비를 동반한 병상이 좀처럼 낫지 않을 때 사용한다.

방풍통성산 防風通聖散

비만 체질의 미식가로 배불뚝이처럼 배가 나오고 실증도가 강한 사람으로서 체내의 식독食毒과 수독水毒이 피부로 빠져나와 습진이 된 경우에 사용한다.

습진이 눅눅하게 습기가 있고, 붉게 짓물러 있으며, 상습적으로 변비에 걸리는 사람에게 사용한다.

대황목단탕 大黃牧丹湯

체력이 중간 이상인 사람의 습진으로 악취가 있는 장액이 분비되고, 환부에 피가 맺혀 더러운 경우와 우하복부에 저항과 압통, 변비가 있는 사람에게 사용한다.

백호가인삼탕 白胡加仁蔘湯

건조한 습진으로 가려움이 심하고, 환부가 빨갛게 충혈 되어 열감이 있고, 목이 몹시 마르며, 불면증이 있는 경우에 사용한다.

소풍산 消風散

체력이 중간 이상인 사람의 급성·만성습진으로 장액의 분비가 많아 눅눅하고 냄새가 나며, 환부의 충혈이 심하고, 딱지가 생겨 더럽고, 가려움이 심한 경우에 사용한다.

장액이 적은 경우에 사용해도 효과가 있으며, 목이 마르는 경우에도 효과가 있다.

온청음 溫淸飮

만성습진으로 환부가 건조하고 열감이 있으며, 가려움이 심하고, 피부가 황갈색으로 변할 때 사용한다.

당귀음자 當歸飮子

빈혈, 냉증이 있는 사람의 만성습진으로 장액의 분비가 적고, 피부가 바삭바삭 마르고, 별로 붉지는 않지만 가려움이 심한 경우에 사용한다.

혹은 온 몸에 버짐이 생겨 붓고 가려우며 진물이 흐르는 데 쓴다.

_ 계지가황기탕 桂技加黃芪湯

허한 어린이의 습진으로 장액이 많을 때 사용한다. 벌레에 물렸을 때 잘 곪는 아이에게 특히 효과가 있다.

_ 형개연교탕 荊芥連翹湯

근육질로 피부가 거무스름하고, 손바닥과 발바닥에 땀이 많이 나며, 체력이 있는 사람의 습진에 사용한다. 특히 손바닥과 발바닥에 생긴 습진이 곪은 경우에 잘 듣는다.

_ 청상방풍탕 清上防風湯

목 위로 난 습진에 사용한다. 체력이 중간 정도인 사람으로서 얼굴이 붉고, 자주 상기되는 사람에게 효과가 있다.

_ 가미소요산 加味逍遙散

주로 여성에게 사용되는 처방이다. 체력이 별로 없고, 빈혈 기미인 사람의 만성습진으로서 장액이 나오지 않고 건조하며, 가려운 경우에 사용한다.

_ 사물탕 四物湯

가미소요산과 합방해서 사용해도 좋다. 단, 위장이 약해서 설사, 구토를 하는 사람에게는 사물탕이 적합하지 않다.

_ 마행의감탕 麻杏薏甘湯

건조한 습진으로 가렵고, 열감이 있으며, 변비가 없고, 상기가 잘 되고, 자꾸 초조해지는 사람에게 사용한다.

인진호탕 茵陳豪湯

가려움이 심해서 잘 수 없는 사람에게 사용한다. 습열(濕熱)이 있어 목이 몹시 마르고, 목 위로 땀을 흘리며, 변비가 있는 사람을 기준으로 한다.

민간 요법

비파

잎을 달인 액으로 습포를 한다. 잎을 물로 구워 뜨거울 때 환부에 눌러 붙인다.

개구리밥

전초를 그늘에 말려 하루 분량으로 2~5g을 200~300cc의 물로 절반이 될 때까지 달여 식전에 마신다.

황백

내피속껍질를 진하게 달여서 액을 바른다.

수세미

수세미 꼭지를 검게 구워 가루로 만들어 참기름에 개어 바른다.

노간주나무

줄기를 불에 구어 스며나온 기름을 바른다. 줄기를 진하게 달인 다음 액을 발라도 좋다.

❥_ 쌀겨
신선한 쌀겨를 문 종이로 싸서 불로 구워 배어나온 기름을 바른다.

❥_ 용담
용담 뿌리를 달여서 그 물로 5회 이상 환부를 닦아 준다.

❥_ 자작나무
자작나무 껍질을 달여서 그 물로 5회 이상 환부를 닦아준다.

❥_ 참깨
참기름을 3회 이상 환부에 발라 준다.

❥_ 할미꽃
할미꽃뿌리를 달여서 그 물로 3회 이상 환부를 닦아 준다.

❥_ 향나무
향나무 온 포기를 달여서 그 물로 5회 이상 환부를 닦아 준다.

❥_ 감나무
감나무 잎 15~20개를 삶아서 그 물에 환부를 담그거나 자주 씻어 준다.

❥_ 나팔꽃
나팔꽃씨를 달여서 그 물로 5회 이상 환부를 닦아 준다.

_ 명아주

명아주 온 포기를 삶아서 그 물로 5회 이상 환부를 닦아 준다.

_ 봉선화

봉선화 씨 또는 뿌리를 달여서 그 물로 5회 이상 환부를 닦아 준다.

_ 뽕나무

뽕나무뿌리를 달여서 그 물로 5회 이상 환부를 닦아 준다.

_ 소나무

소나무잎 또는 송진을 달여서 그 물로 5회 이상 환부를 닦아 준다.

_ 수양버들

수양버들 잔가지를 달여서 그 물로 5회 이상 환부를 닦아 준다.

3. 거칠어진 피부

■ 원인

흔히 피부는 햇볕이나 바람 등에 장시간 노출되면 거칠어지기 쉽고, 또 나이가 많아지면서 피부에도 노화 현상이 일어나게 된다. 피부는 자신의 건강과 젊음을 체크할 수 있는 좋은 척도가 된다. 그러므로 항상 피부 특히 얼굴피부를 주의 깊게 관찰할 필요가 있다.

■ 증상

햇볕이나 강한 바람 등에 장시간 피부가 노출될 경우 거칠어지기 쉬우므로 이러한 경우는 가급적 피하는 것이 좋다.

한방 처방

_도인승기탕 桃仁承氣湯
상기가 잘 되고, 어깨 결림, 변비, 하복통이 있으며, 피부가 거칠어지는 사람에게 사용한다.

_마행의감탕 麻杏薏甘湯
머리에 비듬이 많고, 상기가 되거나 얼굴이 화끈거리는 증상이 있고, 체력이 중간 이상인 사람에게 사용한다.

👍 온청음 溫淸飮
명치에 압통이 있고, 마른 체형이며, 피부색이 거무스름하고 거칠어진 사람에게 사용한다.

👍 절충음 折衝飮
허리나 아랫배가 아프고, 어혈로 인한 증상이 나타나며, 피부가 자주 거칠어지는 사람에게 사용한다.

👍 사물탕 四物湯
빈혈 기미가 있고, 자주 피곤해지며, 생리 불순과 생리통이 있고, 피부가 거칠어진 사람에게 사용한다.

👍 의이인탕 薏苡仁湯
몸이 자주 달아오르고, 입술이 거칠어지는, 체력이 중간 이상인 사람에게 적용하며, 월경 장애가 있는 여성에게 특히 효과적이다. 다만, 위내 정수가 있는 사람은 복용하지 말 것.

👍 의이부자패장산 薏苡附子敗醬散
배꼽과 오른쪽 허리 상단을 연결한 선의 중앙 부근에 저항과 압통이 있는, 체력이 중간 이하인 사람에게 사용한다.

👍 온경탕 溫經湯
체력이 없고, 손이 화끈화끈하며, 입술이 마르는 사람에게 사용한다.

민간 요법

_ 국화

국화 온 포기 또는 꽃 20~30g을 푹 삶아서 그 물로 1일 3~5회씩 4~5일 얼굴을 씻는다. 그 물로 머리를 감으면 비듬도 없어진다.

_ 들깨

들깨 25~30g을 1회분 기준으로 1일 2~3회씩 10일 이상 식후에 생식한다.

_ 복숭아나무

복숭아나무 씨와 껍질을 벗긴 알맹이를 곱게 갈아서 물로 갠 다음 1일 1~2회씩 4~5일 마사지한다.

_ 뽕나무

뽕나무 잔가지를 푹 달여서 그 물로 1일 2~3회씩 1주일 정도 얼굴에 바른다.

_ 수세미

수세미 온 포기를 달이거나 생즙을 내서 그 물로 1일 2~3회씩 10일 이상 얼굴에 바른다. 또는 가을에 줄기를 잘라 줄기에서 나오는 유즙을 받아 냉장고에 넣어 두고 수시로 얼굴에 바르면 아주 효험이 있다.

_ 오미자나무

오미자나무 열매 5~7g을 1회분 기준으로 달여서 1일 2~3

회씩 1주일 정도 복용하면서 그 물을 얼굴에 바른다.

_ 오이

오이씨 15g 정도를 1회분 기준으로 달여서 1일 2~3회씩 1주일 정도 복용하면서 아울러 생오이를 얇게 썰어서 얼굴에 붙인다.

_ 인동

인동잎 또는 줄기 12~15g을 1회분 기준으로 달여서 1일 2~3회씩 1주일 정도 복용하면서 그 물을 얼굴에 바른다.

_ 하늘타리

하늘타리 뿌리 8~10g을 1회분 기준으로 달여서 1일 2~3회씩 1주일 이상 복용하면서 그 물을 얼굴에 바른다.

_ 다시마

다시마 40~50g을 1회분 기준으로 달여서 1일 2~3회씩 1주일 이상 복용하면서 아울러 잎을 펴서 1일 2회씩 1주일 정도 얼굴에 붙인다.

4. 무좀

■ 원인

백선균이 피부에 기생해서 생긴다. 고칠 수 없는 것으로 알려져 있지만 체질 자체를 개선하면 치료가 가능한 것이 무좀이다.

■ 증상

주로 손가락, 발가락 사이에 생기기 쉽지만 기타 부위에도 생긴다. 비교적 피부가 얇은 곳에 생기는 것은 수포가 되며, 약간 심부에 생기는 것은 구진이 된다. 어느 것이나 심한 소양감_{별로 가렵지 않은 사람도 있다}이 있다. 무심코 긁어서 터지면 백색막같이 문드러지며 주위가 불그스레하게 부어 보행하기에 곤란한 증상이 나타나는 사람도 있다. 또 긁어 터진 곳에 세균이 침입하여 임파관이나 임파선염을 일으키는 경우도 있다. 무좀이 매년 하절기가 오면 정기적으로 생기는 것은 전적으로 체질적인 것이며, 이것을 개선하기 위해서는 식이 요법 밖에는 다른 방법이 없다.

한방 처방

_ 월비가출감탕 越婢加朮甘湯

수분이 정체되어 환부가 습하고 질척질척한 경우에 사용한다.

_ 의이부자패장산 薏苡附子敗醬散

허증도가 아주 심한 사람의 고질적인 무좀으로서 환부가 마르고, 허물이 벗겨지는 사람_{피부 표면의 각질층이 비늘처럼 벗겨지는 것}에게 사용한다.

_ 십미패독탕 十味敗毒湯

습하여 질척거리고 곪아서 가려움이 심한 사람에게 사용한다.

_ 마행의감탕 麻杏薏甘湯

마른 체형으로 체력이 있는 사람의 만성화된 무좀으로, 풍습風濕으로 인해 환부가 건조하고, 가려움이 심한 사람에게 사용한다. 머리에 비듬이 많은 사람이 사용하면 특히 효과적이다.

_ 계지복령환 桂枝茯笭丸

체력이 중간 이상이고, 어혈로 인해 좌하복부에 저항과 압통이 있는 사람으로서, 환부가 붉은 색을 띠고 부풀어 오르며, 열감이 있거나 가려운 사람에게 사용한다.

_ 도인승기탕 導仁承氣湯

하초에 어혈이 몰려 계지복령환을 사용할 경우보다 좌하복부의 저항과 압통, 환부의 통증이 더 심하고, 변비가 있는 사람에게 사용한다.

_ 당귀작약산 當歸芍藥散

혈허로 인한 냉증이 있는 여성으로 안색이 좋지 않고, 가벼운 어지러움, 월경 장애, 하복부에 가벼운 저항과 압통이 있는 경우의 무좀에 사용한다.

_ 방풍통성산 防風通聖散

체력이 중간 이상으로 올챙이 배를 가진 비만 체질인 사람이 변비 기미가 있을 때 사용한다. 특히 육식을 한 뒤에 더욱 심해지는 사람에게 유리하다.

_ 소풍산 消風散

비교적 체력이 있는 사람으로 풍으로 인해 환부가 화끈거리고, 딱지가 생기며, 분비물이 많아 몹시 가렵고, 가끔 구갈감이 생기는 경우에 사용한다.

_ 자운고 紫雲膏

무좀 전체의 환부에 바른다. 특히 환부가 건조할 때 효과가 좋다.

민간 요법

_ 무화과나무
과실과 잎에서 나오는 하얀 액을 환부에 문질러 바른다.

_ 매실
어린 잎을 썰어 자루에 넣어 목욕제로 사용한다.

_ 감귤
귤껍질을 말려진피 불에 태워 그 연기를 환부에 쏘인다.

_ 가지
가지대줄기를 진하게 달여서 그 물에 1회에 20분씩 3~4회 환부를 담근다.

_ 감나무
땡감 5개+마늘땡감의 절반 분량을 달여서 그 물에 3~4회 환부를 담근다.

_ 마늘
마늘대줄기를 진하게 달여서 그 물에 3~4회 환부를 담근다.

_ 보리
맥아분엿기름가루을 탄 물에 3~5회 환부를 담근다.

_ 봉선화
봉선화 온 포기를 진하게 달여서 그 물에 4~5회 환부를 담근다.

_ 삼

삼 온포기를 진하게 달여서 그 물에 5~6회 환부를 담근다.

_ 쇠비름

쇠비름 온포기를 달이거나 생즙을 내서 그 물에 5~6회 환부를 담근다.

_ 영지버섯

영지버섯을 물에 진하게 우려내서 그 물에 4~5회 환부를 담근다.

_ 치자나무

치자나무 열매를 달여서 그 물에 1회에 20~30분씩 3~5회 환부를 담근다.

_ 식초

사과산 식초에다 정로환 10알을 으깨어 넣고 20분 정도 환부를 담근 후 그 식초물을 버리지 말고 두었다가 이튿날 다시 정로환 10개를 으깨어 넣고 20분 정도 담근다.

셋째 날에도 그 식초물에 다시 정로환 10알을 으깨어 넣고 20분 정도 담근다. 이렇게 하면 신기하게도 무좀이 낫게 되고 재발되지 않는다.

5. 원형 탈모증

■ 원인

원형 탈모증은 갑자기 머리카락이 원형 또는 타원형으로 빠지는 것을 말하는데 그 원인이 스트레스와 세균에 의한 것으로 밝혀져 있다.

■ 증상

원형 탈모증에도 여러 가지 종류가 있지만, 가장 많이 볼 수 있는 것은 원형으로 털이 빠지는 것이다. 빠지는 곳은 한 곳인 경우도 있고, 여러 곳이 한꺼번에 생기는 경우도 있으며, 초기에는 둘레의 털이 잘 빠지고, 빠지는 머리털이 늘어 간다. 탈모 부분의 피부에는 이상이 없다. 아프거나 가려운 자각 증상도 없기 때문에 본인은 발견하기 힘들고 이발소나 미장원에서 발견되기도 한다.

그 외에 머리카락을 비롯해 눈썹, 속눈썹, 수염, 겨드랑이 털, 음모 등 온 몸의 털이 빠지는 경우와 머리카락이 전부 빠지는 경우, 털이 나오는 선에 따라 빠지는 경우가 있다.

원형으로 탈모되는 형태로써 원이 작고 수도 적은 경우는 자연히 낫는 사례가 대부분이다.

한방 처방

시호가룡골모려탕 柴胡加龍骨牡蠣湯

변비, 어깨 결림, 불면, 불안감, 초조감, 신경쇠약, 배꼽 부분에 두근거림이 있는 사람에게 사용한다.

계지가룡골모려탕 桂枝加龍骨牡蠣湯

상기가 잘 되고 불면, 불안감, 초조감 등이 있고, 배꼽 부분에 두근거림이 확인된 사람에게 사용한다.

갈근탕 葛根湯

체력이 있는 사람이 갑자기 생긴 원형 탈모증에 사용한다. 어깨 결림, 두통이 있고 땀이 나지 않는 사람에게는 특히 효과적이다.

대시호탕 大柴胡湯

튼튼한 체격으로 변비, 입맛이 씁쓸하고, 어깨결림이 있으며, 늑골 아래에 상당히 강한 저항과 압통(흉협고만)이 있는 사람에게 사용한다.

방풍통성산 防風通聖散

비대한 체질로 미식美食의 경향이 있는 사람에게 발생한 경우에 사용한다.

소시호탕 小柴胡湯

유아나 청년에게 발생한 경우로서 허약 체질의 경향이 있는 사람에게 사용한다.

●민간 요법

☘_무청
말린 무청에 생강을 잘게 썰어 삶은 뜨거운 물로 찌는 듯 닦아 내고 그 다음에 미강유나 달걀 기름, 혹은 호마유를 바른다.

☘_간수
두부 집에서 사용하고 있는 간수를 1일 수회 바른다.

☘_생강즙
생강즙을 간장과 등분으로 섞어서 문질러 스며들게 한다.

☘_고추
고추 10g을 적당히 썰어 약용 알코올 100cc에 담구고, 1주일 정도 지난 후에 머리에 바르고 마사지한다.

☘_마늘
생마늘을 갈아 즙을 만들어 환부를 따끈한 수건으로 두들긴 후 바르면 효과적이다.

☘_무궁화
무궁화 꽃봉오리 5~6개를 1회분 기준으로 달여서 1일 2~3회씩 1~2일 복용하며서 그 물을 10회 이상 환부에 자주 바른다.

＿뽕나무

뽕나무 잔가지를 태운 재를 참기름에 개어서 환부에 자주 바른다.

＿참깨

참기름을 10회 이상 환부에 바른다.

＿식초

빙초산에 물을 3~4배 타서 2~3회 환부에 바른다.

●한방에 많이 쓰이는 약초

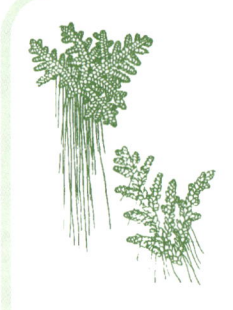
물개구리밥

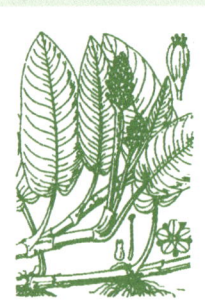
물여뀌

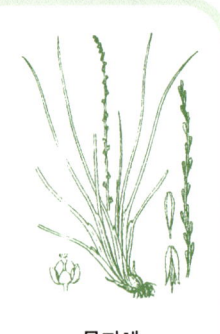
물지채

6. 주름살 제거

항상 건강하고 아름다운 피부를 유지하고 싶은 것은 나이에 관계 없이 모든 여성의 희망 사항이다. 나이가 들면서 하나 둘씩 늘어나는 주름살은 자칫 우울증의 시초가 되기도 한다.

민간 요법

밤 속껍질에 여러 가지 재료를 섞은 후 얼굴에 바르면 효과가 있다.

재 료
밤 속껍질 분말 2스푼, 도라지 분말 1스푼, 마 분말 1스푼, 계란 1개

만드는 법
계란흰자위에 밤 속껍질 분말 2스푼, 도라지 분말 1스푼, 마 분말 1스푼을 넣고 잘 섞는다.

사용법
취침 전 세안 후에 얼굴에 바르고 재료가 마르기 전에 떼어 낸다.
주 2회 3개월 정도 실시한다.

7. 여드름

■ 원인

여드름은 체질에 따라 생기는 사람과 전혀 생기지 않는 사람이 있다. 대체로 사춘기에서 청년기에 걸쳐 많이 생긴다. 이 무렵은 일생에서 가장 많은 피지皮脂가 분비되는 시기이다.

그 분비량이 과다하다든지 피부면이 청결하지 못하면 개지선에서 피지가 나올 수 없어 막히게 된다. 이 때문에 외부로 나오려고 하는 피지가 뭉쳐서 여드름이 된다.

■ 증상

여드름은 양쪽에서 누르면 각질과 피지로 이루러진 납색 입상의 것이 나온다. 이 정도의 것이라면 대단한 것은 못되지만 이 구멍으로부터 세균이 침입하면 부풀어 오른다든가, 근이 있다든지 화농하여 보기 흉한 상태가 되기도 한다. 여드름은 치료하기 쉽지 않은 질환이므로 성호르몬의 분비 장애·성기의 이상·위장이나 간자의 장애·비만증·빈혈·변비 등의 관계가 있는지, 그 원인이 무엇인지 한 번 전문가의 진찰을 받아 치료하는 것이 바람직하다.

원인병이 있는 사람은 그 원인부터 치료해야 한다. 여드름만 치료하고자 해도 실패하게 되기 때문이다. 대체로 여드름은 난치병에 속한다. 피부면은 항상 청결을 유지하고, 국부에는 외용약을 사용하는 것도 중요하지만 음식과도 관계가 있으므로, 이쪽도 잘 연구해야 한다. 특히 지방·짠 음식·주류·향신료 등을 삼가고, 야채 요리·해초 요리·과일류를 취하도록 한다.

한방 처방

청상방풍탕 淸上防風湯

이 방은 일반적으로 얼굴에 독미毒味를 띠고 있는 모양의 사람으로 여드름도 약간 붉은 편이고, 단단하게 보이는 증상에 사용한다.

계지복령환 桂枝茯苓丸

안색이 좋고 상기 경향이 있으며, 좌하 복부에 저항과 압통이 있는 사람에게 사용한다. 생리 불순이 있는 사람의 여드름에도 좋다. 율무의이인를 가하면 더욱 효과적이다.

도인승기탕 導仁承氣湯

계지복령환을 사용할 경우보다 상기가 더 심하고 안색도 붉으며, 좌하복부에 저항과 압통이 심하고, 변비와 생리 불순이 있으며, 여드름색이 검붉고, 끝이 뾰족하며, 잘 곪을 때 사용한다. 율무의이인를 첨가하면 더욱 효과적이다.

가미소요산 加味逍遙散

체력이 중간 정도이거나 떨어지는 여성으로 갑자기 등이

뜨끈하게 열이 난 후 차가워지는 경험을 한 적이 있고, 오후가 되면 자주 상기가 일어나며, 잠을 잘 못 자거나, 사소한 일에 걱정이 많은, 신경 증상이 있는 경우에 사용한다. 사물탕과 합방하면 더욱 효과적이다.

당귀작약산 當歸芍藥散

혈허로 인해 안색이 좋지 않고, 냉증, 빈혈 기미, 가벼운 어지러움, 두근거림, 생리 불순 등이 있는 여성으로서 여드름 색이 보라색이고 끝이 뭉뚝한 경우에 사용한다. 율무를 가해도 좋다.

민간 요법

계란
흰자위를 환부에 바른다.

복숭아 · 동아
절반쯤 벌어진 복숭아 흰 꽃과 동아 종자 가루낸 것을 같은 양씩 서로 으깨어 즙을 짜 환부에 바른다.

동아가 없을 때는 복숭아의 흰 꽃만 즙을 짜도 좋다.

녹두
녹두가루+계란흰자위를 섞어서 5~6회 얼굴에 바른다.

_ 봉선화

봉선화 꽃의 생즙을 내어 그 물을 10회 이상 얼굴에 바른다.

_ 분꽃

분꽃 온포기의 생즙을 내어 그 물을 10회 이상 얼굴에 바른다.

_ 뽕나무

뽕나무 뿌리와 껍질을 달여서 그 물을 10회 이상 얼굴에 바른다.

_ 오이

오이씨를 달여서 그 물을 10회 이상 얼굴에 바른다.

_ 칠엽수

칠엽수 잎의 생즙을 내어 그 물을 10회 이상 얼굴에 바른다.

_ 목단피

여드름으로 고민하는 사람들의 경우 음식물 섭취에 신경 쓰는 것은 물론 지나친 지방질 성분 섭취를 피하는 것이 좋고 특히 세안에 남다른 신경을 써야 한다.

이때는 목단피가 좋다.

▶ **만드는 법은 다음과 같다.**

1. 시금치 120g과 목단피 180g에 두 대접 물을 붓고 끓인다.
2. 녹두가루 2~3 숟가락을 계란흰자위로 반죽한다.

◆ **사용법은 다음과 같다.**

　1. 반죽한 녹두가루를 얼굴에 바른다.
　2. 시금치와 목단피를 끓인 물로 세안한다.

　목단피는 청혈, 활혈시키고 어혈을 푸는 작용이 있으면서 피부의 발진을 치료하는 작용이 있다.

　시금치는 보혈시키는 작용이 있고 피부의 혈맥을 통하게 하는 작용이 있어 여드름 치료에 많은 도움을 얻을 수 있다.

　녹두와 계란흰자위로 만든 팩은 해열·해독 작용이 있어서, 위의 열로 인해서 여드름이 날 때는 많은 도움을 얻을 수 있고 지방질을 제거하므로 기미·주근깨·여드름에 치료 효과를 볼 수 있다.

● **한방에 많이 쓰이는 약초**

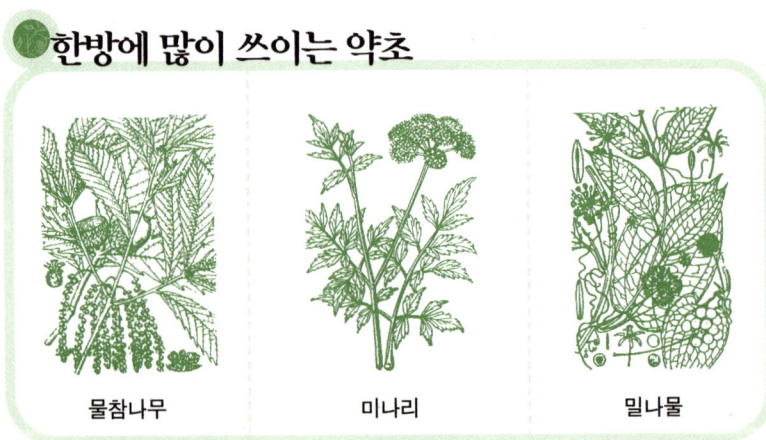

물참나무　　　　미나리　　　　밀나물

8. 주부 습진

■ 원인

남성에게는 볼 수 없고 성년 여인에게만 발생하며, 더욱이 부엌일을 하면 더 악화되는 경향이 있어서 흔히 주부 습진이라 하는데 정식으로는 진행성 지장각피증이라 한다.

■ 증상

처음 잘 쓰는 쪽의 엄지손가락에서 집게손가락, 가운뎃손가락 끝이 조금 빨개지고 딱딱해지면서 작은 금이 간다.

더 진행하면 손가락이 붙은 데나 손바닥의 피부가 딱딱하고 두꺼워지고 지문이 없어지며 나중에는 손가락을 마음대로 폈다 오므렸다 할 수 없게 된다.

이 정도가 되면 반대쪽 손에도 같은 병증이 생기는데, 원인은 분명하지 않으며 치료도 쉽지가 않다.

한방 처방

온경탕 溫經湯

생리가 불순해지기 쉽고 발은 찬데 손이 화끈거리며, 가끔 허리도 아프다는 사람에게 쓴다.

👍 _ 월비가출탕 越婢加朮湯

약간 체력이 있는 사람으로 목이 마르고 소변량이 적은 사람에게 쓴다. 월비가출탕에 가공부자말을 1일량 1g을 섞으면 좋다.

👍 _ 당귀사역가오수유생강탕 當歸四逆加吳茱萸生薑湯

냉증으로 겨울이 되면 손발이 트고 동상으로 고생하는 사람에게 좋다.

👍 _ 가미소요산 加味逍遙散

체력이 보통이거나 좋지 않은 사람으로서 등에 갑자기 열이 나는 일이 가끔 있으며, 신경이 날카로운 경향이고, 사소한 일에도 걱정이 많고, 월경이 정상적이지 않고, 생리통이 있는 경우에 사용한다.

👍 _ 마행의감탕 麻杏薏甘湯

피부가 꺼칠꺼칠하고 틀 때 사용한다. 상기가 잘 되고, 머리에 비듬이 많은 사람에게는 특히 효과적이다.

👍 _ 의이부자패장산 薏苡附子敗醬散

허증도가 아주 심하고, 체력이 없으며, 빈혈 경향인 사람으로, 변비가 없는 사람에게 사용한다.

👍 _ 도인승기탕 導仁承氣湯

변비·어깨 결림·상기, 좌하복부에 저항과 압통이 있는 사람으로서, 환부에 검붉은 피가 맺혀 있는 사람에게 사용한다.

_ 자운고紫雲膏

환부에 바른다. 손이 튼 사람은 약을 바르고 장갑을 낀 채로 자면 좋다.

민간 요법

_ 봉선화 잎

봉선화 잎을 찧어서 즙을 내어 종종 발라주면 특효가 있다.

_ 생강

생강을 얇게 썰어서 붙여주면 낫는다.

_ 꿀

꿀을 물에 진하게 타서 3~4회 발라주면 낫는다.

_ 쑥 잎

쑥 잎 줄기와 고추를 태워 가루로 만들어 참기름으로 개어서 3~4회 바르면 특효가 있다.

_ 감

감 생것을 얇게 썰어서 3~4회 붙이면 특효가 있다.

_ 오배자

습진은 만성화되면 좀처럼 고치기 어려운 난치병에 속하므로 오배자 같은 처방을 끈기 있게 써보도록 한다.

🌱 만드는 법

오배자 40g, 애엽 40g, 백반 10g을 넣고 물을 두 대접 정도 부은 다음 충분히 달여 낸다.

🌱 사용법

끓인 물이 미지근할 때 손을 담그고 5분 정도 있는다.

한방에 많이 쓰이는 약초

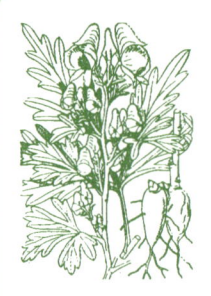
바곳

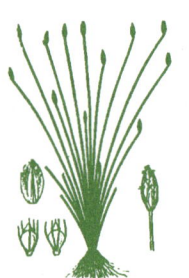
바늘골

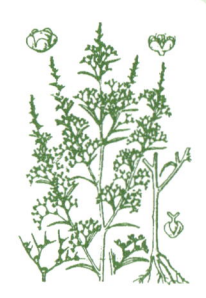
바늘명아주

9. 기미·주근깨

■ **원인**

간장 장애나 난소·자궁의 기능 부전, 호르몬의 분비 이상, 임신, 피임약의 복용, 정신적·육체적 피로, 자외선, 화장품, 목욕 타월의 지나친 문지름, 여드름의 악화, 습진의 화농, 피부의 노화 등이 기미·주근깨의 원인이다.

■ **증상**

기미·주근깨는 남성보다 여성에게 많으며, 특히 30세가 넘은 여성에게 많이 볼 수 있는 증상이다. 기미는 이마, 눈 주위, 볼 등에 엷은 갈색이나 흑갈색의 색소 침착 얼룩이 생기는 것이다.

좌우 대칭으로 생기는 경우가 많고 크기는 쌀알 만한 것부터 손바닥만한 것까지 있으며, 모양은 여러 가지며 아프거나 가렵지는 않다.

햇볕·육체적·정신적 스트레스에 의해 기미가 늘어나거나 색이 짙어진다. 또한 주근깨는 검은 점들이 깨알같이 얼굴에 생겨나는 증상을 말한다.

한방 처방

당귀작약산 當歸芍藥散

빈혈과 혈허로 인한 거의 모든 부인병에 쓸 수 있으며, 빈혈과 냉증이 있는 여성이 임신 때문에 기미가 끼었을 때 사용한다. 임신 중기부터 복용하면 태아의 발육도 좋아지고 출산도 쉽게 된다고 한다. 율무의이인를 첨가하면 더욱 효과적이다.

계지복령환 桂枝茯笭丸

하복부에 어혈이 몰려 상기와 월경 이상, 좌하복부에 저항과 압통이 있는 경우의 기미에 사용한다. 임신 중의 기미에도 좋고 당귀작약산과 똑같이 태아의 발육과 순산에 효과가 있다. 율무의이인를 첨가하면 더욱 효과적이다.

도인승기탕 導仁承氣湯

계지복령환을 사용할 경우보다 더 체력이 좋은 사람으로서 하초에 어혈이 있어 상기, 월경 이상, 좌하복부에 저항과 압통이 심하고, 초조감과 변비가 있는 경우의 기미에 사용한다.

가미소요산 加味逍遙散

체력이 보통이거나 없는 사람으로서 혈이 부족하여 갑자기 등이 뜨거워졌다가 식는 일이 있으며, 월경 이상과 불면이 있는 경우의 기미에 사용한다.

특히 갱년기 여성의 기미에 효과가 있다. 사물탕을 첨가하면 더욱 효과적이다.

👍_ 소시호탕小柴胡湯

입에 쓴맛이 돌고, 어깨 결림, 명치에서 늑골 아래에 걸쳐 압통과 저항흉협고만이 있으며, 열이 오르락 내리락하고, 변비가 없는 경우의 기미에 사용한다.

👍_ 대시호탕大柴胡湯

소시호탕小柴胡湯을 사용할 증상보다 더 체력이 있는 사람으로서 어깨 결림, 흉협고만이 심하고, 입맛이 씁쓸하며 변비가 있는 경우의 기미에 사용한다.

👍_ 시호계지탕柴胡桂枝湯

소시호탕小柴胡湯을 사용할 증상보다 약간 체력이 떨어지는 사람으로서 입맛이 쓰고, 가끔 어깨가 결리고, 온 몸이 아프며, 뼈마디에 열감이 있고, 다소 상기 경향이 있는 경우에 사용한다.

👍_ 시호계지건강탕柴胡桂枝乾薑湯

안색이 나쁘고 자주 피곤하며, 허증도가 강한 사람으로서 목 위로 땀을 흘리고, 오줌이 잘 나가지 않으며, 배꼽 위아래에 두근거림동계이 있는 경우에 사용한다.

👍_ 온청음溫清飮

피부가 거칠어지기 쉽고, 때로는 피부색이 황갈색이 되고, 명치에 저항이 있을 때 사용한다. 고혈압인 사람의 기미에 사용해도 좋다.

민간 요법

_ 한방 마사지

여성이라면 누구나 깨끗한 피부를 소망할 것이다. 요즘은 기미를 없애기 위한 여러 가지 화장품들도 시판되고 있지만 근본적인 완전한 치유는 힘들다고 한다. 여기서 한방 마사지를 이용해 기미를 없애는 방법을 소개한다.

만드는 법

속수자 2스푼, 반하 2스푼, 토사자 1스푼, 쑥 1스푼, 치자 1스푼에 품낸 계란 흰자 1개를 섞는다.

사용법

1~2일에 한 번씩 환부에 바르고 마사지한다. 위의 재료들은 모두 보강제로 간장을 보호함으로써 피부 미용에 상당히 좋은 효과를 볼 수 있다. 그 중에서도 쑥은 기미에 무척 좋다. 또한 치자는 손상된 피부를 되살려 주기도 한다. 반하는 보강제로서 기미에 아주 좋으나 여기에는 약간의 독소가 있어 피부가 약한 사람은 1차 시험을 해 보고 사용하는 것이 바람직하다.

_ 둥글레

줄기나 잎에서 나온 즙을 바른다. 햇볕에 말린 근경 5~10g을 500~600㏄의 물로 절반이 될 때까지 달여서 하루 3회로 나누어 마시면 좋다.

_ 계란

생계란을 껍질째 3, 4일 정도 식초에 담그었다가 초란 마시면 좋다. 초란을 만드는 법은 다음과 같다.
① 계란껍질도 먹으므로 깨끗이 씻는다.
② 계란이 깨지지 않게 컵에 넣고 식초를 7할 가량 넣는다.
③ 뚜껑을 덮고 3~4일 놔두면 껍질이 녹아 말랑말랑해진다.
④ 껍질째 뒤섞어 식후 3회로 나누어 마신다.
⑤ 벌꿀을 넣고, 물로 묽게 하면 마시기 쉽다.

_ 치자

햇볕에 말린 열매를 가루로 만들어 약간의 물로 갠 다음 환부에 바른다. 열매는 늦은 가을에 채취하고, 최저 7일간은 서리를 맞혀 충분히 햇볕에 말리면 양질의 치자를 얻을 수 있다.

_ 귤나무

열매 껍질 8~10g을 1회분 기준으로 달여서 5~6회 복용하면서 아울러 생즙을 내어 얼굴에 계속 마사지를 한다.

_ 율무

율무 씨 25~30g을 1회분 기준으로 달여서 5~6회 복용하면 아울러 씨를 곱게 갈아 그 물을 10회 이상 얼굴에 펴 바른다.

_ 창포

창포뿌리를 생즙을 내어 10회 이상 얼굴에 마사지하듯 펴 바른다.

♨ 복숭아나무

　복숭아 나무잎 또는 껍질을 벗긴 알맹이를 달여서 그 물로 10회 이상 얼굴을 씻는다.

♨ 분꽃

분꽃뿌리를 진하게 달여 그 물로 10회 이상 얼굴을 씻는다.

♨ 새삼

새삼 온 포기를 달여 그 물로 10회 이상 얼굴을 씻어 낸다.

♨ 오이

　오이씨를 곱게 짓이겨 그 물로 10회 정도 얼굴을 마사지를 한다.

● 한방에 많이 쓰이는 약초

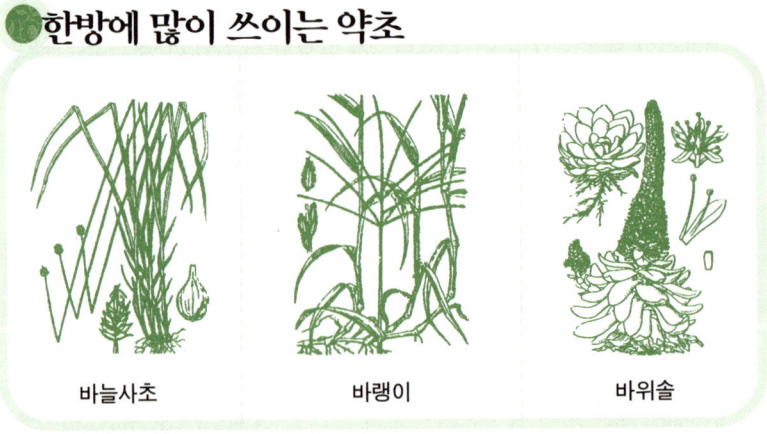

바늘사초　　　　바랭이　　　　바위솔

10. 사마귀

■ 원인

바이러스의 감염, 피부 노화 등으로 생긴다.

■ 증상

보통 사마귀는 가장 일반적인 경우인데, 나이에 상관없이 발생하다. 주로 손발에 생기지만 입이나 코에 생기는 것도 있다.

크기도 여러 가지여서, 쌀알 크기에서 엄지손가락 끝만한 큰 것도 있다. 색은 회색이 많고 표면은 딱딱하고 꺼칠꺼칠하다. 본인에게는 특히 잘 옮겨지므로 만지고 있는 동안에 수가 점점 늘어나게 되고, 다른 사람에게도 옮겨진다.

청년성 사마귀는 사춘기 무렵에 많이 생긴다. 납작하고 쌀알의 절반 정도 크기인 토실토실한 사마귀이다. 얼굴에 주로 생기고 이마, 뺨 얼굴 한쪽 면에 불쑥불쑥 솟아오른다. 가렵다고 긁다 보면 얼굴 전체로 퍼진다.

전염성의 연속종은 소위 물사마귀라는 것인데, 유아나 어린이에게 많이 생긴다.

크기는 깨알만한 것부터 팥알만한 것까지 있는데, 반구 형태로 솟아오르는 맑은 홍색의 부드러운 사마귀다.

노인성 사마귀는 갈색, 흑색으로 된 팥알 크기의 부드러운 사마귀인데, 등이나 허리, 얼굴, 손에 생기기 쉽고, 중년을 넘기면 나타난다.

한방 처방

_ 의이인탕薏苡仁湯
사마귀 치료에 가장 일반적으로 쓰이는 처방으로서 특히 청년성 사마귀에 탁월한 효과를 나타낸다. 빠르면 10일, 늦어도 30~50일이면 낫게 된다. 보통 사마귀에도 좋다.

_ 마행의감탕麻杏薏甘湯
여기저기 몸이 자주 아프고, 온 몸에 버짐이 있어 진물이 흐르거나, 비듬이 많은 사람의 사마귀에 사용한다. 의이인탕이 효과가 없을 때 사용하면 좋다.

_ 계지복령환가의이인桂枝茯笭丸加意苡仁
상기가 자주 되고, 어혈이 있어 좌하 복부에 저항과 압통이 있으며, 여성인 경우 월경 장애가 있는 경우에 사용하면 좋다.

_ 오령산五笭散
유아의 전염성 연속종에 사용하면 효과가 있다.

_ 월비가출탕가의이인越婢加朮湯加意苡仁
수분이 잘 소통하지 않아 목이 마르고, 땀은 잘 나오지만 소변이 시원치 않은 사람에게 사용한다.

가미소요산가의이인 加味逍遙散加薏苡仁

여성으로서 갑자기 등이 뜨겁다가 차가워지는 증상이 있으며, 상기, 불면, 마음이 울적하고, 월경 장애가 있는 사람에게 사용한다.

대황목단탕가의이인 大黃牧丹湯加薏苡仁

우하복부에 저항과 압통이 있고, 변비 경향인 사람에게 사용한다.

의이부자패장산 薏苡附子敗醬散

허증도가 아주 심한 사람으로 우하복부에 저항과 압통이 있고, 변비가 없는 사람에게 사용한다.

민간 요법

율무

껍질을 벗겨 알맹이 15~20g을 500~600cc의 물로 절반이 될 때까지 달여, 하루 3회 식전에 마신다. 이 액을 사마귀에 발라도 좋다. 청년성 사마귀에 특히 잘 듣는다. 어린이에게는 어른의 4분의 1에서 절반 정도를 복용시킨다.

무화과나무

열매와 잎에서 나오는 하얀 액을 바른다.

가지

가지꼭지 자른 부분으로 사마귀를 문지른다. 또는 가지를 갈아 짠 즙을 바른다.

∜_ 민들레
잎이나 줄기에서 나오는 하얀 즙을 바른다.

∜_ 꽈리
열매의 즙을 바른다.

∜_ 삼
삼 온 포기를 삶아서 그 물로 5~6회 환부를 씻어 주거나 그 물에 담근다.

∜_ 쑥
쑥 찜질을 2~3회 한다.

∜_ 오이
오이꼭지로 1회에 30번 이상씩 5~6회 환부를 문지른다.

● 한방에 많이 쓰이는 약초

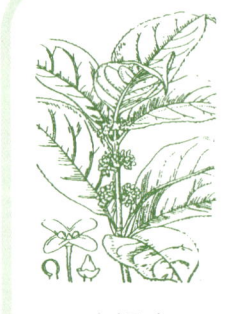
박달목시

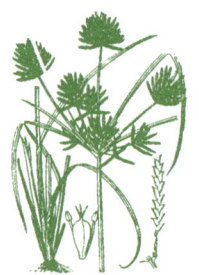
방동사니

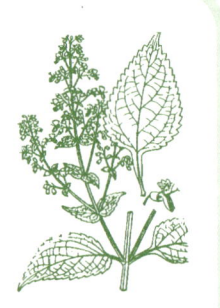
방아풀

11. 심마진

■ **원인**

  알레르기 질환인 심마진으로 고생하는 사람은 의외로 많다. 심마진이 생기는 것은 아래와 같은 원인으로 피부에 히스타민이라는 물질이 생기기 때문이라 한다.

  같은 원인에 의해 생겨도 대단히 심한 사람과 심하지 않은 사람이 있다는 것은, 결국은 체질의 차이에서 오는 것이다. 치료도 중요하지만 체질 개선에 특별히 유의해야 한다.

  식중독으로 흔히 심마진이 나타난다. 생새우, 버섯류, 게 등을 먹었을 때, 선도가 나빠 일어나는 사람이 많은데, 선도가 좋은 것이라도 그것을 먹으면 반드시 심마진이 일어나는 사람도 있다. 또 간장, 신장, 위장 등의 내장에 장애가 있어 자가중독 증상의 일종으로 나타나기도 한다. 또는 여성의 경우, 생식기 질환이나 임신, 자궁내막염 등 때문에 일어나는 일도 있다. 또한 갑자기 냉한 외기에 접해도 일어나며, 민감한 사람은 벼룩 같은 것에 물려도 일어나는 사람이 있다. 또 안티피린, 설파민제 기타의 약물 복용에 의해 심마진이 일어나는 것은 중독진이라고 한다.

  이것은 물론 심마진의 일종이다.

■ **증상**

  심마진은 불규칙적인 원형 또는 지도형으로 피부면에 평평하게 그리고 유백색으로 부풀고, 다른 피부면과는 확실한 경계선이 나타난다. 전신에 나타날 때와 국부에 한정되어 나타나는 것이 있으며, 이것이 나타나면 몹시 가렵지만 시간이 경과하면 자연히 소멸된다.

식중독 때문에 일어나는 심마진은 식도나 기관 등의 점막이 부어 올라 호흡 곤란을 가져오는 경우도 있으므로 심마진을 방심해서는 안 된다.

한방 처방

갈근탕 葛根湯

초기에 열이 있고 붉게 부풀어 소양이 있는 증상에 사용한다. 열감이 많으면 석고 10g을 가용하고, 변비가 있을 때는 대황을 적당히 가용하는 것이 좋다.

십미패독탕 十味敗毒湯

심마진에 일발적으로 쓴다.

행기향소산 行氣香蘇散

어류를 먹고 생긴 심마진에 쓴다.

조위승기탕 調胃承氣湯

하제로 쓴다. 식중독에 의한 경우에도 좋다.

방풍통성산 防風通聖散

비만 체질로서 변비가 있으며 음식물에 의한 양성인 자가 중독에 이환되기 쉬운 사람에게 사용하면 체질 개선을 도모한다. 만성화의 경우에도 효과가 있다.

민간 요법

강아지풀

강아지풀 온 포기 10~12g을 1회분 기준으로 달여서 1일 2회씩 2~3일 복용한다. 복용 중에 비콤씨 2알을 1회분 기준으로 1일 3회씩 10일 이상 함께 복용한다.

결명차

결명차잎 또는 볶은 씨 5~6g을 1회분 기준으로 달여서 1일 2~3회씩 1주일 이상 복용한다. 복용 중에 비콤씨를 함께 복용한다.

알로에

알로에 온 포기 25~30g을 1회분 기준으로 생즙을 내어 1일 2~3회씩 4일 이상 복용한다.

파

파 비늘줄기 3개+뿌리 3g을 1회분 기준으로 달여서 1일 2회씩 4~5일 복용한다.

12. 농가진

■ 원인

포도구균, 연쇄구균 등 화농균의 감염으로 생긴다.

■ 증상

농가진에는 수포형, 가피^{딱지}형, 모낭형의 세 타입이 있다.

일반적으로 농가진이라는 것은 수포형인데, 이것은 주로 유·소아에게 많이 발생하고 여름에 유행하는 것이다.

수포형 농가진의 초기 증상은 여름에 갑자기 얼굴이나 손발에 아주 작은 빨간 입자^{粒子}가 생기는 것이다. 이 입자는 바로 물집, 즉 수포가 되고, 점점 커져서 3, 4일째는 새끼손가락 머리 정도에서 엄지손가락 머리만큼 커진다. 그 중에는 계란만큼 커지는 것도 있다.

물집 속에는 투명한 물 같은 것이 충만되어 있다. 이 물집은 가렵고, 잘 터져 조금만 긁어도 금방 터져서 속의 장액이 흘러나와 눅눅하게 짓무르지만 금방 마르고 얇은 딱지로 가라앉는다. 입자가 생기고 7~10일 정도면 딱지도 떨어지고 점점 낫게 된다.

그러나 농가진의 원인이 되는 화농균이 이 장액 속에 있기 때문에 자칫 잘못하면 다른 피부로 옮겨질 수 있다. 따라서 목욕 같은 것으로 하룻밤 사이에 온 몸으로 번지는 경우도 있다. 가피형과 모낭형은 물집이 아니라 딱지가 생기는 농가진인데, 어른에게 많이 생기고 계절에 상관없이 발생한다.

한방 처방

방풍통성산 防風通聖散

비만형이고 풍으로 인해 가려움이 심한 경우에 사용한다. 식욕이 없고 변비가 있을 때 특히 효과가 있다. 체력이 약하고 안색이 나쁜 사람에게 써서는 안 된다.

십미패독탕 十味敗毒湯

온 몸이 화농하여 딱지가 생겼을 때 사용한다. 3~6개월간 내복하면 잘 곪는 체질이 개선된다. 단, 허약한 사람은 사용해서는 안 된다.

계지가황기탕 桂枝加黃芪湯

감기에 자주 걸리는 허약 체질로서 가려울 때 사용하면, 황기가 종腫을 없애 주며 수분을 잘 통하게 하는 작용이 있어 치료된다.

자운고 紫雲膏

환부에 바른다. 내복하는 한방약과 함께 사용해도 좋다.

민간 요법

_ 감자
껍질을 깐 후 강판에 갈아 물기를 짜낸 다음 가제에 두껍게 발라 환부에 붙인다. 마르면 교환한다.

_ 우엉
우엉뿌리를 진하게 달인 후 액을 환부에 바른다. 이 액을 가제에 묻혀 환부에 붙여도 좋다.

_ 벌꿀
벌꿀에 아연화 분말(약국에서 판매)을 조금 섞어 잘 갠 다음 환부에 겹쳐 바른다. 벌꿀에 민들레, 파를 갈아 으깬 것을 섞어 발라도 효과가 있다.

_ 붓꽃
붓꽃뿌리를 달여서 그 물로 3~4회 환부를 닦는다.

_ 수양버들
수양버들 잔가지를 삶아서 그 물로 5~6회 환부를 닦는다.

_ 자리공
자리공뿌리를 달여서 그 물로 2~3회 환부를 닦는다.

_ 잔대
잔대뿌리 또는 온 포기를 삶아서 그 물로 2~3회 환부를 닦는다.

_ 창포
창포뿌리를 삶아서 그 물로 5~6회 환부를 닦는다.

_ 표고
표고버섯을 삶아서 그 물로 5~6회 환부를 닦는다.

_ 피나물
피나물 온포기를 달여서 그 물로 3~4회 환부를 닦는다.

_ 향부자
향부자 덩이뿌리를 달여서 그 물로 2~3회 환부를 닦는다.

_ 형개
형개 잎을 삶아서 그 물로 5~6회 환부를 닦는다.

_ 환삼덩굴
환삼덩굴 온포기 또는 뿌리를 삶아서 그 물로 5~6회 환부를 닦는다.

_ 벌집
땅벌집 20g 정도를 삶아서 그 물로 5~6회 환부를 닦는다.

13. 종기

■ 원인

포도구균이 털구멍을 감염시켜 염증이 피부 깊은 곳까지 미친다.

■ 증상

우선 털구멍 위로 좁쌀 같은 것이 불쑥불쑥 생긴다. 점차 화농하여 빨갛게 부어 오르고 열감과 함께 강한 통증이 나타난다. 그 후에 종기가 터져 속에 있던 고름이 나오면 부기도 아픔도 없어져 자연히 낫지만 흉터는 남는다.

종기가 하나가 아니라 많이 생기면 그것들이 합쳐져 큰 종기가 될 수 있다. 그 경우에는 통증이 더욱 심해지고 열이 나거나 임파절까지 염증이 생기기도 한다.

그리고 얼굴에 종기가 났을 때는 다른 종기보다 더욱 조심스럽게 취급해야 한다.

한방 처방

갈근탕 葛根湯

양독으로 인한 종기 초기에 빨갛게 부어 오르고 심하게 아플 때 사용한다. 어깨 결림·두통·오한·발열 등이 있을 때 잘 듣는다.

십미패독탕十味敗毒湯

갈근탕으로 초기 증상을 없앤 후에 사용하면 고름이 빠지면서 종기가 빨리 낫는다.

신공내탁산神攻內托散

곪기 시작했을 때 사용한다. 화농이 촉진되고 종기가 빨리 터져 금방 낫게 된다.

계지복령환桂枝茯笭丸

어깨 결림, 좌하복부에 저항과 압통이 있고, 생리시 종기가 나서 심해질 때 사용한다. 장기 복용하면 종기가 잘 나지 않는 체질로 개선된다.

배농산排膿散

오한, 발열, 두통 등이 없고, 아직 곪아 터지지 않은 종기가 빨갛게 붓고 아플 때 사용하면 종기가 빨리 터지고 낫게 된다.

백주산白州散

곪은 채 오랫동안 낫지 않는 종기에 사용한다. 고름이 빨리 나오고 낫게 된다. 단 이미 곪았을 때 사용하면 악화되기 쉬우므로 사용해서는 안 된다.

십전대보탕十全大補湯

기와 혈이 모두 허해서 종기가 오래도록 낫지 않고, 온 몸이 쇠약해서 체력·기력이 약하고, 빈혈이 있을 때 사용한다. 단

설사, 구토가 있거나 식욕 부진이 심한 사람에게는 사용하지 않는다.

내탁산 內托散

허약 체질이거나 체력이 떨어진 사람으로 종기는 곪아 터졌으나, 붓고 아프며, 고름이 계속 나오고, 새 살이 돋아나는 것을 도와줌으로 빨리 낫는다.

자운고 紫雲膏

고름을 모두 짜낸 다음에 바른다. 새 살이 돋아나는 것을 도와주므로 빨리 낫는다.

민간 요법

가시오갈피

가시오갈피 뿌리껍질 또는 나무껍질 5~8g을 1회분 기준으로 달여서 4~5회 복용한다.

가지

가지뿌리를 진하게 달여서 그 물을 환부에 자주 바른다.

개나리

개나리 열매나 잎을 진하게 달여서 그 물을 환부에 자주 바른다.

❦_ 국화

국화 온 포기 4~6g을 1회분 기준으로 달여서 4~5회 복용하면서 그 물을 환부에 바른다.

❦_ 나팔꽃

나팔꽃씨 5~6g을 1회분 기준으로 달여서 4~5회 복용함으로써 그 물을 환부에 바른다.

❦_ 도라지

도라지뿌리 또는 꽃 20g 정도를 달여서 그 물을 5회 이상 환부에 바른다.

❦_ 맥문동

맥문동 덩이뿌리 7~10g을 1회분 기준으로 달여서 4~5회 복용하면서 그 물을 환부에 바른다.

❦_ 모란

모란 뿌리와 껍질 4~6g을 1회분 기준으로 달여서 4~5회 복용하면서 그 물을 환부에 바른다.

❦_ 무화과나무

무화과 나무잎 20g정도를 달여서 그 물을 환부에 바른다.

❦_ 민들레

민들레 온 포기 또는 뿌리 12~15g을 1회분 기준으로 달여서 4~5회 복용하면서 그 물을 환부에 바른다.

_ 수양버들

수양버들 잔가지 12~15g을 1회분 기준으로 달여서 4~5회 복용하면서 그 물을 환부에 바른다.

_ 오동나무

오동나무 나무껍질 또는 뿌리 20g 정도를 달여서 그 물을 5회 이상 환부에 바른다.

_ 오이풀

오이풀 싹 5~8g 또는 뿌리 2g 정도를 1회분 기준으로 달여서 4~5회 복용한다.

_ 용담

용담뿌리 1~1.5g을 1회분 기준으로 달여 4~5회 복용한다.

_ 우엉

우엉잎 또는 씨 4~7g을 1회분 기준으로 달여서 4~5회 복용하면서 그 물을 환부에 바른다.

_ 은행나무

은행나무잎 또는 햇순을 달여서 그 물을 5회 이상 환부에 바른다.

_ 익모초

익모초 온 포기 7~8g을 1회분 기준으로 달여서 4~5회 복용하면서 그 물을 환부에 바른다.

↘_ 인동

인동잎 또는 줄기 12~15g을 1회분 기준으로 달여서 4~5회 복용하면서 그 물을 환부에 바른다.

↘_ 자귀나무

자귀나무 껍질 5~6g을 1회분 기준으로 달여서 4~5회 복용하면서 그 물을 환부에 바른다.

↘_ 창포

창포뿌리를 진하게 달여 그 물을 5회 이상 환부에 바른다.

↘_ 향나무

향나무 잔가지를 달여서 그 물을 10회 이상 환부에 바른다.

●한방에 많이 쓰이는 약초

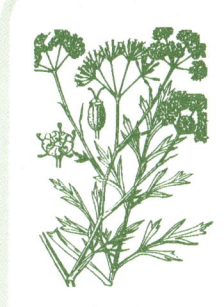
방풍나물

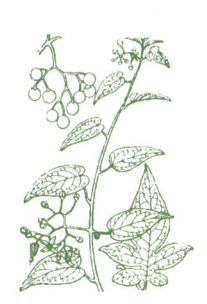
배풍등

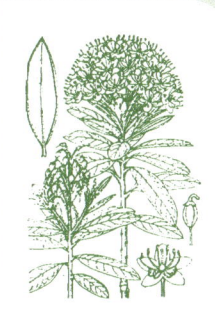
백산차

14. 화상

■ 원인

뜨거운 물, 국, 기름이 피부에 닿거나 화재로 인한 화상, 약품으로 피부에 화상이 생긴다.

■ 증상

화상은 그 정도에 따라 몇 가지 단계가 있다. 가벼운 화상은 그 부위의 피부가 붉다는 정도로 소위 물집은 생기지 아니하나 중 정도의 화상이 되면 수포가 생긴다.

물론 화상 특유의 통증도 있다. 이 수포가 뭉개지지 않게 치료하면 흔적을 남기는 일은 없으나, 뭉개 버리게 되면 화농을 일으켜 화상의 흔적이 남게 된다.

제3도가 되면 조직이 파괴 상태가 되고, 심할 때에는 검은 색으로 탄화하는 것도 있다. 이것은 켈로이드와 같은 잡아당기는 듯한 흔적을 남긴다. 만일 신체의 3분의 1 이상이 심한 화상을 입게 되면 생명이 위험하다. 어린이의 경우에는 그 이하에서도 생명이 위험하다.

한방 처방

　삼황사심탕三黃瀉心湯

가벼운 열상으로 상기하고 기분이 몹시 불안하고 가벼운

발열이 있는 증상에 사용한다.

사역인삼탕 四逆人蔘湯

 이 처방은 전신성 열상 全身性 熱 으로 피로가 심하고 체액 결핍이 현저한 증상에 사용한다. 또 구갈이 심한 경우에는 백호가인삼탕을 사용한다.

민간 요법

된장

 손가락에 입은 약간의 화상이라면 된장 속에 그 손가락을 집어넣는다. 상당히 고통스럽지만 5분 정도 참고 견디면 수포도 생기는 일없이 치유된다.

감자

 화상에는 대체로 감자류가 유효하다. 식물유를 바른 후에 토란, 고구마, 감자 등을 으깨어 흑설탕이나 참기름 또는 소금을 섞어 붙이는 것도 좋다.

기름 소금

 수포가 생겼을 때에는 수포 위에 전기한 기름 소금을 붙이고 하룻밤 경화한 후, 수포가 엷은 노란색을 띠게 되었을 때 소독한 바늘로 껍질을 조금 찔러, 그 속에 있는 물을 압출하고, 다시 기름 소금을 붙인다. 몇 차례 반복하면 치유된다.

_ 미꾸라지

미꾸라지 5~6마리를 병에 넣고 흑설탕을 소량 첨가하면 끈적끈적한 즙이 나오게 되는데, 이 즙을 바르는 것도 묘약이다.

_ 마

마산약의 생뿌리를 갈아서 동상, 화상, 젖앓이 등에 붙이면 아주 좋은 효과가 있다.

_ 무즙

가벼운 화상에는 응급 처치로 무즙을 바르는 것이 효과적이다.

_ 밤나무

생밤을 입으로 씹어서 5회 이상 환부에 갈아 붙인다.

_ 알로에

알로에 온 포기 생즙을 5회 이상 환부에 바른다.

_ 오이풀

오이풀 싹 5~8g을 또는 뿌리 2g 정도를 1회분 기준으로 달여서 4~5회 복용하면서 그 물로 환부를 자주 씻는다.

_ 인동

잎 또는 줄기 12~15g을 1회분 기준으로 달여서 4~5회 복용하면서 그 물로 5회 이상 환부를 씻는다.

_ 하눌타리

하눌타리 온 포기 또는 뿌리를 삶아서 그 물에 5회 이상 환부를 담근다.

15. 동상

■ 원인

추위와 습기의 반복에 의한 혈액 순환 장애로 걸린다.

■ 증상

동상에는 손이나 발가락, 귀 등이 붉어지고 가려운 정도의 것으로부터 전신의 동상으로 사망하게 되는 여러 단계의 정도가 있다. 또 국부적인 동상이라도 이것이 소위 붕괴되는 것은 가려운 시기를 경과하고 통증의 시기로 접어든 것으로 대단히 고통이 심한 것도 있다.

제3도 동상이 되면 피부뿐 아니라 손가락이 떨어진다든가 골격에 이르러 조직이 괴사하는 일도 드문 일은 아니다.

전신성의 동상은 높은 산에 올라가 눈보라를 갑자기 만났다던가, 한랭한 곳에서 피로가 극에 달했다던가, 술에 취해 혹한 속에서 잠이 들었거나 했을 때 걸리는 것으로, 전신의 냉각 때문에 심장 마비를 일으켜 그대로 두면 사망하게 된다.

한방 처방

당귀사역탕 當歸四逆湯
국소성 동상에 쓰는 상용방이다. 회복이 느릴 때에는 당귀사역가오수유생강탕을 사용한다.

계지탕가인삼탕 桂枝湯加仁蔘湯
계지탕에 인삼을 첨가한 방으로 전신성 동상의 가벼운 사람이 피로와 두통이 있는 증상에 사용하면 몸이 더워지면서 기분이 좋아진다.

당귀작약산 當歸芍藥散
체력이 약하고 냉증성이며, 동상에 걸리기 쉬운 체질인 사람에게 예방약으로 사용한다.

자운고 紫雲膏
호마유를 끓이다가 황랍과 돈지를 넣어 용해시킨 후, 불에서 내려놓고 당귀를 넣어 엷은 갈색이 우러나오기를 기다렸다가 망에 받혀서 당귀를 걸러 버리고, 이것을 다시 불에 올려놓아 끓으면 또다시 불에서 내려놓고, 자초를 넣고 적자색이 우러나오면 자초를 망에 받여 걸러 버리고, 헝겊으로 다시 한 번 거른 다음, 그대로 두고 냉각시킨다. 이 고약은 환부 첨용약으로 제2, 3도급의 동상에 효과가 있다.

백주산 白州散
진해, 반비, 녹각을 각각 태우고 남은 것을 등분으로 혼합하여 6g을 1일 3회 나누어 복용한다. 이 처방은 동상에 의한 궤양의 치유가 늦어지고 육아肉芽의 발생이 악화되었을 경우에 쓴다.

민간 요법

_ 생강

동상으로 부어 올라 통증을 호소하는 경우에는 생강을 잘게 썰어 놓은 것 75g을 물 1되로 2홉 정도가 되게 달인 것을 환부에 담근다.

_ 가지

가지 꼭지, 또는 잔가지, 뿌리를 잘게 썰어 음건한 것 5근을 물 2되로 2홉이 되게 달인 액을 세면기 같은 것에 담아 다소 뜨거운 정도로 하여 환부를 담그고 액이 식으면 다시 따뜻하게 하여 담근다. 이렇게 1일 5~6회 계속하면 가벼운 것은 2~3일, 심한 것은 1주일 정도 경과하면 치유된다.

_ 표고버섯

표고버섯 수개를 적당한 양의 물로 달여서 그 뜨거운 열기가 있는 물로 환부를 자주 찜질하면 의외로 빨리 치유된다.
위의 요법으로 환부를 충분히 보온한 후, 한 번 사용한 미강을 문질러 스며들게 하면 치유가 상당히 빠르다.

_ 냉수

아직 터지지 않은 상태로 상당히 부어 있는 것은 환부를 잘 보온한 후에 급히 냉수로 통증을 느낄 정도로 냉하게 하면 모르는 사이에 치유된다. 터지기 전후의 상태에 있는 것도 이것을 반복하는 것이 좋다.

_ 굴조개

굴조개를 그대로 껍질째 불에 올려 구우면 벌어지면서 즙이 나오는데, 이 즙을 뜨거울 때 환부에 바른다.

_ 마

마산약의 생뿌리를 몇 번 갈아 붙이면 큰 효과가 있다.

_ 구기자나무

구기자나무 뿌리를 삶아서 그 물에 4~5회 환부를 오랫동안 담근다.

_ 나팔꽃

나팔꽃 온 포기 또는 씨를 삶아서 그 물에 4~5회 환부를 담근다.

_ 녹나무

녹나무씨를 삶아서 그 물에 5회 이상 환부를 담근다.

_ 마늘

마늘대줄기 삶은 물에 4~5회 환부를 담근다.

메밀

메밀씨를 짓이겨 5~6회 환부에 붙인다.

산사나무

산사나무 잔가지 또는 열매를 달여서 그 물에 3~4회 환부를 담근다. 담근 물을 버리지 말고 계속 쓰도록 한다.

콩

메주콩을 얼려 자루에 넣은 뒤 3~4회 환부(손·발)를 자루 속에 집어넣는다.

호두나무

호두나무 씨와 껍질을 벗긴 알맹이를 충분히 삶아서 그 물에 5~6회 환부를 담근다.

● 한방에 많이 쓰이는 약초

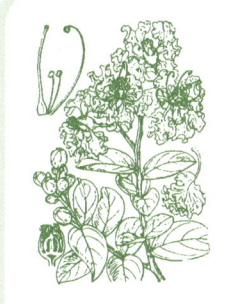
백일홍

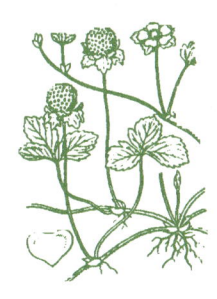
뱀딸기

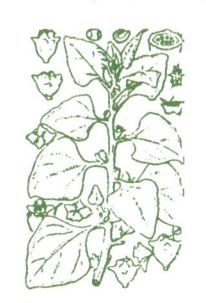
번행초

16. 화장독이 올랐을 때

■ 원인

화장품을 잘못 선택하여 부작용이 생기면 큰 고민거리가 아닐 수 없다. 이때 복분자 등을 끓인 물로 얼굴에 자주 바르거나 세안을 하면 화장독이 가라앉는다.

민간 요법

복분자

화장독은 일종의 트러블로서 일단 이 증세가 나타나면 화장을 안 하는 것이 좋다. 복분자는 안색을 곱게 한다고 『동의보감』에 기록되어 있으며 현삼은 제독 작용을 하므로 피부를 안정시키는 데 도움이 될 것이다.

복분자를 만드는 법은 다음과 같다.

녹두 반 컵, 현삼 40g, 복분자 40g을 넣고 물을 넉넉히 부어 30~40분 가량 끓인다.

사용법은 끓인 물을 얼굴에 자주 바르거나 씻어 준다.

17. 꽃가루 알레르기

■ 원인

나무나 잡초 등의 꽃가루는 두드러기, 알레르기성 비염, 아토피성 피부염 같은 알레르기 증세를 일으킨다. 그러므로 꽃가루에 예민한 반응을 보이는 사람은 꽃가루 방출 기간 동안 이런 식물과의 접촉을 피하도록 한다.

●민간 요법

＿금은화

과민성 체질인 사람은 꽃가루로 인한 소양증 등 알레르기 증세를 보기 쉽다. 이때 검은콩, 금은화, 선퇴를 달여 복용하면 과민성 체질을 점차 개선시켜 예민한 반응을 무디게 한다.

금은화 8g, 검은콩 40, 선퇴 4g 등의 재료를 넣고 물을 충분히 부어 검은콩이 퍼질 때까지 달인다. 이것을 하루 두 번 7일~10일간 복용한다.

18. 손발에 땀이 많이 날 때

■ 원인

사람의 몸은 땀이 적당히 나야 온도 유지가 된다. 땀이 너무 많이 나도 좋지 않고 반대로 너무 흘리지 않아도 몸에 해롭다. 땀이 너무 많이 흐르면 축축하기 때문에 상쾌하지 못할 것이다.

민간 요법

_백복령황금탕

평소 우리는 체온 조절을 위해 하루에 700cc 정도의 땀을 흘린다. 그러나 흥분하거나 긴장을 하면 본인도 모르게 땀을 많이 흘리게 된다. 이것은 위장이 약해 영양이 결핍되어 양기 부족으로 나타나는 증상이다. 황금, 황련, 반하는 위나 피부의 열을 식혀 주는 작용을 하고 백복령은 위나 폐의 강장제 역할을 한다. 이러한 약재들을 사용하면 손, 발에 땀 흐르는 데 많은 효험을 보게 된다.

이때 백복령황금탕을 복용하면 좋다. 백복령황금탕을 만드는 법은 황금 4g, 황련 4g, 반하 6g, 백복령 8g, 생강 3쪽에 물 1ℓ를 붓고 30~40분 정도 달인다. 이것을 하루에 2~3번 복용, 2~3개월 장복한다.

19. 머리 염색의 부작용

요즘 머리카락을 염색하여 멋을 내는 사람들이 늘고 있는데, 모발 손상, 두피 및 피부 알레르기를 일으키는 등 그 부작용이 심각하다고 한다.

● 민간 요법

⋎ 밤껍질

파마나 머리 염색 등으로 손상된 모발과 두피에 단백질 파괴로부터 보호해 주는 성분을 함유한 밤 껍질을 영양제로 쓰면 건강한 모발을 되찾을 수 있을 것이다. 또, 염색 전에 미리 사용해 두면 부작용을 예방할 수 있다.

이때 한방두피보호제로 밤 껍질 삶은 물로 머리 감을 때마다 마지막에 헹궈 주면 부작용을 완화시킬 수 있다.

➡ 만드는 법

① 매끈매끈한 밤 껍질 반 되와 자소엽 10g, 갈근 10g에 두 대접의 물을 부어 2/3 정도로 줄 때까지 달인다.
② 식힌 후 머리를 반복해서 헹군다.
　이것을 샴푸 후 밤 껍질 삶은 물로 머리를 헹군다.

20. 비듬

비누가 없던 옛날에는 창포나 녹두 등을 사용해서 머리를 감았다고 한다. 하지만 세제가 발달한 요즘에 오히려 극성을 부리는 것이 바로 비듬이다. 비듬은 남성에게도 고민거리이지만 깔끔한 여성들에게는 더욱 큰 고민거리이다.

● 민간 요법

_창포

창포는 옛날부터 머리에 좋은 인연이 있어서 모공이나 모낭에 좋은 효과가 있는 것으로 알려져 있기 때문에 오래 머리를 감는다든지 두피에 발라 주게 되면 마사지 효과도 있고 모근을 튼튼하게 해 준다.

비듬에는 예부터 창포 달인 물을 특효로 여겨 왔다. 만드는 방법은 창포 10g, 마른 가지 50g에 물을 충분히 붓고 20분 정도 끓인다. 그리고 물을 식혀서 마지막에 이 물로 헹구어 준다.

_굴나무

열매 껍질 10~12g을 1회분 기준으로 달여서 3~4회 복용한다.

_대추나무

대추 15~20g을 1회분 기준으로 달여서 2~3회 복용하거나 한 움큼 정도를 생식한다.

_ 더덕
더덕꽃 4~5g 또는 뿌리 10g을 1회분 기준으로 달여서 4~5회 복용한다.

_ 무
무 생즙 80~100g을 1회분 기준으로 2~3회 복용한다.

_ 살구나무
살구나무 씨껍질을 벗긴 알맹이, 3~4g을 1회분 기준으로 달여서 2~3회 복용한다. 복용 중에 칡, 황금, 황기, 쇠붙이 도구는 금한다.

_ 오미자나무
오미자나무 열매 5~7g을 1회분 기준으로 달여서 2~3회 복용한다. 주침해서도 복용한다.

_ 유자나무
유자차를 3~4회 복용한다.

_ 은행나무
은행나무잎 또는 햇순 4~6g을 1회분 기준으로 달여서 3~4회 복용한다.

_ 인동
인동 덩굴 12~15g을 1회분 기준으로 달여서 3~4회 복용한다.

_ 닭
달걀 1개+식초 1스푼을 1회분 기준으로 잘 섞어서 2~3회 복용한다.

제8장
비뇨기과 질환

1. 방광염

■ 원인

방광염은 요도 질환 중 가장 많은 질병이다. 이는 대부분 세균 감염에 의해 발생한다. 감염 경로는 상행성, 하행성, 임파행성, 혈행성 등이 있는데 요도로부터 상행 감염하는 경우가 가장 많고 비세균성의 원인에 의하여 생기는 경우도 있다.

방광염에도 급성과 만성이 있으며 요도가 짧은 여성에게 자주 발생한다.

■ 증상

방광염은 미열인 경우가 많으나 고열인 경우도 있고, 오한, 발한, 빈뇨, 배뇨시의 통증, 오줌 속에 농이나 혈액이 섞이기도 한다. 만성이 되면 증상이 약간 가벼워지거나 그 일부가 나타나지 않는 경우도 있다.

한방 처방

_ 오령산 五苓散
수분이 정체되어 생긴 발병 초기에 통증은 심하지 않으나, 목이 몹시 말라 물을 많이 마시고, 빈뇨이지만 소변이 잘 나오지 않으며, 땀을 많이 흘리는 사람에게 사용한다.

_ 저령탕 猪苓湯
오령산을 사용할 경우보다 증상이 더 심해서 열이 나며, 강한 통증이 있고, 혈뇨가 나오는 사람에게 사용한다. 목이 몹시 말라 물은 많이 마시나 땀이 별로 나지 않는 사람에게 더욱 효과적이다.

_ 용담사간탕 龍膽瀉肝湯
습열로 인해 염증이 심하고, 소변이 탁하며, 잔뇨감과 통증이 강한 사람에게 사용한다. 임균성인 사람에게도 유효하다.

_ 대황목단탕 大黃牧丹湯
변비 기미인 사람으로 증상이 심하고, 방광 괄약근이 경련을 일으켜, 소변이 잘 나오지 않아 고통이 무척 심한 사람에게 사용한다.

_ 청심연자음 淸心蓮子飮
심의 화가 거세서 명치가 결리고, 통증이 있으며, 기분이 우울하고, 빈뇨이지만 소변이 주츰주츰 잘 나오지 않고 불그스레하며, 잔뇨감과 배뇨통, 소변이 흐린 사람에게 사용한다.

_ 팔미환 八味丸

빈뇨이지만 위 장애가 없는 사람에게 사용한다. 만성방광염이나 재발이 잘 되는 사람, 출산 후, 산부인과 수술 후 생긴 방광염에도 좋다.

_ 오림산 五淋散

만성 방광염으로 소변이 잘 나오지 않고, 혈뇨나 고름 모양의 소변이 나오며, 오줌 눌 때 요도가 아프고, 소변이 혼탁하고, 좀처럼 낫지 않는 사람에게 사용한다.

목이 마르지 않는 사람을 기준으로 하면 더욱 좋다.

_ 가미소요산 加味逍遙散

등이 갑자기 뜨거워졌다가 차가워진 경험이 있고, 상기, 식욕 부진, 불면, 작은 일에도 걱정이 많은 증상이 있는 사람에게 사용한다.

갱년기 여성의 방광염에 적당하다.

민간 요법

_ 으름덩굴

햇볕에 말린 줄기와 잎 10~20g을 500~600cc의 물로 절반이 될 때까지 달여서 하루 3회로 나눠 식전에 마신다.

또는 열매를 검게 구워 먹어도 좋다.

❦ 제비꽃

제비꽃 5~10g을 하루 분으로 해서 달여 마시면 소변이 잘 나온다. 제비꽃을 한방에서는 하고초라 하는데 이뇨 작용이 강하기 때문에 예부터 방광염의 특효약으로 쓰여 왔다.

❦ 밀엽초

급성방광염은 대장균의 감염에 의한 것이 대부분이며 여성에게 많고 성교 후나 월경 전후와 냉증일 때 발병하기 쉽다. 배뇨통이 심할 때는 항생물질의 투여가 필요하다.

그렇지 않을 경우는 이뇨 작용이 강한 약재를 차 대신 마시면 상당한 효과를 볼 수 있다.

급성방광염은 물을 많이 마셔서 방광의 세균을 씻어 내보내는 것이 좋은 치료 방법인데 차전자와 일엽초는 모두 이뇨 작용이 강한 약재이므로 방광염에 매우 유효한 처방이라 할 수 있다.

➡ 재 료
차전자 4g, 일엽초 10g

➡ 만드는 법
물 두 컵 분량에 일엽초 10g, 차전자 4g을 넣고 약한 불에 두 시간 정도 끓인다.

➡ 복용법
하루 3~4번 복용

_ 갈대뿌리

갈대뿌리는 노근이라 해서 습열을 제거해 주고 이뇨 작용을 하는 약재이다.

_ 범싱아

범싱아 10~15g을 물 500ml에 넣고 1/3이 되게 달여 하루 3번에 나누어 식후에 먹으면 좋다.

_ 월귤나무 잎

월귤나무잎 8~10g을 물에 달여 하루 2~3번에 나누어 아침·점심·저녁 사이에 먹어도 효험이 있다. 월귤나무잎의 주성분인 아르브티는 몸 안에서 분해되어 살균 작용을 가진 히드로키논으로 되면서 오줌으로 배설되기 때문에 오줌길에 대한 소독 작용을 한다.

_ 꿀풀

꿀풀 10~20g을 물에 달여 하루 3번에 나누어 식전에 먹으면 효능이 있다.

2. 요로결석

■ 원인

  담석이든 신장 결석이든, 혹은 방광 결석이든 어느 것이나 신장이 제조원이며, 그 결석이 이동한다. 원래 요 중에는 체내의 광물질이 상당량 함유되어 있어 쉽게 결석을 형성하게 된다. 그러나 다행히 콜로이드란 물질이 있어서 이것을 용해시켜 줌으로써 큰 일 없이 경과하고 있는 것이다.

  그러나 어떤 원인에 의해서 콜로이드 물질의 힘이 약화되거나 요로에 염증 등이 일어나서 충분히 용해되지 않으면 경석 같은 결석이 생기게 된다. 결석은 모래처럼 적은 것부터 1kg에 이르는 큰 것도 있다.

■ 증상

  신우에 결석이 생겨도 전혀 자각 증상이 없는 경우가 있다. 대개는 요의가 빈번해지고 배뇨시에도 통증을 자각한다. 그러나 이 결석이 이동하여 신우의 출구나 요도에 위치하게 되면 통증이 격렬하여 신장뿐만 아니라 방광, 허리, 남성은 고환까지도 심한 통증이 있게 된다.

  큰 결석이 요관을 막으면 참을 수 없는 증상을 가져온다. 요관이 막혀 있으므로 배뇨가 안 된다. 결석이라는 것은 요관의 연동 운동으로 하부로 내려오고자 한다.

  환자는 그 연동이 있을 때마다 심한 통증을 느끼며, 오한,

왕래 한열 등의 증상을 느낀다.

결석이 방광으로 내려오면 방광염이 일어난다. 이것이 요도의 입구를 막게 되면 역시 배뇨 곤란으로 통증이 온다. 어느 경우는 요중에 혈액이 섞인 이른바 혈뇨가 나온다.

한방 처방

_대건중탕 大建中湯

찌르는 듯한 통증이 있고, 가스가 차서 배가 탱탱하고 거북한 사람에게 사용한다. 장에서 부글부글 소리가 나거나, 손으로 누르면 장의 연동을 느낄 수 있는 사람에게 사용해도 좋다.

_팔미환 八味丸

노인의 결석으로 특히 야간에 산통(바늘로 찌르는 듯 아픈 것)이 자주 일어나는 사람에게 사용한다. 몸이 허약하고 허리에서 밑으로 탈력감이 있으며 야간에 빈뇨가 되는 사람에게 사용해도 좋다.

_저령탕 猪苓湯

수분이 정체되어 목이 말라 물을 자주 마시지만 소변량이 적고, 혈뇨가 나오는 사람에게 사용하면 결석이 나오는 경우가 있다. 복용을 계속하면 재발이 방지된다.

_ 작약감초탕 芍藥甘草湯

산통 발작으로 근육이 당길 때 사용한다.

_ 대황목단탕 大黃牧丹湯

좌하복부에 저항과 압통이 있고, 변비 경향인 사람에게 사용하면 결석이 나올 수 있다.

민간 요법

_ 하고초

옛날 미라 속에서도 요로결석이 발견되었다는데 그만큼 요로결석의 역사는 길다. 또한 긴 역사만큼이나 좋다는 약도 많지만 하고초가 특히 효험이 있다.

재 료

해바라기씨 12g, 하고초 20g, 해금사 12g, 팥 30g

만드는 법

1. 해바라기씨 12g은 노릇하게 볶는다.
2. 하고초 20g, 해금사 12g, 팥 30g을 넣고 물을 충분히 부어 팥이 퍼질 때까지 달인다.

복용법

하루 6~8잔씩 3~4일 복용.

팥은 신장 기능을 보호하고 이뇨를 도우며 해금사는 비뇨

생식기의 질환에 많이 응용한다. 하고초는 결석을 푸는 데 결정적인 역할을 한다.

_ 마제초

전초 10g을 500~600cc의 물로 절반이 될 때까지 달여 하루 3회로 나누어 식전에 마신다.

_ 활석

분말로 만들어 1회 5g씩 하루 3회 먹으면 소변이 부드럽게 나오게 된다. 부들 꽃가루를 섞어 마시면 더 효과적이다.

_ 곤약

통증이 심할 때 뜨거운 물로 데운 곤약을 헝겊으로 싸서 환부에 댄다.

_ 옥수수 수염

옥수수의 수염 40~50g을 물에 달여 하루 2~3번에 나누어 식후에 먹는다.

옥수수의 수염은 이뇨 작용·신우·신장에 있는 결석을 녹이는 작용, 소변길에 있는 진득진득한 물질들을 씻어 내는 작용 등이 있다.

_ 병꽃풀

10~20g을 물에 달여 하루 3번 나누어 먹어도 효험이 있다.

_ 호두살

호두살 200g을 콩기름에 튀겨 설탕을 넣고 갈아서 1~2일에 먹으면 효험이 있다. 호두살은 신우, 신장에 있는 결석을 녹여 소변으로 나오게 하는 작용 등이 있다.

_간유

간유도 효험이 있어 한 번에 10g씩 먹으면 좋다. 간유는 대구, 명태, 상어 등의 간에서 뽑아낸 기름으로, 간유에 들어 있는 풍부한 양의 비타민 A는 신장결석을 예방할 뿐 아니라 결석을 녹여서 쉽게 빠져 나오게 하는 작용 등이 있다.

한방에 많이 쓰이는 약초

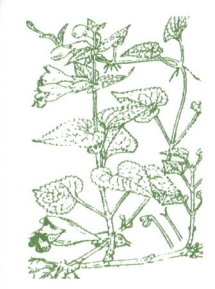
벌깨덩굴

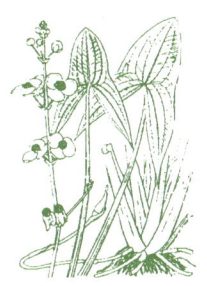
벗풀

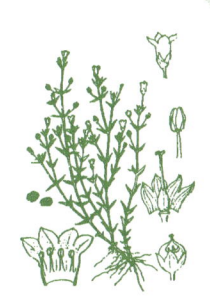
벼룩아재비

3. 급성신장염

■ 원인

급성신장염은 신장 사구체와 세뇨관에 급성 염증이 일어나는 것이다.

■ 증상

주로 편도염이나 감기를 앓고 난 다음 1~6주 정도 지나서 증상이 나타나는데, 중이염, 화농성 피부염, 류머티즘 등을 앓은 다음에도 온다. 증상으로는 얼굴 특히 눈꺼풀이 붓고, 숨이 차며, 허리 통증, 소변량이 적어지면서 혈뇨, 단백뇨가 있으며, 혈압도 오른다. 급성신장염은 안정하면서 늘 몸을 덥게 하는 것이 좋다.

급성신장염은 특히 식생활이 중요해 규칙대로 하지 않으면 다시 재발할 수 있고 만성으로 넘어갈 수도 있다.

한방 처방

오령산五笭散

이 방은 부종, 요리 감소, 구갈을 목표로 하여, 급, 만성신염 및 네프로제에 사용한다. 이 처방은 두통이나 구토를 치유하는 효과가 있으므로 이러한 증상에도 사용한다.

👍_ 월비가출탕 越婢加朮湯

급성의 초기로서 빈혈은 없고 식욕도 양호하며 맥에 힘이 있고, 부종, 요리 감소, 번조 등의 증상에 쓴다.

👍_ 소청룡탕 小青龍湯

급성 신염의 초기로서, 부종의 있고 혈압의 항진이 인정되는 경우에 사용한다. 부종에 긴장이 있고, 혈압이 높고 기침이나 천명 등이 있는 경우, 심하부에 저항이 있는 것 등을 목표로 한다. 월비가출탕보다 자각 증상은 가볍고 번조가 없는 경우에 효과가 있다.

👍_ 보중익기탕 補中益氣湯

허증으로 원기가 쇠약하여 부종, 복수가 오래된 경우에 사용한다. 요량이 감소되고 부종은 힘없이 물렁물렁하며 누르면 정상으로 요철 부위가 회복되지 않는 경우를 목표로 한다.

👍_ 칠물강하탕 七物降下湯

신염 또는 신경화증을 일으켜 혈압이 높은 사람과 고혈압이 만성화되어 최소 혈압이 높은 사람에게 적용하면 좋은 효과를 올린다.

👍_ 방기황기탕 防己黃芪湯

창백하고 근육이 유연하고, 물살의 체질로서 피로, 다한몸이 춥고, 소변 불리 등이 있고, 하복부에 부종이 있고, 몸이 무거우며, 무릎 부위가 부어 통증이 있는 증상을 목표로 사용한다.

_ 진무탕 眞武湯

음허증으로 신진대사가 침쇠한 사람에게 적용하는 것으로서 소변 불리, 어지러움, 동계가 있고 맥은 침미, 또는 부약하며 전신 권태감·수족 냉증·부종 등이 나타나고 전체적으로 생기가 결핍한 상태에 놓여 있는 증상을 목표로 하여 사용한다.

_ 저령탕 猪笭湯

주로 하복부의 세력을 제거하는 의미에서 방광염이나 요도염에 적용한다. 신염이나 네프로제에 본방 단독, 또는 복증에 따라 계지복령환료·대황목단피탕·계지가작약탕·소건중탕 등과 합방하여 사용하는 것이 좋은 경우가 많다.

민간 요법

_ 비파잎

부종을 제거하기 위해 비파의 잎 5~6잎을 540cc의 물에 삶아서 이것을 1일분으로 복용한다. 지나치게 삶으면 마시기가 나쁘므로 데치는 정도로 한다.

_ 옥수수

옥수수는 신장병의 특효약이다. 이것을 다방면으로 식용하는 것이 좋으며, 달여서 차 대신 마시는 것도 좋다. 낱알에 붙어 있는 수염을 달인 것은 특히 효과가 있다.

✱_ 무

부종이 심할 때에는 약간 큰 그릇에 껍질째로 무즙을 내어 놓고 여기에 수건을 담갔다가 짠 후에 이 수건으로 조석으로 2~3회 전신을 문지른다. 냉한시에는 감기를 조심을 하고 발부터 복부를 차례로 문지르면 된다. 무 삶은 물로 목욕을 해도 좋다.

✱_ 녹두

녹두묵, 녹두죽, 녹두로 만든 빈대떡, 숙주나물 등은 위에도 좋고 부종에도 좋다.

✱_ 수박

수박은 급·만성신장염에 특효가 있다. 수박물을 마시거나 씨를 달여 복용한다.

✱_ 우렁이

우렁이는 특효가 있다. 우렁이 속살에 메밀가루를 뿌리면 우렁이 속살이 녹는다. 이것을 기름종이나, 거즈에 발라 하복부에 붙이고, 습기가 마르면 다시 바꿔 가면서 붙인다. 아주 좋은 특효가 있다. 또 우렁이를 껍질째 으깨어 밀가루로 반죽하여 하복부에 붙이면 부종도 빠진다.

✱_ 자리공나무

자리공나무 뿌리 2g을 물에 달여 복용해도 효험이 있다.

✱_ 팥

설탕이나 소금을 넣지 말고 팥만 물에 삶아서 밥 대신에 먹는다. 며칠이면 소변량이 늘고 부기가 빠진다.

4. 만성신장염

■ 원인

신장 사구체에 생긴 급성 염증이 만성화되어 나았다 더했다 하면서 경과하는 상태를 말한다.

■ 증상

증상은 급성신장염과 마찬가지로 부종, 단백뇨, 고혈압 등인데, 신장증형, 고혈압형, 혼합형으로 나뉜다.

신장증형일 때에는 몸이 붓고 단백뇨가 나오는데 혈압은 정상이고, 고혈압형일 때는 혈압이 오르며 변화가 생기는데, 부종과 단백뇨는 심하지 않다. 이 두 가지 증상이 뒤섞여 나타나는 것을 혼합형이라고 한다.

한방 처방

_ 오령산五苓散

체력이 중간 정도인 사람으로 수액의 대사가 잘 되지 않아, 목이 몹시 말라 물을 많이 마시고, 땀을 많이 흘리지만, 소변량은 적으며, 부기가 있는 사람에게 사용한다.

_ 월비가출탕越婢加朮湯

수분이 통하지 않아, 급성 초기로 목이 몹시 마르고 소변량이 적으며, 부기는 있으나 빈혈과 식욕 부진이 없는 사람에게 사용한다.

🧄_ 소시호탕가복령황련

부기가 없거나 많지 않고, 늑골 아래에 저항과 압통흉협고만, 오심, 발열, 식욕 부진이 있는 사람에게 사용한다.

🧄_ 팔미환八味丸

목의 갈증, 부기, 빈뇨, 하반신의 탈력감, 단백뇨, 고혈압, 요통 등이 있는 사람에게 사용한다. 위장이 약한 사람에게는 사용해서는 안 된다.

🧄_ 인진호탕茵陳豪湯

목이 마르고, 변비가 있고, 소변량이 적으며, 부증이 있고, 명치에서 가슴에 걸쳐 답답한 느낌이 드는 사람에게 사용한다.

🌱민간 요법

🌱_ 접골목

신장이 좋지 않으면 우선, 아침에 일어났을 때 얼굴이 붓고 허리가 뻐근하고 통증이 오게 된다. 특히 서서 일을 하는 사람들에게 이러한 경우가 많아서 고생을 하게 되는데 허리가 아프면 서 있기도 힘들고 행동에도 여러 가지 불편함이 따르게 된다.

만성신장염은 심신이 조금만 과로해도 손발이 붓는다든지 또는 몸이 무거운 증상이다. 이때 팥은 단백질, 지방, 사포닌 성분을 가지고 있어 상초·중초·하초에 수분 대사를 원활히 해 주며 아울러 기순환도 잘 해 준다.

접골목 역시 이뇨 작용과 소염 작용이 있으며 택사는 콩팥 안에 있는 사구체의 기능을 도와서 몸안에 있는 혈액, 호르몬 그 외의 각종 체액을 끌어다가 정화 작용을 해서 맑고 깨끗한 체액 조절을 해 준다.

그러므로 만성신장염에 좋은 효과를 볼 수 있다.

_ 율무

율무쌀가루, 멥쌀가루 각각 50g을 한 번 양으로 하여 하루 3번 죽을 쑤어 먹으면 효험이 좋다.

율무쌀, 멥쌀은 강한 소염 작용, 이뇨 작용 등이 있어 신장염을 비롯한 소변을 잘 누지 못하는 데 등에 쓴다.

_ 옥수수 수염

옥수수의 수염 10g, 뽕나무뿌리 껍질(상백피) 20g을 물에 달여 하루 3번에 나누어 먹으면 소변량이 적고 몸이 부은 데 좋다. 옥수수의 수염은 이뇨작용을 하는데, 뽕나무뿌리 껍질을 함께 쓰면 작용이 더 강해진다.

_ 수박껍질 · 띠뿌리

수박껍질 40g, 띠뿌리 60g을 물에 달여 하루 3번에 나누어 먹으면 좋다.

수박껍질·띠뿌리는 강한 이뇨 작용과 혈압을 낮추는 작용 등이 있다.

_복령

복령 20~30g을 물에 달여 하루 2~3번에 나누어 먹어도 소변이 잘 나오지 않고 몸이 부었을 때 좋다.

한방에 많이 쓰이는 약초

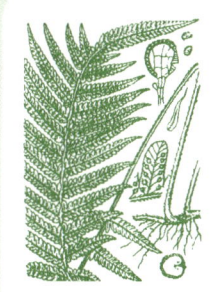
별고사리

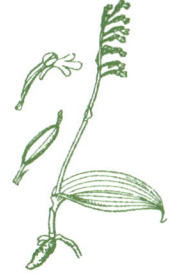
병아리난초

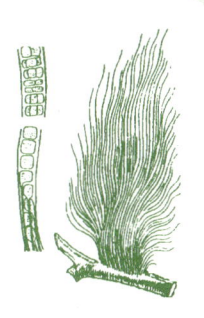
보라털

5. 요도염

■ 원인

주로 임균淋菌, 대장균, 포도상구균 등의 세균잔염細菌殘炎 또는 오줌의 성분 중에 있는 염류가 가라앉아서 신우나 요관尿管, 방관 안에서 일으키는 염증의 증세이다.

■ 증상

오줌을 눌 적마다 통증이 오며 오줌이 자연스럽지 못하다. 급성은 열림요도가 화끈거리는 증상 즉 임독성淋毒性 요도염증 등으로 고통이 심하다.

한방 처방

_저령탕猪苓湯

요도염에 가장 일반적으로 사용하는 처방이다. 수분과 열이 한데 어우러져서 몹시 마르고, 빈뇨이지만 소변이 잘 나오지 않고 배뇨통이 있으며, 땀을 별로 흘리지 않는 사람에게 사용한다.

_황련해독탕黃連解毒湯

저령탕을 사용해야 할 사례이지만 혈뇨가 나올 때, 저령탕과 병용하면 좋다.

👍 _오림산 五淋散

소변이 머뭇머뭇 잘 나오지 않고, 자주 마렵지만 소변량은 적으며, 배뇨통이 있고, 혈뇨나 고름 모양의 소변이 나오는 사람으로서, 목마름이 없는 경우에 사용한다. 다만 위장이 나쁜 사람에게는 사용해서는 안 된다.

👍 _팔미환 八味丸

체력이 없는 사람으로서 목이 마르고, 특히 밤에 소변이 자주 마려우나 소변이 시원하게 나오지 않고, 하반신에 힘이 빠지는 느낌이 드는 사람에게 사용한다. 중년 이후의 위장이 튼튼한 사람은 사용해도 좋다.

👍 _용담사간탕 龍膽瀉肝湯

안색이 거무스름하고, 변비, 배뇨통이 있으며 소변이 떨떠름하게 잘 나오지 않는 사람, 특히 여성에게 대하나 음부 가려움, 짓무름 등이 있을 때 사용한다. 임균성의 요도염에 사용해도 좋다.

👍 _청심연자음 清心蓮子飲

빈뇨이지만 소변이 잘 나오지 않고 붉으며 소변이 새는 사람에게 사용한다. 피부가 희고 부드럽고 근육에 탄력이 없으며, 평소 위장이 약한 사람에게 사용하면 효과가 좋다.

👍 _대황목단탕 大黃牧丹湯

체력이 좋은 사람의 급성 증상에 사용한다. 심한 배변통이 있고, 너무 아파 소변을 보기 어려운 경우에 사용하면 좋다.

변비 경향이고, 하복부에 저항과 압통이 있는 사람에게 사용하면 특히 효과적이다.

감초탕 甘草湯

급성 증상으로 심한 통증이 있는 요도염에 사용한다. 효과가 빠르고, 달인 액을 국부를 온습포하면 금방 아픔이 완화되기도 한다.

민간 요법

개오동나무

개오동나무 껍질 또는 열매 6~8g을 1회분 기준으로 달여서 1일 2~3회씩 5~6일 복용한다.

노루발풀

노루발풀 온 포기 6~8g을 1회분 기준으로 달여서 1일 2~3회씩 1주일 정도 복용한다.

댕댕이덩굴

댕댕이 덩굴 줄기 또는 뿌리 6~8g을 1회분 기준으로 달여서 1일 2~3회씩 5~6일 복용한다.

모감주나무

모감주나무꽃 5~6g을 1회분 기준으로 달여서 1일 2~3회씩 1주일 정도 복용한다.

_비늘고사리

비늘고사리 온 포기 또는 뿌리 8~10g을 1회분 기준으로 달여서 1일 2~3회씩 1주일 정도 복용한다.

_쇠비름

쇠비름 온 포기 8~1통을 1회분 기준으로 달여서 1일 2~3회씩 5~6일 복용한다.

_약모밀

뿌리 8~10g을 1회분 기준으로 달여서 1일 2~3회씩 4~5일 복용한다.

_용담

용담뿌리 1~1.5g을 1회분 기준으로 달여서 1일 2~3회씩 4~5일 복용한다.

● 한방에 많이 쓰이는 약초

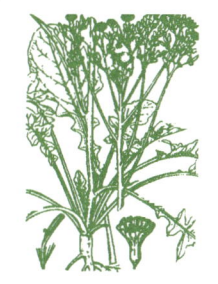	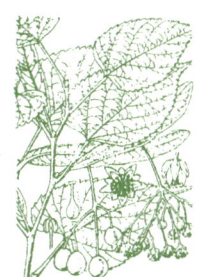	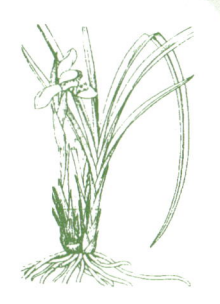
보리뺑이	보리수	보춘화

6. 전립선 비대

■ **원인**

 10대 성인병 가운데 하나인 전립선 질환은 남성들만이 겪는 최대의 고민거리이다.
 전립선은 요도를 둘러싸고 있는 밤알 크기의 생식기관으로 정상적인 무게는 12g 정도인데 나이가 들어 남성호르몬의 분비가 줄어들면서 전립선이 점차 커져 계란만하게 되는 증상이 전립선 비대증 또는 전립선 염증이다.

■ **증상**

 다음과 같은 증상으로 나눌 수 있다.
　① 소변 보기가 시원치 않고 자주 본다.
　② 소변의 줄기가 약하다.
　③ 소변 후 잔뇨감이 있다.
　④ 밤중에 배뇨 횟수가 잦다.
　⑤ 소변시 통증이 온다.
　⑥ 남성 성기의 감퇴
 위의 증상이 심하면 식욕이 없어지고 안색이 창백해지면서 요실금 증상까지 생긴다. 결국엔 요독증尿毒症을 일으키게 되는 경우가 많다.

한방 처방

_ 팔미 八味丸

체력이 중간 정도이거나 체력이 없는 사람으로서 하반신에 탈력감이 있고, 목이 마르며, 변비 경향이 있지만 위장이 튼튼하고, 설사를 하지 않는 사람에게 사용한다.

_ 오령산 五苓散

수분이 정체되어 목이 몹시 말라 물을 많이 마시고, 땀은 많이 나오지만, 소변이 잘 나오지 않는 사람에게 일반적으로 쓰인다.

_ 저령탕 猪苓湯

수분의 정체로 배뇨가 아주 곤란하고, 배뇨통이 있거나, 혈뇨가 나오는 사람에게 일반적으로 사용한다.

_ 용담사간탕 龍膽瀉肝湯

체력의 충실도가 높고, 변비 경향이 있으며, 염증이 강하고, 부종과 배뇨통이 있는 사람에게 사용한다.

_ 소건중탕 小建中湯

비교적 증상이 가벼운 사람에게 사용한다. 쉽게 피로해지고, 안색이 나쁘며, 복통이 자주 생기는 사람에게 특히 효과적이다.

_ 도인승기탕 導仁承氣湯

상기되고 발의 냉증·어깨 결림·귀울림·어지러움·변

비·좌하복부에 저항과 압통이 있는 사람의 배뇨 곤란과 요폐에 사용한다.

대황목단탕 大黃牧丹湯

배뇨 곤란이 아주 심하고, 우측 하복통과 변비가 있는 사람에게 사용한다.

계지복령환 桂枝茯笭丸

상기 경향과 좌하 복부에 저항과 압통이 있는 사람에게 사용한다.

민간 요법

옥수수

옥수수의 수염 25~30g을 1회분 기준으로 달여서 1일 2~3회씩 1주일 이상 복용한다.

비파

비파의 잎 5~6잎을 540cc의 물에 삶아서 이것을 1일분으로 복용한다. 지나치게 삶아 졸이면 마시기가 나쁘므로 데치는 정도로 한다.

무즙

약간 큰 그릇에 껍질째로 무즙을 내어놓고, 여기에 수건을 담구었다가 짠 후에 이 수건으로 조석 2~3회 전신을 문지른다. 냉한시에는 감기 조심을 하고 발부터 복부의 차례로 문지르면 된다.

_수박

수박물을 마시거나 씨를 달여 복용한다.

_우렁이

우렁이 속살에 메밀가루를 뿌리면 우렁이 속살이 녹는다. 이것을 기름종이나, 거즈에 발라 하복부에 붙이고, 습기가 마르면 다시 바꿔 가면서 붙인다. 아주 좋은 특효가 있다. 또 우렁이를 껍질째 으깨어 밀가루로 반죽하여 하복부에 붙이면 부종도 빠진다.

_자리공나무

자리공나무 뿌리 2g 정도를 물에 달여서 복용하면 효험이 있다.

●한방에 많이 쓰이는 약초

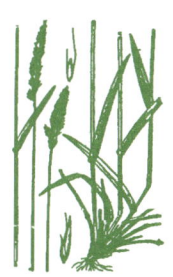
봄쇠기미풀

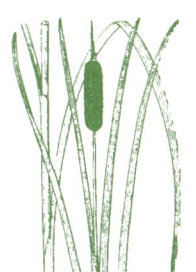
부들

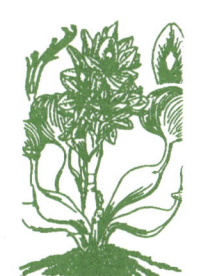
부레옥잠

7. 임포텐츠 · 조루

■ 원인

임포텐츠는 신경장애·남성호르몬 부족·당뇨병·알코올 중독·니코틴 중독·약물 중독·섹스 상대자에 대한 육체적·정신적 불만·섹스에 대한 불안과 공포·자신감 부족·잘못된 성지식·침실의 분위기 불량·걱정거리·피로 등에서 생긴다. 조루의 경우도 정신적인 것·섹스 경험 부족 등에서 발생한다.

■ 증상

임포텐츠는 성욕은 있는데도 발기가 불충분하여 생각처럼 성교가 되지 않는 상태를 말한다.

한편 조루는 발기에서 사정까지 시간이 짧은 것을 말한다. 여성의 질에 닿기만 했는데, 또는 삽입하자마자 바로 사정하는 일이 생긴다. 특히 강렬한 성적 자극을 받았을 때는 그런 상태가 되기 쉽고, 젊고 성적 경험이 적은 남성에게 많이 볼 수 있다.

원래 섹스에 걸리는 시간은 사람마다 제각기여서 몇 분이내에 사정하면 조루라는 기준이 없지만, 너무 빨리 사정하면 상대 여성을 만족시킬 수 없고, 자기 자신도 심각하게 고민을 하게 되는데, 고민을 하면 할수록 증상이 더욱 심해지는 경향이 있다.

한방 처방

팔미환 八味丸
중년 이상인 사람으로서 목이 말라 물을 많이 마시며, 특히 야간에 소변 횟수가 많고, 하반신에 탈력감이 있으며, 자주 피로를 느끼지만, 위장은 약하지 않는 경우에 사용한다.

시호가룡골모려탕 柴胡加龍骨牡蠣湯
늑골 아래나 명치에 저항과 압통흉협고만, 배꼽 주위에 두근거림, 상기, 어지럼움, 불면, 초조감이 있고, 작은 일에 걱정이 많으며, 변비 경향인 사람에게 사용한다.

계지가룡골모려탕 桂枝加龍骨牡蠣湯
배꼽 주위에 두근거림·상기·초조감·불면 증상이 있고, 작은 일에 걱정이 많으며, 땀을 많이 흘리는 사람에게 사용한다.

대시호탕 大柴胡湯
다부진 체격인 사람으로 흉협고만이 심하고, 어깨 결림, 입 안의 씁쓸함, 변비 등이 있는 경우에 사용한다.

보중익기탕 補中益氣湯
중년 이상으로 체력이 나쁘고 쉽게 지치며, 식용이 없고, 배꼽 주위에 두근거림이 있으며, 입 끝에 하얀 거품 같은 침이 고이고, 손발이 화끈거리는 사람에게 사용한다.

_ 당귀사역가오수유생강탕 當歸四逆加吳茱萸生薑湯

여름에도 양말을 신지 않으면 잠을 못 잘 정도로 냉증이 심한 사람에게 사용한다.

_ 귀비탕 歸脾湯

비가 허하여 정신적·육체적으로 피로하고, 위장이 약한 사람에게 사용한다.

민간 요법

_ 가시오갈피

가시오갈피 나무껍질 또는 뿌리껍질 6~8g을 1회분 기준으로 달여서 1일 2~3회씩 10일 정도 복용한다.

_ 갯방풍

열매 또는 뿌리 5~6g을 1회분 기준으로 달여서 1일 2~3회씩 10일 이상 복용한다.

_ 광대싸리

광대싸리 잔가지나 잎 또는 뿌리 7~8g을 1회분 기준으로 달여서 1일 2~3회씩 10일 이상 복용한다.

_ 백사

백사 1~2마리를 달여서 1사발을 1회분 기준으로 1일 2~3회씩 2일 정도 복용한다.

❧ _ 산수유나무

말린 과육 6~8g을 1회분 기준으로 달여서 1일 2~3회식 1주일 이상 복용한다.

❧ _ 삼지구엽초

삼지구엽초 온 포기 6~8g을 1회분 기준으로 달여서 1일 2~3회씩 1주일 이상 복용한다.

❧ _ 삽주

삽주뿌리 5~6g을 1회분 기준으로 달여서 1일 2~3회씩 15일 이상 복용한다.

❧ _ 상표초

상표초 알집을 쪄서 말린 가루 3~4g을 1회분 기준으로 1일 2회씩 4~5일 이상 따뜻한 물로 복용하다.

❧ _ 새삼

새삼 온 포기 5~6g 또는 씨 2~3g을 1회분 기준으로 달여서 1일 2~3회씩 1주일 이상 복용한다.

❧ _ 오갈피나무

오갈피나무 껍질 또는 뿌리껍질 6~8g을 1회분 기준으로 달여서 1일 2~3회씩 1주일 이상 복용한다.

❧ _ 오미자나무

말린 과육 5~7g을 1회분 기준으로 달이거나 환제 또는 산제로 하여 1일 2~3회씩 7~10일 복용한다.

❋_인삼

뿌리 15~30g을 1회분 기준으로 달아거나 환제, 산제 또는 고제로 하여 1일 2~3회씩 1주일 이상 계속 복용한다. 고혈압 증상이 있으면 신중히 사용한다.

❋_지황

지황뿌리 10~15g을 1회분 기준으로 달여서 1일 2~3회씩 7~10일 복용한다.

❋_찔레나무

덜 익은 열매 6~8g을 1회분 기준으로 달여서 1일 2~3회씩 1주일 이상 복용한다.

❋_천궁

천궁뿌리 5~7g을 1회분 기준으로 달여서 1일 2~3회씩 1주일 이상 복용한다.

●한방에 많이 쓰이는 약초

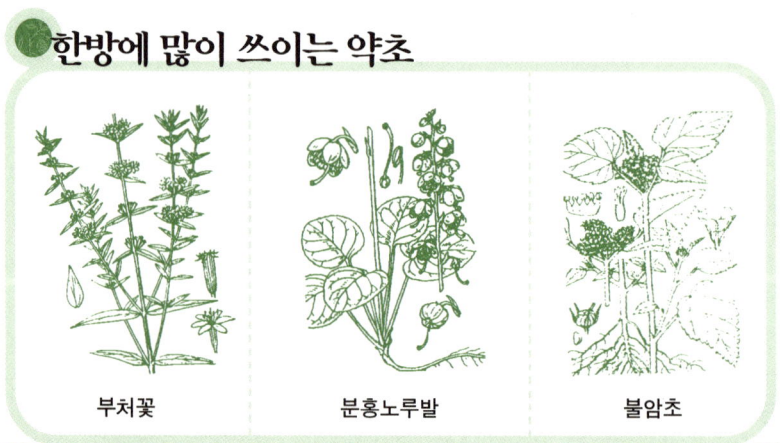

부처꽃 　 분홍노루발 　 불암초

제9장
안과 질환

1. 결막염

■ 원인

이 질환은 급성과 만성이 있다. 주로 전염은 세균에 의한다. 안구 안의 병이 아니므로 시력 등에 직접 영향을 미치는 일은 거의 없다. 대부분 폐렴상구균, 포도상구균 등이 안결막을 침범하여 일어난다.

직업에 따라 사용하는 약품 등의 화학적 자극, 기계적 자극, 과열 자극, 강한 햇볕 자극·기타 외상·이물질·꽃가루 등의 자극에 의해 일어나기도 한다.

또한 뱀장어의 피가 어떤 원인으로 눈에 부착되어 결막염이 되었다는 예도 있다.

■ 증상

처음에는 눈에 무엇이 굴러다니는 듯한 이물감이 있고 가려움증이 있으며, 눈꼽이 끼고 결막이 붉게 충혈되며 종창을 일으킨다.

그곳에 있는 유두도 증식되어 커진다. 눈꺼풀 안쪽은 붉게 부어 오르고 전등불도 눈이 부셔서 볼 수 없게 된다.

그리고 계속 고름 모양의 눈곱이 나온다. 흰자위도 붉게 충혈되고 결막염 출혈을 일으키는 일도 있다.

한방 처방

갈근탕 葛根湯

결막염 초기 또는 만성 결막염에 사용하면 좋다. 목덜미와 등에 걸쳐 결리고, 땀이 안 나고, 몸이 추우며, 몸에 열이 있는 듯한 사람에게 사용한다.

월비가출탕 越婢加朮湯

눈꺼풀이 빨갛게 부어 올라 짓무르고 눈물이 나오고 눈곱이 많이 끼는 사람에게 사용한다.

소청룡탕 小靑龍湯

결막의 충혈이 심하고, 밝은 곳으로 나오면 눈을 뜰 수 없을 정도로 눈이 부시며, 눈물이 많이 나오는 사람에게 사용한다.

삼황사심탕 三黃瀉心湯

결막의 충혈이 심하고, 상기가 잘 되며, 변비기가 있는 사람에게 사용한다.

영계감출탕 苓桂朮甘湯

결막염이 만성화되어 눈꺼풀이 붓고, 눈물, 눈곱이 생기는 위장이 약한 사람에게 사용한다.

민간 요법

가래나무
가래나무씨 또는 나무껍질 6g 정도를 달여서 그 물로 5~6회 환부를 닦아준다.

감국
감국 온 포기 또는 꽃 4~6g을 1회분 기준으로 달여서 1일 2~3회씩 1~3일 복용한다.

강아지풀
강아지풀 온 포기 12~15g을 달여서 그 물로 5~6회 환부를 닦아준다.

개사철쑥
개사철쑥 온 포기 5~6g을 달여서 그 물로 4~5회 환부를 닦아 준다.

결명차
결명차 잎 또는 씨 6g을 달여서 그 물로 4~5회 환부를 닦아 준다.

국화
국화꽃 또는 온포기 6g을 달여서 그 물로 5~6회 환부를 닦아 준다.

꿀풀
꿀풀 온 포기 또는 열매 10g을 달여서 그 물로 5회 이상 환부를 닦아 준다.

🌿_ 모감주나무

모감주 나무꽃 6g 정도를 삶아서 그 물로 5~6회 환부를 닦아준다.

🌿_ 물푸레나무

물푸레나무 나무껍질 6g을 1회분 기준으로 달여서 2~3회 복용하면서 그 물로 4~5회 환부를 닦아 준다.

🌿_ 미나리

미나리 생즙 20~25g을 1회분 기준으로 4~5회 공복에 복용한다.

🌿_ 민들레

민들레 온 포기 또는 뿌리 10~15g을 1회분 기준으로 달여서 4~5회 복용한다.

🌿_ 박하

박하 온 포기 10g 정도를 달여서 그 물로 5~6회 환부를 닦아 준다.

🌿_ 뽕나무

뽕나무잎 15g 정도를 달여서 그 물로 5~6회 환부를 닦아 준다.

🌿_ 우렁이

우렁이를 적당량을 달여서 3~4회 복용하면서 그 물로 5~6

회 환부를 닦아 준다.

_ 질경이

질경이 온 포기 또는 씨 8g을 1회분 기준으로 달여서 1일 2~3회씩 3~4일 복용한다.

_ 참깨

참기름 1~2방울을 1회분 기준으로 1일 2회씩 3일 정도 환부에 넣는다.

_ 호박

호박을 삶아서 많이 먹는다. 꿀을 넣어서 삶으면 더 효험이 있다.

● 한방에 많이 쓰이는 약초

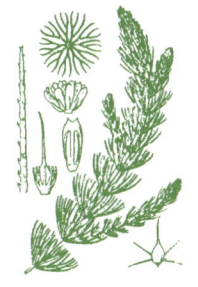
붕어마름

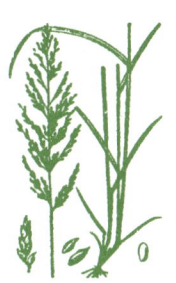
비노리

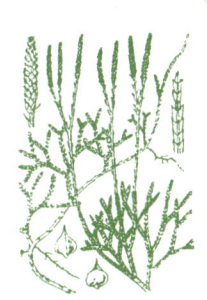
비늘석송

2. 백내장

■ 원인

백내장의 발병 원인은 아직까지도 분명하지 않다. 유전성의 것도 있다는 것은 확실하지만, 그 밖에 노인설, 내분비 장애설, 광선설光線說 등의 여러 가지 설도 있으나 확실한 것은 없다. 원인과 같이 근치하기도 상당히 어렵다는 눈병이다.

■ 증상

증상의 진행과 정도는 개인 차가 무척 심하다. 일상 생활에 전혀 불편이 없는 사례에서부터 실명에 이르는 사례까지 여러 가지다.

한편 당뇨병으로 인한 백내장은 나이에 상관없이 발생한다. 수정체가 혼탁해져서 물건이 확실히 보이지 않게 되고 눈앞에 안개가 낀 것처럼 된다. 시계가 좁아지고 시력이 떨어진다. 노인성 백내장보다 병상의 진행이 빠르고 합병증이 생길 수도 있다.

한방 처방

팔미환 八味丸
당뇨병성인 것에도 효과가 있지만 특히 노인성 백내장에 효과가 있다. 손발이 차고, 소변이 자주 나오거나, 반대로 거의 나오지 않는 경우에 사용한다. 다만 위장이 약한 사람은 오히려 악화되는 수가 있으므로 먹으면 안 된다.

인삼탕 人蔘湯
빈혈 기미에, 안색이 나쁘고, 위장이 약한 사람의 백내장에 사용한다.

삼황사심탕 三黃瀉心湯
체력이 있고, 변비 경향이며, 상기가 자주 일어나고, 두통, 불면 증상이 있는 사람의 백내장에 사용한다.

당귀작약산 當歸芍藥散
별로 체력이 좋지 않고, 빈혈이나 냉증이 있는, 여성의 백내장에 사용한다.

방풍통성산 防風通聖散
체력이 있고 비만이며, 변비 경향이 있는 사람의 백내장에 사용한다.

시호가룡골모려탕 柴胡加龍骨牡蠣湯
두근거림·어지러움·두통·불면 등이 있고, 신경이 불안

정하며, 변비기가 있는, 체격이 좋은 사람의 백내장에 사용한다.

민간 요법

_ 청목향

청목향 4g, 황금 4g, 황련 4g에 큰 대접으로 한 대접 물을 붓고 중간 불로 30분 정도 달여 하루에 차 마시듯이 수시로 5~6개월 정도 장복한다.

_ 익모초

익모초 종자 2~6g을 500~600cc의 물에 넣어 절반이 될 때까지 달여서 하루 3회로 나누어 마신다.

_ 간

여러 가지로 요리해서 먹는다. 노인성 백내장에 효과적인 스태미나 식품이다.

3. 녹내장

■ 원인

녹내장이란 각막이 혼탁하여 그 바닥이 녹색으로 보이게 되는 데서 붙여진 이름이다. 이것은 안압眼壓이 높아져서 일어나는 것이다.

안압이란 안구 안의 혈액이나 임파액의 순환, 안구압의 탄력으로 성립되어 있는 안구의 내압을 말한다.

녹내장은 안구를 수용하고 있는 눈 안의 액체 순환에 장애가 일어나서 안압이 높아지고, 시력의 장애가 발생하여 생기는 것이다.

■ 증상

눈에서 얼굴과 이마에 걸쳐 격통, 구역질, 구토를 동반하는 발작이 일어나고, 흰자위가 빨갛게 충혈되고, 검은자위는 흐려지며, 동공이 커지고, 안압이 비정상적으로 높아진다. 시력이 갑자기 떨어져 방치하면 때로는 하루 사이에 실명하는 경우도 있을 정도다.

이러한 발작이 갑자기 찾아오는 급성증과 가벼운 두통과 함께 전등 주위에 무지개가 보이고 안개 속에 있는 것처럼 물건이 흐려 보이는 증상이 반복되면서 점차 심한 발작을 일으키는 만성증이 있다.

한방 처방

월비가출탕 越婢加朮湯

가벼운 두통, 머리가 무겁고, 전등 주위에 무지개가 보이며, 안개처럼 물건이 보이는 등 전구 증상前驅症狀 단계, 또는 눈이나 머리가 아프고 흰자위의 충혈, 검은자위의 혼탁 등의 증상이 초기 단계인 사람에게 사용한다.

백호가인삼탕 白虎加人蔘湯

심한 안통·구역질·구토·흰자위의 충혈·검은자위의 백탁, 동공의 산대 등의 증상이 갑자기 일어나는 염성 녹내장 발작시나 또 목이 아주 마르고, 땀이 많이 나고, 소변이 자주 마려운 사람에게 사용한다.

대청룡탕 大青龍湯

심한 안통·두통·구역질·구토·흰자위의 충혈·검은자위의 백탁·동공의 산대같은 증상이 갑자기 일어나는 염성 녹내장 발작시, 목이 아주 마르고 땀이 전혀 나오지 않는, 체력이 있는 사람에게 사용한다.

시호가룡골모려탕 柴胡加龍骨牡蠣湯

만성녹내장으로 인한 두근거림·어지러운·두통·불면 증상이 있으며, 신경이 불안정하고, 변비 기미가 있는 사람에게 사용한다.

팔미환 八味丸

노인의 녹내장과 만성녹내장에 사용한다. 쉽게 지치고, 하반신에 탈력감이 있고, 목이 마르며, 밤에 소변을 많이 보는 증상에 효과가 있다.

도인승기탕 桃仁承氣湯

속발성 녹내장으로 냉증·상기가 있고·변비 기미인 사람과 갱년기 여성에게 효과가 있다.

민간 요법

_ 결명자

결명자씨 또는 온 포기 6~8g을 1회분 기준으로 달여서 1일 2~3회씩 3~4일 복용하면서 그 물로 자주 환부를 씻어준다.

_ 고삼

고삼씨 2~3g을 1회분 기준으로 볶은 뒤 달여서 2~3회 복용하면서 그 물로 3~4회 환부를 씻어 준다.

_ 꿀풀

꿀풀 온 포기 또는 열매 8~10g을 1회분 기준으로 달여서 1일 2~3회씩 3~4일 복용하면서 그 물로 자주 환부를 씻어 준다.

_ 익모초

익모초씨 4~5g을 1회분 기준으로 달여서 1일 2~3회씩 2~3일 복용하면서 그 물로 환부를 씻어 준다.

4. 다래끼

■ 원인

다래끼는 의학 용어로 맥립종이라고 한다. 눈병 중에서는 질이 좋은 편이며 보통 사람은 거의 한두 번 정도 걸린 경험을 가지고 있다.

화농균이 속눈썹 모근의 모낭선에 침입하여 염증을 일으킨 것이다.

■ 증상

세균이 침입한 후 2~3일이 경과하면 속눈썹 뿌리 부분에 팥알 크기의 종기가 동그랗게 생기며 점점 커지고, 눈꺼풀이 불쾌할 뿐 아니라 상당한 통증을 일으킨다.

이 붉고 작은 응어리는 처음에 딱딱하지만 차차 연해지고 곧 녹황색의 농점이 나타나게 된다. 이것이 나타나면 통증은 약간 가라앉으면서, 그 사이에 파열되어 고름이 나온다. 이 사이가 3~4일 정도 걸린다.

그러나 개중에는 부어 오른 부분이 커서 상하의 눈꺼풀은 물론 귀 밑 가까이까지 붓고 통증이 심한 것도 있지만, 쉽게 치유될 수 있다.

한방 처방

_ 조위승기탕 調胃承氣湯

복부가 긴장하고 변비벽이 있는 사람에게 다래끼가 생겼을 때 쓴다.

_ 방풍통성산 防風通聖散

비만 체질로 육식 과다에 의해 다래끼가 생긴 경우에 쓴다.

_ 계지복령환 桂枝茯苓丸

젊은 부인에게 자주 생기는 경우에 사용하면 재발하지 않는다. 변비 경향이 있으면 도핵승기탕이나 대황목단피탕을 단방 혹은 합방하여 사용하는 것이 좋다.

_ 십미패독탕 十味敗毒湯

일시에 여러 개가 나는 경우나 화농이 잘 되는 사람에게 체질개선을 위하여 사용한다. 형방패독산 荊防敗毒散도 좋다.

_ 배농산급탕 排膿散及湯

맥립종이 화농하여 오랫동안 치유되지 않을 경우에 쓴다.

●민간 요법

ᕃ_참기름

다래끼가 자주 나는 사람은 화농했을 때 소독한 바늘로 약간 끝 부분을 따고 고름을 짜낸 후에 깨끗이 닦아 내고 참기름을 바른다.

ᕃ_다목나무

건조된 다목나무를 분말화하여 자기 침으로 잘 이겨서 환부에 바르면 치유된다.

ᕃ_복숭아

복숭아씨 속에 있는 인을 두드려 찧어서 즙을 짜내어 환부에 바른다.

ᕃ_가래나무

가래나무 나무껍질 또는 씨 4~6g을 1회분 기준으로 달여서 1일 2~3회씩 4~5일 복용하면서 그 물로 환부를 나을 때까지 씻어 낸다.

ᕃ_결명차

결명차씨 5~6g을 1회분 기준으로 달여서 1일 2~3회씩 4~5일 복용하면서 그 물로 환부를 자주 씻어 낸다.

ᕃ_복숭아나무

복숭아씨 3~4g을 1회분 기준으로 달여서 1일 2~3회씩

3~4일 복용하면서 그 물로 환부를 자주 씻어낸다.

_ 질경이

질경이 온 포기 또는 씨 6~8g을 1회분 기준으로 달여서 1일 2~3회씩 4~5일 복용한다.

_ 참깨

참기름 15~20g을 1회분 기준으로 2~3회 복용하면서 아울러 환부에 자주 바른다.

● 한방에 많이 쓰이는 약초

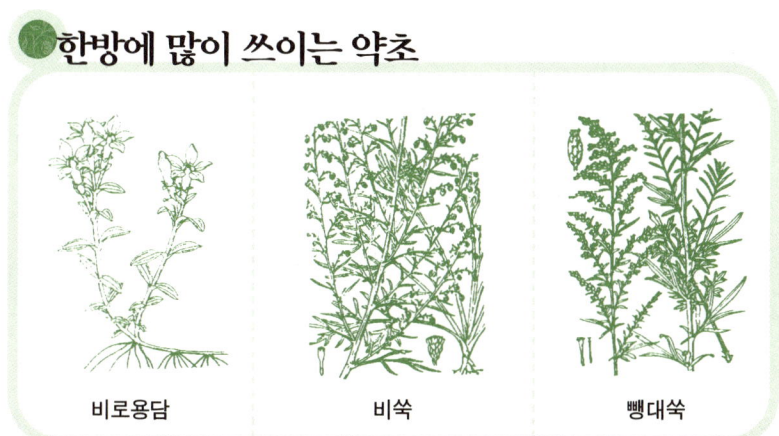

| 비로용담 | 비쑥 | 뺑대쑥 |

5. 야맹증

■ 원인

 야맹증은 선천적인 체질을 이어받은 사람이 걸리는 경우와 영양 실조에서 오는 경우가 있다. 이전에는 환자의 수가 상당히 많았으나, 얼마 전부터 식생활 개선과 영양에 대한 인식도가 높아져서 차차 감소되는 경향이다. 영양이 좋은 것만을 취식한다고 해도 비타민 A를 함유하지 않은 식품을 선호하여 섭취하면 언젠가 야맹증이 찾아오게 된다.

■ 증상

 야맹증이란 어두워지면 앞이 보이지 않는 병이다. 이 점에서는 참새나 까마귀와 같다고 하여 새눈이라고도 한다. 야맹증이 걸리면 낮에도 어두운 곳에서는 물체가 보이지 않으며, 석양이나 새벽의 어슴푸레한 때에도 보이지 않는다.
 이것은 망막의 시각을 다스리는 영양이 비타민 A와 단백질의 작용에 의한 것인데, 비타민 A가 결핍되어 시각이 손상되었기 때문이다. 따라서 비타민 A 부족병이라고도 할 수 있는 황달을 앓고 난 후에는 그 후유증으로 야맹증이 발생할 수도 있다.

한방 처방

_ 인지오령산仁枝五笭酸

황달 등에서 병발된 증상에 쓴다.

_ 오령산五笭散

여름철에 발병한 것으로 구갈, 전신 권태 등이 있고, 소변의 배설이 좋지 않은 증상에 사용한다.

_ 계지출감탕桂枝朮甘湯

각막 건조증을 수반하며, 수명羞明, 유루流淚가 있는 증상이나, 위내 정수가 있는 증상에 사용한다.

민간 요법

_ 쇠간

쇠간 50g을 적당한 크기로 자른다. 잘라 놓은 간과 결명자 12g, 구기자 12g을 넣고 물을 부어 간이 익을 때까지 달여 하루 두 번 한 컵씩 1주일 정도 복용한다.

_ 결명차

결명차잎 또는 씨 5~6g을 1회분 기준으로 달여서 1일 2~3회씩 10일 정도 복용한다.

_ 나팔꽃

나팔꽃씨 4~6g을 1회분 기준으로 달여서 1일 2~3회씩 1

주일 정도 복용한다.

❦_당근

당근 25~30g을 1회분 기준으로 생즙을 내거나 생식으로 1일 2~3회씩 20일 정도 복용한다.

❦_무

500g 이상을 쪄서 말려 가루내어 10~15g을 1회분 기준으로 하여 장복한다.

❦_장어

장어 1~2마리를 1회분 기준으로 푹 고아 5~7회 복용한다.

❦_토마토

평소에 토마토를 양껏 장복한다.

❦_호박

평소에 반찬으로 호박나물을 매일같이 장복한다.

6. 가성근시

■ 원인

먼 곳에 있는 글씨나 물체가 정확히 보이지 않는 것이 바로 가성근시이다. 이 가성근시는 수험생이나 책을 많이 보는 사람들에게 주로 많다고 한다. 조명이 밝지 못한 곳에서 가까운 글씨나 책 등을 오래 보다 보면 어느 날 갑자기 먼 곳에 있는 물체가 잘 안 보이는 시력 저하가 오게 된다.

■ 증상

가까운 곳은 잘 보이지만 먼 곳은 어렴풋이 보여 식별이 곤란하다. 입이 마르고 현기증, 두통, 머리가 무겁고, 상기가 되고, 가슴이 두근거리는 증상이 나타날 수 있다.

한방 처방

가미사물탕 加味四物湯

숙지황 8g, 초결명 8g, 백작약 4g, 천궁 4g, 당귀 4g에 큰 대접으로 물을 한 대접 붓고 중간 불로 30분 정도 달여 하루에 식후 2번, 1개월 이상 장복한다.

이 사물탕은 눈의 피로를 회복시켜 주고 또 충혈을 없애는 역할도 하게 된다. 여기에 초결명을 첨가하게 되면 머리를 맑게 하고 간장을 보호하고 시력을 좋게 해 주는 약재가 되기 때문에 가성근시에 꾸준히 사용하면 좋은 효과를 거둘 수 있다.

의사에 의한 치료로는 전기 요법과 점안약을 사용하는 방법이 있으며 침구 요법이 실시되기도 한다.

오령산五苓散

목이 말라 물을 많이 마시며, 땀을 많이 흘리고, 소변량이 적은 사람에게 사용한다.

영계출감탕苓桂朮甘湯

어지러움, 현기증, 상기, 두근거림, 머리가 무거운 증상이 있고, 위 부분을 두드리거나 달리기를 하면 위 속에 머물러 있던 수분이 출렁출렁 소리를 내는 위내 정수 사람에게 사용한다.

시호계지탕柴胡桂枝湯

상기, 복통이 자주 일어나고, 아침에 눈을 뜨면 입 안이 끈적하거나 씁쓰름한 느낌이 드는 사람에게 사용하면 좋다.

소건중탕小建中湯

복통이 자주 일어나고, 코피가 잦으며, 조금만 일을 해도 금방 피곤해지는, 안색이 나쁜 사람에게 사용한다.

●민간 요법

☘_창포

음건시킨 근경 10g을 잘게 썰어 500~600cc의 물로 절반이 될 때까지 달여 찌꺼기를 거른 뒤 하루 3회로 나누어 마신다.

☘_황백

선명하게 노란색의 황백 나무껍질의 속껍질을 음건시켜 잘게 썰고 3g에 500~600cc의 물로 절반이 될 때까지 달여서 찌꺼기를 거른 뒤 하루 3회로 나누어 마신다.

☘_구기자

구기자 열매를 쌀과 함께 죽을 쑤어서 먹는다. 또 봄에 나오는 어린 잎을 따서 유부 등과 함께 밥을 지어 먹으면 좋다.

●한방에 많이 쓰이는 약초

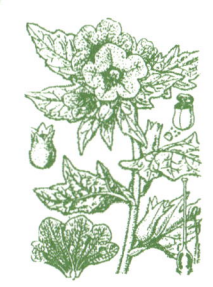
사리풀

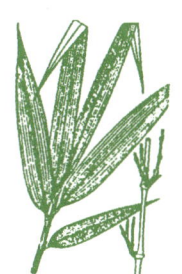
사방죽

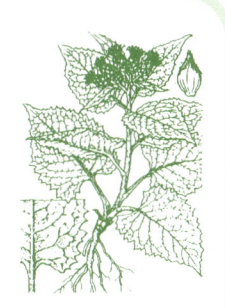
산각시취

7. 누낭염

■ 원인

누낭이란 눈시울 부근에 있는 것으로 글자 그대로 눈물을 모아 두고 있는 주머니이다. 이곳에서 필요에 따라 눈물이 흘러나온다. 이 누낭에 화농균이 들어가거나 매독이나 결핵균이 침범하여 염증을 일으키는 것이 누낭염이다. 트라코마나 비카타르에 걸리면 이것이 원인이 되기도 한다.

■ 증상

염증이 생기면 눈물이 하염없이 흘러나온다.

누낭 부분은 물론 볼 부분에까지 미쳐 붉게 부풀고 상당한 통증을 자각한다.

발열도 있고, 통증과 눈물 때문에 밤잠도 설치게 된다. 그리고 곧 화농이 되어 환부가 말랑말랑해지면 통증은 약해진다.

그대로 두면 피부가 파열되어 고름이 흘러나온다. 만성이 되면 외견상 특별한 변화는 없으나 눈물은 여전히 자주 나온다. 누낭을 손가락으로 눌러 보면 소량의 고름이 나온다.

한방 처방

🧄 갈근탕葛根湯
급성으로 발적發赤, 종창이 있는 증상에 사용한다. 두통, 견비통이 있는 증상에도 좋다.

🧄 백주산白州散
진해, 반비, 녹각을 각 등분으로 태워서 남은 것을 같은 분량씩 섞어서 1일 3회 2g씩 복용한다. 이 처방은 화농하여 오래 끌게 되는 증상에 쓴다.

🧄 십미패독탕十味敗毒湯
이 처방은 급성의 경우 화농의 징후가 있는 사람에게 쓴다. 연교를 첨가하는 것이 더욱 좋다.

🧄 영계출감탕가차전자苓桂朮甘湯加車前子
항상 눈물이 흘러나오는 만성 누낭염 환자로서 두근거림, 어지러움, 현기증, 머리가 무거운 느낌이 있는 사람에게 사용한다.

🧄 갈근탕가천궁대황葛根湯加川弓大黃
급성누낭염 초기로서 눈시울 주변이 빨갛게 부어 올라 아프고, 어깨 결림 등이 있는 사람에게 사용한다.

🧄 십미패독탕가연교十味敗毒湯加連翹
급성담낭염의 염증 부위가 곪기 시작할 때나 급성 증상이 반복되어 만성이 될 때 사용한다. 장기간에 걸쳐 장복하면 누낭염에 잘 걸리지 않는 체질로 개선된다.

　월비가출탕 越婢加出湯

　찬 바람을 쐬면 눈물이 그치지 않고 나오는 사람은 장기적으로 복용하면 좋다.

　소청룡탕 小青龍湯

　항상 눈물이 흘러 나오나 별로 빨갛게 붓지는 않고 아픔도 비교적 적은 급성누낭염, 또는 아급성기 亞急性期의 누낭염에 대해 사용한다.

　오령산 五苓散

　만성누낭염으로 항상 눈물이 흘러 나오고, 구역질, 두통 등이 있으며, 상기가 자주 되고, 목이 말라 물을 많이 마시고, 땀은 많이 흘리지만 소변이 적은 사람에게 사용한다.

민간 요법

　강활

　강활뿌리 5~7g을 1회분 기준으로 달여서 1일 2~3회씩 4~5일 복용한다.

　금불초

　금불초꽃 5~6g을 1회분 기준으로 달여서 1일 2~3회씩 4~5일 복용한다.

　뚝갈

　뚝갈 온 포기 또는 뿌리 4~6g을 1회분 기준으로 달여서 1

일 2~3회씩 5~6일 복용한다.

맨드라미
맨드라마 온 포기 8~10g 또는 씨 5~7g을 1회분 기준으로 달여서 1일 2~3회씩 4~5일 복용한다.

뽕나무
뽕나무 뿌리껍질 4~6g을 1회분 기준으로 달여서 1일 2~3회씩 4~5일 복용한다.

새삼
새삼 온 포기 4~6g 또는 씨 2~3g을 1회분 기준으로 달여서 3~4일 복용한다.

익모초
익모초씨 3~5g을 1회분 기준으로 달이거나 산제로 하여 1일 2~3회씩 5~6일 복용한다.

제비쑥
제비쑥 온 포기 4~6g을 1회분 기준으로 달여서 1일 2~3회씩 4~5일 복용한다.

천궁
천궁뿌리 5~7g을 1회분 기준으로 달여서 1일 2~3회씩 4~5일 복용한다.

패랭이꽃
패랭이꽃 씨 6~7g을 1회분 기준으로 달이거나 산제로 하여 1일 2~3회씩 4~5일 복용한다.

8. 트라코마

■ 원인

트라코마 병원체는 분명히 밝혀지지 않았으나, 결막 분비물에 의하여 결막에 만성 전염병을 일으키는 것을 말한다. 결막염에서 트라코마가 되는 일도 있으나, 대개는 먼지나 매연이 눈에 들어갔을 때, 불결한 손 등으로 비비거나 하여 일어난다.

아동기에 많이 발병되고 세면기나 기타 불결한 것, 또 한 장의 수건을 여러 사람이 사용하면 전 가족이 걸리게 되는 일도 적지 않다.

농촌에 트라코마 환자가 많은 것은 전술한 바와 같이 불결이 원인이 되기도 하지만, 각 가정에서 부엌에 불을 피우는 일이 많아 그 연기의 자극으로 트라코마에 걸리는 경우가 많다고 한다.

■ 증상

처음에는 결막의 원개부가 붉게 충혈되어 부어 오르고 유두가 나타나 울룩불룩한 과립이 생긴다. 흰자위 부분도 붉게 충혈되고, 과립의 수도 점점 많아진다.

눈이 부셔서 뜨고 있을 수 없으며 눈곱이 계속 나오고, 통증이 있다.

이 과립은 딱딱한 성질이 있으며, 이것이 각막을 계속 문지르는 상태와 다를 바 없어서 마치 젖빛 유리를 제작할 때처럼 눈동자가 흐려진다. 이것을 파누스라고 한다.

만약 각막에 궤양이 발생하면 통증은 격심해지고, 따라서 시력도 한층 더 약화된다.

트라코마가 제4기로 이행되면 결막 전체에 회백색의 반흔이 발생하고, 눈꺼풀은 안쪽으로 말리고 눈을 크게 뜰 수도 없으며 역 속눈썹이 생긴다.

트라코마는 이와 같은 증상이 더 악화되면 실명하게 되는 경우도 있는 위험한 눈병이다.

한방 처방

갈근탕 葛根湯

일반적으로 충혈이 있고, 눈곱이 있는 경우에 사용한다. 변비 경향이 있으면 천궁, 대황을 사용한다.

삼황사심탕 三黃瀉心湯

충혈이 심하고, 상기하기 쉽고, 변비가 있는 증상에 쓴다.

계지복령환 桂枝茯苓丸

부인 등의 충혈이 쉽게 치료되지 않을 경우에 쓴다.

방풍통성산 防風通聖散

비대한 체질로, 약간 변비 경향이 있는 경우에 체질 개선의 목적으로 계속 쓴다.

● 민간 요법

🌿 _ 모유

세안한 후에 모유를 직접 짜서 넣는다. 모유가 없을 때에는 청정하고 순량한 참기름을 점안해도 좋다.

🌿 _ 꿀풀

꿀풀 온 포기 또는 열매 8~10g을 1회분 기준으로 달여서 1일 2~3회씩 1주일 정도 복용한다.

🌿 _ 살구나무

살구나무 씨껍질을 벗긴 알맹이 3~4g을 1회분 기준으로 달여서 1일 2~3회씩 4~5일 복용한다. 복용 중에 칡, 황기, 황금, 쇠붙이 도구는 금한다.

🌿 _ 삽주

뿌리 4~5g을 1회분 기준으로 달이거나 환제로 하여 1일 2~3회씩 4~5일 복용한다.

🌿 _ 질경이

질경이 온 포기 또는 씨 6~8g을 1회분 기준으로 달이거나 환제 또는 산제로 하여 1일 2~3회씩 1주일 정도 복용한다.

_ 참깨

참기름 15~20g을 1회분 기준으로 1일 2~3회씩 4~5일 복용하면서 아울러 6~8회 환부에 바른다.

_ 치자나무

치자나무 열매 4~5개를 1회분 기준으로 달여서 1일 2회씩 3~4일 복용한다.

한방에 많이 쓰이는 약초

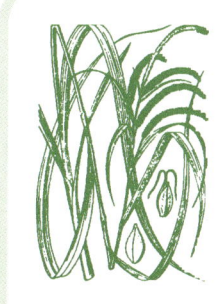
산꼬리사초

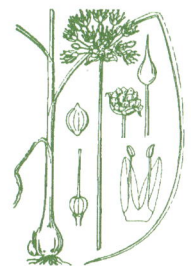
산달래

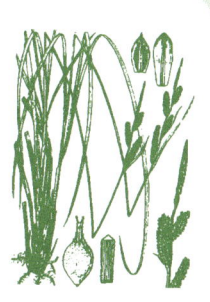
산둑사초

9 명목

■ 원인

원시나 노안, 근시, 난시, 사시, 결막염, 각막염, 안검염 녹내장 질환을 가진 사람은 눈의 혹사로 생긴다.

당뇨병, 저혈압, 빈혈, 뇌종양의 초기 증상, 감기 등으로 체력이 저하되었을 때나 수면 부족, 과로, 피로, 심한 정신적인 스트레스가 있을 때 나타난다.

■ 증상

눈의 심芯이 아프거나 눈꺼풀이 무거우며, 밝은 곳으로 나오면 부셔서 눈을 뜰 수 없고, 문자가 희미하여 어렴풋하게 보이는 증상이 있다. 또 목과 어깨 결림, 두통, 구역질 같은 전신 증상이 나타나기도 하는데 사람에 따라 여러 가지다.

한방 처방

 영계출감탕 笭桂朮甘湯

어지러움증, 현기증, 상기, 두근거림, 머리가 무거운 증상이 있고 소변 횟수가 잦거나 반대로 너무 적은 사람에게 사용한다.

_ 시호계지건강탕 柴胡桂枝乾薑湯

아침에 눈을 떴을 때 입 안이 끈적하거나 씁쓸한 느낌이 들고 가슴과 옆구리가 그득하여 양치질을 할 때 구역질이 나는 사람으로서, 자주 피곤하고 체력이 없는 사람에게 사용한다.

_ 보중익기탕 補中益氣湯

입 안에 침이 자주 고이고 체력이 약하며 권태감이 있는 사람에게 사용한다.

민간 요법

_ 가래나무

가래나무씨 4~6g을 1회분 기준으로 달여서 1일 2회씩 10일 정도 복용한다.

_ 감국

감국 온 포기 또는 꽃 4~6g을 1회분 기준으로 달여서 1일 2~3회씩 1주일 정도 복용한다.

_ 개암나무

개암나무 씨껍질을 벗긴 알맹이 20개 정도를 1회분 기준으로 달여서 1일 2~3회씩 10일 정도 생식한다.

_ 결명차

결명차 열매 5~6g을 1회분 기준으로 1일 2~3회씩 10일 정도 생식한다.

☘_고삼

고삼씨 2~3g을 1회분 기준으로 달여서 1일 2~3회씩 1개월 정도 복용한다.

☘_구기자나무

구기자나무 씨 3~5g을 1회분 기준으로 볶아서 가루내어 1일 2~3회씩 15일 정도 복용한다.

☘_냉이

냉이뿌리 말린 가루 10~12g을 1회분 기준으로 달여서 1일 2~3회씩 1주일 정도 복용한다.

☘_도꼬마리

도꼬마리씨 4~5g을 1회분 기준으로 달여서 1일 2~3회씩 1주일 정도 복용한다.

☘_둥글레

둥글레 뿌리줄기 8~10g을 1회분 기준으로 달여서 1일 2~3회씩 10일 정도 복용한다.

☘_맥문동

맥문동 덩이뿌리 8~10g을 1회분 기준으로 달여서 1일 2~3회씩 1주일 정도 복용한다.

☘_맨드라미

맨드라미씨 5~7g을 1회분 기준으로 볶아서 가루내어 1일 2~3회씩 1주일 정도 복용한다.

제10장
치과·구강 질환

1. 구내염

■ 원인

　사람은 사람을 만나지 않고는 도저히 생활해 나갈 수 없을 것이다. 그리고 사람을 만나면 우선 대화를 하게 되는데 이때 입에서 냄새가 난다면 본인은 물론이고 상대방까지 괴롭게 된다. 이렇게 되면 자연적으로 사람 만나는 것을 꺼리게 될 것이다. 이 구취의 원인은 여러 가지가 있겠으나 장에서 음식 찌꺼기가 썩어서 위로 올라오면서 입에서 악취가 나게 된다고 한다.

　구취가 심한 사람은 대개가 밀가루나 설탕·육류 등을 지나치게 섭취했기 때문이다. 이렇게 되면 대·소장의 신경과 근육에 긴장이 되고 활성도가 떨어짐으로 해서 가스가 많이 차게 된다. 이 가스는 열을 동반하고 동시에 역상되어 올라와 입에서 냄새가 나게 되고 기관지까지 들어가서 숨 쉴 때마다 악취가 나게 된다.

■ **증상**

구내염에는 카타르성 구내염과 아프테성 구내염이 있다.

일반적으로 구내염의 증상은 입 안의 점막이 거칠어지고 빨갛게 부어 오르며, 아프고 턱 아래의 임파절도 부으면서 열이 난다.

카타르성 구내염은 입 속의 점막이 거칠어지고 빨갛게 부어 얼얼하면서 아프고, 자극이 강한 음식이나 음료를 먹으면 따갑고 고통스러워진다. 끈적한 침이 많이 나오고 입 안이 뜨끈해진다. 아프테성 구내염은 입 안의 점막에 작고 둥근 궤양이 많이 생긴다. 궤양이 생긴 부분이 아프게 되며 입 냄새가 심해지고 열이 높아진다.

한편 혀의 점막이 뻘겋게 부어 올라 얼얼하게 아픈 것은 설염인데 심해지면 너무나 아파서 식사도 할 수 없을 정도다.

● **한방 처방**

_ **삼황사심탕** 三黃瀉心湯

체력이 있는 사람으로, 얼굴이 화끈거리고, 상기되며, 초조해지고, 변비가 있는 경우에 사용한다. 발병 초기로 입의 점막이 빨갛게 붓고 무척 아플 때 효과적이다.

_ **황련해독탕** 黃連解毒湯

보통 체력인 사람으로, 안색이 붉고, 웬일인지 머리로 피가 몰리는 느낌이 들며, 자주 초조하고, 변비가 없는 경우에 사용한다. 삼화사심탕과 마찬가지로 점막이 빨갛게 붓고, 아픔이 심한 초기 단계에 사용하도록 한다.

♧_ 양격산 羊隔散

체력이 있는 사람의 구내염, 설염으로 점막이나 혀가 빨갛게 부어 올라 열이 나고, 입 냄새가 심한 단계이며, 변비 경향이 있는 등을 기준으로 하여 사용한다.

♧_ 가감양격산 加減凉膈散

양격산 처방에 적합한 사람으로, 변비가 없는 경우에 사용한다.

♧_ 청열보기탕 清熱補氣湯

입 안에 염증이 있거나, 혀에 이끼가 끼고, 한 꺼풀 벗긴 것처럼 혀가 빨갛게 되어 아프고, 음식물이 닿으면 고통스러운 단계, 즉 발병 후 며칠이 지나 체력이 떨어진 사람에게 사용한다.

♧_ 감초사심탕 甘草瀉心湯

중간 정도의 체력을 가진 사람으로, 위장이 약하고, 자주 설사를 하며, 배에서 보글거리는 소리가 나거나, 명치가 결리면서 아프고, 불면 경향과 마음이 초조한 사람에게 사용한다.

♧_ 감초탕 甘草湯

심한 아픔에 잘 듣는 처방이다. 구내염, 설염으로 밥도 먹지 못할 정도로 아플 때 사용하면 금방 고통이 없어진다.

_ 온청음溫淸飮

만성화된 구내염으로, 피부가 거칠어져 있고, 허약 체질인 사람에게 사용한다.

_ 사물탕四物湯

피부가 쉽게 거칠어지는 사람과 산후의 구내염에 사용한다.

민간 요법

_ 황백

내피황백를 진하게 달여 식힌 후 입에 머금어 헹구어 낸다. 또는 내피의 분말을 직접 입 안의 점막이나 혀에 바르면 통증이 완화되고 입 안도 살균된다. 위염으로 인한 구내염인 경우 내피 10~15g을 500~600cc의 물로 절반이 될 때까지 달여서, 하루 3회로 나누어 식후에 따뜻하게 데워서 복용하면 좋다.

_ 치자

열매 5~10g을 500~600cc의 물로 절반이 되도록 달인 후, 식혀서 하루 3~4회로 나누어 입에 머금어 입 속을 헹구어 낸다. 한 모금씩 마셔도 좋다.

_ 연꽃
잎을 검게 구워 가제로 싼 다음, 물을 적셔 입 안에 넣는다.

_ 다시마
검게 구워 분말을 만든 뒤, 입 안에 바르면 궤양과 혀의 짓무름이 회복된다.

_ 매실
매실장아찌를 검게 구워 가루를 낸 다음, 입 안에 바르면 부기가 빠지고 거칠어진 곳이 아물게 된다.

_ 결명차
생씨앗을 짙은 홍갈색의 끈끈한 액이 될 때까지 달인 다음 식혀서 입 안을 헹구어 낸다.

_ 구기자
뿌리를 캐어 씻은 뒤 껍질을 벗겨 말린 다음, 달여 낸 액으로 입 안을 헹구어내면 입 안의 거칠어진 부위와 짓무른 곳이 낫는다.

_ 무
무를 갈아 입에 물고 있으면 아픔이 진정된다.

_ 석류
석류 열매 한두 개를 부수어 뜨거운 물에 담그거나 가볍게 달인다. 식혀서 그 즙으로 입안을 헹구어 낸다.

2. 충치

■ 원인

 벌레 먹은 치아의 뜻으로 벌레가 먹은 것같이 치아의 경조직이 침식되어 결손하는 증세이다. 치과의학상 우식증이라고 한다. 또 이환치 그 자체를 말하는 경우도 있다. 충치가 없는 사람은 매우 드물고, 평균 87.5%에 해당하는 사람들에게 충치가 있다.

 구강 안에 상주하는 세균齒牙股灰菌의 발효 작용에 의하여 치아에 부착된 음식찌꺼기의 당분이나 전분 등의 탄수화물이 분해되어 생기는 젖산이 치아의 경조직의 석회를 탈각시키며, 유기 성분은 단백질을 용해하는 다른 세균의 작용에 의해서 파괴된다는 설이다.

 이 밖에 충치에 걸리기 쉬운 소질은 유전한다고 하며, 특히 치아의 발생기에 비타민이나 칼슘분이 부족하여 법랑질의 발육 불충분을 야기하거나, 당분이나 산성 식품을 과도하게 섭취하거나, 당뇨병·신장병과 여성에게는 임신도 그 원인이 되어 있다.

■ 증상

 음식물의 찌꺼기가 부착하기 쉬운 상악의 구치의 표면에 있는 홈이나 쏙 들어간 곳, 인접면이나 치아에 가까운 곳 등이 발생하기 쉬운 부위이며, 우선 제1표층에 있는 법랑질이 침식당한다.

이 단계를 우식 제1도, 즉 법랑질 우식이라고 하며 지각신경이 없으므로 아프지 않으나 그 부분이 조잡하게 파괴되어 흑변하게 된다. 그것이 더욱 진행하여 상아질까지 이르게 되면, 우식 제2도, 즉 상아질 우식이라고 한다.

상아질에는 상아세관이 있고, 이것에 따라 진행이 빨라지고 주머니 모양의 공동이 생기기 쉬우며, 음식찌꺼기 등이 괴기 쉽게 되어 더욱 진행을 빨리 촉진시키며 썩은 냄새를 나게 한다. 상아질에는 치수의 분지分枝가 있으므로 찬 공기나 물에 접촉하면 통증이 있다.

한방 처방

갈근탕 葛根湯
몸이 튼튼한 사람의 충치로서 충치가 막 생겼을 때 사용한다. 어깨 결림과 두통이 있고, 이가 뜬 것 같을 때 사용해도 좋다.

계지오물탕 桂枝五物湯
땀을 잘 흘리고, 상기가 되는 사람의 치통에 사용한다.

백호탕 白虎湯
체력이 있는 사람의 충치로, 치통이 심하고, 잇몸이 붓고, 입 안이 뜨겁게 느껴지며, 입이 마르고, 땀과 소변이 많이 나오는 사람에게 사용한다.

_도인승기탕 導仁承氣湯

체력이 있는 사람의 충치로, 상기가 자주 일어나고·어깨가 많이 결리며·변비 경향으로·배꼽 왼쪽 비스듬히 2㎝ 아래 부근을 누르면 강한 저항과 아픔이 있는 경우의 치통에 사용한다.

_조등산 釣藤散

체력이 보통인 사람의 치통으로, 이가 아플 뿐 아니라·아침부터 점심까지 머리가 아프고·어깨가 결리며·기분이 울적한 경우에 사용한다.

_감초탕 甘草湯

갑자기 이가 무척 아플 때 사용한다. 감초에는 급격한 통증을 완화시키는 작용이 있어서 별명을 '망우탕'이라고도 한다. 체력이 중간 정도인 사람에게 사용하면 좋다.

_삼황사심탕 三黃瀉心湯

몸이 튼튼한 사람의 충치로서, 열이 성하여 잇몸이 붓고 아프며, 출혈하는 경우에 사용하면 출혈이 멈추고 통증이 완화된다. 상기가 자주 되고, 초조하며, 변비가 있는 사람에게 사용한다.

_황련해독탕 黃連解毒湯

체력이 보통인 경우의 충치로, 삼황사심탕과 마찬가지로

잇몸이 붓고 아프며 피가 날 때 사용한다. 상기가 잘 되고 초조하지만 변비가 없을 때 사용한다.

민간 요법

_소금
짙은 소금물로 양치질을 하고 아픈 이로 소금을 깨문다.

_매실
매실 장아찌의 과육을 아픈 쪽 볼에 붙인다. 매실 장아찌를 검게 구워 아픈 이에 문지른다.

_감
익기 전의 땡감을 으깨어 즙을 낸 후 물을 타서 입 안을 헹구면 치통에 효과가 있다. 곶감을 검게 구워 잇몸이 붓거나 아픈 곳에 붙인다.

_개오동나무
열매를 진하게 달인 액을 입에 머금는다. 열매를 깨어 아픈 이로 꽉 깨문다.

_우엉
생우엉을 갈아, 소금을 조금 치고, 걸쭉해질 때까지 달인 것을 아픈 이 뿌리에 바른다. 우엉씨 달인 액을 입에 머금어도 효과가 있다.

✿_산초
과피를 달인 액으로 입안을 헹구어내면 치통에 좋다.

✿_수선화
생뿌리를 갈아서 밀가루, 식초를 넣은 다음 잘 개어 종이에 발라 아픈 쪽 뺨에 붙인다.

✿_무
잘 갈아서 아픈이와 뺨 사이에 듬뿍 쌓아둔다. 동시에 볼에 붙여두면 더욱 효과적이다. 무즙으로 입안을 헹구어도 효과가 있다.

✿_가지
가지 절임을 아픈 이로 깨물고 있는다. 가지꼭지를 검게 구워 소금을 묻힌 다음 아픈 이나 잇몸에 붙인다.

✿_파
하얀 부분을 아픈 이로 깨물고 있으면 치통이 없어진다.

✿_연꽃
잎을 검게 구워 분말로 만든 뒤 아픈 잇몸에 바른다.

✿_참마
갈아서 고춧가루를 조금 쳐서 갠 다음, 종이에 발라 아픈 쪽 뺨에 붙인다.

_ 토란

껍질을 벗겨 잘 갈아 낸 다음, 종이에 발라 아픈 쪽 뺨에 붙인다.

_ 명아주

말린 명아주잎을 달여서 즙을 입에 물고 있으면 통증이 멎는다.

_ 삼백초

삼백초는 멸을 말한다. 멸은 삼백초과에 딸린 여러해살이풀로서 산의 그늘진 습지에 자생한다. 잎은 고구마잎과 비슷하고 5~6월에 꽃이 피는데 원래 피부병, 구충제로 쓰인다. 삼백초를 문질러 잇몸이 쑤시고 아플 때 환부에 바르면 신효한 효과를 보인다. 주로 꽃잎을 쓰는데 지혈 작용이 있어 잇몸에서 피가 날 때도 좋다.

_ 벌집

벌집을 물에 담가서 울궈 낸 물로 자주 양치질을 하다.

_ 명반가루

명반가루를 충치에 발라 주면 통증이 가라앉게 된다.

_ 석류

석류나무잎을 달여 그 즙으로 양치질을 하면 통증이 가라앉는다.

3. 치조농루

■ 원인

치아를 악골에 보호 유지시키는 치주조직의 만성진행성 질환으로서 치아가 흔들리고 결국은 빠져 버린다. 이집트 시대에 이미 있었다고 하는 질환으로서 충치와 더불어 많이 보는 것으로 만성 변연성치주염, 치주증 등이라고도 한다.

치은의 가장자리가 암적색이 되어 출혈하기 쉽고, 그것이 부어 올라 치은이 치근으로부터 유리되어 병적 치주낭이 형성된다. 치은을 누르면 치아의 주위에서 농이 나와 냄새가 지독하게 난다. 대부분은 차차 치은이 퇴축하여 치근이 노출되고 치아가 늘어난 것같이 되어 치아가 움직이기 시작한다.

전치에서는 바깥쪽으로 기울거나 하여 치열이 나쁘게 되고, 드디어는 자연적으로 치아가 탈락하게 된다. 때로는 치은의 변화가 그다지 없어도 치아가 움직이고 단기간 내에 치열이 나빠지는 경우도 있다. 전체 치아가 동시에 이환될 수도 있고, 한 치아 내지는 수개의 치아가 이환되는 수도 있다.

유아에서는 별로 없으나, 청년기 이후에는 80% 이상 볼 수 있다. 구강 내가 불결한 사람에게 많으며, 원인으로는 일반적으로 치석이나 자극에 의한 것, 세균 감염 또는 교합의 이상 등의 국소적 원인과 신진 대사 장애, 즉 당뇨병이나 배분비 기능의 이상, 소모성 질환 등의 전신적 원인을 들 수 있다.

전신적 원인에 대해서는 불명한 점이 많다.

또, 이러한 질환이 있는 경우에는 상당한 중증의 치조농루가 있는 경우가 많다.

■ 증상

치은염 단계에서는 아직 그다지 아프지 않으며, 잇몸의 테두리가 빨갛게 붓고, 이를 닦거나 사과를 깨물면 피가 묻어나는 정도지만, 점차 심해져서 치조농루가 된다.

치조농루가 되면 잇몸이 이에서 떨어져 이와 잇몸 사이에 틈이 생기고, 그곳에서 노란 고름이 나오기 때문에 그 때마다 입맛이 쓰고, 입 냄새가 심하게 난다. 이가 흔들흔들 움직이기도 하고, 딱딱한 것은 씹을 수 없다.

병상의 진행과 함께 잇몸이 벗겨져 이뿌리가 드러나고, 잇몸은 검붉게 변하거나 보라색으로 변하게 되며, 쿡쿡 쑤시면서 무척 아프다. 이는 점점 많이 흔들리게 되고 전혀 씹을 수 없으며 결국 자연히 빠지게 된다.

한방 처방

갈근탕 葛根湯

잇몸이 빨갛게 부어 오르기 시작한 초기 단계에 사용한다. 어깨와 목이 결리고 땀이 나오지 않으며, 오한, 발열이 있는 사람에게 특히 유효하다.

👍 백호가인삼탕 白虎加人蔘湯

목이 무척 마르고, 땀도 소변도 잘 나오는 경우에 사용한다.

👍 도인승기탕 導仁承氣湯

잇몸이 보라색으로 변하면서 부어 오르고 어깨 결림, 상기, 초조감, 변비가 있는 경우에 사용한다.

👍 방풍통성산 防風通聖散

배가 배불뚝이처럼 나오고 살이 찐 체력이 좋은 사람으로서 어깨 결림, 변비 등이 있는 경우에 사용한다. 특히 미식가, 비만 체질을 개선시킬 수 있다.

👍 보중익기탕 補中益氣湯

만성위염이나 폐결핵에 걸린 사람에게 사용한다. 혈색이 나쁘고 자주 피곤하고, 몸이 나른한 사람에게 사용한다.

👍 십전대보탕 十全大補湯

빈혈이 심하고, 안색이 매우 나쁘며, 일상 피로하기 쉽고, 몸이 나른한 사람에게 쓰인다.

👍 팔미환 八味丸

허약한 사람이나 노인으로서 당뇨병이 있는 경우에 사용하면 좋다.

👍 배농산 排膿散

잇몸이 빨갛게 부어 올라 아프고, 고름이 나오는 경우에 사용한다.

민간 요법

_ 명아주

말린 잎과 다시마를 각각 검게 구워서 질그릇에 재료를 넣고 약한 불로 연기가 나오지 않을 정도로 구운 다음, 식혀서 뚜껑을 벗기고 재료를 분말로 만듦. 같은 분량씩 섞어 잇몸에 바르고 마사지를 한다.

양치질할 때 사용해도 좋다.

_ 벌

벌집에 2배의 물을 붓고 절반이 될 때까지 달여 미지근하게 식혀서 입에 머금고 있으면 잇몸의 아픔이 없어진다.

_ 사초

열매를 프라이팬으로 볶아서 가루로 만들고, 소금을 섞어 잇몸을 마사지 하면, 잇몸 사이가 뜨고 아픈 것이 완화되고 잇몸 출혈을 막는다.

_ 호마

호마 1홉을 2홉의 물로 1홉이 되게 달여 그 즙으로 자주 입 안을 헹궈 낸다.

_ 삼백초

삼백초잎을 깨끗하게 씻은후 소금물에 담갔다가 약간 으깨어서 취침전에 잇몸과 볼 사이에 끼워 놓고 잔다.

❦_박하

박하 생잎을 손으로 잘 비벼서 아픈 이에 물고 있으면 효과가 있다.

❦_삼지구엽초

마른 삼지구엽초를 달여, 그 즙을 입에 물고 있으면 이뿌리(치근)가 들떠서 흔들리는 치통에 유효하다.

❦_질경이

질경이 생잎에 소금을 약간 넣고 으깨어 아픈 이로 지그시 물고 있으면 통증이 가라앉는다. 몇 번 되풀이한다.

❦_파

파 흰 뿌리를 물고 있으면 통증이 가라앉게 된다.

❦_국화

국화생잎에 소금을 약간 넣고 짓찧어, 그 즙을 아픈 이와 그 언저리 잇몸에 바르면 통증이 가라앉는다.

❦_소금

소금을 밥으로 반죽하여 한지에 편 다음, 아픈 쪽 볼에 붙인다.

❦_검은콩

검은콩을 물로 삶아 그 즙을 입에 물고 있으면 통증이 가라앉는다.

_마

마를 강판에 갈아 고춧가루를 약간 넣고 잘 혼합한 다음, 한지에 펴서 아픈 쪽 볼에 붙인다.

한방에 많이 쓰이는 약초

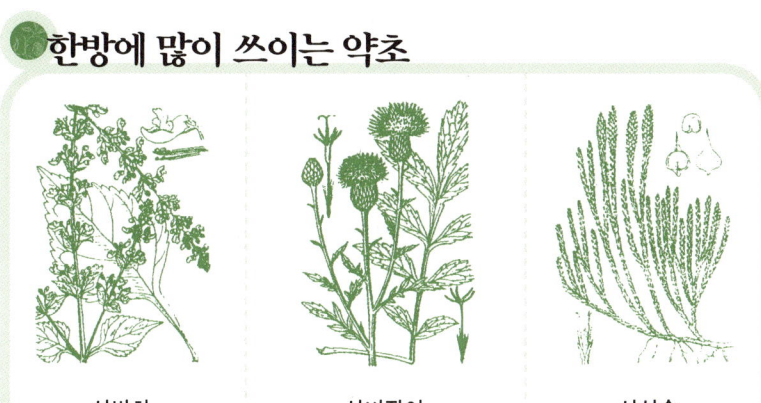

산박하　　　　　산비장이　　　　　산석송

4. 치통

■ 원인

치아의 법랑질이 세균 작용에 의해 파괴되고 입 안의 음식물이 분해되어 형성된 산의 영향으로 탈퇴하는 경우이다.

■ 증상

일반적으로는 치아 그 자체의 통증뿐만 아니라, 치아를 악골에 보지하고 있는 치주조직의 통증도 포함된다.

충치의 초기를 비롯하여 칫솔로 수평으로 세게 문질러 치아의 치은 근처가 쐐기 모양의 마모증 등에서는 치은을 밀거나 치아를 교합해도 아프지는 않으나 찬공기가 물에 닿으면 통증을 느낀다.

이 밖에 치아가 들떠서 음식을 씹으면 아픈 치근막염이나 치조골염 등의 치주염, 치조농루의 급성 발작 등이 있다. 약한 도수의 통증도 목욕이나 음주를 하면 심하게 된다.

한방 처방

 양격산 羊隔散

열이 나고, 잇몸이 부어 아프고, 냄새가 나며, 변비 기미가 있는 사람에게 사용한다.

ꕥ_가감양격산 加減凉膈散
양격산 적용 증상에서 변비가 없는 사람에게 사용한다.

ꕥ_계지오물탕 桂枝五物湯
잇몸이 붉게 부어 오르고 아픈 증상이 있는 모든 사람에게 사용한다.

ꕥ_백호탕 白虎湯
열이 나고, 목이 자주 타는 사람이나, 잇몸이 아플 때 사용한다.

●민간 요법

ꕥ_가지
가지뿌리 5~6g을 1회분 기준으로 달여 4~5회 복용한다.

ꕥ_강활
뿌리 5~7g을 1회분 기준으로 달여서 4~5회 복용한다.

ꕥ_갯방풍
갯방풍 열매 또는 뿌리 5~6g을 1회분 기준으로 달여서 4~5회 복용한다. 복용 중에 환기를 금한다.

ꕥ_고본
고본뿌리 5~6g을 1회분 기준으로 달여 4~5회 복용한다.

❦_고삼

뿌리 1~3g을 1회분 기준으로 환제 또는 산제로 하여 1일 2회씩 2~4일 복용한다 복용 중에 신경초 인삼은 금한다. 임산부, 허약 체질인 사람은 신중히 사용한다.

❦_구기자나무

구기자나무 뿌리 6~8g 또는 열매 4~6g을 1회분 기준으로 달여서 4~5회 복용한다.

❦_구리때

구리때뿌리 5~6g을 1회분 기준으로 달여 4~5회 복용한다.

❦_냉이

냉이뿌리 12~15g을 1회분 기준으로 달여 5~6회 복용한다.

❦_당귀

당귀뿌리 6~8g을 1회분 기준으로 달여 4~5회 복용한다.

❦_대극

대극뿌리 1g을 1회분 기준으로 달이거나 환제 또는 산제로 하여 3~4회 복용한다.

❦_도꼬마리

도꼬마리 온 포기 또는 씨 4~5g을 1회분 기준으로 달여서 4~5회 복용한다.

🌿_ 두꺼비
말린 두꺼비 0.3g을 1회분 기준으로 달여 4~5회 복용한다.

🌿_ 삼백초
삼백초 온 포기 7~9g을 1회분 기준으로 달여서 4~5회 복용한다.

🌿_ 석류나무
열매껍질 6~8g을 1회분 기준으로 달여 4~5회 복용한다.

🌿_ 소나무
소나무잎 3~4g을 1회분 기준으로 달이거나 생즙을 내서 4~5회 복용한다.

🌿_ 수세미외
어린 열매 또는 온 포기 10~15g을 1회분 기준으로 달이거나 생즙을 내어 1일 2~3회씩 3~4일 복용한다.

🌿_ 수양버들
수양버들 잔가지 12~15g을 1회분 기준으로 달여서 7~8회 복용한다.

🌿_ 시호
시호뿌리 5~6g을 1회분 기준으로 달여 4~5회 복용한다.

🌿_ 오수유
오수유 나무껍질 또는 열매 4~5g을 1회분 기준으로 달여서 4~5회 복용한다.

🌿_웅담

웅담 0.5g을 1회분 기준으로 5~6회 물로 복용한다.

🌿_찔레나무

덜 익은 열매 7~8g을 1회분 기준으로 달여서 4~5회 복용한다. 단, 기준량을 초과하면 설사의 위험이 따른다.

🌿_해당화

꽃 또는 뿌리 6~8g을 1회분 기준으로 달여서 3~4회 복용하면서 그 물을 입에 담고 있는다.

🌿_회향

회향 열매 5~7g을 1회분 기준으로 달여 3~5회 복용한다.

●한방에 많이 쓰이는 약초

| 삼쥐손이 | 삿갓풀 | 새머루 |

5. 풍치

■ **원인**

풍증風症으로 일어나는 치통의 경련성 병증이다.

■ **증상**

심하면 잇몸이 붓고 나았다가도 다시 악화되는 경우가 많다. 고름집이 생겨 터지기를 여러 번 거듭하다가 결국엔 이가 흔들려 빼야 되는 결과가 온다.

한방 처방

강활산羌活散

풍한습風寒濕이 뇌에 들어가서 아프고 잇몸이 흔들리며 튀어나오는 증세를 치료한다.

갈소산葛梢散

심한 추위가 뇌를 쳐서 어금니가 아픈 것을 치료한다.

온풍산溫風散

풍랭 치통風冷齒痛을 치료한다.

당귀연교음當歸連翹飮

이가 아플 때 바람을 마시면 아픔이 심하고 입을 열면 더러운 냄새가 나는 증세를 치료한다.

🌿 민간 요법

🌱 형개 · 천초

이가 튼튼해도 풍치가 있으면 고생을 많이 하게 되고 보통 이러한 경우 얼음물을 사용하게 되는데 이런 방법은 일시적일 뿐이지 별로 효과가 없다고 한다.

➡ 재 료

형개 8g, 천초 7g, 소금 약간

➡ 만드는 법

① 소금을 냄비에 볶는다.
② 여기에 형개 8g, 천초 7g과 물을 한 대접 반 정도 붓고 20분 정도 달인다.

➡ 사용법

따뜻할 때 머금고 있다가 차가워지면 뱉는다. 1개월 정도 사용한다.

이 처방은 위장에 열이 많은 사람이 피곤하거나 차가운 기운을 만나게 되어 발생하는 풍치에 좋은데 위장의 열을 내려 주고 잇몸에 형성된 나쁜 물질을 제거시켜 줌으로써 치료하게 된다. 형개는 얼굴에 형성된 풍열을 제거시켜 주고 천초는 차가운 기운을 몰아내면서 치통을 몰아내게 되는데 소금과 함께 쓰면 상당히 효과적이다. 따라서 이 처방은 간단하지만 위장에 열이 많은 사람에게 발생하는 풍치에 효과적이다.

_ 가지

가지뿌리 4~6g을 1회분 기준으로 달이거나 환제 또는 산제로 하여 1일 2~3회씩 1주일 이상 복용한다.

_ 개구리밥

개구리밥 온 포기 20~25g을 1회분 기준으로 달이거나 산제로 하여 1일 2~3회씩 1주일 정도 복용한다.

_ 수세미외

어린 열매 또는 연한 잎 달린 줄기 10~15g을 1회분 기준으로 달이거나 생즙을 내어 1일 2~3회씩 4~5일 복용한다.

_ 엄나무

엄나무 잔가지 또는 뿔 8~10g을 1회분 기준으로 달여 1일 2~3회씩 1주일 정도 복용하다.

_ 패랭이꽃

패랭이꽃잎이나 꽃 6~8g 또는 씨 4~6g을 1회분 기준으로 달이거나 환제 또는 산제로 하여 1일 2~3회씩 4~5일 복용한다.

_ 벌집

땅벌집 12~15g을 1회분 기준으로 달여서 1일 2~3회씩 4~5일 복용한다.

6. 치은염

■ 원인

잇몸에 염증이 발생한 경우이다. 구강이 불결하면 치석, 이쑤시개, 쇠붙이 등에 자극을 받아 염증이 생기게 된다. 부적합한 칫솔이나 약품, 담배 등의 강한 자극도 원인이 된다.

■ 증상

잇몸에서 피가 나는 것은 일반적으로 치은염이 심하거나 치조농루가 있기 때문이다.

그러나 드물게 자반병이나 혈우병, 백혈병 등 혈액의 병으로 잇몸에서 피가 나는 경우도 있으며, 이러한 병으로 피가 날 때는 자극이 없었는데도 조금씩 피가 나면서 좀처럼 그치지 않고, 잇몸의 색이 보라색으로 변하며 입 냄새가 심한 증상을 동반한다.

한방 처방

대시호탕 大柴胡湯

잇몸이 붓고 출혈, 흉협고만이 있으며 변비 경향인 사람에게 사용한다.

방풍통성산 防風通聖散

잇몸과 이 뿌리에서 피가 나고, 고름이 그치지 않으며, 배가 탱탱하고, 변비가 있는 비만인 체질에 사용한다.

_ 배농산 排膿散

치은염이나 치조농루가 지행되어 치은이 부어서 고름이 나오는 사람에게 사용한다.

민간 요법

_ 생지황

이가 들뜨는 것 같은 느낌이나 꽉 물면 시큰하고 아픈 고통은 말로 형언하기 힘들 정도라고 한다. 옛 우리 조상들은 이런 증상에 생지황을 처방했다.

▶ 재 료

생지황 20g, 황련 4g, 치자 4g

▶ 만드는법

생지황 20g, 황련 4g, 치자 4g 등의 재료를 넣고 물을 충분히 부어 30분 이상 은근한 불에 달인다.

▶ 복용법

하루 두 번 찻잔으로 한 잔씩 복용한다.

생지황은 염증성 질환으로 인한 부종이나 염증을 소실시키는 청혈, 해독 작용이 탁월한 약재이다. 여기에 식물성 항생제라 불리우는 황련과 배농·해독·소염 작용이 있는 치자를 합방해서 쓰면 잇몸 질환을 퇴치할 수 있다.

❦_가지

　가지 뿌리 5~6g을 1회분 기준으로 달이거나 산제로 하여 1일 2~3회씩 4~5일 복용한다.

❦_녹두

　녹두 20g 정도를 1회분 기준으로 생즙을 내서 1일 2~3회씩 3~4일 복용한다.

❦_마늘

　구운 마늘 15~20개를 1회분 기준으로 1일 2~3회씩 3~4일 먹는다.

❦_벚나무

　벚나무껍질 6~8g 또는 익은 열매 3~4g을 1회분 기준으로 달이거나 환제 또는 산제로 하여 1일 2~3회씩 4~5일 복용한다.

❦_소나무

　솔잎 3~4g을 1회분 기준으로 달이거나 산제 또는 생즙을 내어 1일 2~3회씩 4~5일 복용한다.

❦_아주까리

　아주까리씨 1~1.2g을 1회분 기준으로 1일 2~3회식 4~5일 생식한다. 복용 중에 쇠붙이 도구는 쓰면 안 된다.

❦_은행나무

　은행나무잎 5~6g을 1회분 기준으로 달여서 1일 2~3회씩 4~5일 복용한다.

7. 치출혈

■ 원인

잇몸에서 피가 나오는 증상을 말한다. 방치하면 잇몸이 시리고 아픈 통증으로 齒痛 이어지면서 치은염을 일으키는 경우가 많다. 풍치 風齒가 원인인 경우가 많다.

■ 증상

치은염 단계에서는 아직 그다지 아프지 않으며, 잇몸의 테두리가 빨갛게 붓고, 이를 닦거나 사과를 깨물면 피가 묻어나는 정도지만, 점차 심해져서 치조농루가 된다.

치조농루가 되면 잇몸이 이에서 떨어져 이와 잇몸 사이에 틈이 생기고, 그곳에서 노란 고름이 나오기 때문에 그때마다 입맛이 쓰고, 입 냄새가 심하게 난다. 이가 흔들흔들 움직이기도 하고, 딱딱한 것을 씹을 수 없다.

한방 처방

_ 정명산 精命散
혈한 血汗을 치료하는 데 쓴다.

_ 옥지산 玉池散
풍風과 벌레 먹은 어금니가 아프기 때문에 문드러지고 흔들리며 또는 변해서 골조풍 骨槽風을 이루어 피고름이 나오고 잇몸이 드러나는 것을 치료한다.

배농산 排膿散

잇몸이 빨갛게 부어 올라 아프고, 고름이 나오는 경우에 사용한다.

도인승기탕 導仁承氣湯

잇몸이 보라색으로 변하면서 부어 오르고 어깨 결림, 상기, 초조감, 변비가 있는 경우에 사용한다.

●민간 요법

밤나무

밤 적당량을 1일 3~4회씩 3~5일 생식한다.

쑥

쑥 온 포기 또는 뿌리 3~4g을 1회분 기준으로 달여서 1일 2~3회씩 4~5일 복용한다.

오이풀

오이풀 싹 6~8g 또는 뿌리 2g 정도를 1회분 기준으로 달이거나 환제 또는 산제로 하여 1일 2~3회씩 4~5일 복용한다.

진달래

진달래뿌리 4~5g을 1회분 기준으로 달여서 1일 2~3회씩 3~4일 복용한다.

제11장
이비인후과 질환

1. 비염

■ 원인

비염은 보통 코감기라는 말로 표현되고 있다. 의학적으로는 비카타르라고 하는데 이것은 먼지 등에서 연쇄상구균, 포도상구균, 인플루엔자균, 기타의 균이 코로부터 흡입되어, 이것이 점막에 부착되어 염증을 일으키는 것이다.

그 중에는 직업상 취급하는 물건이나, 직장의 공기 자극 등으로 나타난다. 대체적으로 환절기에 유행하는 것으로 감기에 수반하여 일어나는 경우가 많다.

■ 증상

비염은 누구나 한 번 정도는 체험한 것으로 몸이 약한 사람이나, 편도선에 이상이 있는 사람은 비염을 일으키기 쉽다.

감기 초기의 증상은 비염에서 시작한다고 하여도 좋을 정도다. 열이 전혀 없는 경우와 경미한 발열을 볼 수 있는 경우가 있으나 코는 뇌에 직결되어 있으므로 두통이 있고 몸이 나른하다든가, 충분한 숙면을 취할 수 없을 때가 있다.

코가 막혀서 냄새를 분별할 수 없으며 콧물과 재채기가 자주 나온다. 이 콧물은 처음에는 물과 같으나 갈수록 진해져 농 모양이 되어 약간의 냄새를 풍기게 된다.

그러나 이것은 벌써 염증의 종말을 암시하는 것이다. 이 질환은 그리 염려할 것은 아니나, 잘못하게 되면 축농증과 중이염, 결막염 등을 일으키게 되므로 초기에 치료토록 한다. 이 질병은 특히 한방에서도 쉽게 치료가 된다.

한방 처방

갈근탕 葛根湯

목에서 등에 걸쳐 걸리고 땀이 나오지 않으면서 체력이 있는 사람의 급성비염으로서 두통, 발열, 콧물, 코막힘 등의 증상이 나타난 지 얼마 지나지 않았을 때 사용한다.

소청룡탕 小靑龍湯

체력이 있고 냉증과 전신 권태감이 있는 사람으로서, 물 같은 콧물이 많이 나오는 급성비염에 사용한다.

마황탕 麻黃湯

체력이 있는 사람의 급성비염으로, 땀이 나오지 않고, 콧물은 적지만 코가 많이 메이며, 두통, 한기, 발열이 있을 때 사용한다.

👍_ 소시호탕 小柴胡湯

체력은 있지만 약간 만성화된 비염으로서, 어깨와 옆구리에 압통이 있고, 입맛이 끈적하거나 씁쓸하며, 혀에 백태가 끼어 있을 때 사용한다.

👍_ 형개연교탕 荊芥連翹湯

피부가 거무스름하고 복근의 긴장이 심하며 체력이 있는 사람으로서, 노란 고름 같은 콧물이 좀처럼 그치지 않는 경우에 사용한다.

👍_ 십미패독탕 十味敗毒湯

몸이 튼튼하고 고름 같은 콧물이 많이 나오는 사람에게 사용한다. 급성 비염에 사용하면 만성화를 막을 수 있으며, 만성 비염에도 유효하다.

👍_ 영계출감탕 零桂朮甘湯

위내 정수가 있고, 어지러움, 귀울림, 머리가 무거우며 몸이 약한 사람의 만성비염으로, 콧물이 많고 코가 메이는 사람에게 사용한다.

👍_ 계지부자탕 桂枝附子湯

체력이 없는 사람으로서 한기가 들며, 찬 바람을 쐬면 재채기와 콧물이 자꾸 나올 때 사용한다

민간 요법

_ 비염죽

『동의보감』에서 만성비염은 콧속에서 계속 누런 콧물을 흘리고 냄새가 나며 심하면 머리가 아픈 증상인데 이는 벌레가 뇌 속을 먹는 증세라 하여 크게 경계하고 있다. 일반적으로 만성비염은 감기가 오래 갈 때 그 후유증으로 생기기 쉽다.

비염에 쓰이는 황기나 백출은 소화기 계통과 호흡기 계통을 강화해 치유 능력을 길러 주는 약재로 감기에 자주 걸리거나 소화기 계통이 약한 사람에게 잘 듣는다.

▶ 재 료

황기 2 스푼, 백출 1스푼, 방풍 1 스푼, 길경 1 스푼, 감초 1 스푼, 불린 쌀 20g

▶ 만드는 법

① 불린 쌀 20g을 넣고 물을 두 컵 정도 부어 쌀이 퍼질 때까지 끓인다.

② 여기에 황기 2스푼, 백출 1 스푼, 방풍 1 스푼, 길경 1 스푼, 감초 1스푼 등의 재료를 넣고 저어 주며 5분 정도 더 끓여 준다.

▶ 복용법

하루 두 번 꾸준히 장복하면 좋다.

_ 연근

즙을 내어 탈지면에 묻혀 콧속에 넣고 잔다.

_ 생강

재채기가 그치지 않을 때는 즙을 몇 방울 떨어뜨린 미지근한 물을 코로 빨아들여 입으로 뱉는 코 헹구기를 한다.

_ 엽차

진하게 달인 후 찌꺼기를 걸러 내고, 식힌 엽차에 소금을 탄 다음, 탈지면에 액을 묻혀 콧구멍에 넣어 둔다. 이 액으로 코를 헹구어도 좋다.

_ 감초

감초 뿌리 5~6g을 1회분 기준으로 달여서 1일 2~3회씩 4~5일 복용한다.

_ 대추나무

말린 열매대추를 달여 1일 3~5회씩 1주일 정도 복용한다.

_ 도꼬마리

도꼬마리씨 4~5g을 1회분 기준으로 달여서 1일 2~3회씩 4~5일 복용한다.

_ 도라지

백도라지뿌리 8~10g을 1회분 기준으로 달여서 1일 2~3회씩 4~5일 복용한다.

_ 목련

목련 꽃봉오리 5~6g을 1회분 기준으로 달여서 1일 2~3회씩 4~5일 복용한다.

_ 무

무 생즙 50~60g+생강즙 20g을 섞어서 4회 정도 먹는다.

_ 무궁화

무궁화 꽃봉오리 5~6g을 1회분 기준으로 달여서 1일 2~3회씩 4~5일 복용한다.

_ 박하

박하 온 포기 8~10g을 1회분 기준으로 달여서 1일 2~3회씩 3~4일 복용한다.

_ 삼백초

삼백초 온 포기 8~10g을 1회분 기준으로 달여서 1일 2~3회씩 4~5일 복용한다.

_ 현삼

현삼뿌리 8~10g을 1회분 기준으로 달여서 1일 2~3회씩 3~5일 복용한다.

2. 축농증

■ **원인**

비염을 잘못 치료하다가 축농증이 되는 경우가 많다. 다시 말해 비염에서 나오는 농이 배출 곤란으로 부비강에 고여서 축농증이 된다. 이것은 만성이 되기 쉬운 질병이다.

축농증은 또 인플루엔자, 홍역, 장티푸스 등의 급성 전염병으로 일어나는 경우도 있다. 매독이나 결핵, 종양 등이 원인이 되는 경우도 있다. 또 비중격이 굽어 있다든가, 충치에서도 생길 수 있으나 비염이 원인이 되는 경우가 가장 많다.

■ **증상**

기억력이 나빠진다. 급성의 축농증에서는 다소의 열과 두통, 권태, 식욕 부진 등이 있으며 볼을 누르든가 살짝 쳐도 통증이 있다.

또 신경통과 같은 아픔이나 치통으로 나타나는 일도 있다. 콧물을 보통 물 모양인 것에서 점액질이 되고 최후에는 농 모양을 나타낸다.

만약 급성일 때 치료하지 않으면 만성이 된다. 만성이 되면 머리가 불쾌하고 항상 머리가 무엇인가에 눌려 있는 것 같아서 때때로 두통이 있다.

콧물이 나오고 코가 막혀서 후각이 마비되어 기억력이나 주의력이 감퇴된다. 콧물은 점점 진해지면서 일종의 악취를 풍기게 되며 때때로 인후 쪽으로 흘러들어 목이 쉬는 일도 종종 있다.

한방 처방

갈근탕葛根湯

급성증의 초기 또는 수술 후 재발했을 때 사용한다. 어깨에서 등까지 결리고, 코막힘, 머리가 무겁고, 열이 나는 경우 체력이 있는 사람에게 효과가 있다. 코가 자꾸 막히는 경우에는 신이辛夷와 천궁川芎을, 변비가 있을 때는 천궁과 대황을, 목이 마를 때는 석고石膏를 첨가해서 사용하면 효과적이다.

형개연교탕荊芥連翹湯

체력이 있고 피부가 거무스름하며 근골질筋骨質이고 복근의 긴장이 강하기 때문에 복진을 하면 간지러워서 손을 뿌리치려는 신경과민적인 면이 있으며, 손·발에 땀이 차는 사람의 만성축농증에 사용한다. 또 이러한 기준과는 달리 갈근탕으로 별로 효과가 없는 사람에게도 사용한다.

대시호탕大柴胡湯

다부지고 체력이 좋은 사람으로서 어깨 결림, 변비 기미, 늑골 아래의 압통과 저항흉협고만이 강할 때 사용한다.

방풍통성산防風通聖散

다부지고 비만 체질인 사람으로서 복부가 팽만 충실하고,

변비 경향이며, 짙은 코가 많이 나오는 사람에게 사용한다.

_ 시호청간산 柴胡淸肝散

체력이 중간 정도인 사람으로서, 명치 부분에 압통이 있고 복근이 많이 당기며 복진을 하면 간지러워하는 경우에 사용한다.

_ 영계출감탕 苓桂朮甘湯

만성화된 축농증으로 위 무력증, 위하수 경향이 있고, 위내정수·어지러움·현기증 증상이 있는 허약 체질자에 사용한다.

_ 보중익기탕 補中益氣湯

허약 체질이고 자주 피곤을 느끼는 사람의 만성화된 축농증으로 식욕이 없고, 손발이 나른한 경우에 사용한다.

_ 십전대보탕 十全大補湯

보중익기탕을 사용하는 경우보다 더 쇠약하고 빈혈이 있으며, 코가 막히지만 콧물은 맑을 때 사용한다.

_ 청상방풍탕 淸上防風湯

체력이 좋은 젊은이로서 여드름이 병발幷發한 경우에 사용한다.

_ 온청음 溫淸飮

만성화된 축농증으로 빈혈이 있고, 하반신이 차고 상반신에 상기가 있으며, 체력이 좋지 못한 사람으로서, 비 점막에 가려움이 있는 경우에 사용한다.

반하사심탕 半夏瀉心湯

위장 장애가 있는, 체력이 중간 정도인 사람으로 설사와 구토가 있는 경우에 사용한다.

계강조초황신부탕

허약 체질이고 냉증이 있으며, 자율신경실조 기미가 있는 사람의 만성화된 축농증으로, 다른 처방으로 효과가 없는 경우에 최후의 수단으로 사용하면 효과 있다.

민간 요법

삼백초

생잎을 따서 한 쪽 콧구멍에 넣고 잔다. 다음날 밤에는 다른 쪽 콧구멍에 마찬가지로 넣고 잔다. 30분 정도 콧구멍에 넣고 있다가 꺼내거나 코를 풀면 콧물과 함께 나오며 시원해진다. 생잎 또는 말린 잎을 달여 마셔도 좋다.

무

무즙을 탈지면에 묻혀서 콧구멍에 넣어 둔다.

질경이

햇볕에 말린 질경이와 햇볕에 말린 쑥을 섞어서 달여 마신다.

🌿_목련꽃망울

오랫동안 축농증을 앓다 보면 학생들은 집중력이 떨어져 학업성적도 저조해지기 쉽고 주부나 직장인들은 일하는 데 능률도 오르지 않고 우울증에 걸리기도 쉽다.

이때 목련꽃망울을 이용한 처방으로 증세를 호전시킬 수 있다. 신이화와 세신은 코가 막히고 냄새를 잘 못 맡으며 염증이 있을 때 유효한 약재이다.

▶ **재 료**

목련꽃망울신이화 20g, 세신 6g, 갈근 20g

▶ **만드는 법**

목련꽃망울 20g, 세신 6g, 갈근 20g의 재료를 모두 넣고 물을 충분히 부어 약 30분간 달인다.

▶ **복용법**

하루 두 번, 한 잔씩 복용.

🌿_개나리

개나리 열매 5~6g을 1회분 기준으로 달이거나 산제로 하여 1일 2~3회씩 4~5일 복용한다.

🌿_대추나무

말린 열매대추 15~20g을 1회분 기준으로 달여서 1일 2~3회씩 1주일 정도 복용한다.

❦_무

무씨 5~6g 또는 생즙 80~100g을 1회분 기준으로 1일 2~3회씩 4~5, 씨는 달여서 복용하고 생즙은 공복에 복용한다.

❦_무궁화

무궁화 꽃봉오리 4~6g을 1회분 기준으로 달여서 1일 2~3회씩 4~5일 복용한다.

❦_뽕나무

뽕나무 잔가지 5~8g을 1회분 기준으로 달이거나 환제 또는 산제로 하여 1일 2~3회씩 4~5일 복용한다.

❦_씀바귀

씀바귀 온 포기 또는 뿌리 3~4g을 1회분 기준으로 생즙을 내거나 산제로 하여 1일 2~3회씩 4~5일 복용한다.

❦_오이

오이꼭지 3개 정도를 말려 가루내어 달이거나 산제로 하여 1일 1~2회씩 3~4일 복용한다.

3. 편도선염

■ 원인

목이 아픈 것은 대부분 감기나 발열로 인해 인두, 후두, 편도선 등 점막에 염증이 있기 때문이다. 또 유아기의 편도선 비대로 인해 발생하는 편도선염은 자주 재발하여 신염腎炎이나 류마티즘의 원인이 될 수 있으므로 반드시 의사의 치료를 받아야 한다.

한방의 약방은 목의 통증을 완화시키므로, 의사의 치료와 겸하면 더욱 효과적이다.

■ 증상

편도선은 고열이 나는 것이 특징이나 의식은 확실한 것이 보통이다. 열 때문에 두통, 식욕 부진, 수면 장애, 요통 등을 자각하게 되며 환부에도 통증이 있다. 심할 때에는 귀에까지 통증이 미칠 때도 있다.

편도선은 붉게 부어 올라서 음식을 삼키는 데도 곤란을 겪는다. 혀에도 설태가 생긴다. 순조롭게 경과하면 수일 안에 치유되는 질병이다.

그러나 잘못하게 되면 급성 신장염이나 심장 내막염, 중이염, 패혈증, 복막염 등을 병발하는 일도 있으므로 방심해서는 안 된다.

한방 처방

갈근탕 葛根湯
병 초기에 목이 아프고, 오한, 발열, 두통이 있고, 목에서 등까지 결리며, 땀이 나오지 않는 경우에 사용한다.

소시호탕 小柴胡湯
발병 후 2,3일이 지나도 열이 내려가지 않고, 목이 아프며, 명치나 늑골 아래에 저항과 압통 흉협고만이 있고, 혀에 백태가 끼어 있는 사람에게 사용한다.

대시호탕 大柴胡湯
소시호탕을 사용할 사례보다 실증도가 더 높은 사람의 편도선염으로서 흉협고만이 심하고, 변비가 있을 때 사용한다. 목의 통증이 특히 심한 경우에는 길경석고를 더하면 좋다.

양격산 涼膈散
다른 처방을 사용해도 장부의 열은 내려가지 않으므로 몸의 열이 내려가지 않고, 변비가 있는 경우에 사용한다.

가감양격산 加減涼膈散
다른 처방을 사용해도 열이 내려가지 않고 변비가 없는 경우에 사용한다.

구풍해독탕 驅風解毒湯
급성편도선염이 재발된 경우나 만성편도선염에 사용한다.

목의 부기가 심해서 거의 목소리가 나오지 않는 사람에게 사용해도 좋다. 길경, 석고를 더하면 더욱 효과적이다.

양치질을 하면서 한 모금씩 마셔도 좋다.

_ 형개연교탕 荊芥連翹湯

체력이 있는 사람의 만성편도선염으로 피부가 거무스름하고, 손바닥과 발바닥에 땀이 많이 나고, 잘 곪는 경향이 있는 경우에 사용한다.

_ 시호청간탕 柴胡淸肝湯

아이들의 만성편도선염으로 짜증이 많은 경우에 사용한다.

_ 배농탕 排膿湯

곪았거나 고름이 나오지 않을 때 사용한다. 복용하면 구역질이 나면서 동시에 고름이 배출된다.

민간 요법

_ 끼무릇 반하

구근을 건조시켜 분말로 만들고 쌀가루로 반죽한 것을 좌우 발바닥 장심에 붙이고 자면 편도선 부은 것과 통증이 없어진다.

_ 치자나무

건조시킨 열매를 달인 액으로 목을 헹구면서 한 모금씩 마신다.

❦_ 석류

열매 1개를 500~600cc의 물로 절반이 될 때까지 달이고 액을 식혀서 목을 헹군다. 열매 대신 잎을 사용해도 좋다.

❦_ 토란

껍질을 벗긴 토란을 강판에 갈아 같은 분량의 밀가루와 3분의 1 분량의 묵은 생강같은 것을 잘 개어 헝겊에 1cm 두께로 발라 염증이 있는 쪽의 목에 붙인다. 마르면 바꿔 붙인다.

❦_ 자두

열매를 소금에 절인 후 검게 구어 질그릇에 열매를 넣고 뚜껑을 잘 덮은 후 약한 불로 연기가 나지 않을 때까지 구은 뒤, 식혀서 가루로 만든다 스포이드로 목구멍에 뿌린다. 열매를 찜구이해서 먹어도 좋다.

❦_ 도라지

건조시킨 뿌리를 달여 액으로 목을 헹구면 좋다.

❦_ 파

흰 부분을 썰어 끓는 물에 넣고 식으면 목을 헹구어 낸다.

❦_ 더덕

더덕꽃 4~5g을 또는 뿌리 8~10g을 1회분 기준으로 1일 2~3회씩 4~5일, 꽃은 달여서 복용하고 뿌리를 생식한다.

❦_ 도라지

백도라지꽃 뿌리 8~10g을 1회분 기준으로 달이거나 환제 또는 산제로 하여 1일 2~3g회씩 3~4일 복용한다.

_ 복숭아나무

씨껍질을 벗긴 알맹이 3~4g을 1회분 기준으로 달이거나 환제 또는 산제로 하여 1일 2~3회씩 3~4일 복용한다.

쑥 온 포기 8~10g을 1회분 기준으로 달이거나 생즙을 내어 1일 2~3회씩 3~4씩 복용한다.

_ 연꽃

연꽃뿌리 30~35g을 1회분 기준으로 달이거나 생즙 또는 생식으로 1일 2~3회씩 3~4일 복용한다.

_ 인삼

인삼뿌리 25~30g을 1회분 기준으로 달이거나 환제 또는 산제로 하여 1일 2~3회씩 3~4일 복용한다. 고혈압 증세가 있으면 신중히 사용한다.

● 한방에 많이 쓰이는 약초

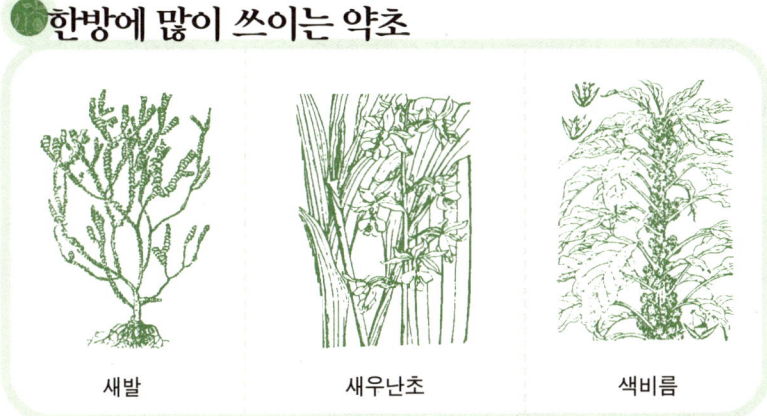

새발　　　　새우난초　　　　색비름

4. 인두염·후두염

■ 원인

　인두 부분에 염증을 일으키는 것이 인두염, 즉 인두 카타르이다. 대부분은 감기의 하나인 분증으로서 나타나는 것이다. 그 중에서는 급성 전염병이다, 유독 가스, 기계적인 자극 등으로도 일어나는 일이 있다.

　그러므로 감기에 걸리기 쉬운 계절이 이 병의 유행기라 할 수 있다. 급성후두염은 급성인두염의 경우와 거의 같은데, 그 외에는 성대를 지나치게 사용했을 때 걸린다. 만성후두염은 급성후두염에서 이행되고, 담배, 술의 지속적인 자극, 성대의 지나친 사용, 큰 소리, 먼지 대기 오염, 코의 만성병에 의해 발생한다.

■ 증상

　인두염에 걸리게 되면 다소의 열은 있으나 염려할 것은 없다. 약간의 두통이나 두중이 있는 정도이다.

　그러나 인두에는 알 수 없는 불쾌감이 있고 칼칼하면서 건조하다든가 경통을 자각하고 음식물을 삼킬 때에는 특히 통증을 분명히 느끼게 된다.

　특징은 처음부터 기침이 있고 점차 담도 나오기 시작하여 처음에는 끈기가 있는 담에 불과하나 점차 농 모양으로 변해 간다.

인두보다 더욱 깊은 곳, 보이지 않는 부분성문옆에 있는 것이 후두인데, 급성 후두염에 걸리면 목이 쉬거나 심할 경우 목소리가 거의 나오지 않게 된다. 기침과 가래가 나오고 가래에 피가 섞이기도 하며, 미열이 생기기도 한다.

한방 처방

갈근탕葛根湯

발병 초기 목이 아프기 시작했을 때 사용한다.
목과 등이 결리고, 땀이 나지 않으며, 두통, 한기, 발열이 있을 때 잘 듣는다.

소시호탕小柴胡湯

체력이 있는 사람으로, 발병 후 2~3일이 지나도록 목이 아프고 부으며, 발열이 그치지 않는 경우에 사용한다. 목과 어깨가 결리고, 입 안이 끈적하거나 씁쓸하며, 명치 부근에 저항과 압통흉협고만이 있고, 변비가 없는 사람에게 좋다.

대시호탕大柴胡湯

소시호탕을 사용하는 사례보다 더 실증도實證度가 높고, 다부진 체격으로서, 목과 어깨가 결리고, 입 속이 끈적거리고, 씁쓸하며, 심한 흉협고만과 변비가 있는 사람에 대하여 역시 발병한 뒤 2~3일이 지나도록 낫지 않는 경우에 사용한다.

👍 반하후박탕 半夏厚朴湯
체력이 중간 정도인 사람으로 목이 쉬고, 목에 이물감이 있는 경우에 사용한다.

👍 감초탕 甘草湯
발병 초기 목이 심하게 아플 때 사용한다. 목이 아파서 목소리가 나오지 않을 때는 달인 액으로 목을 헹구고 나서 조금씩 마시면 좋다.

👍 구풍해독탕 驅風解毒湯
목이 붓고 아픈 증상이 오래도록 낫지 않는 경우에 사용한다.

👍 향성파적환 響聲破笛丸
목을 많이 쓰거나 큰 소리를 내어 목이 쉰 경우에 사용한다. 목에 불쾌감이 있거나 목소리가 잘 나오지 않는 사람에게 사용해도 좋다.

👍 맥문동탕 麥門冬湯
몸이 약한 사람으로서, 기침이 나오고, 담이 쌓여 있으며, 호흡이 곤란하고, 목이 쉬고 마르는 경우에 사용한다.

민간 요법

_ 매실

매실주를 헝겊에 적셔 목에 바르면 목의 통증에 효과가 있다.

_ 감자

껍질을 벗겨 강판에 간 다음, 같은 분량의 밀가루를 넣고 식초를 친 후, 잘 개어 헝겊으로 싸서 목에 붙인다. 마르면 갈아 붙인다.

_ 질경이

뿌리를 캐어 씻은 후 생채로 짓찧어 짠 다음, 즙으로 목을 헹구면 아픔에 효과가 있다.

_ 쑥

목이 붓고 아플 때 생잎과 줄기의 즙을 마신다. 햇볕에 말린 잎과 줄기를 달여 양치질을 해도 좋다.

_ 검은콩

목이 아프고 목이 쉬며, 기침, 가래에 검은콩과 남천촉南天燭의 잎, 소나무잎을 섞어 달인 액을 마신다.

_ 가지

가지뿌리 5~6g을 1회분 기준으로 달여서 1일 2~3회씩 3~4일 복용한다.

♨_ 감초

감초뿌리 5~6g을 1회분 기준으로 달여서 1일 2~3회씩 3~4일 복용한다.

♨_ 대추나무

말린 열매대추 15~20g을 1회분 기준으로 달여서 1일 2~3회씩 3~4일 복용한다.

♨_ 더덕

더덕꽃 5~6g 또는 뿌리 8~10g을 1회분 기준으로 달여서 1일 2~3회씩 4~5일 복용한다.

♨_ 도라지

백도라지꽃 또는 뿌리 8~10g을 1회분 기준으로 달여서 1일 2~3회씩 3~4일 복용한다. 복용 중에 산수유는 금한다.

♨_ 무궁화

무궁화 꽃봉오리 5~6g을 1회분 기준으로 달여서 1일 2~3회씩 3~5일 복용한다.

♨_ 무화과나무

무화과 나무잎 4~5g 또는 열매 12~15g을 1회분 기준으로 1일 2~3회씩 4~5일, 잎을 달여서 복용하고 익은 열매는 생식한다.

_ 민들레

민들레잎 또는 뿌리 12~15g을 기준으로 달이거나 생즙을 내서 1일 2~3회씩 3~4일 복용한다.

_ 살구나무

살구나무 씨껍질을 벗긴 알맹이 3~4g을 1회분 기준으로 달여서 1일 2~3회씩 3~4일 복용한다.

_ 석류나무

열매석류껍질 6~8g을 1회분 기준으로 달여서 1일 2~3회씩 3~4일 복용한다.

_ 지렁이

지렁이 5~6g을 1회분 기준으로 달여서 1일 2~3회씩 4~5일 복용한다.

_ 천문동

천문동뿌리 8~10g을 1회분 기준으로 달여서 1일 2~3회식 3~4일 복용한다.

_ 현삼

현삼뿌리 8~10g을 1회분 기준으로 달여서 1일 2~3회씩 3~4일 복용한다.

_ 누에

말린 백강잠 4~5g을 1회분 기준으로 달여서 1일 2~3회씩 2~3일 복용한다.

5. 편도선 비대증

■ 원인

 비강의 깊숙한 곳 인두의 후상부에 있는 편도선이 병적으로 크게 되는 것을 아데노이드라 한다. 이 편도는 5~6세경부터 생장하기 시작하여 12세 전후가 제일 많다.

 그리고 15세 이후에는 점차 퇴화하여 소실하게 된다. 이것이 병적으로 비대되어 아데노이드를 일으키는 시기는 아동기에 가장 많다. 그 이환율은 상당히 높은 것으로 아동의 3할 정도는 이 증상을 일으킨다고 한다. 선병질 체질의 허약한 소아가 걸리기 쉽다.

■ 증상

 아데노이드로 이관耳管이 압박되어 고막의 작용이 차단되면 중청重聽이 나타나게 된다. 비대한 것이 크면 클수록 중청의 정도도 강해진다.

 또 이 때문에 만성의 중이염이나 이관염을 일으키는 경우도 있다. 이 부분은 코와도 연결되어 있으므로 코가 막혀 호흡하기 곤란하여지든가, 콧물이 나오든가, 비골의 발육 장애를 받게 되는 등으로 치열마저 악화되는 경우도 있다. 또 인두염이나 후두카타르도 되기 쉽다.

 전신 증상으로는 기억력이나 주의력이 산만해지고 안색도 알 수 없이 흐릿한 얼굴 모양이 된다.

한방 처방

갈근탕 葛根湯

체력이 있는 사람의 편도선 비대로서 두통과 머리가 무겁고 코가 막히는 증상이 있는 사람에게 사용한다.

소시호탕 小柴胡湯

명치에서 늑골 아래 부분을 누르면 숨이 막힐 것처럼 답답하고 흉협고만, 입이 끈적하고, 혀에 백태가 낀 경우에 사용한다.

식용이 별로 없고, 구토와 설사가 잦으며, 감기에 잘 걸리고, 감기에 걸리면 좀처럼 미열이 없어지지 않는 어린이 편도선 비대에 사용하면 좋다.

소건중탕 小建中湯

갑자기 복통특히 상복부나 명치 부분이 있거나, 자주 피곤하고, 가슴이 두근거리며, 손발이 화끈거리는 경향이 있는 사람에게 사용한다.

대시호탕 大柴胡湯

상당히 튼튼한 체격인 사람으로서, 명치에서 늑골 아래 부분을 누르면 숨이 막히는 것처럼 답답하고, 변비가 심한 사람에게 사용한다.

민간 요법

_ 석류

석류 열매를 쌀 속에 넣어 두었다가 꺼내어 즙을 내어 먹으면 효과가 있다.

_ 호박

호박씨 1홉에 물 2홉을 부어 1홉이 되도록 달여 마시면 편도선염이 거뜬하게 치유된다.

_ 삼백초

잎과 줄기를 말려 달여 마신다.

_ 상추

잎·줄기 뿌리를 씻어 검게 구워 질그릇에 재료를 넣고 약한 불로 연기가 나지 않을 때까지 구워 식혀서 가루로 만든 것 스포이트로 목에 뿌린다.

6. 중이염

■ **원인**

중이염은 귀로부터 세균이 들어가서 일어나는 것으로 생각하는 사람이 적지 않으나, 이러한 경우는 아주 희귀한 일이며, 대개는 비공을 통해서이다.

귀와 코는 이관耳管이라는 관으로 연결되어 있기 때문에 비공으로 들어간 세균이 이 관을 통과하여 중이에 들어가 그곳에서 염증을 일으킨다.

세균의 종류는 연쇄구균이 주가 되나 기타 폐렴균·포도상구균·인플루엔자균·디프테리아균·티푸스균·대장균·결핵균 등이 있다.

수영시에 물이 귀에 들어가 중이염을 일으키는 것도 대부분은 불결한 물이 입이나 코를 거쳐 이관을 통하여 중이로 들어간 것으로, 외이에서 고막을 뚫고 중이로 들어가는 것은 극히 적다.

■ **증상**

처음에는 귀가 무지근한 압박감을 느낀다. 그러다가 심한 통증을 가져와서 진행에 따라 몹시 아프게 된다. 특히 인플루엔자균에 의한 통증은 격심하다. 이 통증으로 38℃ 전후의 발열, 편두통, 식욕 부진, 불면, 구토증 등이 있다.

유아가 38℃ 이상의 열로 경련을 일으킨다든가, 헛소리를 하는 일도 있으며, 더욱 악화되면 뇌막염을 일으킬 염려가 있으므로 주의가 필요하다. 이명이 있고 귀가 멀어지는 것도 특징이다. 통증이 최고에 달하면 고막의 일부가 파열되어 농이 유출된다. 이와 함께 열이나 통증은 제거된다. 농이 유출하여도 통증이 사라지지 않는 것은 병이 악화되어 유상돌기염을 일으킬 의심이 있다.

또 더욱 악화되면 뇌막염을 일으키게 되므로 세심히 경계해야 한다. 어린아이들은 그저 울기만 한다. 그 사이에 농이 유출되면 중이염이란 것을 비로소 알게 된다.

이럴 때는 우는 모습과 발열에 주의하여 살펴야 한다. 중이염도 만성화되면 난치가 되며 여러 가지 장애가 발생하게 되므로 급성시에 조속히 치료해야 한다.

한방 처방

갈근탕 葛根湯

급성기 초기로 귓속이 아프고, 한기가 들고, 열과 함께 두통이 있으며, 어깨 결림, 땀이 나지 않는 증상을 가진 체력이 좋은 사람에게 사용한다.

소시호탕 小柴胡湯

급성 중이염 발병 뒤 며칠이 지났어도 한기와 발열과 이통이 끊이지 않고, 입맛이 쓰고, 혀에 백태가 있으며, 귀고름이 나오고, 난청인 경우에 사용한다.

귀고름이 많이 나올 때에는 길경을 첨가하면 좋다.

👍 대시호탕大柴胡湯

급성중이염 발병 뒤 며칠이 지났어도 한기와 발열이 끊이지 않고, 두통, 어깨 결림이 있으며, 변비 기미가 있는 경우에, 체격이 튼튼한 사람에 대하여 사용한다.

입이 마르는 경우에는 석고石膏를 첨가해도 좋다.

👍 방풍통성산防風通聖散

만성중이염으로 귀고름이 좀처럼 그치지 않을 때, 비만 체질의 다부진 체격을 가진 사람으로서 변비·두통·어깨 결림 같은 증상을 앓을 때 사용한다.

👍 형개연교탕荊芥連翹湯

소시호탕을 사용할 시기가 지났어도 귀에 통증이 있고, 귀고름이 많으며, 저녁때가 되면 열이 나는 사람으로서, 체력이 중간 정도이거나 약간 떨어지는 사람에게 사용한다.

👍 시호계지탕柴胡桂枝湯

체력이 중간 정도이거나 약간 떨어지는 사람으로서 만성으로 이행된 중이염으로 한기와 상기가 있고, 상반신에 땀이 잘 나며, 입 안이 쓴 경우에 사용한다.

👍 양격산羊膈散

체력이 있는 사람으로서, 급성 중이염이 발병한 뒤 며칠이 지나도 열이 계속 되고, 소변이 붉고, 목이 마르며, 혀의 이끼가 심하고, 변비가 있는 경우에 사용한다.

계지가황기탕 桂枝加黃芪湯

만성으로 이행된 중이염으로, 맑은 귀고름이 그치지 않고, 피부가 약하며, 자주 상기되고, 식은땀을 흘리는 경우로서 허약 체질인 사람이 장기 복용하면 좋다. 특히 아이들에게 적합하다.

민간 요법

범의귀

생잎을 몇 장 갈아서 즙을 낸 뒤 면봉으로 찍어 귓속을 닦아 낸 다음, 즙 한두 방울을 귓속에 흘려 넣고 탈지면을 넣어 둔다. 속명 '귀고름풀'이라 해서 옛날부터 귓병에 효과가 좋은 민간약으로 유명하다.

무즙

귀의 세척용으로서는 껍질째로 짠 무즙을 탈지면에 스며들게 한 후에 농을 닦아 내는 것도 좋고 점이용 點耳用으로도 좋다.

지렁이

이통 耳痛으로 참기 어렵고 종기로 절개해야 한다고 할 경우에 지렁이를 검게 태워 참기름으로 질퍽하게 반죽을 하여 통증이 있는 부분에다 붙여 2~3회 반복한 결과 3일째 아침에 부어 오른 것도 내리고 열이 내렸으며 통증이 사라진 경우도 있다.

_ 백합

이통이 있을 때에는 건조한 백합근분 8~12g을 물로 복용한다.

_ 살구씨

귀가 아프고 농이 나올 때 살구씨를 가루로 만들어, 파 짓찧은 것과 섞어 거즈에 싸서 하루 3회 갈아 넣으면 경증에는 속효가 있다.

_ 개나리

개나리 열매 5~6g을 1회분 기준으로 달여서 1일 2~3회씩 4일 복용한다.

_ 작약

작약뿌리 5~7g을 1회분 기준으로 달여서 1일 2~3회씩 3~4일 복용한다.

_ 지네

산 지네 10마리 정도를 소주 1병에 넣고 10일 정도 지나면 10회 정도를 나누어 복용한다.

_ 참깨

참기름을 솜에 적셔 5~6회 환부에 갈아가며 끼워 넣는다.

❦_창포

창포 뿌리 5~6g을 1회분 기준으로 달여서 1일 2~3회씩 2~3일 복용한다.

❦_토란

토란 생즙을 솜에 적셔 5~6회 환부에 갈아가며 끼워넣는다.

❦_북어

북어 머리 2~3개를 1회분 기준으로 달여서 4~5회 복용한다.

●한방에 많이 쓰이는 약초

| 서덜취 | 서향 | 석남 |

7. 외이도염

■ 원인

외이도外耳道란 한마디로 이공耳孔을 말한다. 귀를 불결한 손톱으로 긁는다든가, 귀후비개, 성냥개비 등으로 자주 긁어 후비면 균이 침입하게 되어 염증을 일으킨다.

또 외이外耳에 때가 끼어 있을 때에 수영을 한다든가 유아가 토한 젖이 귀에 들어가게 되어 발생하게 된다.

■ 증상

염증이 일어나기 시작하면 이공耳孔이 때때로 따끔따끔하고 통증이 있을 정도이다. 염증이 진행되면 격심한 통증이 온다. 이 통증은 외이도뿐만이 아니고 두부에까지 미쳐서 외이도가 붉게 부어 오르고 귓구멍이 막혀진 것같이 소리를 듣기도 힘이 든다.

다소의 열이 있고 음식물을 씹으려면 당겨서 통증이 있으므로 편히 잘 수도 없고 식욕도 떨어지게 된다.

이 염증은 아무런 치료도 하지 않고 참고 견디면 부어 오른 것이 파열되어 농이 나오고 지통과 함께 자연치유가 된다.

그러나 그 견디기 어려운 통증을 참을 필요는 없다. 조속히 다음 약방으로 치유 방법을 취해야 한다.

한방 처방

갈근탕 葛根湯
초기의 외이도염, 외이도절로서 빨갛게 부어 올라 아프고, 한기가 돌고 열이 있으며 어깨와 등이 결리는 경우에 사용한다.

십미패독탕 十味敗毒湯
초기에서 중기에 걸친 외이도염, 외이도절로서 빨갛게 부어 올라 아프고, 한기와 열은 없지만 화농할 경우에 사용한다. 장기 복용하면 잘 화농되지 않는 체질로 개선된다.

소시호탕 小柴胡湯
병이 난 지 며칠 지난 외이도염, 외이도절로서 고름이 그치지 않고 입 안이 끈적거리거나 씁쓸한 느낌이 드는 경우에 사용한다.

배농산 排膿散
소시호탕과 함께 사용하면 염증이 부드러워지고 고름이 나오면서 빨리 낫는다.

내탁산 內托散
고름이 나올 무렵 또는 발병한 지 2~3일 뒤부터 사용하면 빨리 낫는다. 장기간 복용하면 잘 화농되지 않는 체질이 된다.

배농탕 排膿湯
아주 초기이며, 환부가 아직 붓거나 당기지 않을 때, 또는 아픔의 절정기가 지났을 때 사용한다.

민간 요법

_ 우엉
뿌리를 갈아 짠 즙을 환부에 바르거나 탈지면을 집어 넣어 둔다.

_ 참기름
환부에 참기름을 묻힌 탈지면을 넣어 두면 부기가 빨리 빠진다.

_ 국화
꽃 또는 잎의 즙을 짜서 한 잔쯤 마신다.

_ 비파
잎사귀를 달인 액으로 온습포를 한다.

_ 범부채
범부채뿌리 3~4g을 1회분 기준으로 달여서 1일 2~3회씩 1주일 정도 복용한다.

_ 지렁이
지렁이 5~6g을 1회분 기준으로 달여서 1일 2~3회씩 5~6일 복용한다.

_ 참깨
매미 허물을 곱게 갈아서 참기름에 개어 솜에 묻혀서 2~3일 환부에 끼워 둔다.

8. 귀울림이명증

■ 원인

　평상시에는 잘 느끼지 못하다가 갑자기 귀에서 귀울림 소리가 들리면 귀에 돌이 들어 있는 것 같기도 하고 멍멍한 기분이 든다.
　또 사람에 따라서는 앉아 있다가 갑자기 일어설 때 귀울림이 특히 심하다고 한다.
　귀울림은 신경쇠약으로 인해 오는 경우도 있고 귀에 귀지가 많다든지 몸이 약해질 때도 올 수 있다.

■ 증상

　귀울림은 거의 걱정할 필요가 없는 것부터 착실히 치료해야 하는 것까지 증상의 정도가 여러 가지이다.
　낮에는 증상이 거의 없지만 밤에 좀처럼 잠을 자지 못할 때의 귀울림이나, 높은 곳에 올라갔을 때의 일시적인 귀울림은 별로 걱정할 필요가 없다. 그러나 하루종일 귀울림이 있을 때는 치료가 필요하다.

한방 처방

영계출감탕 苓桂朮甘湯

체력이 중간 정도 또는 그 이하인 사람으로 담음이 있어 신경질적이고, 위장이 약하며, 위속에 수분이 정체되어 출렁출렁하는 물소리위내정수가 들리고, 상기가 잘 되고, 두통, 동계두근거림가 있으며, 현기증이 자주 나는 경우에 사용한다.

시호가룡골모려탕 柴胡加龍骨牡蠣湯

몸이 건장하고, 겉보기에는 신경이 태평한 것처럼 보이지만 실제로는 신경질적이며, 불면과 두근거림이 있고, 사소한 일에도 늘 걱정이 많으며, 변비와 결림이 있고, 아침에 일어났을 때 입 속이 끈적하거나 씁쓸한 경우에 사용한다.

시호계지건강탕 柴胡桂枝建薑湯

체력이 없는 사람으로서 안색이 나쁘고, 자주 피곤하며, 입이 마르고, 아침에 일어나면 입안이 씁쓸하거나 끈적한 일이 있고, 목 위로 땀을 자주 흘리며, 변비가 없는 경우에 사용한다.

대시호탕 大柴胡湯

체력이 좋은 사람으로서, 어깨와 목이 결리고, 변비, 늑골 아래를 누르면 저항과 압통흉협고만이 있는 경우에 사용한다.

소시호탕 小柴胡湯

체력이 있는 사람으로서 목과 어깨가 결리고, 늑골 아래를 누르면 저항과 압통이 있으며, 변비가 없는 경우에 사용한다. 중이염으로 인한 귀울림에 효과적이다.

방풍통성산 防風通聖散

배불뚝이처럼 배가 나온 비만형이면서 자주 피곤하며, 어깨 결림, 두근거림, 변비가 있는 경우에 사용한다. 고혈압이나 동맥 경화에 의한 귀울림에도 효과적이다.

당귀작약산 當歸芍藥散

허약하고, 빈혈·손발의 냉증·가벼운 어지럼·두근거림이 있는 경우에 사용한다. 특히 여성에게 사용하면 효과적이다.

팔미환 八味丸

몸이 약한 사람으로서, 하반신에 탈력감脫力感이 있고, 무릎이 흔들흔들 힘이 없어 잘 넘어지며, 밤에 몇 번씩 화장실에 가고, 목이 마르는 경우에 사용한다. 특히 노인성 귀울림에 사용하면 효과적이다.

삼황사심탕 三黃瀉心湯

몸이 건장한 사람으로서, 얼굴이 붉게 상기되고 화끈거리며, 마음이 초조하고, 불면, 변비가 있는 경우에 사용한다.

조등산 釣藤散

체력은 보통이고, 두통·어깨 결림·붉은 눈·고혈압·동맥 경화 등이 있는 경우에 사용한다.

민간 요법

_ 밤
군밤, 삶은 밤을 먹는다. 또는 생밤을 햇볕에 말려 건조시킨 뒤 물로 달여서 공복시에 마신다.

_ 산수유
생열매를 섭씨 35도의 소주에 넣어 과실주를 만들어 매일 취침 전에 한 잔씩 마신다.

_ 골담초
골담초 뿌리껍질 5~6g을 1회분 기준으로 달여서 1일 2~3회씩 1주일 이상 복용한다.

_ 녹용
녹용 3~4g을 1회분 기준으로 달여서 1일 2~3회씩 1주일 정도 복용한다.

_ 바위취
바위취 온 포기 10~12g을 1일 2~3회씩 10일 정도 복용한다.

_ 쑥
쑥 온 포기 또는 뿌리 3~4g을 1일 2~3회씩 1주일 이상 복용한다.

❦_오미자나무

오미자나무 열매 5~7g을 1일 2~3회씩 1주일 이상 복용한다.

❦_으름덩굴

으름덩굴 줄기 5~7g을 1일 2~3회씩 1주일 이상 복용한다.

❦_북어

북어 대가리 2~3개를 1회분 기준으로 달여서 5~6회 복용한다.

한방에 많이 쓰이는 약초

| 석류풀 | 석송 | 선모 |

9. 난청

■ 원인

난청은 귀지가 많이 쌓여서 못 듣는 단순한 사례부터, 고령자의 속귀, 청각 신경의 노화에 이르기까지 그 원인이 많으며, 앞에서 말한 것과 같은 원인으로 잘 듣지 못하는 경우 외에, 열이 나거나 아픈 경우에는 전문의의 진찰을 받아야 한다.

뇌종양이 난청의 원인인 경우도 있으며, 생명에 관계될 수 있으므로 가볍게 여겨서는 안 된다.

■ 증상

전음성傳音性 난청바깥 귀에서 가운데 귀까지의 장애인 경우에는 그 장애가 바깥 귀外耳에서 가운데 귀中耳까지가 고작이어서, 증상이 비교적 가볍거나 중간 정도이므로 거의 알아채지 못하고 방치되는 경우가 많다.

그러나 고열이 발생하는 홍역이나 성홍열의 합병증으로서 중이염이 일어난 경우에는, 속귀內耳에까지 장애가 미쳐 심각한 난청이 되는 경우가 적지 않으므로 주의해야 한다.

감음성感音性 난청속귀에서 뇌까지의 장애의 경우도 그 정도는 여러 가지이지만, 특히 신경을 써야 하는 것은 태어날 때부터 귀가 들리지 않거나 듣기 어려운 아이들의 경우이다.

귀 옆에서 큰 소리를 내어도 아무 반응이 없거나, 요란하게 울리는 전화벨 소리에도 태연하게 자고 있다면 잘 듣지 못한 다고 생각해야 한다.

한방 처방

갈근탕葛根湯

감기로 인해 급성중이염에 걸려 난청이 된 경우에 잘 듣는다. 체력이 있는 사람으로서, 목 뒤나 어깨에서 등에 걸쳐 무척 결리고, 땀이 잘 나지 않는 사람에게 사용한다. 난청과 동시에 귀울림과 두통, 발열, 오한 등이 있는 병의 초기 단계에 사용하면 좋다.

소시호탕小柴胡湯

감기가 원인이 된 중이염으로 난청이 된 경우나, 돌발성 난청인 경우에 잘 듣는다. 몸이 건장한 사람으로서, 목과 어깨가 결리고, 입 안이 끈적거리거나 씁쓸하고, 명치 부분을 누르면 저항감과 통증이 있고 답답한 흉협고만 사람으로서, 변비가 없는 경우에 사용한다. 감기 초기에 아직 오한이 있으면 갈근탕을 사용하고, 오한이 없어지면 소시호탕을 사용하면 좋다.

대시호탕大柴胡湯

소시호탕을 사용하는 경우보다 더 몸이 튼튼한 사람으로서, 어깨와 목이 결리고, 입안이 끈적하거나 씁쓸하고, 명치 부분을 누르면 강한 저항감과 통증이 있으며 아주 답답함강한 흉엽고만, 변비 경향이 있는 사람에게 사용한다.

👍 시호가룡골모려탕 柴胡加龍骨牡蠣湯

체력이 있고, 맥도 힘이 있으며, 복근도 강한데, 신경질이 많고, 난청에 대해 고민이 되어 항상 초조하고, 어깨가 결리고, 입 속이 끈적거리거나 씁쓸하고, 흉협고만이 있으며, 변비가 자주 생기고, 배꼽 위로 두근거림이 있는 경우에 사용한다.

👍 시호계지탕 柴胡桂枝湯

소시호탕을 사용하는 경우보다는 체력이 조금 떨어지는 사람으로서, 입 속이 끈적하거나 씁쓸하고, 뼈마디에 열감이 있고, 가벼운 흉협고만이 있으며, 상기가 잘되고, 상반신에 땀이 잘 나는 사람에게 사용한다.

👍 삼황사심탕 三黃瀉心湯

체력이 있는 사람으로서, 열이 심해 얼굴이 화끈거리고, 머리 얼굴이 상기되며, 흥분과 불안으로 초조하고, 변비 경향이 있으며, 어지러움, 귀울림, 머리가 무거움, 어깨 결림을 동반하는 난청에 사용한다. 삼황사심탕은 고혈압에 유효한 처방이므로 동맥 경화가 원인인 난청에도 사용된다.

👍 만형자산 蔓荊子散

여성이나 노인의 난청으로, 발이 차고, 얼굴이나 머리가 상기되는 경우에, 또는 귀고름이 나오는 난청과 만성 중이염이 원인인 난청에 사용한다. 장기간 복용하면 효과적이다.

사역산四逆散

체력은 보통이지만, 흉협고만이 심하고, 좌우의 복직근이 긴장되어 당기며, 손발이 차면서, 입 속이 자주 끈적거리고, 어깨가 자주 결리는 경우에 사용한다.

방풍통성산防風通聖散

비만하여 배불뚝이처럼 배가 나왔으며, 튼튼한 체질로, 육식, 미식을 즐기고, 어깨 결림과 변비 경향이 있는 사람의 난청에 사용한다.

팔미환八味丸

노인성 난청과 과도한 성생활 때문에 생긴 난청에 사용한다. 체력이 없고, 허리 아래로 힘이 빠지며, 밤에는 화장실에 몇 번씩 가서 서 있고, 목이 자주 마르며, 하복부에 힘이 없는 경우에 효과적인 처방이다.

정력 증진, 회춘에도 효과가 있다.

당귀사역가오수유생강탕當歸四逆加吳茱萸生薑湯

허약하여 여름에도 양말을 벗으면 발이 차서 잠을 못 잘 정도의 냉증이 있고, 발에 동창이 잘 생기고, 두통이 있으며, 냉증에서 오는 복통과 설사가 잦고, 맥이 아주 가는 경우의 난청에 사용한다.

황기건중탕黃芪建中湯

체력과 기력이 쇠약해진 사람으로서, 자주 피곤하여 안색이 좋지 않고, 식은땀을 자주 흘리는 경우에 사용한다. 만성

중이염이 원인이 되어 생긴 난청으로 맑은 귀고름이 동반할 때도 효과적이다.

내탁산 內托散

체력과 기력이 쇠약해진 사람의 난청으로, 귀고름이 만성적으로 나오는 경우에 사용한다.

민간 요법

산수유

한의학에서는 귀와 콩팥을 깊은 상관관계가 있는 것으로 본다. 나날이 귀가 어두워진다는 것은 콩팥의 기능도 점차 떨어져 간다는 의미이므로 이들 기관과 연관 있는 산수유, 오미자를 장기 복용하여 증상을 개선시키도록 한다.

산수유 4g, 오미자 4g, 파고지 4g을 넣고 물을 충분히 부어 끓인 후, 약한 불로 오랫동안 달여 하루에 한 잔씩 두 번 복용한다.

검은콩

삶아서 식사 때마다 먹으면 좋다. 밥할 때 같이 해도 좋다.

국화

꽃과 만형자 순비기나무의 열매를 섞어 만든 베개를 만들어 베고 잔다. 두통과 불면 경향이 있는 난청에 좋다.

_ 석창포
뿌리를 캐내어 씻은 뒤 프라이팬에 볶아 가루로 만들고 찬 가제로 싸서 귓속에 넣는다. 외이염 등으로 귀가 아픈 난청에 좋다.

_ 엉겅퀴
뿌리를 캐내어 생채로 갈아서 즙을 낸 다음 가제에 묻혀 귓속에 넣는다.

_ 구리때
뿌리를 캐내어 참기름에 담가 두고, 귓속에 그 기름을 한두 방울 넣는다.

_ 냉초
냉초 온 포기 4~6g을 1회분 기준으로 달여서 1일 2~3회씩 1주일 정도 복용한다.

_ 시호
시호뿌리 5~6g을 1회분 기준으로 달여서 1일 2~3회씩 4~5일 복용한다.

_ 어저귀
어저귀씨 7~9g을 1회분 기준으로 달여서 1일 2~3회씩 4~5일 복용한다.

_ 칡
칡꽃이나 또는 뿌리 30~40g을 1회분 기준으로 달여서 1일 2~3회씩 1주일 정도 복용한다. 주침해서도 복용한다. 복용 중에 살구씨는 금한다.

10. 코피

■ 원인

　육혈 또는 코피라고도 한다. 비강을 좌우로 가르고 있는 중앙의 간막이를 비중격鼻中隔이라 하고, 그 아래쪽 앞에 있는 연골서의 자리를 키셀바하부위Kiesselbach 部位라고 하는데, 손가락을 콧구멍 속으로 밀어 넣으면 바로 닿으며, 이 부위에서의 출혈이 가장 많아, 전체의 약 90%를 차지한다.

　이 부분에는 혈관이 풍부하고 점막이 얇으며 모세혈관이 돋을새김 모양으로 되었고, 더구나 입구에 가까워서 자극을 쉽게 받기 때문이다.

　원인은 국소적인 것과 전신적인 것이 있으며, 전자의 경우는 국소혈관의 확장을 들 수 있다. 즉, 초콜릿을 많이 먹거나 오랫동안 머리를 숙이고 있거나, 흥분 또는 상기上氣되었을 때 일어난다.

　후자의 경우는 고혈압·동맥 경화·신염 등으로 혈관이 굳어 있거나 무를 때를 들 수 있다. 반면에 백혈병·혈우병血友病·자반병紫斑病·빈혈 등 혈액의 병이 코피가 멎지 않는 때도 있고, 뇌출혈 대신에 일어나는 수도 있다. 물론 당연한 경우이지만, 코의 외상을 비롯하여 비중격의 만곡彎曲이 심할 때, 비점막이 짓눌러 있을 때, 비鼻디프테리아나 비종양으로 인하는 수도 있다.

　또한 유아나 아동은 밤에 수면 중 또는 한참 신나게 떠들며 놀고 난 다음에 갑자기 출혈하는 수가 있고, 원인 불명의 출혈도 있다.

■ **증상**

정도에 따라 여러 가지인데, 콧물에 피가 섞여 나오는 정도에서부터 피가 콧구멍에서 흘러나올 뿐 아니라, 목구멍으로 흘러들어가는 경우처럼 심한 증상도 있다.

한방 처방

황련해독탕 黃連解毒湯

체력이 중간 정도이고, 머리로 피가 몰리거나 상기되어 얼굴이 홍조를 띠는 경향이 있을 때·마음이 초조하고·변비는 없으며·맥력·복력이 조금 약한 경우의 비출혈에 효과적이다.

삼황사심탕 三黃瀉心湯

얼굴이 화끈거리고, 마음이 초조한 사람으로서 변비가 있고, 맥력, 복력이 강한 경우의 비출혈에 효과적이다.

마황탕 麻黃湯

체력이 없으며, 두통, 발열, 한기가 있고 땀이 전혀 나오지 않으며, 마디마디 관절이 아픈 경우의 비출혈에 효과적이다.

👍 시호가룡골모려탕 柴胡加龍骨牡蠣湯

체력이 다부진 사람으로서, 좀처럼 잠을 자지 못하고 꿈특히 악몽을 꾸는 등 신경이 날카로우며, 사소한 일에 늘 걱정이 많고, 변비 증세에 어깨가 결리는 사람의 비출혈에 좋다.

👍 도인승기탕 導仁承氣湯

체력이 아주 좋은 사람으로서 안색이 검붉거나 거무스름하고, 배꼽 아래 부근에 압통에 계지복령환을 사용할 경우보다 더욱 심하고, 어깨 결림·변비·불면·정신 불안·여성의 경우는 월경 이상이 있는 경우의 비출혈에 좋다.

👍 소건중탕 小建中湯

코피가 자주 나는 아이로서, 안색이 창백하고, 원기가 없으며, 배가 자주 아픈 경우에 장기간 복용시키면 아주 건강해진다.

👍 귀비탕 歸脾湯

비출혈이 반복되기 때문에 빈혈에 걸려 원기가 없고, 자주 피곤하며·맥력·복력이 약하고, 위장 상태가 나쁜 경우에 복용한다.

👍 교애탕 膠艾湯

비출혈이 반복되기 때문에 빈혈에 걸린 사람으로서, 비교적 체력이 좋지 않고 손발이 찬 경우에 복용한다.

민간 요법

_ 개구리밥

개구리밥 온 포기 20~25g을 1회분 기준으로 달여서 1일 2~3회씩 5~7일 복용한다.

_ 냉이

냉이뿌리 말린 가루 10~12g을 1회분 기준으로 5~6회 복용한다. 평소에 냉이국을 많이 먹는 것도 효험이 있다.

_ 동백나무

동백나무 잔가지 또는 열매 4~6g을 1회분 기준으로 달여서 1일 2~3회씩 4~5일 복용한다.

_ 마늘

구운 마늘 15~20g을 1회분 기준으로 달여서 1일 2~3회씩 2~3일 복용한다.

_ 무

무씨 5~6g을 기준으로 달여서 1일 2~3회씩 3~4일 복용한다. 또는 생즙 80~100g을 1회분 기준으로 달여서 1일 2~3회씩 4~5일 공복에 복용한다.

_ 부추

부추뿌리 15~20g 또는 씨 5~g을 1회분 기준으로 달여서 1일 2~3회씩 4~5일 복용한다.

❦_ 쇠뜨기

쇠뜨기 온포기 또는 뿌리 4~6g을 1회분 기준으로 달여서 1일 2~3회씩 4~5일 복용한다.

❦_ 신경초

신경초뿌리 5~7g을 1회분 기준으로 달여서 1일 2~3회씩 4~5일 복용한다. 주침해서도 복용한다.

❦_ 쑥

쑥 온 포기 3~4g을 1회분 기준으로 달여서 1일 2~3회씩 3~4일 복용한다.

❦_ 엉겅퀴

엉겅퀴뿌리 5~7g을 1회분 기준으로 달여서 1일 2~3회씩 4~5일 복용한다.

❦_ 연꽃

연꽃뿌리 생즙 30~35g을 1회분 기준으로 1일 2회씩 4~5일 복용한다.

❦_ 오이풀

오이풀 싹 6~8g 또는 뿌리 1~2g을 1회분 기준으로 달여서 1일 2~3회씩 4~5일 복용한다.

제12장
소아과 질환

1. 홍역

■ 원인

사람은 누구나 한 번은 치러야 할 병이 홍역이다. 때문에 가볍게 생각하는 경향이 있으나 결코 가벼운 질병이 아니다. 홍역으로 해서 사망하는 경우도 있고 다른 질병으로 연결돼서 불구가 되는 경우도 있다.

어쨌든 소아기의 홍역은 무서운 질병이다 유아기에 앓지 않은 사람은 성인이 되어서 앓게 되는데, 그때는 아주 악성이며 위험한 질환이 된다. 그러나 한 번 앓고 나면 일생 동안 다시 앓지 않는 것이 특징이다.

■ 증상

1, 2세에서 7, 8세의 아이가 가장 감염이 잘 되고, 잠복 기간은 약 10일이다.

초기 증상은 감기와 비슷하여 기침, 재채기, 콧물이 나오고 섭씨 37~38도의 열이 난다.

그러나 아이는 평소와 변함없이 기운이 좋으므로 부모로서는 열이 나는 것을 알아채지 못하는 수도 있다. 잘 관찰하면 눈이 충혈되고 눈곱이 끼므로 감기와는 다르다는 것을 알 수 있다. 햇볕을 눈부셔 하는 경우도 있다.

발병 후 2, 3일 무렵부터 입 안을 들여다보면 뺨 안쪽 점막에 지름 1㎜ 정도의 작고 하얀 반점이 여러 개 보인다. 이것을 '코플릭반Koplik's 班'이라 하는데, 홍역의 대표적인 증상이다.

백반은 점차 늘어나 입안 전체로 퍼지는 수도 있다.

홍역에 감염된 지 5~6일 지나면 귀 뒤나 얼굴에 담홍색의 작은 발진이 나타나기 시작하고, 동시에 평열에 가까웠던 신열이 다시 급상승한다. 때로는 40℃에서 41℃까지 상승하는 경우도 있다.

그래서 1일 사이에 발진은 전신에 번진다. 환자에게는 이때가 가장 고통스러운 때로써 열 때문에 헛소리를 하는 때도 있다. 치료를 잘못하게 되면 다른 병을 발병할 염려가 있는 시기이므로 충분한 주의가 필요하다.

발진이 전신에 파급되면 열은 점점 떨어지고, 발병 후 1주일간을 발진하다 비듬 모양으로 떨어지기 시작한다.

그리하여 9일이나 10일 정도에서 치유되는 것이 보통이지만 잘못하면 폐렴을 일으킬 위험이 있으므로 적어도 2주일 정도는 병상 생활을 하여 완전 치유되도록 충분한 간호를 하여야 한다.

한방 처방

👍 승마갈근탕 升麻葛根湯
홍역의 의심이 있거나 진단이 확정되면 사용한다.

👍 갈근탕 葛根湯
홍역이라고 생각되면 우선 사용한다.

👍 갈근황금황련탕 葛根黃芩黃連湯
발열이 있고 기침, 설사, 호흡 곤란을 수반하는 경우에 사용한다. 마진 내공에도 좋다.

👍 죽엽석고탕 竹葉石膏湯
충분히 발진했는 데도 열이 떨어지지 않고, 구갈이 있고, 고열이 있을 때에는 헛소리를 하는 증상에 사용한다.

👍 백호탕 白虎湯
발진으로 열이 높아 가려움이 무척 심하고, 목이 마른 환자에게 사용한다.

👍 소청룡탕 小青龍湯
발진이 끝났는데도 기침을 계속하고, 색색거리면서 숨을 헐떡이고, 숨이 가쁜 환자에게 사용한다.

👍 마행감석탕 麻杏甘石湯
발진이 끝났는데도 속에 열이 남아 있어 천식 같은 심한 기침을 계속하고, 목이 마르고, 땀이 나는 환자에게 사용한다.

_ 맥문동탕麥門冬湯

발진이 끝났는데도 속에 열이 남아 있어 천식 같은 심한 기침을 계속하고, 목이 마르고, 땀이 나는 환자에게 사용한다.

_ 오물탕五物湯

홍역이 거의 치료된 무렵에 발진이 다시 나타나고, 온 몸이 가려운 경우에 사용한다.

민간 요법

_ 무

강판에 갈아 즙을 내어 큰 숟갈 하나에, 묵은 생강을 즙을 낸 것, 그리고 간장, 설탕을 조금씩 쳐서 끓는 물로 묽게 하여 먹인다. 발진이 빨리 들어가 회복이 촉진되고 목마름을 해소시키며, 열을 식히는 효과도 있다.

_ 찹쌀

죽을 쑤어 먹인다. 홍역 초기에 먹이면 경과가 좋아진다. 무와 우엉을 첨가시키면 더욱 효과적이다.

_ 잇꽃

건조시킨 꽃 1g을 청주(찬 것이 좋다) 한 잔에 담가 물을 부어 희석시켜 먹이면 발진이 빨리 진행되고 경과가 좋아진다.

☙_ 금귤

열매 5, 6개와 백설탕 작은 숟갈 두 개를 360cc의 수세미물로 달인 액을 조금씩 먹인다. 홍역 초기부터 먹이면 경증으로 끝난다.

☙_ 갈대

뿌리 25~30g을 1회분 기준으로 달이거나 생즙을 내어 1일 2~3회씩 4~5일 복용한다.

☙_ 부추

부추 온 포기 25~30g 또는 뿌리 15~20g을 1회분 기준으로 달여서 2~3회씩 4~5일 복용한다.

☙_ 생강

생강 5~6g을 1회분 기준으로 달여서 2~3회씩 4~5일 복용한다. 복용 중에 황련, 하눌타리를 금한다.

☙_ 우엉

우엉잎 또는 씨 5~7g을 1회분 기준으로 달이거나 산제로 하여 1일 2~3회씩 4~5일 복용한다.

☙_ 작약

작약뿌리 5~7g을 1회분 기준으로 달이거나 환제 또는 산제로 하여 1일 2~3회씩 4~5일 복용한다.

☙_ 지치

지치싹 또는 뿌리 6~8g을 1회분 기준으로 달이거나 산제로 하여 1일 2~3회씩 4~5일 복용한다.

_ 칡

칡뿌리 35~40g을 1회분 기준으로 달이거나 생즙을 내어 1일 2~3회씩 4~5일 복용한다. 복용 중에 살구씨는 금한다.

_ 호박

늙은 호박을 통째로 삶아서 1일 2~3회씩 1주일 정도 호박 속에 고인 물과 함께 양껏 먹는다.

_ 가재

가재를 말려 가루내어 5~6g을 1회분 기준으로 2~3회씩 4~5일 따뜻한 물로 복용한다.

● 한방에 많이 쓰이는 약초

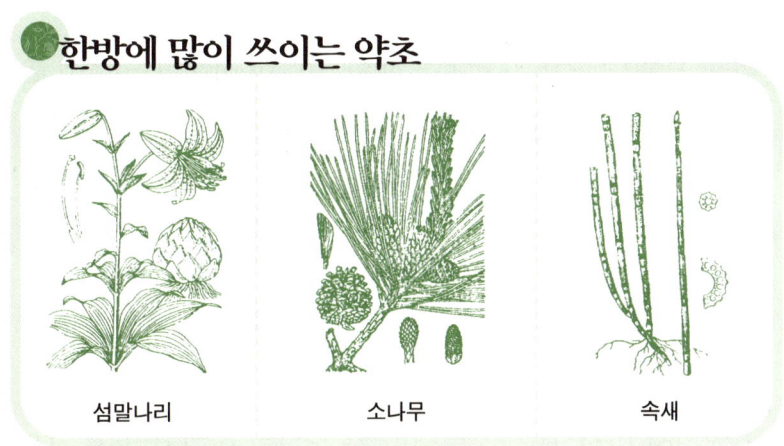

섬말나리   소나무   속새

2. 어린이가 밤에 보챌 때

■ 원인

밤에 잠을 자다가 특별한 이유도 없이 아이가 보챌 때면 부모의 마음은 매우 안타깝고 초조할 것이다. 이처럼 아이가 밤에 보채고 우는 이유는 여러 가지가 있겠으나 신경이 예민해서 소심하고 신경질적인 경우가 많다.

■ 증상

아주 작은 소리만 나도 깜짝 놀라고, 찡얼거리거나 보채며, 신경질을 내면서 물건을 내던지기도 한다. 콧날에 푸른 기운이 감돌고, 머리털이 곤두서거나, 푸른 똥을 싸기도 한다. 이것이 바로 짜증병이다.

밤에 보채는 것은 생후 5~6개월 정도의 아이가 밤중에 갑자기 울거나 잠을 자지 않고 보채는 경우다.

■ 한방 처방

 감맥대조탕 甘麥大棗湯

신경질이 많아 사소한 일에도 잘 놀라고 안달하거나, 화를 내거나, 흥분하는 경우에 사용한다. 즉효성이 있어 밤에 울 때 먹이면 탁월한 효과를 보인다.

_ 억간산 抑肝散

대수롭지 않은 일에 잘 놀라거나 안달하고, 신경질이 나서 물건을 집어던지거나 무서워하고, 난폭하게 설치는 경우, 왼쪽 옆구리가 딱딱하게 당기는 아이에게 사용한다.

억간산은 당귀·조구등·천궁 각 3g, 백출·백복령 각 4g, 시호 2g, 감초 1.5g에 한 대접 물을 붓고 중불로 30분 정도 달여 하루 4~5번 수시로 복용시킨다.

_ 계지가룡골모려탕 桂枝加龍骨牡蠣湯

허약 체질로 안절부절못하는 아이에게 쓰인다.

_ 시호가룡골모려탕 柴胡加龍骨牡蠣湯

체력이 중간 이상인 어린이로서 사소한 일에 놀라고, 안절부절못하여 화를 잘 내며, 변덕스럽고, 배꼽 위가 두근거리며, 명치에 저항이 있는 경우에 사용한다.

_ 작약감초탕 芍藥甘草湯

배가 아파서 밤에 울 때 사용하면 아주 유효하다. 복직근 배꼽 좌우에 상하로 뻗은 근육 이 당기는 것을 기준으로 한다.

● 민간 요법

_ 골풀속살

골풀속살 등심초 3g을 물에 달여 하루 3번에 나누어 식후에 먹이면 좋다.

황련

황련黃連, 백복령白茯笭 각각 8g을 물에 달여 하루 3번에 나누어 젖을 먹인 뒤에 먹인다.

약쑥

특히, 밤에 배가 차서 발과 허리를 꼬부리고 우는 아이에게 약쑥艾葉 3g을 물에 달여 자주 먹이면 효과가 있다.

쇠비름

쇠비름 온 포기 8~10g을 1회분 기준으로 달여서 1일 2~3회씩 10일 정도 복용한다.

용담

용담뿌리 1~1.5g을 1회분 기준으로 달여서 1일 2~3회씩 1주일 정도 복용한다.

잔대

잔대 뿌리 12~15g을 1회분 기준으로 달여서 1일 2~3회씩 10일 정도 복용한다.

제비꽃

제비꽃 온 포기 10~15g을 1회분 기준으로 달여서 1일 2~3회씩 1주일 정도 복용한다.

창포

창포뿌리 4~6g1 회분 기준으로 달여서 1일 2~3회씩 1주일 정도 복용한다.

_ 파

파 비늘줄기 5~7g을 1회분 기준으로 달여서 1일 2~3회씩 1주일 이상 복용한다. 복용 중에 모란은 금한다.

_ 꿀

꿀 10~12g을 1회분 기준으로 달여서 1일 2~3회씩 1주일 정도 복용한다.

_ 벌집

땅벌집 12~15g을 1회분 기준으로 달여서 1일 2~3회씩 4~5일 정도 복용한다.

_ 만삼

6년 이상 된 뿌리 12~15g을 1회분 기준으로 달여서 1일 2~3회씩 1주일 정도 복용한다.

_ 모과나무

열매(모과) 15~20g을 1회분 기준으로 달여서 1일 2~3회씩 10일 정도 복용한다.

_ 무

무 생즙 80~100g을 1회분 기준으로 1일 2~3회씩 10일 정도 복용한다.

_ 벼메뚜기

벼메뚜기 45~50g을 1회분 기준으로 달여서 1일 2~3회씩

4~5일 정도 복용한다.

_ 뽕나무

뽕나무 잔가지 또는 뿌리 6~8g을 1회분 기준으로 달여서 2~3회씩 1주일 정도 복용한다.

_ 산뽕나무

산뽕나무 뿌리껍질 5~7g을 1회분 기준으로 달여서 1일 2~3회씩 1주일 정도 복용한다.

_ 상추

상추 온 포기 15~20g을 1회분 기준으로 생즙을 내서 1일 2~3회씩 10일 이상 복용한다.

●한방에 많이 쓰이는 약초

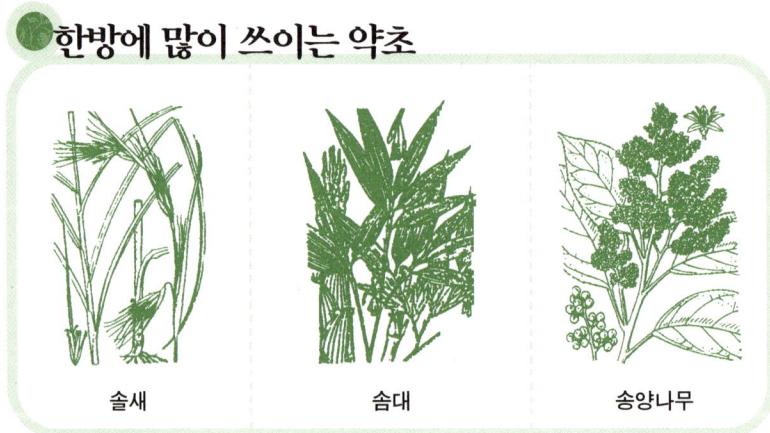

솔새 | 솜대 | 송양나무

3. 백일해

■ 원인

 백일해는 어린이의 4대 전염병 중의 하나이다. 그만큼 고통이 심한 병이다. 매년 백일해로 100명 중 6명 정도가 사망하고 있으며 젖먹이의 경우는 그보다 더 많은 100명 중 26명 정도가 사망한다는 무서운 병이다.
 백일해에 걸린 아이의 기침이나 재채기에서 전파되는 균은 음성 간균으로 비말 전염된다. 이러한 감염의 기회를 피하는 것이 중요하다.

■ 증상

 처음에는 감기 기침과 아무 차이가 없다. 그러나 이 기침이 1주일 이상 경과해도 낫지 않고, 특히 야간에 많이 나타나게 되는데 이러할 때에는 일단 백일해로 의심해 볼 필요가 있다.
 감염 후 10일 전후를 경과하면 점차 백일해 특유의 발작적 경련적인 기침으로 변해간다. 차차 중증이 되면서 콜록콜록하는 가볍지만 날카로운 기침이 숨 쉴 사이도 없이 잠시 동안 계속 나온다. 거의 숨이 끊어질 정도로 기침이 나오므로 얼굴은 진홍으로 상기되고, 경동맥은 마치 지렁이 모양처럼 팽팽하게 부어 오르며, 자세는 새우처럼 앞으로 굽고, 눈물과 콧물이 흘러내린다.
 때로는 구토도 있고 고통스러운 특유의 기침으로 호흡도

할 수 없어 실신하는 일도 있다.

　기침의 발작이 멎어 겨우 숨을 들이마실 때는 인두에서 휴우하는 피리 소리가 들린다. 참으로 숨이 막힐 정도의 고통스러운 기침이다.

　발작의 종국에는 흰색을 띤 점성의 타액이 나오면서 기침이 멎는 것이 특징이다. 이와 같은 고통스러운 발작은 수주일간 계속된다. 따라서 식욕이 떨어지고 몸은 약해져서 폐렴, 기타의 합병증을 유발하는 경우가 많다.

한방 처방

소청룡탕 小靑龍湯

　백일해의 전 증상에 복용해도 좋고, 초기부터 치유될 때까지 사용해도 좋다.

마행감석탕 麻杏甘石湯

　백일해 특유의 기침을 할 때 사용한다. 소청룡탕보다 비교적 기침이 가벼울 때 사용한다. 또한 소청룡탕합마행감석탕은 경과 전체를 통해 사용할 수 있다.

감맥대조탕 甘麥大棗湯

　백일해 기침이 경련적으로 연발하고 그 증세가 심한 경우, 다른 약방으로는 효과가 없을 때에 감미약甘味藥으로 그 급박한 증상을 완화해 준다.

맥문동탕 麥門冬湯

이 처방은 기침에 수분하여 나오는 가래가 잘 안 떨어지고 목이 쉬고 인후가 마르며, 기침에 구토가 있고 피부도 건조할 때 사용한다.

민간 요법

차전초

차전초_{질경이}의 씨, 씨가 없을 때는 건조한 질경이 12g과 앵속 껍질 12g, 까치콩 10개, 감초나 설탕 2g을 물 3홉_{540cc}으로 달여, 이것을 1일분으로 수회에 나누어 복용하면 대개는 완고한 기침이라도 점차 치유된다.

진피

그늘에서 말린 진피 소량과 곶감 1개를 물에 달여 먹으면 어떤 중증이라고 7~8회 음용하는 사이에 경쾌해진다.

현각

현각_{작은 조개껍질}을 건조시켜 곱게 빻은 것으로 1회 2~4g씩 오블라토_{전분으로 만든 얇은 박편}로 싸서 1일 3회 복용하는 것도 좋다.

곰취

곰취뿌리 4~6g을 1회분 기준으로 달여서 1일 2~3회씩 1주일 정도 복용한다.

❦_굴나무

덜 익은 열매껍질(청귤피) 12g+곶감 2개를 1회분 기준으로 달여서 1일 2회씩 3~4일 정도 복용한다.

❦_무

무 생즙 80~100g을 1회분 기준으로 달여서 1일 1~2회씩 3~4일 공복에 복용한다.

❦_애기똥풀

1회분 기준으로 달여서 1일 2~3회씩 4~5일 정도 복용한다.

❦_오미자나무

오미자나무 열매 5~7g을 1회분 기준으로 달여서 1일 3~4회씩 5일 정도 복용한다.

❦_해바라기

해바라기씨 25~30g을 1회분 기준으로 달여서 1일 2~3회씩 1주일 정도 복용한다.

❦_호두나무

호두나무 씨껍질을 벗겨 알맹이 20~25g을 1회분 기준으로 달여서 1일 2~3회씩 4~5일 복용한다.

❦_호박

볶은 씨 25~30g을 1회분 기준으로 껍질째 씹어 먹거나 산제로 하여 1일 4~5회 4~5일 복용한다.

4. 소아 여윔증

■ 원인

소아 여윔증은 3살이 안 된 어린이가 몸이 여위는 것을 말하는데, 먹는 음식물의 양이나 영양가의 부족·소화기 질병과 급성 및 만성병을 앓는 때·수면 부족·운동 부족·비위생적인 생활 등이 원인이 될 수 있다.

■ 증상

증상으로는 몸이 여위며 몸무게가 늘지 않거나 줄고, 심하면 키도 크지 않는다. 피부는 창백하고 마르며 탄력성이 낮아지고, 입술, 입 안 점막이 발적되고 건조하며 쉽게 염증이 생긴다. 또 입맛이 떨어지고 설사를 자주 한다. 뿐만 아니라 칭얼거리고 잘 자지 않으며 운동 기능 발달이 떨어진다.

한방 처방

반하사심탕 半夏瀉心湯

가벼운 설사로 복명과 명치에 결림이 있는 아이에게 사용한다.

생강사심탕 生薑瀉心湯

복명과 명치에 결림이 있고, 트림이 심한 아이에게 사용한다.

_감초사심탕 甘草瀉心湯

복명과 명치에 결림이 있고, 설사가 심한 아이에게 사용한다.

_갈근탕 葛根湯

발열·두통·오한, 배가 무지근한 아이에게 급성설사에 사용한다. 또 오한, 발열이 없고, 목 뒤의 결림, 땀이 나오지 않는 등의 증상이 있는 만성 설사에 사용한다.

_오령산 五苓散

목이 심하게 마르고, 땀이 많이 흐르며, 소변량이 적고, 열이 나며, 물을 쏟아 놓은 것같은 맑은 변을 누는 아이에게 사용한다.

●민간 요법

_꿀

꿀 100g에 왕벌젖로얄제리 1g을 넣고 고루 섞어 한 번에 3~4g씩 하루 3~4번에 나누어 아침·점심·저녁 사이에 먹으면 효험이 있다.

꿀·왕벌젖은 아미노산, 비타민, 미량 원소가 많이 들어 있어 강장 작용, 영양 작용을 하며 병에 견디는 힘과 더위나 추위, 산소 부족에 견디는 힘이 강해지게 한다.

_ 호박씨 · 땅콩 · 호두살

호박씨, 땅콩낙화생, 호두살을 각각 같은 양을 짓찧어 꿀을 넣고 잘 섞어 한 번에 10~15g씩 하루 3번 식후에 먹이면 효과가 좋다. 여기에는 아미노산 · 비타민 · 지방 · 단백질 등이 들어 있다. 영양 작용 · 강장 작용이 있어 몸이 여윈 데 쓰면 튼튼해진다.

_ 뱀장어

뱀장어를 쪄서 잘 말려 가루내 꿀에 개어 만든 환약을 한 번에 5~7g씩 하루 2~3번 먹이면 좋다.

뱀장어는 단백질, 지방을 비롯한 많은 영양 물질 등이 들어 있다.

_ 멥쌀죽

멥쌀죽을 절반 익을 정도로 쑨 다음 쌀의 1/4 양의 마산약 가루를 넣고 다시 푹 익힌 다음 식사 대신 먹이면 효험이 있다.

마는 소화 장애가 있으면서 몸이 여윈 데 특히 좋다.

_ 산약

산약 10g, 구기자 10g, 감초 5g의 재료를 넣고 물을 충분히 부어 산약이 풀어질 때까지 달여 찻잔으로 반 잔씩 하루 두 번 복용시킨다.

5. 유행성 이하선염 항아리손님

■ 원인

　이 병은 대개 환자의 타액에서 감염되는 일종의 전염병이다. 성인도 감염되는 경우가 있으나 5세~10세의 어린아이에게 감염률이 높다. 또 여자아이보다 남자아이가 더 잘 걸린다.

　유행시는 이른 봄에서 늦은 봄 사이에 많이 전염되는데 이것은 면역성 전염병이어서 홍역처럼 한 번 걸리면 일생 동안 두 번 다시 감염되는 일은 없다.

■ 증상

　대체로 2주일에서 3주일 정도가 잠복기이다. 그 기간이 경과하면 몸이 나른하고 오한과 함께 발열한다.

　그러나 이 열은 39℃ 이상으로 상승하는 일은 드물며 38℃ 전후이다. 하지만 고환염이 병발했을 때에는 상당한 고열을 보이는 경우도 있다.

　이 병의 특징은 발열과 동시에 이하선이 부어 오른다. 이것은 양쪽이 동시에 부어 오르는 일도 있으며, 한 쪽만 부어 오르는 일도 있으나 대개는 양쪽이 부어 오르는 경우가 많다. 턱 양 옆부터 뺨에 걸쳐 동시에 부어 오른다.

　본인은 입을 마음대로 움직일 수 없고, 머리도 마음대로 움직일 수 없다. 중증이 되면 음식을 씹지도 못하는 수도 있다.

　이 부어 오른 부위를 누르면 가벼운 통증이 있으나 화농하는 일은 거의 없으므로 그리 염려할 것은 없다.

그러나 성인이 유행성 이하선염에 걸리면 고환염, 부고환염, 난소염 등을 일으키기 쉬우므로 이 점은 특히 주의해야 한다.

한방 처방

승마갈근탕 升麻葛根湯
홍역 발병 초기에 한기, 고열이 있을 때 사용한다.

갈근탕 葛根湯
양독陽毒을 해독하는 작용이 있어 발병 초기에 한기, 발열, 두통이 있고, 땀이 나지 않는 사람에게 사용한다. 아이에게 먹이기 좋으므로 승마갈근탕 대신 사용해도 좋다.

소시호탕 小柴胡湯
한기, 발열, 구역질, 식욕 부진이 계속되고, 몸이 나른하며, 원기가 없는 사람에게 쓰인다.

갈근황련황금탕 葛根黃連黃芩湯
이하선이 붓고 나서 며칠 후 설사가 난 경우에 사용한다.

민간 요법

_ 무
무를 갈아 부은 부분에 붙여 식히면 아픔이 가벼워진다.

_ 매실
매실주를 헝겊에 적셔 부은 부분을 차게 하면 아픔이 가벼워진다.

_ 두부
물기를 짠 두부에 밀가루를 섞어 잘 개고, 다시 약간의 매실초를 쳐 반죽한 것을 헝겊에 1㎝ 두께로 발라, 부은 부분을 싸매면 아픔이 가벼워진다.

한방에 많이 쓰이는 약초

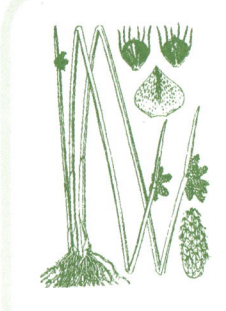
송이고랭이

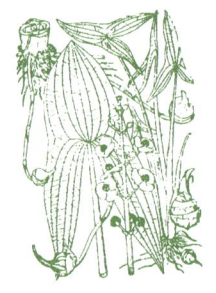
쇠귀나물

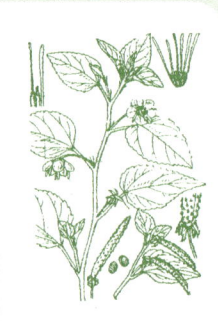
수까치깨

6. 야뇨증

■ 원인

야뇨증 때문에 속상해하는 부모가 의외로 많다. 아침에 일어나 실수한 것을 알고 불안해하는 아이들 또한 많다. 야뇨증이라는 것은 글자 그대로 밤에 잠을 자면서 자신도 모르게 소변을 보는 병이다. 보통 아이는 만 한 살이 되면 낮과 밤의 소변을 자기 뜻대로 할 수 있게 되고, 만 두 살이 되면 낮과 밤의 소변을 자기 뜻대로 지배하게 된다. 그런데 5살 이후까지 소변을 가리지 못하면 이것을 야뇨증이라 한다. 한방에서는 이 야뇨증을 두 가지로 구분한다. 소변이 마려운 것을 알면서도 참지 못해 배뇨하는 것을 소변불금小便不禁이라 하고, 소변 보는 것을 깨닫지 못한 채 배뇨하는 것을 유뇨증遺尿症이라 한다. 유뇨증은 주로 잠잘 때 나타나며 성인에게도 많다.

■ 증상

소변불금증은 깨어 있을 때 많이 나타난다. 이것은 요도괄약근이 손상을 받았거나, 척추의 손상이 원인이 된 경우도 많이 있다. 방광 지배신경의 마비 등에서 유뇨증이나 소변불금증이 오는 경우가 있지만 거의 이런 기질적 원인 없이 기능적인 원인으로 오는 야뇨증이 많다. 자율신경이나 방광괄약근이 약해서 제대로 작용하지 못하는 것이 제일 큰 이유라고 할 수 있다. 소변을 생성하고 배출하는 데는 신장·폐장·비장

따위 장기들이 모두 관계하는데, 이러한 장기들이 허약해졌을 때도 야뇨증이 일어나게 된다. 그래서 한방에서는 어느 장기가 허약한지를 구분하여 치료하게 된다.

한방 처방

소건중탕 小建中湯

허약 체질로 신경질이 많고, 혈색이 나쁘며, 몸이 차고, 나른하며, 쉬 피곤하고, 변비나 설사가 잦은 어린이에게 사용한다.

장기 복용시키면 원기가 회복되고 야뇨증도 좋아진다.

팔미환 八味丸

식욕이 있어 많이 먹고 살이 찌나, 근육이 탄력이 없으며, 운동 신경이 둔하고, 안색도 좋지 않으며, 목이 마르고 나른함, 손발의 냉증, 화끈거림이 있는 사람에게 사용한다.

백호탕 白胡湯

체격이 다부진 어린이로서, 열이 심해 목이 몹시 말라 물을 많이 마시고, 잠자는 동안 이불에 배뇨를 많이 하는 경우에 쓰인다.

시호계지탕 柴胡桂枝湯

잠투세, 감적 짜증병이 자주 생기는 신경질적인 아이로서, 오줌을 찔끔찔끔 흘리고 다니는 경우에 쓰인다.

계지가룡골모려탕桂枝加龍骨牡蠣湯

허약 체질이고, 신경질적인 아이로서, 잠을 잘 못 자며, 밤중 잠결에 배뇨를 하는 경우에 쓰인다.

갈근탕葛根湯

근육에 탄력이 있고, 건강한 체질이며, 식욕이 왕성하고 혈색이 좋고, 활발한 아이로서, 낮에는 소변을 적게 보는데, 밤에 소변을 많이 보는 경우에 쓰인다.

보중익기탕補中益氣湯

비위의 기가 허하여 식욕이 없고, 원기가 없으며, 쉬 피로해지고, 변비, 설사가 잦고, 근육에 탄력이 없으며, 낮에도 조금씩 소변을 누는 증세에 좋다.

민간 요법

소 방광

소의 방광을 물로 깨끗이 씻은 다음 삶아서 먹이거나 햇볕 또는 불에 말려 부드럽게 가루내어 하루 3번에 나누어 먹여도 좋다. 3~5개를 해 먹이면 효과를 본다.

소 방광은 방광의 횡문근골격근 수축 작용이 강해 오줌을 참았다가 눌 수 있게 하는 작용 등이 있다.

_ 연꽃 열매

　연꽃 열매 15g을 돼지의 방광에 넣고 푹 삶아서 한 번에 먹이는데 2일에 한 번씩 4~5번 먹이면 효험이 있다.

_ 익지인 · 오약

　익지인과 오약을 각각 40g씩 물 2ℓ에 달여 1ℓ정도 되게 하여 하루 3번씩 5일 동안 먹이면 좋다.

　익지인 · 오약은 오줌량을 줄이는 작용 등이 있다. 오줌이 잦거나 흐린 데 효험이 좋다.

_ 쇠무릎

　쇠무릎뿌리 8~10g을 1회분 기준으로 복용한다.

_ 연꽃

　연꽃뿌리 30~35g을 1회분 기준으로 생즙을 내어 3~4회 복용한다.

_ 옥수수

　옥수수의 수염 25~30g을 1회분 기준으로 달여서 4~5회 복용한다.

_ 인삼

　인삼뿌리 25~30g을 1회분 기준으로 달이거나 환제, 산제 또는 고제줄여서 굳힘로 하여 4~5회 복용한다.

　복용 중에 복령, 쇠붙이 도구는 금한다. 고혈압 증세가 있으면 신중히 사용한다.

_ 쥐참외

쥐참외뿌리 8~10g을 1회분 기준으로 달여서 4~5회 복용한다.

_ 호박

씨 40~45g을 1회분 기준으로 달여서 4~5일 복용한다.

_ 고둥

고둥 120~150g을 1회분 기준으로 달여서 1일 2~3회씩 2일 정도 복용한다.

_ 닭

볏을 태운 가루 3~4g을 1회분 기준으로 3~4회 물에 타서 복용한다.

● 한방에 많이 쓰이는 약초

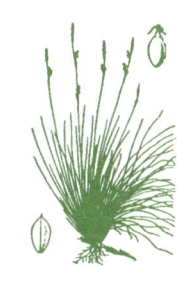
실사초

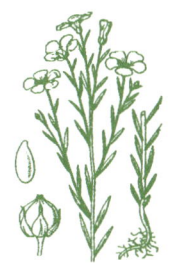
아마

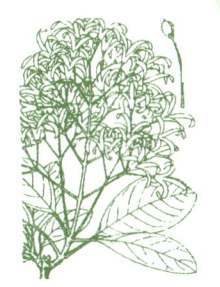
아팝나무

7. 경련경기

■ 원인

소아 경기는 놀랐거나 자기 성질에 못 이겨서 오는 경우도 있고 감기나 소화 불량증의 고열로 인해 많이 발생한다.

■ 증상

6개월에서 3세 정도 사이에서 경련이 많이 생기는데, 초등학교에 들어갈 무렵이 되면 가라앉는 것이 보통이다. 경련이 일어난 어린이는 몸의 근육이 딱딱해지고, 이를 악물며, 눈을 치켜뜨고 몸을 뒤로 젖히거나 의식을 잃는다.

그리고 몸을 작게 떨거나 크게 떨고, 마지막으로 몸의 힘이 빠져 나간 후 축 늘어졌다가 의식을 회복하거나 잠이 들게 된다. 이 과정이 2~5분 정도이다.

간질과 뇌염, 수막염에 걸렸을 경우에는 경련이 자주 일어난다. 중증이므로 의사의 진단이 꼭 필요하다.

한방 처방

 _작약감초탕芍藥甘草湯

백작약 16g, 자감초 8g, 청피 4g, 조구등 4g, 모과 4g에 물 1ℓ를 붓고 30~40분 정도 달여 하루에 수시로 2~3일 복용한다.

소건중탕 小建中湯

비위가 허약한 허약 체질이고, 자면서 오줌을 싸는 어린이나, 복통, 설사가 잦은 어린이로서, 경련이 잦은 경우에 사용한다.

평소부터 복용시키면 허약 체질과 야뇨, 소화기 허약이 개선되고, 경련도 예방할 수 있다.

감련대황탕가홍화

단순한 열성熱性 경련을 막는 효과가 있다. 고열이 있어 경련이 잦은 아이에게 평소부터 먹이면 좋다.

감맥대조탕 甘麥大棗湯

밤에 자주 보채거나 신경질이 많은 아이에게 평소부터 복용시키면 경련을 예방할 수 있다.

민간 요법

범의귀

생잎을 짜 입에 흘려 넣으면 경련이 진정된다.

제비꽃

꽃잎夏枯草에 갈근탕을 부어 달인 액을 마신다. 경련으로 인해 일시적으로 호흡이 멈춰진 경우에 사용하면 효과가 좋다. 꽃잎에 으름동굴木通의 덩굴과 감초를 첨가해 달인 액을 마시면 경련에 좋다.

8. 갓난아이가 젖을 못 빨 때

■ 원인

갓난아이가 젖을 못 빠는 병은 말 그대로 갓난아이가 젖을 빨지 못하는 것을 말하는데 입 안 병이나 선천적인 기형으로 젖을 빨지 못하는 경우와 처음에는 젖을 빨다가 어떠한 원인으로 젖을 빨지 못하는 것은 이 병증에 속하지 않는다.

원기가 허약한 것, 양수를 많이 먹은 경우, 태분이 울체되어 배출되지 않는 경우, 장과 위가 찬 경우 등이 병인으로 된다.

■ 증상

갓난아이가 이틀이 지나도록 젖을 잘 빨지 않거나 전혀 빨지 못할 때는 불안해하고 자주 울며 배가 불러 있다. 또 대·소변도 누지 못하는 경우도 있다.

장과 위가 차서 젖을 빨지 못하는 아기는 얼굴이 창백하여 자주 울고 손과 발이 차며 배 또한 차다.

한방 처방

인삼탕 人蔘湯

평소부터 위장이 약하고, 명치가 결리며, 조금만 먹어도 금방 배가 부르고, 빈혈 기미·다뇨·위통·구역질·설사 같은 증상과 함께 입 안에 연한 침이 괴는 아이에게 사용한다.

🧄 육군자탕六君子湯

위장의 활동이 쇠퇴하고, 배가 물렁하며, 식욕이 없고, 조금만 먹어도 배가 부르면서 졸리고, 손발이 나른하며, 자주 피곤한 무기력한 체질의 아이에게 사용한다.

🧄 대건중탕大建中湯

위장의 활동이 쇠퇴하고, 배가 물렁하며, 배 전체와 손발이 차고, 금방 피곤해지며, 무기력한 체질의 아이에게 사용하면 위장의 근육을 자극하여 긴장력을 높이고, 위장을 회복시키는 역할을 한다.

🧄 반하백출천마탕半夏白朮天麻湯

평소부터 위장의 활동이 약하고, 어지러움·두통·어깨 결림 등이 굳어지는 증상이 있으며, 손발이 차고, 식후에 나른하고, 졸리는 아이에게 효용된다.

🧄 보중익기탕補中益氣湯

맥과 배에 탄력이 없고, 손발이 나른하며, 금방 피곤해지고, 눈과 목소리에 힘이 없는 아이에게 사용한다. 약방명 그대로 '중中;소화기'을 '보補'하고 '기氣'를 '이利'롭게 하는 작용을 하며, '온보제溫補劑의 왕'이라는 의미에서 '의왕탕醫王湯'이라 하기도 한다.

◈ 진무탕 眞武湯

위장이 선천적으로 약하고 혈색이 나쁘며, 손발이 차며, 맥과 배에 힘이 없고, 위장에 수분이 쌓이며, 배뇨가 힘들고, 복통·설사가 자주 있는 아이에게 사용한다.

◈ 평위산 平胃散

명치 부분이 결리고, 배에서 보글보글 소리가 나며, 위내 정수가 있는, 체력이 중간 정도인 아이의 가벼운 위 무력증에 사용하면 좋다.

● 민간 요법

◈ 인삼

인삼 4g을 물 150㎖에 넣고 서서히 15㎖ 정도 되게 달여서 한 번에 5㎖씩 하루 3번 먹이면 원기가 허약해서 젖을 빨지 못하는 데 좋다.

◈ 황기

황기 8g, 만삼 6g을 물 200㎖에 넣고 서서히 20㎖ 정도 되게 달여서 한 번에 5㎖씩 하루 3~4번 먹여도 원기가 허약하여 젖을 빨지 못하는 데 좋다.

◈ 생강 · 감초

마른 생강 乾薑, 감초 甘草 각각 2g, 목향 木香 1g을 물 300㎖에

넣고 50㎖가 되게 달여서 한 번에 5~10㎖씩 하루 3~4번에 먹이면 장과 위가 차서 울며 젖을 못 빠는데 좋다.

_대황·귤껍질

　대황大黃, 귤껍질, 목향을 각각 같은 양을 부드럽게 가루내어 골고루 섞어 한 번에 0.5g씩 물에 타서 하루 3번 먹이면 양수나 태분이 위장관에 울체되어 젖을 빨지 못하는데 좋다.

한방에 많이 쓰이는 약초

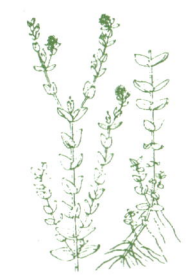
애기고추나물

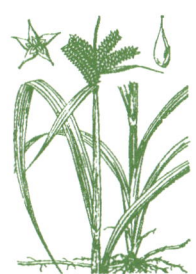
애기흰사초

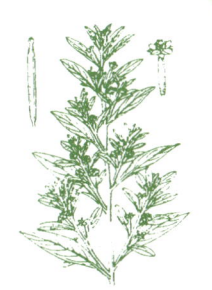
여뀌바늘

9. 어린이가 자주 토할 때

 갓난아이가 우유를 잘 못 먹고 토하고 설사할 때 대개의 젊은 어머니들은 당황하기 마련이다.

한방 처방

 백출은 허약한 비위를 보강시켜 식욕을 증진시키며 아울러 설사·구토를 멈추게 하는 데 매우 효과적인 약재이다. 오약은 인체의 기가 원활하지 못할 때 풀어주는 역할을 하며, 향기로운 정향은 피를 잘 순환하게 하여 냉증으로 인한 복통에 좋다.

민간 요법

이럴 때 옛부터 내려온 오약탕을 먹이면 호전된다고 한다.

➤ 재 료
백출 10g, 오약 4g, 정향 2g

➤ 만드는 법
 백출 10g, 오약 4g, 정향 2g을 넣고 두 대접의 물을 넣고 약 30분간 달인다.

➤ 복용법
하루 두 번씩 이틀간 복용한다.

10. 어린이 기관지염

한밤중에 어린이가 열이 나고 가래가 끓으며 쌕쌕거리면 매우 안타까울 것이다.

한방 처방

환절기에는 소아 급·만성 기관지염이 많이 유행한다. 일반적으로 민간 요법으로는 마황탕을 많이 사용하고 있다.

마황은 발한·진해·진정 작용을 하고 행인은 폐 기능을 원활하게 하는 작용을 하므로 마황과 행인을 복합적으로 사용하면 많은 효과를 거둘 수 있다. 마황은 피부색이 흰 아이에게는 소량을 쓰는 것이 좋다.

민간 요법

재료
마황 5g, 행인 5g, 계지 4g, 마초 1.5g

만드는 법
마황 5g, 행인 5g, 계지 4g, 마초 1.5g에 물 1ℓ를 붓고 2/3 정도 될 때까지 달인다.

복용법
1일 2~3일 정도 복용.

11. 허약 체질

■ 원인

  허약 체질은 유전에도 관계가 있는 것 같으나, 알레르기성 질환이라고도 하고, 또 지방이나 염류의 신진 대사에도 관계가 있다고 하는데 명확한 원인은 아직 파악하지 못하고 있다. 어쨌든 5세 이하의 아이에게 많이 나타난다.

■ 증상

  허약 체질에도 두 가지가 있다. 비대하여 건강하게 보이지만, 그 비대한 것이 이른바 물살인 것과 수약하여 보기에도 약해 보이는 형이 있다.
  어느 것이든 피부나 점막의 저항력이 보통보다 약하기 때문에 경미한 증상에서도 헐거나 짓무르기 쉬우며, 두드러기도 일어나기 쉽다.
  눈에는 눈동자에 이상한 것이 생기고, 혀에는 지도 모양의 반문이 생긴다. 편도선염이나 폐렴, 기관지 카타르, 장 카타르 등에도 걸리기 쉬운 체질이다.

한방 처방

소시호탕 小柴胡湯
신경질이 심하고 편도선, 임파선 등이 잘 생기며 가벼운 열이 계속되는 증상에 쓴다.

소건중탕 小建中湯
대체로 살이 몰랑몰랑하고 원기가 결핍되어 있으며, 피로하기 쉬운 체질, 그리고 복직근이 긴장되어 있는 증상에 쓴다. 야뇨夜尿에도 좋다.

정부탕
몸은 약한데 머리통만 크고 또한 복부 팽만, 수족이 허약한 아이에게 사용하면 식욕도 증진되고, 전신에 살과 힘이 붙게 된다.

민간 요법

구기자나무
구기자나무 잔가지나 뿌리 6~8g 또는 열매 4~6g을 1회분 기준으로 달이거나 환제 또는 산제로 하여 1일 2~3회씩 1주일 정도 복용한다.

녹용
녹용 3~4g을 1회분 기준으로 달여서 1일 2~3회씩 3~4일 복용한다.

_ 당귀

당귀뿌리 6~8g을 1회분 기준으로 달이거나 환제 또는 산제로 하여 1일 2~3회씩 10일 이상 복용한다.

_ 대추나무

대추 15~20g을 1회분 기준으로 달여서 1일 2~3회씩 1개월 정도 복용한다.

_ 둥굴레

둥굴레 뿌리줄기 8~10g을 1회분 기준으로 달이거나 환제 또는 산제로 하여 1일 2~3회씩 10일 이상 복용한다.

_ 마

산마 뿌리줄기 8~12g을 1회분 기준으로 생으로 갈거나 환제 또는 산제로 하여 1일 2~3회씩 10일 이상 공복에 복용한다.

_ 맥문동

맥문동 덩이뿌리 8~10g을 1회분 기준으로 달이거나 환제 또는 산제로 하여 1일 2~3회씩 1주일 이상 복용한다.

_ 민들레

민들레 온 포기 또는 뿌리 12~15g을 1회분 기준으로 달이거나 환제 또는 산제로 하여 1일 2~3회씩 1주일 이상 복용한다.

🌱_ 연꽃

연꽃뿌리 30~35g을 1회분 기준으로 죽같이 만들거나 생으로 갈아서 1일 2~3회씩 10일 이상 복용한다.

🌱_ 인삼

인삼뿌리 25~30g을 1회분 기준으로 달이거나 환제 또는 산제로 하여 1일 2~3회씩 1주일 정도 복용한다. 복용 중에는 복령, 쇠붙이 도구는 금한다. 고혈압 증세가 있으면 신중히 사용한다.

🌱_ 잣나무

잣 12~15g을 1회분 기준으로 쌀을 적당히 넣고 죽을 쑤어 1일 2~3회씩 1주일 이상 먹는다.

🌱_ 장어

장어 1~2마리를 1회분 기준으로 푹 고아서 5회 이상 복용한다.

🌱_ 참깨

참기름 15~20g을 1회분 기준으로 1일 2~3회씩 1주일 이상 공복에 생식한다. 또는 소주 반잔과 같은 양의 참기름을 섞어서 복용한다.

🌱_ 천문동

천문동뿌리 8~10g을 1회분 기준으로 달이거나 환제 또는 산제로 하여 1일 2~3회씩 1주일 이상 복용한다.

_포도나무

포도나무 뿌리 4~5g 또는 열매포도 50~60g을 1회분 기준으로 달여서 1일 2~3회씩 15일 이상 복용한다.

_표고버섯

표고버섯 10~15g을 1회분 기준으로 달여서 1일 2~3회씩 10일 이상 복용한다.

_황기

황기뿌리 15~20g을 1회분 기준으로 달이거나 환제 또는 산제로 하여 1일 2~3회씩 1주일 이상 복용한다. 복용 중에 방풍, 살구씨는 금한다.

_흑염소

1마리를 잡아서 고기는 볶아 먹고 뼈는 고아서 복용한다. 1년에 2회봄, 가을정도 복용하면 좋다. 뼈를 고아서 마실 때 건강 한약재를 넣으면 더욱 효험이 있다.

12. 소아마비

■ 원인

　소아 마비는 유행성 바이러스에 의한 급성 전염병이다. 특히 어린아이들한테 가장 많이 걸린다. 유행 시기는 대체로 6월~9월 사이다.
　이 병은 환자로부터 직접 감염되는 경우가 대부분이다. 간접 감염은 드문 일이므로 특히 환자와 가까이 하지 않도록 해야 한다.
　이 병도 면역성 전염병으로 한 번 걸리면 두 번 다시 걸리지 않는다. 그러나 자칫 잘못하면 불구의 몸이 되는 질병이므로 충분한 관심을 가져야 한다.

■ 증상

　이 병은 주로 척수를 침범하며, 자칫 잘못하면 마비가 영구히 남게 되어 배근이나 수족이 구부러진 그대로 불구 상태가 되는 일도 있다.
　감염되고부터 균의 잠복기는 대개 1주일 이내이며, 그 기간이 경과하면 갑자기 39℃ 내외의 고열이 나고, 이것이 수일간 계속된다. 이때는 전신 권태·두통·식욕 부진·발한·구토, 설사, 복통, 경련 등으로 대단한 고통을 받게 되는데, 의식을 잃는 일은 없다.
　이와 같은 발열기에 들어가면 1일이나 2일 사이에 벌써 마비가 시작된다. 마비는 주로 발근육에서 일어나지만, 배근이나 손에도 일어난다. 갑자기 그 부분이 마비되어 축 늘어져 움직일 수 없게 되며, 기형적으로 구부러지는 일이 많다.

이 마비는 돌발적으로 일어나서 거의 단숨에 한계에 도달하며, 그후로부터는 병세가 진행하는 일은 없다. 그리하여 2~3주일이 경과하면 차차 회복으로 향하여 순조롭게 경과되면 침범된 척수 중추에 속하는 근육에만 마비가 남게 되는 정도가 된다.

그러나 회복이 잘못된 것은 마비된 근육이 위축되고 족부가 구부러지든가, 등이 옆으로 구부러지는 기형적인 신체가 되고 만다.

● 한방 처방

_소시호탕 小柴胡湯
처음 발병시의 발열, 편도선염, 기관지염에 쓴다.

_십전대보탕 十全大補湯
소아 마비의 경과가 오래되어 수약, 빈혈, 하지궐냉에 쓴다.

민간 요법

_ 광대싸리

광대싸리잎이나 잔가지 또는 뿌리 7~9g늘 1회분 기준으로 달여서 1일 2~3회씩 5~7일 복용한다.

_ 삼지구엽초

삼지구엽초 온 포기 6~8g을 1회분 기준으로 달여서 1일 2~3회씩 1주일 정도 복용한다.

_ 쇠무릎

쇠무릎뿌리 8~10g을 1회분 기준으로 달여서 1일 2~3회씩 1주일 정도 복용한다.

_ 애기똥풀

애기똥풀 온 포기 2~3g을 1회분 기준으로 달이거나 생즙을 내어 1일 2~3회씩 1주일 정도 복용한다.

_ 오갈피나무

오갈피나무 잔가지 또는 뿌리 6~8g을 1회분 기준으로 달여서 1일 2~3회씩 1주일 정도 복용한다.

_ 작약

작약뿌리 5~7g을 1회분 기준으로 달여서 1일 2~3회씩 1주일 정도 복용한다.

_ 칡

칡꽃 또는 씨 15~20g을 1회분 기준으로 달여서 1일 2~3회씩 1주일 정도 복용한다.

13. 소화 불량증

■ 원인

갓난아이의 소화 불량, 특히 인공 영양으로 키우는 아이에게 많이 나타난다. 이것은 비타민 부족이라든가, 불규칙적인 수유, 더위, 감기 등으로 체력이 저하되었다는 이유도 있으나 가장 많은 원인은 음식을 잘 못 만든 데서 온 것이다.

지나치게 묽게 하면 영양 부족이 되고, 너무 진하면 장 운동에 부담이 간다. 첨가하는 설탕의 분량 여하에 따라서도 영향이 있다. 뿐만 아니라 인공 영양품 자체가 원래 모유보다 소화가 잘 안 되는 것이 상식이다. 그래서 자칫 잘못하면 소화 불량을 초래하게 되는 것이다.

■ 증상

젖먹이 아이가 웃지도 않고 자주 칭얼거리며 편안히 잠을 자지 않을 때는, 일단은 소화 불량이 아닌가 의심해 볼 필요가 있다. 소화 불량이 되면 자주 젖을 토하게 되고, 대변도 설사 쪽이 되어 횟수가 많아진다.

변은 녹색을 띠고, 그 속에는 좁쌀 같은 것과 점액이 섞여 있다. 보편적으로 열은 없지만 때로는 가벼운 열이 있다. 발열을 수반하는 것은 단순한 소화 불량이 아닐지도 모르므로 특히 주의해야 한다.

한방 처방

_ 반하사심탕 半夏瀉心湯

가슴앓이, 메스거림, 구역질, 구토 등의 증상이 있는 아이에게 재발 예방약으로 장기간 복용하면 좋다.

_ 청열해울탕 清熱解鬱湯

스트레스나 자율신경 실조가 원인이 되어 명치 주변의 동통을 호소하고, 갈증이 나고 입이 쓰며, 혈색이 좋고 체력도 있는 아이에게 사용한다.

_ 시호계지탕 柴胡桂枝湯

명치에서 양 옆구리에 걸쳐 압통 흉협고만이 있으며 복근이 긴장되는 아이의 스트레스 해소에 효과적이다. 예방약으로도 사용한다.

_ 안중산 安中散

위통, 가슴앓이, 위내 정수 같은 증상이 있고 배에서 물소리가 나며, 안색이 나쁜 마른 체형이며, 맥과 배에 탄력이 없는 아이에게 사용한다.

_ 육군자탕 六君子湯

식욕이 없고, 명치가 결리며, 위내 정수 같은 증상이 있고, 체력이 없어서 금방 피곤해지는 아이에게 효과가 있다.

_ 황련해독탕 黃連解毒湯

비교적 통증이 적고, 변비가 없으며, 얼굴이 붉으면서 상기가 잘 되는 아이에게 사용한다.

🧄_건중탕

식욕이 없고, 명치 주변이 아프며, 구역질, 구토 등의 증상이 있고, 마른 체형으로 안색이 나쁘고, 체력이 쇠퇴하여 금방 피곤해지는 아이의 만성화된 소화 불량에 효과가 있다.

● 민간 요법

🌿_사과

사과를 절반이 되게 쪼개어 속은 파 버리고 즙을 내 한 번에 50~100㎖씩 하루 3~4번 먹이면 배가 아파서 설사가 계속되고 목말라 할 때 좋다.

🌿_산사

산사山査 10g을 물에 달여 하루 3~5번에 나누어 먹일 때는 소화를 돕고 입맛이 나게 하며 설사를 멈추게 한다.

🌿_도토리

도토리를 약한 불에 볶아서 부드럽게 가루내어 1~2살 아이에게 한 번에 5~6g씩 여러 번 나누어 먹여도 소화 불량으로 설사를 하는 데 좋다.

🌿_한삼덩굴

한삼덩굴율초 옹근풀 100g에 물을 적당히 넣고 달여서 찌꺼기를 짜 버리고 다시 100㎖ 되게 달여 1살 전 아이는 한 번에 5~10㎖ 하루 2번, 1살 이상 아이는 10~20㎖씩 하루 3번 먹일 때 열이 나면서 설사를 하고 소변을 누지 못하는 데 효험이 있다.

☙_ 까치콩

까치콩_{백편두} 신선한 것 10g에 물 200㎖를 넣고 100㎖ 되게 달여서 1~2살 아이에게는 한 번에 20㎖ 6달 아이는 한 번에 10㎖씩 하루 3~6번 먹이면 설사를 멎게 한다.

☙_ 쑥잎

쑥잎을 부드럽게 짓찧어 넣고 만든 복대를 아이의 배에 감싸 찜질해 주면 효험이 있다.

☙_ 파

파에 소금을 조금 넣고 짓찧어서 따뜻하게 데운 다음 천에 알팍하게 펴서 싸 배꼽을 중심으로 1~2시간 동안 대고 찜질해 주어도 효과가 있다.

14. 중독증

■ **원인**

　3세에서 7~8세 정도에서 많이 나타나는 이 증상은 역리疫痢와 흡사한 격심한 것이 많으므로 주의해야 한다.

　어떤 원인으로 발병하는가에 대해서는 여러 가지 설이 있으나, 대체로 일종의 과민증이라고 말하고 있다.

　이러한 과민증 체질은 모친의 체질이 유전된 것이 아닌가 하는 견해도 있다. 즉 모친이 신경질적인 경우에 그 아이는 자주 자가중독증을 일으키기 때문이다.

　어린이의 자가중독증에는 세 가지 형이 있다. 즉 급성위장 카타르형과 잠행형, 주기성 구토형이다. 이 중에서 가장 많은 것이 급성위장염이다.

■ **증상**

　급성위장 카타르형은 주로 상한 음식에 원인이 된다. 증상은 갑자기 나타나며, 매우 심하다. 지금까지 원기 왕성하게 잘 놀던 아이가 갑자기 고열이 나고 자주 구토를 하며, 나중에는 커피색 같은 토혈이 있다.

　혈색은 창백하고 맥은 약하며 입술과 손톱의 색은 보라색으로 변하면서 몸이 굳어지는 증상이 일어나고, 혈변을 하는 일도 있다. 치료 조치가 늦어지거나 치료가 적절하지 못하면 뇌에도 침범하게 된다.

잠행형은 대체로 2~3일 식욕이 없고 변비가 계속되다가 컨디션이 이상하다는 생각이 드는 사이에 위의 증상이 나타난다. 주기성 구토형은 위의 두 가지 형 중 어느 것이나 일단 치유된 후에도 한 달에 한 번, 3개월에 한 번, 혹은 주기적으로 발병하는 것을 말한다.

한방 처방

오령산五笭散
식중독을 일으켜, 자주 구토를 하는 경우에 쓴다.

자원紫圓
대자석 4g, 적석지 4g, 파두 30알, 행인 50개를 섞어 잘 찧어서 고약을 만들되 만약 너무 굳으면 꿀을 조금 첨가하여 마자인대麻子仁大의 환약을 만들어 유리병에 저장해 두고 대인은 1회 1g, 한 달 이내인 아이에게는 1알, 백 일 이내 아이에게는 2알을 먹인다.

이 방은 식체가 있다고 생각되거나, 식상의 초기에 장내의 음식물을 토하거나 설사하게 하여 중독증을 일으키지 않게 한다.

사역탕四逆湯
중독이 심하고 약한 맥, 수족 냉증, 치아노제를 나타내는 증상에 쓴다.

민간 요법

갈대
갈대뿌리 20~30g을 1회분 기준으로 달이거나 생즙을 내서 4~5회 복용한다.

감나무
감꼭지 6개 또는 잎 5~6개를 1회분 기준으로 달여서 5회 정도 복용한다.

겨자
겨자씨 2~3g을 1회분 기준으로 달여서 4~5회 복용한다.

귤나무
열매(귤)껍질 10~12g을 1회분 기준으로 달여서 5~6회 복용한다.

매실나무
덜 익은 열매(청매실) 8~10개를 1회분 기준으로 달여서 5~6회 복용한다.

반하
반하 덩이뿌리 4~6g을 1회분 기준으로 달여서 4~5회 복용한다.

생강
생강 덩이뿌리 4~6g을 1회분 기준으로 달여서 4~5회 복용한다.

_ 연꽃

연꽃뿌리 30~35g을 1회분 기준으로 푹 고아서 5~6회 그 물과 함께 복용한다.

_ 오수유

오수유 나무껍질 또는 열매 4~5g을 1회분 기준으로 달여서 4~5회 복용한다.

_ 익모초

익모초 온 포기 8~9g 또는 씨 4~5g을 1회분 기준으로 달이거나 생즙을 내서 5회 복용한다.

_ 인삼

인삼 뿌리 25~30g을 1회분 기준으로 달여서 5~6회 복용한다. 고혈압이 있으면 신중히 사용한다.

_ 참외

참외꼭지 2~3g을 1회분 기준으로 달여 2~3회 복용한다.

_ 천문동

천문동뿌리 8~10g을 1회분 기준으로 달여서 4~5회 복용한다.

_ 칡

칡꽃 또는 뿌리 30~40g을 1회분 기준으로 달이거나 생즙을 내어 4~5회 복용한다.

_표고버섯

표고버섯 10~15g을 1회분 기준으로 달여서 4~5회 복용한다.

_호두나무

씨껍질을 벗긴 호두 알맹이 20~25g을 1회분 기준으로 달여서 4~5회 복용한다.

한방에 많이 쓰이는 약초

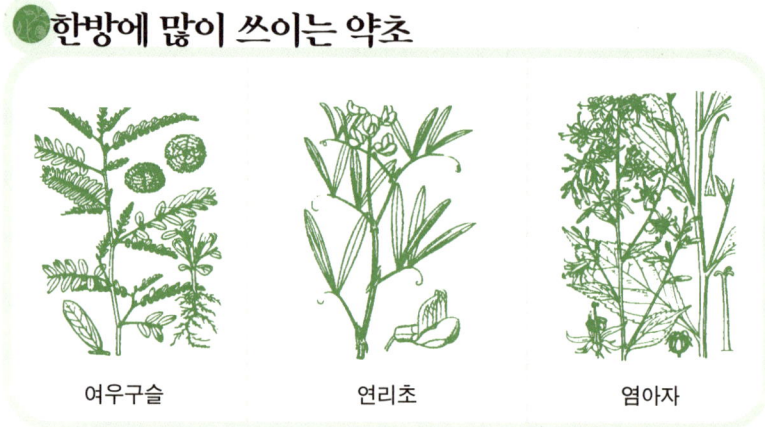

여우구슬　　　연리초　　　염아자

제13장
부인과 질환

1. 냉증

■ 원인

　한방에서 말하는 대하라 함은 여성 성기의 분비물을 총칭한 것이다. 일반적으로 말하는 냉대하는 성기 분비물이 증가하여 질 외부로 유출되어 외음부 또는 그 부근을 축축하게 오염시키는 상태를 지칭하는 것이다. 생리적 대하와 병적인 대하로 구별할 수 있다.

　일반적으로 여성들은 냉이라고 말하며, 이것을 병적인 대하라고 말할 수 있다. 건강한 여성의 질 분비는 감염을 방어하며 자체를 정화하는 작용을 한다. 액체로 산성이다. 질강내 산성 분비가 낮으면 세균에 감염되기 쉽고 트리코모나스성 질염이 잘 생기며, 이때 질강 안의 분비가 많아지면서 가려움증·통증을 느낀다. 심하면 방광염도 유발되어 소변까지 불편하게 된다.

　한방에서는 내적인 원인과 외적인 원인 두 가지로 본다. 내적인 원인에서 대표적인 것이 정신적 스트레스다. 정신적 스트레스에 의해 질강 내분비의 산도가 낮아져 질염이 생기는 것을 말한다. 외적인 원인으로는 몸을 냉하게 하고 추운 곳에 오래 노출되거나 질강 내의 온도의 변화를 들 수 있다.

냉대하를 예방하려면 정신적인 스트레스를 받지 말아야 한다. 또 몸을 깨끗이 하고 찬 곳에 오래 앉지 말고 추운 날씨에는 스커트를 입지 않는 것이 좋다.

■ 증상

몸이 차가워지는 곳은 허리·등·손발·무릎 아래·무릎·발목·발 끝·몸전체 등 사람에 따라 여러 가지다.

여름에도 양말을 벗지 못하거나 이불을 덮어도 몸이 차가와 잠을 못 자기도 한다. '아래는 춥고, 위는 덥다.' 라는 말처럼 하반신은 춥지만 상반신은 상기되거나 어깨 결림, 두통, 어지러움, 초조감 같은 증상이 나타난다.

■ 한방 처방

당귀작약산 當歸芍藥散

혈허로 인해 몸이 마르고, 피부가 흰 사람으로서 빈혈이 있고, 특히 허리와 발이 차고, 소변 횟수가 많으며, 어깨 결림·두근거림·어지러움·귀울림·두통이 있는 사람에게 사용한다.

당귀사역가오수유생강탕 當歸四逆加吳茱萸生薑湯

혈허로 손발 끝이 특히 차고, 동창에 잘 걸리며, 추우면 배에 가스가 차고, 배에 소리가 나거나 아프며, 맥이 가는 사람에게 사용한다.

👍_ 영감출감탕 苓薑朮甘湯

특히 하반신이 아주 차서 마치 물 속에 있는 듯한 느낌이 들고 소변량이 많은 사람에게 사용한다.

👍_ 진무탕 眞武湯

몸이 약하고 신진 대사 기능이 쇠퇴하여 원기가 없고, 쉬 피곤하여, 손발이 차고 추위를 타며, 몸이 식으면 복통, 설사, 부증이 나타나는 사람에게 사용한다.

👍_ 청습화담탕 淸濕化痰湯

특히 등에 물을 끼얹은 것처럼 시리고, 담이 많이 나오며, 신경통 같은 통증이 온 몸을 이동하는 사람에게 사용한다.

👍_ 계지복령환 桂枝茯苓丸

안색은 좋으나 발이 차고, 좌하 복부에 저항과 압통, 어깨 결림·상기·월경이상·아랫배가 당기고 아픈 증상이 있는 사람에게 사용한다.

👍_ 도인승기탕 導仁承氣湯

하초의 어혈로 특히 무릎 아래가 물 속에 잠겨 있는 것처럼 시리고, 상기되어 얼굴이 화끈거리고, 변비·어깨 결림·월경이상·좌하복부에 강한 저항과 압통이 있는 사람에게 사용한다.

_ 계지가부자탕 桂枝加附子湯

여름에도 양말을 벗지 못할 정도로 발이 시리고, 팔다리가 아프며, 몸이 추우면 배가 당기거나 아픈 사람에게 사용한다.

_ 인삼탕 人蔘湯

위장이 약하고 설사 기미가 있는 사람으로서 명치가 결리며, 통증이 있고, 원기가 없어 온 몸이 추운 사람에게 장기적으로 사용한다. 한기가 심한 사람에게는 부자附子를 더해도 좋다.

_ 팔미환 八味丸

중장년 이상인 사람으로 손발과 아랫도리가 차고, 하반신에 탈력감이 있으며, 특히 야간에 배뇨 횟수가 많고 목이 몹시 마르는 사람에게 사용한다.

_ 사역탕 四逆湯

냉증이 몹시 심하고, 땀이 나며, 호흡이 미약하고, 맥과 복력腹力이 약한 사람에게 사용한다. 또는 이질痢疾 등으로 인해 설사를 심하게 하고, 너무 추워 손발이 얼음처럼 차며, 얼굴이 창백하고, 너무나 지친 나머지 죽음 일 보 직전인 것 같은 상태에 사용한다.

민간 요법

_ 무
햇볕에 말린 잎을 욕탕에 넣고 목욕을 하면 몸이 따뜻해진다.

_ 창포
잎을 똑같이 목욕할 때 사용한다.

_ 오수유
종자와 경엽을 포대에 담아 욕탕에 넣고 목욕한다.

_ 쑥
건조시킨 경엽을 썰어 포대에 담아 욕탕에 넣고 목욕한다.

_ 구기자나무
잎을 달여 수시로 마신다.

_ 마늘
생마늘을 달여 마신다. 마늘을 꿀에 담가 먹거나 마늘주를 매일 조금씩 마신다.

_ 생강
생강 30g, 설탕 600g을 술소주 1ℓ에 넣어 한 달 동안 두었다가 자주 마시면 좋다.

_ 익모초
익모초를 물에 달여 찌꺼기를 짜고 다시 진하게 졸여 팥알 크기의 알약을 만들어 한 번에 10량씩 하루 3번 먹는다.

▶_인삼

인삼 20g을 물에 달여 하루 두 번에 나누어 아침·저녁 식전에 먹으면 좋다.

▶_감국

감국 온 포기 또는 꽃 5~6g을 1회분 기준으로 달여서 1일 2~3회씩 10일 정도 복용한다.

▶_고추

말린 고추 8~10g을 1회분 기준으로 달여서 1일 2~3회씩 3일 정도 복용한다 냉복통증.

▶_구절초

구절초 온 포기 3~4g을 1회분 기준으로 달여서 복용한다. 그 물로 엿을 고아 15일 이상 복용하면 부인들의 냉병에 아주 효험이 있다.

▶_국화

국화 온 포기 또는 꽃 4~6g을 1회분 기준으로 달여서 1일 2~3회씩 10일 정도 복용한다.

▶_녹용 사슴

녹용 3~4g을 1회분 기준으로 달여서 1일 2~3회씩 5~6일 복용한다.

▶_당귀

뿌리 5~8g을 1회분 기준으로 달여서 1일 2~3회씩 1주일 이상 복용한다.

❦_대추나무

말린 열매대추 15~20g을 1회분 기준으로 달여서 1일 2~3회씩 15일 이상 장복한다.

❦_삽주

삽주뿌리 4~5g을 1회분 기준으로 달여서 1일 2~3회씩 10일 정도 복용한다.

❦_잇꽃

잇꽃 5~7g을 1회분 기준으로 달여서 1일 2~3회씩 1주일 정도 복용한다.

❦_할미꽃

할미꽃뿌리 5~8g을 1회분 기준으로 달여서 1일 2~3회씩 5~6주일 정도 복용한다.

❦_황기

황기뿌리 15~20g을 1회분 기준으로 달여서 1일 2~3회씩 1주일 정도 복용한다.

❦_회향

회향 열매 5~7g을 1회분 기준으로 달여서 1일 2~3회씩 5~6일 정도 복용한다.

❦_꿀

꿀 10~12g을 1회분 기준으로 달여서 1일 2~3회씩 10일 정도 따뜻하게 해서 복용한다.

2. 월경 이상

■ **원인**

월경 이상의 경우는 여러 가지 형태가 있다. 그 대표적인 몇 가지를 들어 본다.

• **무월경** : 당연히 월경이 있어야 할 연령인데도 전혀 월경을 볼 수 없는 사람과, 처음에는 있었으나 질병이나 자궁, 난소 수술, 강한 정신적인 쇼크, 영양 부족 등 때문에 월경이 폐지된 것을 말한다. 성숙 연령에 월경이 없다는 것은 내분비에 장애가 있고, 그 때문에 난소나 자궁의 발육 부전에서 오는 것이 가장 많다. 다음은 영양 부족에서 온다. 당연히 월경이 있어야 할 충분한 체력을 갖추지 못하고 있기 때문이다. 그 중에는 자식을 바라는 열망이 지나쳐서 월경이 폐지된 것을 임신했다고 기뻐하는 상상임신이라는 무월경도 가끔 볼 수 있다.

• **조발 월경** : 월경은 보통 15세 전후부터 있는 것이 보통이다. 때로는 10세에 달하지 않았는데도 초경을 하게 되며, 그 이후 규칙적으로 월경을 보게 되는 사람도 있다. 이와 같은 것을 조발 월경이라 하며, 대개는 난소의 발육 이상으로 조숙한 것이다. 즉 호르몬의 이상에서 오는 것이다.

• **희발 월경** : 월경은 보통 4주일에 한 번 있는 것이 표준형이다. 이것이 2개월이나 3개월에 한 번, 또는 더 간격을 두고

내조하는 사람도 있다. 이것을 희발성 월경이라고 한다. 난소 기능에 결함이 있거나 자궁의 발육이 부전하기 때문에 일어나는 현상이다.

• **빈발 월경** : 이것은 희발성 월경의 반대로 1개월에 두 번, 또는 세 번 월경을 보게 되는 형이다. 역시 난소의 기능에 장애가 있기 때문에 일어난다.

• **월경 곤란증** : 건강한 사람은 월경시에 특히 병적인 자각 증상으로 고통을 받게 되는 일은 거의 없다. 이것이 월경시가 되면 허리나 하복부에 통증을 자각하고 두통, 상기 등의 증상이 가해지고, 기분이 불쾌하여 누워 있지 않으면 안 되는 사람도 있다. 이와 같은 것을 월경 곤란증이라 한다.

이것은 다음과 같은 원인에 의한 것이다. 자궁의 발육 부전이나 자궁내막염 같은 염증성 질병에 의한 것, 정신의 과로나 히스테리에서 오는 것 등이 있다.

이 밖의 월경 이상으로는 경혈이 극히 소량인 과소 월경, 반대로 보통 사람들보다 경혈이 많은 다월경 등도 있다.

■ 증상

신체적으로 성숙해질 무렵의 무월경은 신체적으로나 정신적으로나 특별한 변화를 감지할 수 없으나, 성숙한 후의 무월경은 다소간의 이상을 감지하게 된다. 월경 주기에 해당하는 날이 가까워지면 상기·현기증·이명·견비통·두통 등을 자각한다.

또 사람에 따라서는 코피가 나오고, 입에서 출혈하는 일도 있다. 이것을 대상월경이라 한다. 즉 있어야 할 월경이 나오지 않으므로, 그 대상으로 코나 입을 통하여 나오는 것으로 수일간 계속되는 일도 있지만, 이것은 별로 염려할 것은 없다. 치료나 식양생에 의하여 무월경이 해소되면 자연히 소멸된다.

무월경은 원발성 무월경과 속발성 무월경으로 구분된다. 전자는 만 16세 이상이 되어도 초조가 없는 것을 말하고, 후자는 90일 이상 월경이 없는 상태가 계속되는 것을 말한다.

희발성 월경은 월경 주기가 38일 이상인 것, 빈발성 월경은 24일 이내인 것을 말한다. 과소 월경은 월경이 2일 이내에 끝나고 혈액량이 아주 적은 것을 말하고, 과다 월경은 8일 이상 월경이 계속되거나 혈액량이 아주 많은 것을 말한다. 또 월경 곤란증이란 월경 기간 중에 하복통이나 요통, 두통, 구역질, 온 몸이 나른한 증상이 심한 것을 말한다.

한방 처방

당귀작약산 當歸芍藥散

혈허로 인해 쉬 피곤해지고 안색이 나쁘며, 요통·어지러움·어깨 결림, 배꼽 아래 경사진 곳에 압통이 있는 사람에게 사용한다. 월경 곤란증의 경우는 통증이 비교적 가벼운 경우에 사용한다.

_도인승기탕 導仁承氣湯

안색이 검붉거나 거무스름하고, 변비·어깨 결림·상기· 초조감이 자주 들고, 좌하복부에 저항과 압통이 있는 사람에게만 사용한다. 월경 곤란증의 경우는 월경 직전에 통증이 심하고, 월경이 시작되면 통증이 가벼워지는 사람에게 사용한다.

_계지복령환 桂枝茯笭丸

자주 상기되고 좌하복부에 저항과 압통, 어깨 결림, 요통, 냉증이 있고, 자주 어지러운 사람에게 사용한다.

_절충음 折衝飮

좌하복부에 저항과 압통, 상기, 하반신에 냉증이 있는 사람에게 사용한다. 월경 곤란증의 경우는 통증이 심하고 월경 기간중에도 아픈 사람에게 사용한다.

_온경탕 溫經湯

약간 체력이 없는 사람으로서 허리는 차지만 손발이 화끈거리고, 입술이 마르며, 아랫배에 팽만감과 불쾌감이 있는 사람에게 사용한다.

_가미소요산 加味逍遙散

갑자기 등이 뜨거워졌다가 차가워진 경험이 있고, 오후가 되면 얼굴이 상기되며, 불면증, 식욕 부진, 작은 일에 걱정이 많은 증상을 가진 사람에게 사용한다.

_정기천향탕 正氣天香湯

월경 곤란증, 신경질적인 사람의 생리통에 사용하면 효과가 아주 좋다.

당귀건중탕 當歸建中湯

비위의 기가 부족하고, 혈허하여 마른 체구이고, 복직근이 당겨 위의 상태가 나쁜 사람의 월경 곤란증에 사용한다.

대건중탕 大建中湯

뱃속의 양이 허하여 뱃속의 장이 움직이는 것을 알 수 있을 정도로 복력이 없고, 쉬 피곤해지며, 손발이 찬 사람의 월경 곤란증에 사용한다. 또한 위 무력증이나 위 하수가 있는 사람에게 적합하다.

오수유탕 吳茱萸湯

월경 곤란증으로 두통, 어지러움, 구토, 복통, 신트림, 설사가 심할 때 사용한다.

만통환 萬痛丸

월경이 어혈되어 막히고 배꼽과 배가 아픈 증세를 치료한다.

칠제향부환 七製香附丸

월경이 고르지 못하여 맺혀서 징가된 증세와 골증 발열한 증세를 치료해 준다.

무극환 無極丸

월경이 막혀서 혈괴가 있으며 아주 고통스런 증세를 치료한다.

_ 사물조경탕四物調經湯

월경이 닫히고 적괴 때문에 동통하는 증세를 거뜬하게 치료한다.

_ 서금산瑞金散

월경이 제대로 나오지 못하고 혈기가 활통하는 증세를 치료한다.

_ 삼신환三神丸

처녀의 월경 후가 순조롭지 못하고 복통이 있는 증세를 치료한다.

_ 목단피탕牧丹皮湯

처녀의 월경 불순과 해수 발열을 치료한다.

_ 조경산調經散

월경이 고르지 못한 증세를 치료한다.

_ 도경환導經丸

월경이 닫히고 요복이 동통하는 증세를 말끔하게 치료한다.

_ 삼화탕三和湯

열결과 혈폐를 치료한다.

_ 지황통경환地黃通經丸

혈가 때문에 술잔 크기로 뭉친 것이 배꼽 밑에 있어서 통증이 있는 증세를 치료한다.

통경탕通經湯
월경이 닫힌 증세를 치료한다.

사제향부환四製香附丸
월경이 고르지 않은 증세를 치료하고 경맥을 고르게 한다.

옥촉산玉燭散
월경이 응체해서 통하지 못하고 징가배 속에 덩어리가 생기는 병가 된 증세를 치료한다.

홍화당귀산紅花當歸散
처녀의 월경 불순과 또는 어혈瘀血이 쌓여서 요복이 동통한 증세를 치료한다.

흑부환黑附丸
부인의 경수經水가 고르지 않을 때와 무자無子일 때 치료한다.

청경사물탕淸經四物湯
경수經水가 기일보다 일찍 나오는 증세는 혈허血虛와 열이 있는 증세이니 이것을 치료한다.

천금도인전千金桃仁煎
혈가·혈적血積·월경 불통의 증세를 치료한다.

백자인환栢子仁丸
노심으로 인해서 월경이 막힌 증세를 치료한다.

_ 자부환 煮附丸

월경이 고르지 않고 제복臍腹에 동통이 심하며, 얼굴빛이 누렇고 먹는 것이 줄어들며, 대하帶下나 붕루崩漏한 데를 치료한다.

민간 요법

_ 익모초

익모초를 매일 200g씩 물에 달여 먹으면 효과가 좋다.

_ 부추

복통이 심할 때 신선한 부추를 20㎖ 정도 즙을 내서 흑설탕을 알맞게 넣고 따끈하게 데워 마신 다음 20분 가량 반듯이 누워 있으면 통증이 멎는다,

_ 백출

월경기에 구토가 나면 정향, 건강 5g, 백출 10g을 함께 가루내어 아침 식간에 죽물에 타서 먹는다.

_ 봉선화

봉선화 300g에 흑설탕 600g을 넣고 계란을 삶아 노른자위만 빼낸 것 300g과 함께 잘 으깨어 병에 담아 둔다. 이것을 매일 세 차례 식간에 큰 숟가락으로 하나씩 끓인 물에 풀어서 복용한다.

_ 소금

굵은 소금 500g, 파밑동 300g, 생강 100g을 함께 볶아 헝겊 주머니에 넣어서 뜨끈할 때 아랫배를 찜질한다. 매일 15~20분씩 3~4일 되풀이하면 통증이 멎으면서 기타 증상도 소실된다.

_ 생강

잘게 썰어 짓찧은 생강 25g을 흑설탕 250g에 고루 섞어서 그릇에 담아 가마에 쪄 내면 마치 물엿 모양의 생강탕이 된다. 이 생강탕을 월경이 오기 2~3일 전부터 월경이 마무리 될 때까지 한 번에 한 숟가락씩 하루 2회 먹으면 통증이 멎는다.

_ 당귀

월경통으로 아랫배가 아플 때 당귀·적작약·천궁·목단피·향부자·원호 각 15g, 생지황·홍화 각 10g, 도인 25알을 함께 물에 달여 2회에 나누어 먹으면 효과가 신통하다.

_ 백도라지

백도라지와 접시꽃뿌리 20g씩을 오골계 한 마리에 넣고 푹 고아 그 국물과 고기를 먹으면 된다.

_ 가물치

가물치는 여성의 부인병에 좋은 민물고기이다. 가물치 180g 짜리 산 놈 한 마리를 뽕나무뿌리 삶은 물에 고아서 먹는다.

_ 해바라기

해바라기 꽃판 한 개를 검누렇게 태워서 가루를 만들어 1회에 3g씩 하루 3회 황주에 타서 먹는다. 이 처방은 월경 과다로 오는 하혈에 효과가 좋다.

_오미자

당귀·구기자 각 10g, 오미자 8g을 한데 섞어 물에 달여 먹는다. 이 처방은 월경의 주기가 불규칙하고 월경기에 번조 불안·불면·현기증·두통 등을 동반하는 증세에 효과가 좋다.

_수세미

말린 수세미를 구워 가루를 만들어 1회에 3돈쭝씩 하루 3회 술에 타서 마시면 효과가 있다.

_건강

부추뿌리 120g, 건강 15g을 한데 섞어 물에 달여 먹는다. 이 처방은 월경의 주기가 불규칙한 증세에 효과가 신통하다.

_황기

황기 50g, 당귀 15g, 우슬 25g을 물에 달여 먹되 매일 1첩씩 여러 날 먹으면 효과를 본다.

_콩

검정콩 50g, 홍화 25g, 흑설탕 100g을 물에 달여 하루 2회에 나누어 먹는다.

_월계화

월계화·익모초·단삼 각 25g을 한 컵 정도 달인 물에 황주 한 잔을 타서 따끈하게 데워 먹는다.

3. 불임증

■ 원인

일반적으로 부부가 피임을 하지 않고 동거한 지 2년 이상이 지났는데도 임신이 되지 않는 경우를 불임증이라고 한다.

불임의 원인은 남성에게 있어서는 성기 이상, 발기 부전, 무정충증, 비활동성 정충증 등이 있다. 여성의 불임에는 두가지가 있다. 그중 하나는 원발성 불임증으로 전혀 임신이나 출산한 경력이 없는 것을 말하며, 또 하나는 속발성 불임증으로 임신이나 출산 경력이 있는데 더 이상 임신이 되지 않는 것을 말한다. 여성 불임의 원인은 성기 이상, 자궁후출 혹은 전굴, 배란 장애, 난관 기형 혹은 막힘, 미성숙 자궁, 난소·자궁염증 등이 있다.

한의학에서는 남성 불임의 원인으로 신허腎虛를 꼽기도 하는데, 이것은 발기 부전·조루증·정액 사출 불능·무정충증 등의 범위에 속한다. 또 정한精寒은 정액이 냉하여 정충이 활발하게 활동을 못하는 것인데, 오불남五不男이라 하여 천天·건·누漏·겁怯·변變 다섯 가지 불임 원인을 제시한다.

■ 증상

여성 측의 원인에는 여러 가지가 있다. 우선 성기의 발육 부전이다. 발육 부전 때문에 무월경이라면 몇 십 년을 기다려도 임신은 가망이 없다.

난관염으로 난관이 유착된 것도 임신은 불능이다. 정자나 난자의 통로가 막혀서 양자가 만날 기회가 없기 때문이다.

자궁구경子宮口徑이 병적으로 협소하여 정자가 들어갈 수 없는 것도 불임증이 된다. 월경은 있으나 난자를 배출하지 못하는 사람도 임신이 불가능하다. 이러한 것을 무배란성 월경이라고 한다.

하궁 후굴증도 정자가 들어가기 어려우므로 불임의 원인이 된다. 기타 자궁내막염·자궁근종·내분비 이상 등도 불임을 가져오는 것들이다.

한방 처방

도인승기탕 導仁承氣湯

좌하복부에 저항과 압통이 있고, 초조감이 자주 들며, 변비·어깨 결림·상기·불면증·두통·어지러움 등이 있는 사람에게 사용한다.

대황목단탕 大黃牧丹湯

우하복부에 저항과 압통이 있고, 변비 기미, 난소나 자궁에 염증이 있는 사람에게 사용한다.

당귀작약산 當歸芍藥散

손발이 자주 차고, 빈혈 기미가 있어서 안색이 좋지 않으며, 어지러움과 두근거림, 하복부에 가벼운 압통과 저항이 있는 사람에게 사용한다. 어혈을 제거하고 혈액 순환을 좋게 하며, 자궁과 난소의 활동을 도와줌으로 불임증에 많이 사용되고 있다. 자궁과 난소의 기능 장애로 인한 불임증으로 서양의학의 치료로는 효과가 없는 경우에 유효하다.

또한 순산을 위해 좋은 약이므로 임신 중 복용하면 튼튼한 아이를 쉽게 낳을 수 있다고 한다.

온경탕 溫經湯

아랫도리와 아랫배가 차고 아프며, 입술이 말라 거칠어지고, 밤이 되면 손이 화끈거리는 사람에게 사용한다.

계지복령환 桂枝茯苓丸

좌하복부에 압통과 저항, 아랫부분에 통증·상기·어깨 결림·어지러움·냉증 등이 있는 사람에게 사용한다.

당귀건중탕 當歸建中湯

몸이 여위고 원기가 없으며, 빈혈 기미가 있어 안색이 좋지 않고, 추우면 하복통이나 생리통이 생기는 사람에게 사용한다.

가미소요산 加味逍遙散

빈혈 경향이 있고, 갑자기 등이 뜨거워졌다가 또 갑자기 차가워진 적이 있으며, 어지러움, 불면증, 상기, 초조감, 월경 이상 등이 있는 사람에게 사용한다.

절충음 折衝飮

하복부에 압통과 저항, 월경 이상이나 월경통, 성교시에 아품이 있는 경우에 사용한다.

진무탕 眞武湯

안색이 별로 좋지 않고, 자주 피곤하며 어지러움, 손발의 냉증, 설사, 머리가 무거운 증상이 있는 사람에게 사용한다.

십전대보탕 十全大補湯

온 몸이 아주 쇠약하고, 빈혈이 심하여 안색이 아주 나쁘며, 온 몸이 몹시 나른한 사람에게 사용한다. 빈혈을 조속히 회복시키고 체력을 갖게 하여 임신이 잘 되도록 한다.

육군자탕 六君子湯

위장이 약하고 식욕이 없으며, 명치가 당기고 결리는 사람에게 사용한다. 위염, 위하수, 위 무력증이 있는 사람의 불임증에 적합하다.

소시호탕 小柴胡湯

근골질의 마른 체형인 사람으로서 늑골 아래에 압통이 있어 답답하고, 입 안이 씁쓸하며, 어깨와 목이 결리고, 식욕 부진인 남성의 정력 감퇴에 좋다.

보중익기탕 補中益氣湯

중년 이상이면서 비위의 기가 약해 쉬 피로해지고, 안색이 좋지 않으며, 정신적으로도 지쳐 있고, 식욕이 없으며, 손발이 화끈거리고, 배에 힘이 없는 남성의 정력 감퇴에 사용한다.

_ 팔미환 八味丸

중년 이상이면서 쉬 피로해지고, 하반신에 탈력감이 있으며, 밤에 소변을 자주 보는데 그때마다 목이 몹시 마르고, 손발이 차지만 화끈거릴 때도 있으며, 변비 경향인 남성에게 사용한다. 위장이 약해서 설사를 자주 하는 사람에게는 적합하지 않다.

_ 계지가룡골모려탕 桂枝加龍骨牡蠣湯

신경질이 많고 늑골 아래에 압통과 저항이 있어 가슴이 답답하며, 배꼽 부분에 두근거림, 불면증, 잔근심 등의 신경쇠약 증상이 있으며, 변비증이 있는 남성에 쓰인다.

_ 소건중탕 小建中湯

피로가 심해 손발이 노곤하며, 때로 배가 아프고, 안색도 좋지 못하고, 손발이 화끈거리거나 두근거림, 몽정 등이 있으며, 자주 배가 아픈 남성에게 사용한다.

●민간 요법

_ 수양버들잎

수양버들잎을 추동에 따라 그늘에 말린 것을 매일 한 주먹씩 달여 복용하면 임신이 된다고 한다.

_ 삼지구엽초

삼지구엽초의 잎, 줄기, 뿌리 전부를 그늘에 말린 것 12g을 잘게 썰어 달여 조석으로 90cc씩 계속 복용한다.

❦_이질풀

그늘에 말린 경엽 20g을 500~600cc의 물로 절반이 될 때까지 달여 하루 3회로 나눠 마신다. 위장도 강해지고 몸도 따뜻해져서 자궁내막염 등에 의한 불임증에 효과적이다.

❦_익모초

익모초 10~20g을 물에 달여서 하루 3~4번 나누어 먹으면 효험이 있다.

❦_약쑥

삼지구엽초, 약쑥을 각각 같은 양을 섞어서 물에 달여 찌꺼기를 다시 물엿처럼 되게 졸여 하루에 10~15g씩 하루 3번 식기 전에 먹는다.

약쑥은 국화과에 속하는 여러해살이풀로 각지의 산과 들에서 널리 자란다. 5~7월 꽃이 피기 전에 옹근풀을 베어 그늘에서 말려 쓴다. 맛은 쓰고 성질은 따뜻하다.

❦_구절초

구절초 온 포기 삶은 물로 엿을 고아서 1일 2~3회씩 20일 이상 복용한다.

❦_대추나무

말린 열매대추 1말 정도를 정당량씩 나누어 달여서 1일 3~4g씩 20일 이상 공복에 복용한다.

❧_둥굴레

뿌리줄기 8~10g을 1회분 기준으로 달여서 1일 2~3회씩 20일 이상 복용한다. 술에 담가 복용한다.

❧_만병초

만병초 4~6g을 1회분 기준으로 달여서 1일 2~3회씩 20일 이상 복용한다.

❧_배롱나무

배롱나무 잔가지 5~6g을 1회분 기준으로 달여서 1일 2~3회씩 20일 이상 복용한다.

❧_사상자

사상자씨 5~6g을 1회분 기준으로 달여서 1일 2~3회씩 15일 이상 복용한다.

❧_새삼

새삼씨 2~3g을 1회분 기준으로 달여서 1일 2~3회씩 15일 이상 복용한다. 술에 담가 복용한다.

❧_인삼

인삼뿌리 1~2개를 1회분 기준으로 밥에 넣고 쪄서 1일 2~3회씩 밥과 함께 20일 이상 먹는다.

4. 갱년기 장애

■ 원인

갱년기란 난소의 기능이나 임신 기능력이 쇠약하여 월경이 폐지되고, 노년기로 진행하는 기간을 말한다. 여성의 갱년기는 평균적으로 48세가 되는데 개인의 체질이나 생활 환경에 따라 상당한 차이가 있다. 빠른 사람은 42~43세에 이미 갱년기 장애를 일으키고, 느린 사람은 55~56세까지도 월경이 있는 사람이 있다. 빨리 갱년기를 맞이하는 사람은 대개 신체가 약하다.

■ 증상

장애가 일어나는 것도 체질에 따라 상당한 차이가 있다. 갱년기 장애 현상이 극히 가볍고, 또 극히 단시일에 끝나서 거의 알지 못하는 사이에 갱년기가 경과하는 사람과 환자가 되어 장기간 자리에 누워 있는 사람도 있고 3년 이상이나 반환자 같은 상태로 경과하는 등 잡다하게 나타난다.

갱년기 증상의 주된 점은 얼굴이 일시적으로 달아오르며 수족 냉증, 상기, 현기증, 이명, 심장 장애, 발한, 견비통, 요통, 신경통, 관절통을 일으킨다.

이 무렵부터는 몸이 비대해지기 시작하는 사람이 많다. 지방이 침하하기 때문이다. 그 중에는 알아볼 수 없을 정도로 비대해지는 사람도 있다.

산경 증상도 여러 가지로 나타난다. 가벼운 히스테리 상태와 같은 신경질로 나타나는 것이 보통이다. 그리하여 몸에 소양감이 있거나, 피부면에 거머리가 기어 가는 느낌이 있다. 성기는 전적으로 위축된다. 이것은 지방이 감소하기 때문이다.

외음부는 장력을 상실하고, 질강膣腔도 협소해지고, 자궁은 전적으로 위축되며, 음모도 박해진다. 그러나 분비물은 도리어 많아지고 성욕은 일반적으로 감퇴한다. 그 중에는 전혀 성욕을 잃게 되는 사람도 있으나, 한편에서는 아무런 변동을 자각하지 못하는 사람도 있다.

아마 노쇠하기를 원하는 사람은 없을 것이다. 특히 여성이라면 한층 더 그럴 것이다. 그러나 갱년기는 조만간 찾아오는 피할 수 없는 방문객으로 어찌할 수 없다.

그런다고 그대로 방치해 두면 싫든 좋든 할머니라 불리우는 종착역을 향해 달릴 뿐이다. 그러므로 젊음을 되도록 유지하기 위해서는 한방적인 요법과 식양생이 중요하다.

한방 처방

당귀작약산當歸芍藥散

허혈로 빈혈 경향이 있고, 냉증으로 자주 피곤하며·어깨 결림·두통·어지러움·귀울음·두근거림·하복통이 있는 사람에게 쓰인다.

👍_ 가미소요산 加味逍遙散

등이 갑자기 뜨거워졌다가 차가워지고, 쉬 피곤해지며, 어깨가 결리고, 신경질이 많으며, 대수롭지 않은 일에 걱정이 많고, 불면증·식욕 부진·오후가 되면 상기되는 증상에다, 꿈을 자주 꾸는 사람에게 쓰인다.

👍_ 계지복령환 桂枝茯苓丸

하복부의 어혈로 하복부에 저항과 압통이 있고, 약간 상기 기미가 있으며, 두통, 어깨 결림, 어지러운 증상이 있는 사람에게 쓰인다.

👍_ 도인승기탕 導仁承氣湯

계지복령환을 사용할 경우보다 증상이 더욱 심하고 변비가 있는 사람에게 쓰인다.

👍_ 시호가룡골모려탕 柴胡加龍骨牡蠣湯

음양의 부조화로, 신경질이 많고, 대수롭지 않은 일에 걱정이 많으며, 불면증, 꿈을 자주 꾼다. 머리가 무겁다, 어깨 결림, 어지러움, 상기 등의 증상이 있고, 배꼽 부위가 두근거리며, 변비 기미인 사람에게 쓰인다.

👍_ 시호계지건강탕 柴胡桂枝乾薑湯

빈혈 경향이 있어 안색이 좋지 않고, 냉증으로 쉬 지치며, 배꼽 부위가 두근거리고, 늑골 아래에 가벼운 저항과 압통이 있고, 목이 마르며, 목 위로 땀을 많이 흘리는 사람에게 쓰인다.

계지가룡골모려탕 桂枝加龍骨牡蠣湯

자주 상기되고, 땀을 많이 흘리며, 하지가 차게 느껴지고, 불면증, 초조감, 잔걱정, 신경이 날카로운 증상이 있는 사람에게 사용한다.

시호계지탕 柴胡桂枝湯

입 안이 씁쓸하고, 상기 기미가 있어 상반신에 땀이 많이 나며, 늑골 아래의 압통과 저항은 중간 이하이고, 명치가 결리고 딱딱하며, 두통, 관절통, 발열, 불면증, 신경쇠약, 히스테리가 있는 사람에게 쓰인다.

감맥대조탕 甘麥大棗湯

신경이 아주 날카롭고, 환각이 있거나, 이유도 없이 서글퍼 눈물이 나오거나, 뜻도 없이 화가 나며, 괜히 우스워 웃음이 나거나, 선하품을 연발하고, 히스테리, 노이로제, 불면증이 있는 사람에게 사용한다.

반하후박탕 半夏厚朴湯

담이 막힌 것이 오래되어 기분이 우울하고, 어둡고 깊은 곳으로 떨어지는 듯한 신경 증상이 있으며, 목에 뭔가 막혀 있는 듯한 느낌이 들어 삼키려고 해도 넘어가지 않고, 뱉으려고 해도 나오지 않는 사람에게 사용한다. 빈혈 경향이 있고, 냉증으로 쉬 피곤해지는 신경과민인 사람에게 사용한다.

삼황사심탕 三黃瀉心湯

열독으로 안색이 붉고, 목에서 위로 피가 치밀어 올라 기분이 나쁘고, 초조감이 들어 안정되지 못하며, 불면증, 변비, 명치가 결리는 증상이 있는 사람에게 쓰인다.

온청음 溫淸飮

원인도 없이 울컥 상기되거나, 등이 타오르는 듯한 느낌이 들거나, 얼굴에서 땀이 비오듯 흘러내리는 일이 자주 있고, 피부는 노란색으로 거칠어지며, 명치가 결리고, 불면증이 있는 사람에게 쓰인다.

민간 요법

차조기잎

칡뿌리, 차조기잎 각 10g을 물에 달여 2번에 나누어 식후에 먹는다.

형개이삭

형개이삭을 약간 볶아서 가루내어 한 번에 8~12g씩 하루 2~3번에 술에 타서 먹는다.

녹용 사슴

녹용 3~4g을 1회분 기준으로 달여서 1일 1~2회씩 3~4일 복용한다.

민들레

민들레 온 포기 또는 뿌리 12~15g을 1회분 기준으로 달이거나 생즙을 내서 1일 2~3회씩 10일 이상 복용한다.

적하수오

적하수오뿌리 4g+지황8g을 1회분 기준으로 달여서 1일 2~3회씩 1주일 이상 복용한다.

지모

지모뿌리 4~5g을 기준으로 달여서 1일 2~3회씩 1주일 이상 복용한다.

흑염소

흑염소 1마리를 잡아 고기를 볶아 먹고 뼈는 고아서 복용한다. 십전대보탕을 넣고 고아 먹으면 더욱 효험이 있다.

한방에 많이 쓰이는 약초

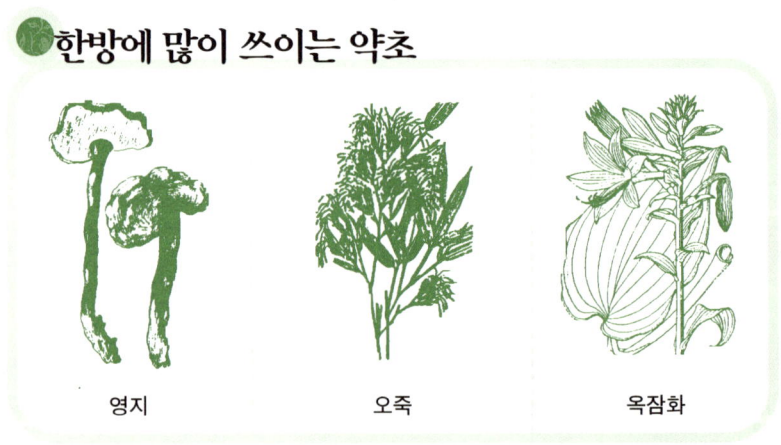

영지   오죽   옥잠화

5. 입덧

■ 원인

여성들은 임신을 하면 음식을 잘 먹지 못하고 음식 냄새만 맡아도 메스껍거나 구토가 나는 경우가 있는데 이것을 입덧이라고 하고 의학 용어로 '임신오지' 라고 한다. 평소 위, 장, 간의 기능이 약한 사람이 특히 입덧이 심하다고 한다.

■ 증상

임신했을 때 나타나는 입덧은 누구에게나 생기는 보편적인 상태로서, 이것을 병으로 취급한다는 것은 잘못된 일이다. 이것을 병으로 취급한다면 임신도 병으로 취급해야 한다. 임신하면 정도의 차이는 있으나, 식욕 부진이 된다든가, 군침이 나온다든가, 구토 증세가 있다든가, 구토를 하며, 신맛이 나는 음식물을 먹고 싶어한다. 그러나 보통 체질이라면 이 상태는 그다지 오랜 기간 계속되는 일이 없으며, 참을 수 없을 정도의 고통을 받는 일도 아니다.

그러나 입덧의 정도가 심하여 완전히 병자 상태가 되고, 신진 대사나 영양 장애로 생명의 위기를 초래하는 사람도 있다.

제1기의 증상은 보통의 입덧이 약간 정도가 심하다고 생각될 정도이다. 시일이 경과함에도 조금도 차도가 없고, 식욕 부진이 있고 구토가 계속되어 몸의 쇠약이 하루가 다르게 가중될 뿐이다.

제2기는 구토할 때 먹은 것뿐만 아니라 위액이나 담즙, 심할때는 혈액도 섞이고 몸은 쇠약하여 완전히 병자가 된다. 발열, 두통, 현기증, 불면 등도 수반하며, 변비증도 있다.

여기에 뇌 증상이 가해지면 제3기의 증상이다. 의식이 혼탁해지고, 경련을 일으킨다. 헛소리를 하게 되고, 정신없이 깊은 잠을 자게 되는 위험한 상태가 된다. 물론 이렇게 될 때까지 팔짱만 끼고 있을 수는 없다.

증상에 따라 충분한 치료를 하지 않으면 안 된다. 임신할 때마다 악성 입덧으로 심한 고통을 받는 사람은 인공유산을 생각해 보아야 한다.

입덧으로 고통을 받는 체질은, 식이 요법과 한방약으로 체질 개선이 가능하므로 후일에 폐해를 남기는 인공유산은 역시 마지막 수단으로 생각해야 할 것이다.

한방 처방

소반하가복령탕 小半夏加茯苓湯

입덧에 사용하는 가장 대표적인 처방이다. 입덧 초기의 비교적 가벼운 증상에 사용한다. 명치 부분에 불쾌감이 있고, 두들기면 출렁출렁하는 물소리가 들리고, 가슴이 답답하고 두근거리며, 구역질이 많이 나고, 느닷없이 구토를 해서 곤란한 사람에게 사용한다. 한 입씩 몇 번으로 나눠 냉복하면 된다.

_ 인삼탕 人蔘湯

원기가 허해서 생긴 냉증으로 안색이 나쁘고, 전신 권태감이 있으며, 평소부터 위장이 약하고, 구토는 심하지 않지만, 항상 입 안에 군침이 고이고, 설사기가 있으며, 배에 힘이 없는 사람에게 사용한다. 한 입씩 몇 번에 나눠 따뜻하게 해서 마시면 좋다.

_ 오령산 五苓散

하초에 수분이 몰려 목이 몹시 말라 물을 마시지만, 마신 물을 바로 토하고, 소변량이 적은 사람에게 사용한다.

_ 건강인삼반하환

소반하가복령탕을 사용할 증상보다 체력이 더 쇠약하고, 비교적 중증의 입덧에 사용한다. 심한 구토가 좀처럼 낫지 않고 밥을 먹으면 바로 토해 버리는 사람에게 좋다.

_ 반하사심탕 半夏瀉心湯

명치 부분이 결리고, 식욕이 없으며, 배에서 보글보글 소리가 나면 금방 설사를 하고, 구역질, 구토, 식욕 부진이 있는 사람에게 사용한다.

_ 육군자탕 六君子湯

비위가 허약한데 습담이 겹쳐 명치 부위가 결리고, 자주 피곤하며, 안색이 좋지 않고, 손발이 자주 차며, 설사 기미가 있는 사람의 입덧에 사용한다.

_ 반하후박탕 半夏厚朴湯

담이 있어 목에 이물감을 느끼며, 삼키려고 해도 넘어가지 않고, 뱉으려고 해도 나오지 않으며, 명치가 결리고, 구역질이 나오는 사람에게 사용한다.

_ 복령택사탕 茯苓澤瀉湯

목이 말라 물을 많이 마시지만 소변량이 적고, 물을 마신 후 상당한 시간이 지나서 토하는 사람에게 사용한다. 구토 횟수는 보통 하루에 한두 번이다.

_ 당귀사역가오수유생강탕 當歸四逆加吳茱萸生薑湯

손발이 자주 차고, 안색이 좋지 않으며, 가벼운 어지러움과 두근거림이 있고, 월경이 고르지 못하며, 구토와 복통, 요통이 심한 사람에게 사용한다. 출산시까지 계속 복용하면 튼튼한 아기를 순산할 수 있다.

_ 오수유탕 吳茱萸湯

뱃속이 허하고 차가워서 입덧이 심하고, 먹은 것을 금방 토하며, 심한 두통, 명치 결림, 수족 냉증, 손목 결림, 어지러움, 불면증 등이 있고, 소변량이 적은 사람에게 사용한다.

민간 요법

_ 매화

그늘에 말린 매화꽃을 가루내어 먹으면 끈질긴 구토에 효과적이다.

_ 향유

그늘에 말린 경엽과 꽃을 하루 10~15g씩 300cc의 물로 절반이 될 때까지 달여서, 식으면 한 모금씩 여러 번에 나눠 마신다.

_ 보생탕

인삼 · 백출 · 향부자 · 오약 8g, 감초 4g, 생강 3쪽에 물을 1ℓ 붓고 반으로 줄 때까지 20분 정도 달여 식혀서 입덧할 때마다 수시로 복용한다. 보생탕은 인삼, 백출, 감초, 향부자, 오약 등의 약재로 구성되어 있는 처방이다. 인삼은 임신부의 정신을 편하게 해 주고 태아의 발육을 촉진시켜 주고 비위를 강하게 해서 원기를 돋우어준다.

백출은 안태, 즉 태아를 편안하게 해 주는 으뜸 약재로 한방에서 쓰이고 있으며 비위를 튼튼하게 하여 밥맛을 좋게 하고 전신의 권태감을 없애 주는 약재이다. 이런 보생탕을 쓰면 경한 임신 오저에는 상당히 효험을 볼 것이다.

_ 반하

반하 덩이뿌리 5~6g을 1회분 기준으로 달여서 4~5회 복용한다.

_ 생강

덩이뿌리 5~6g을 1회분 기준으로 달여서 4~5회 복용한다. 복용 중에 황련, 하늘타리를 금한다.

_ 향부자

향부자 덩이뿌리 7~9g을 1회분 기준으로 달여서 4~5회 복용한다.

●한방에 많이 쓰이는 약초

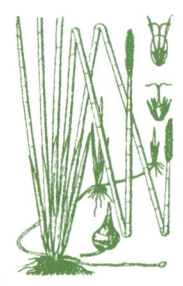 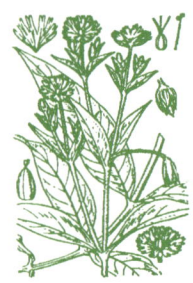 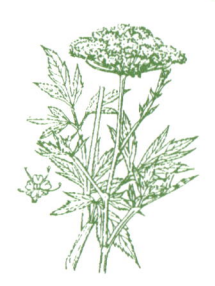

| 올방개 | 왕별꽃 | 왜당귀 |

6. 유선염 젖멍울

■ 원인

유두, 즉 젖꼭지는 극히 부드러운 상피로 싸여 있다. 그래서 수유할 때 세게 빨리거나 깨물리면 상처가 생기기 쉬울 뿐만 아니라, 그 이후의 수유시 상처가 생긴 부분에 통증이 있게 되어 수유하는 것을 피하게 된다.

이것은 모유가 그 부분에 울적鬱積되는 결과가 된다. 이러한 경우, 유두의 소독이나 청결법이 불량하면 그 상처로부터 화농균이 침입하여 유선乳腺에 염증을 일으키게 된다.

■ 증상

유방에는 신경이 집중되어 있다. 유선에 염증이 생기면 그 통증은 각별하다. 약간만 옷이 닿아도 심한 통증을 느낀다. 이 동통에 의해 상당한 발열, 오한이 나타나고 불면, 식욕 부진 등이 따른다. 심한 통증이 계속되고, 염증을 일으킨 부분은 붉게 부어 올라서 그 유방 쪽의 액하腋下 임파선도 부어 올라 팔을 위아래로 자유로이 움직일 수 없게 된다. 이 상태가 경과되면 염증 부분은 결국 화농하게 된다.

●한방 처방

🧄_ 갈근탕 葛根湯

유선염 초기로서 한기가 돌고, 열이 나며, 유방이 붓고 아프지만, 아직 화농하지 않았을 때 사용한다. 어깨가 결리는 사람에게 좋다.

🧄_ 십미패독탕 十味敗毒湯

한기는 없어졌으나, 아직 고열이 계속되고, 화농할 우려가 있는 경우에 사용한다. 체력이 중간 이상인 사람에게 사용하면 좋다.

🧄_ 배농산 排膿散

열은 내렸지만, 유방에 고름덩어리가 생겨서 딱딱하게 응어리지고, 좀처럼 고름이 빠지지 않을 때 사용하면 고름이 빨리 빠지거나 고름이 흩어진다.

●민간 요법

_ 맥아

모유의 양이 과다하여 유선염이 될 때에는 맥아 약 12g을 1홉 반의 물로 1홉이 되게 약한 불로 달여 1일분으로 1회에 복용한다. 다만 이 맥아는 반드시 새것을 사용한다.

_ 생강

유방이 붉게 부어 오르고 통증이 있을 때는 생강을 잘게 썰어 소금을 소량 첨가하여 물로 진하게 달인 뜨거운 즙으로 자주 찜질한다. 이렇게 따뜻하게 한 후에는 우고약을 환부보다 넓게 붙여 주면 좋다.

_ 토란

상당히 염증이 진행된 경우에는 토란 간 것, 소맥, 소맥의 10분의 1정도의 생강즙을 섞어 절구에 전부 넣고, 잘 찧어 이겨서 환부에 붙이되 자주 갈아 준다.

_ 구릿대뿌리

젖멍울이 있고 유방염으로 통증이 있을 때 구릿대뿌리를 찧어 붙이면 치유된다.

_ 마

젖앓이에는 마의 생뿌리를 갈아 붙이면 큰 효과가 있다.

_ 마름뿌리

유종에 마름뿌리를 삶아 그 물에 환부를 담그고 있으면 신통하게도 치유되고, 열매를 달여 마시면 2~6g 산후 복통에도 효과가 있다.

_ 민들레

유방이 아플 때 민들레 3~7g을 절구에 찧어 인동(겨우살이풀)과 함께 달인 즙을 술에 타 마시면 곧 졸음이 오고, 자고 나면 신효하게 치유된다. 또 젖이 적게 나올 때에는 탱자와 함께 달여 마시면 젖이 많이 나온다.

_ 뽕나무잎

젖앓이에는 뽕나무의 어린 잎을 찧어 쌀밥에 섞어 환부에 붙이면 치유된다.

🌿_ 미꾸라지
　미꾸라지의 머리와 꼬리와 내장을 제거하고 껍질 쪽을 환부에 붙이고, 건조하면 갈아 준다. 통증과 부증이 가라앉는다.

🌿_ 금불초
　금불초꽃 5~6g을 1회분 기준으로 달여서 1일 2~3회씩 3~4일 복용한다 급성 유선염.

🌿_ 꿀풀
　꿀풀 온 포기 또는 열매 8~10g을 1회분 기준으로 달여서 1일 2~3회씩 5~6일 복용한다.

🌿_ 더덕
　더덕꽃 4~5g 또는 뿌리 8~10g을 1회분 기준으로 달여서 1일 2~3회씩 5~6일 복용한다.

🌿_ 선인장
　선인장 생즙 25~30g을 1회분 기준으로 1일 2~3회씩 4~5일 복용한다.

🌿_ 쇠무릎
　쇠무릎뿌리 8~10g을 1회분 기준으로 달여서 1일 2~3회씩 1주일 정도 복용한다.

🌿_ 수양버들
　수양버들 잔가지 12~15g을 1회분 기준으로 달여서 1일 2~3회씩 1주일 정도 복용한다.

🌿_ 아욱
　아욱씨 8~10g을 1회분 기준으로 달여서 1일 2~3회씩 4~5일 복용한다.

7. 불감증

■ 원인

여성 쪽에 원인이 있기도 하고, 남성 쪽에 원인이 있는 경우도 있다.

여성 쪽의 원인은 섹스 혐오감과 섹스 상대에 대한 불신감, 옆방에서 시어머니가 귀를 기울이고 있다는 환경적 요인 등이 있고, 남성 쪽 문제는 여성의 성감 개발을 위한 테크닉 부족·무지·미숙·조루·애정 부족 등에서 온다.

■ 증상

여성의 성감은 시간을 두고 서서히 개발되는 성질을 갖고 있으므로, 성체험이 없는 또는 적은 여성이 갑자기 오르가슴을 느끼는 경우는 아주 드물다고 할 수 있다.

불감증이란 성교에 의해 도저히 오르가슴에 달할 수 없는 상태를 말하므로, 그러한 여성과 막 결혼한 남성이 처를 불감증으로 몰아붙이는 것은 잘못이다. 결혼 10년 만에 겨우 오르가슴을 경험하는 경우도 결코 드물지 않다.

다만 오르가슴 상태는 사람에 따라 다르므로 여성잡지에 나오는 '오르가슴을 느낄 때 실신한다.'는 아주 소수의 예에 구애받을 필요가 없다.

한방 처방

당귀사역가오수유탕 當歸四逆加吳茱萸湯

몸이 식으면 하복부가 아프고, 두통, 요통 등이 있는 사람에게 사용한다.

팔미환 八味丸

쉬 피곤하고, 하반신에 탈력감이 있으며, 야간에 자주 소변을 보고 그때마다 갈증을 느끼고, 변비기, 어깨 결림, 불면, 요통등이 있는 사람에게 사용한다. 위장이 약해서 설사를 자주 하는 사람에게는 적합하지 않다.

당귀작약산 當歸芍藥散

마른 체구이고 자주 피곤하며, 손발이 자주 차고, 권태감, 빈혈, 어지러움, 어깨 결림, 두근거림, 귀울림, 불면증, 하복부에 저항과 압통이 있는 사람에게 사용한다.

가미소요산 加味逍遙散

등이 갑자기 뜨끔하게 뜨거워졌다가 갑자기 땀이 나면서 차가워진 적이 있고, 자주 피곤하며, 손발이 나른하고, 오후가 되면 상기되거나 불면증, 작은 일에 걱정이 많은, 정신 증상이 있는 사람에게 사용한다.

시호가룡골모려탕 柴胡加龍骨牡蠣湯

불면증, 두근거림, 잔걱정, 초조감 등 신경 증상이 있고, 변비 기미, 어깨 결림, 입 안이 씁쓸하고 끈적한 증세가 있는 사람에게 사용한다.

계지가룡골모려탕 桂枝加龍骨牡蠣湯
쉬 피로하고, 상기, 불면, 어지러움, 사소한 일에 근심하는 등, 정신 신경쇠약 증상이 있는 사람에 쓰인다.

진무탕 眞武湯
자주 피곤하고 어지러움, 설사 손발의 냉증, 전신 권태감이 있고 안색도 별로 좋지 않은 사람에게 사용한다.

민간 요법

삼구지엽초
건조시킨 경엽을 하루 10~15g씩 500~600cc의 물로 절반이 될 때까지 달여 3회로 나누어 마신다.

오갈피나무
건조시킨 근피를 소주에 담궈 오갈피주를 만들어 매일 밤 조금씩 마시면 좋다.

8. 젖 부족증

■ **원인**

　아이를 분만하면 산모의 유두에서는 반드시 유즙이 나오기 마련이다. 또 아이를 키울 수 있을 만큼의 필요한 젖을 대개의 여성은 가지고 있다.

　분만 2~3일은 초유라 하여 물에 가까운 빛을 띠고 있으나, 영양분은 결코 성유에 뒤지지 않으므로 초유가 나오기 시작하면 수유해도 된다.

　그렇게 함으로써 그 이후의 모유 분비를 촉진할 수 있다. 3일째경부터는 젖빛을 띤 성유成乳가 나오기 시작하고 8~9일경부터는 성유만이 나온다. 그러나 유선乳腺의 발육이 부전하거나, 유방에 질병이 있다든가, 모체 자체가 영양 부족으로 쇠약하거나, 강한 정신적 자극을 받았을 때에는 나와야 할 모유가 정지된다든가, 극히 적은 양밖에 나오지 않게 된다.

　이것이 젖 부족증이며, 모자에게는 참으로 불행한 일이 아닐 수 없다.

■ **증상**

　젖 부족증은 해산 후에 젖이 없거나 적게 나와서 갓난아이에게 젖을 양대로 먹이지 못하는 것을 말하는데, 처음부터 젖이 없어서 적게 나오는 것과 젖이 잘 나오다가 부족해지는 경우가 있다. 젖이 잘 나오다가 나오지 않는 것은 젖 빠는 힘이 약하거나 젖을 불규칙적으로 먹일 때 흔히 있는 현상이다. 그리고 정신적 및 육체적 피로, 영양 부족, 전신에 질병이 생기면 젖이 부족해지는 경우가 있다.

한방 처방

_ 용천산 涌泉散
젖이 없어서 나오지 않고 부어서 아픈 증세를 치료한다.

_ 통초탕 通草湯
젖이 안 통하는 증세를 치료한다.

_ 통유탕 通乳湯
기혈 부족 氣穴不足과 유즙 삽소 乳汁澁少를 치료한다.

_ 누로산 漏蘆散
젖이 엉키고 막혀서 돌아다니지 않고, 젖 속이 부어서 아프며 악성 종기가 되려고 할 때 쓴다.

_ 입효방 立效方
젖이 돌지 않는것을 치료한다.

민간 요법

_ 두부

두부 250g, 흑설탕 50g에 물 반 근을 붓고 끓인 후 식초 50g을 섞어 한 번에 다 먹는다. 이렇게 2~3일 해 먹으면 효과가 나타난다.

_ 땅콩

땅콩 90g과 돼지족발 앞쪽 한 쌍을 솥에 넣고 푹 고아 이틀 동안 먹으면 젖이 잘 나온다.

_ 돼지족발

돼지족발 한 쌍, 오징어 200g에 물 3되를 붓고 1되 정도로 줄게 달인 다음 고기와 국물을 달여 먹으면 효험을 볼 수 있다.

_ 옥수수

옥수수의 수염 30g을 물에 달여 한 번에 마시되 2~3일 마시면 효과가 좋다.

_ 새우

깨끗한 생새우 500g을 풀처럼 짓이겨 황주 1되에 섞어 따끈하게 데워서 1일 3회에 나누어 다 먹는다. 그리고 나서 돼지족발을 끓여 낸 국물을 1일 2~3회 먹으면 젖이 샘처럼 나오게 된다.

_ 대황

대황 6g, 우슬 15g, 맥아초 60g, 감초(볶은 것) 6g에 물 3되를 넣고 반으로 줄어들게 달여 1일 2회에 나누어 먹는다. 연속 3~4일 달여 먹으면 젖이 많아진다.

_ 참깨
흰 참깨 60g에 소금을 약간 섞어 냄비에 넣고 향내가 날 때까지 볶아서 1일 2회에 나누어 먹는다. 이틀 동안 먹으면 효과를 볼 수 있다.

_ 대추
대추와 녹두 각 50g에 흑설탕을 알맞게 넣고 국을 끓여 먹는다. 3일간만 해 먹으면 젖이 잘 나온다.

_ 호박
생호박씨 15~18g을 까서 속살만 취하여 짓찧은 후 뜨거운 물 한 컵에 20분 동안 우려 먹는다. 5~7일 정도 계속하여 마시면 효과를 본다.

_ 붕어
붕어 500g을 내장과 비늘을 제거하고 콩나물 60g과 함께 국을 끓여 먹어도 좋다.

_ 팥
팥 60g을 물에 푹 삶아서 팥은 건져내 버리고 죽물만 아침 저녁으로 나누어 먹는다. 이렇게 3일 동안만 해 먹으면 효과가 좋다.

_ 잉어
잉어 500g을 내장과 비늘을 제거하고 깨끗이 씻은 다음 잘게 토막내어 쌀 50g에 섞어 죽을 쑤어 먹는다. 이렇게 3일만 해 먹으면 젖이 많아진다.

녹두

녹두 20g 정도를 1회분 기준으로 생즙을 내어 1일 2~3회씩 4~5일 복용한다.

더덕

더덕뿌리 8~10g을 1회분 기준으로 달여서 1일 2~3회씩 1주일 정도 복용한다.

맥문동

맥문동 덩이뿌리 8~10g을 1회분 기준으로 달여서 1일 2~3회씩 4~5일 복용한다.

민들레

잎 또는 뿌리 12~15g을 1회분 기준으로 달이거나 생즙을 내어 1일 2~3회씩 1주일 정도 복용한다.

보리

겉보리 12~15g을 1회분 기준으로 달여서 1일 2~3회씩 1주일 정도 복용한다.

산사나무

산사나무 열매 5~7g을 1회분 기준으로 달여서 1일 2~3회씩 4~5일 복용한다.

✿_ 삼

삼씨 5~7g을 1회분 기준으로 달여서 1일 2~3회씩 4~5일 복용한다.

✿_ 상추

상추 온 포기 15~20g을 1회분 기준으로 생즙을 내어 1일 2~3회씩 1주일 정도 복용한다.

✿_ 아욱

아욱 씨 8~10g을 1회분 기준으로 달여서 1일 2~3회씩 1주일 정도 복용한다. 또는 잎으로 죽을 쑤어 4~5일 매끼 먹는다.

✿_ 꿀

꿀 5~6g을 1회분 기준으로 달여서 1일 2~3회씩 1주일 정도 복용한다.

✿_ 땅콩

땅콩 25~30g을 1회분 기준으로 달여서 1일 2회씩 4~5일 복용한다.

9. 자궁 출혈

■ 원인

자궁 출혈을 일종의 월경 현상으로 본다면 문제는 간단하다. 월경이 당연히 있어야 할 생리 현상이기 때문에 정상적인 주기로 오는 것이라면 마땅히 정상적인 자궁 출혈이라 할 수 있으나 그것이 시도 때도 없이 일어나든가 그 양이 지나치게 많다고 한다면 그것은 반드시 이상이 있는 자궁 출혈이다. 또 자궁의 어떤 병으로 해서 출혈이 비정상적으로 있다면 그것 또한 빨리 고쳐야 할 증상인 것이다.

■ 증상

비정상적인 자궁 출혈이 일어나게 되는 경우는 다음과 같은 이유 때문이다.

① 기질성 질환에 인하여 일어나는 부정 출혈

자궁 질부나 자궁 점막부의 부패성 상처, 자궁의 궤양, 종양, 염증, 임신이나 산욕 장애, 자궁 위치의 이상 등에 인하여 일어난다.

② 난소의 기능 불완전에 인하여 일어나는 부정 출혈

주로 호르몬의 작용에 의해 일어난다.

③ 전신성 질환으로 인하여 일어나는 부정 출혈

괴저병이나 악성 빈혈, 백혈병, 급성 전염병, 심장병 등에 인하여 일어나는 일도 있다.

출혈은 소량이라 하더라도, 이러한 것이 자궁암의 하나의 증상인 경우가 적지 않으므로 부정 자궁 출혈이 있을 때에는 조속히 진단을 받도록 하여 그 병의 원인이 무엇인가를 알아본 후에 그 병에 적절한 치료를 강구해야 한다.

고식적인 지혈법 등을 실행하는 것 등은 위험한 일이므로 주의 해야 한다.

한방 처방

삼황사심탕 三黃瀉心湯

이 처방은 얼굴이 상기되어 붉어지고 마음이 불안하고, 그리하여 안정을 취할 수 없고, 맥박이 심하게 뛸 때 또 변비 경향이 있고 자궁 출혈로 염증이나 충혈이 있으며 마음이 답답할 때, 그러나 아직 빈혈증은 없는 체력이 좋은 경우에 사용한다.

궁귀교애탕 芎歸膠艾湯

출혈이 계속되어 빈혈 증상이 나타날 때 지혈 작용을 하는 약으로 쓴다.

계지복령환 桂枝茯笭丸

자궁 근종, 자궁 식육, 갱년기 장애 등으로 하복부에 압통을 자각하고 출혈 증상이 있을 때 쓴다.

🧄 _ 십전대보탕 十全大補湯

출혈이 오래 계속되고 빈혈, 피부 고조, 악액질을 나타내는 사람의 체력 회복을 도모하는 데 쓰인다.

🌿 민간 요법

🌱 _ 연근

칼슘을 충분히 보급하는 한편 연근을 갈아 짠 즙으로 질부를 세척한다. 또 연근절이 있는 부분을 갈아서 즙을 내어 매초를 약간 첨가하여 작은 술잔 가득히 마시면 만성적인 출혈도 적어지면서 복용하고 있는 사이에 치유된다.

🌱 _ 냉이

뿌리까지 달린 신선한 냉이 60g을 물 600㎖에 달여 하루 3번에 나누어 먹는다.

🌱 _ 형개

형개를 약성이 남게 태워서 가루내 한 번에 8g씩 하루 2~3번 식후에 먹으면 좋다.

🌱 _ 생지황

생지황에서 짠 즙과 익모초에서 짜낸 즙 각각 10㎖에 술 5~6㎖를 넣고 약간 끓여 하루 2~3번에 나누어 먹으면 효과가 있다.

🌱 관중

관중 뿌리줄기 3~5g을 1회분 기준으로 달여서 5~6회 복용한다.

🌱 당귀

당귀뿌리 6~8g을 1회분 기준으로 달여서 1일 2~3회씩 1주일 정도 복용한다.

🌱 맨드라미

온 포기 8~10g 또는 5~7g을 1회분 기준으로 달여서 4~5일 복용한다.

🌱 복분자딸기

덜 익은 열매 5~6g을 1회분 기준으로 달여서 1일 2~3회씩 5~6일 복용한다.

🌱 산수유나무

말린 광규 6~8g을 1회분 기준으로 달여서 1일 2~3회씩 5~6일 복용한다.

🌱 석류나무

열매석류껍질 6~8g을 1회분 기준으로 달여서 1일 2~3회씩 3~4일 복용한다.

🌱 소리쟁이

뿌리 5~7g을 1회분 기분으로 달여서 1일 2~3회씩 5~6일 복용한다.

_ 수세미외

수세미외 온 포기 12~15g을 1회분 기준으로 생즙을 내서 1일 2회씩 5~6일 복용한다.

_ 신경초

뿌리 5~7g을 1회분 기준을 달여서 1일 2~3회씩 4~5일 복용한다.

_ 쑥

쑥 온 포기 3~5g을 1회분 기준으로 달여서 1일 2~3회씩 4~5일 복용한다.

_ 천궁

뿌리 5~7g을 1회분 기준으로 달여서 1일 2~3회씩 3~4일 복용한다.

_ 측백나무

잎 또는 씨 8~10g을 1회분 기준으로 달여서 1일 2~3회씩 4~5일 복용한다.

10. 대하증

■ 원인

대하증은 여성 성기에서 흐르는 분비물이 지나치게 많은 경우를 말한다.

■ 증상

대하의 종류에는 다섯 가지가 있는데 백·황·적·청·흑색 등으로 구분되고 있다. 건강한 여성들의 경우에도 적은 양의 분비물은 있는데 이것은 병적이 아니다. 이때의 분비물은 맑고 묽은 액체이다.

한방 처방

_ 금출저피환 芩朮樗皮丸
임부의 백대白帶를 낫게 해 준다.

_ 창백저피환 蒼柏樗皮丸
비인肥人의 백대白帶와 습담濕痰을 치료한다.

_ 계부탕 桂附湯
백대白帶에 비린 냄새가 나고 슬픔에 잠기는 증세는 대한大寒한 증세이다.

지유산 地楡散

오색五色이 흘러내리고 얼굴이 누렇게 여위며 허갈虛竭한 증세에 쓰인다.

고진환 固眞丸

백대白帶가 오랫동안 그치지 않고 제복이 냉통冷痛한 증세를 치료한다.

보궁환 補宮丸

백대白帶와 백음白淫을 치료한다

주자당귀환 酒煮當歸丸

백대白帶가 오랫동안 그치지 않고 허리 밑으로는 얼음처럼 얼굴 빛은 희고 눈이 푸르며 살이 마르는데 이러한 증세는 상·중·하의 3양三陽과 진기眞氣가 모두 허약하기 때문이다.

금백저피환 芩栢樗皮丸

수인의 대하帶下는 열로 인한 증세인데 이것을 치료한다.

고련환 苦練丸

열이 대·소장에 들어가 적·백대하赤·白帶下가 된 증세를 치료한다.

백렴원 白斂元

충衝·임맥任脈이 허한虛寒하고 대하帶下가 흰 증세를 치료한다.

👍 _ 청백산淸白散
백대白帶를 치료한다.

👍 _ 보경고진탕補經固眞湯
백대白帶를 치료하니, 붕중崩中이 오래되면 백대白帶가 되고 누하漏下가 오래되면 골고骨枯가 되니, 대부분 혈붕血崩이 오래되면 피가 적어지고 다시 양陽이 망해서 희어지고 활滑한 것이 흘러서 그치지 않으며 혈해血海도 같이 마르는 증세이다.

👍 _ 호박주사환琥珀朱砂丸
처녀의 경수經水가 처음 시작할 때 놀라거나 또는 풍랭風冷으로 인하여 경수經水가 그치면서 대하帶下로 변하는 경우도 있다.

👍 _ 백작약산白芍藥散
적·백대赤·白帶가 오랫동안 그치지 않는 증세를 처방한다.

👍 _ 향부산香附散
오색 붕루五色崩漏를 치료한다.

👍 _ 계지복령환桂枝茯笭丸
두통·어깨 결림·상기 등의 증상이 있고, 안색과 체격이 좋으며 좌하 복부에 압통이 있는 사람에게 사용한다.

👍 _ 용담사간탕龍膽瀉肝湯
소변이 자주 마렵고, 농 같은 대하가 나오며, 체격과 체력이 좋은 사람에게 사용한다.

_ 가미소요산加味逍遙散

신경질이 많고, 회색의 대하나 물기가 많은 대하가 있으며, 체력이 나쁜 사람에게 사용한다.

_ 당귀작약가부자탕當歸芍藥加附子湯

엷은 대하가 있는 냉증 환자에게 사용한다.

_ 팔미대하방八味帶下方

빈혈 경향이 있고, 배가 물렁하며, 대하가 많은 사람에게 사용한다.

_ 팔미환八味丸

위장은 튼튼하지만 갈증이 나고, 손발이 차며, 조금만 일을 해도 금방 지치는, 중년부인의 노인성 질염으로 인한 대하에 사용한다.

민간 요법

_ 녹용

녹용이나 녹각을 약간 타도록 볶아 가루로 만들어 두고 매일 복용하면 대하증에 좋다.

_ 찹쌀

찹쌀과 후추를 같은 비율로 가루를 내어 식초로 반죽을 한 다음 식초탕으로 해 먹으면 효험이 있다.

❥_ 쇠비름

꽃이 피는 시기에 쇠비름을 뜯어 매일 50~60g씩 물에 달여 먹으면 적대하증, 구역질 등에 효과가 좋다.

❥_ 도라지

백도라지와 흰접시꽃 뿌리를 같은 분량으로 하여 물 두 사발에 달여 반으로 줄어들면 하루 세 번 식전에 한 잔씩 마신다.

❥_ 삼씨

삼씨 한 줌 가량을 500㎖의 물로 3분의 2양이 되게 달여 1일 2~3회 복음한다.

❥_ 애엽

애엽 10g, 달걀 한 개를 함께 물에 달여 달걀이 익으면 달걀과 약물을 다 먹는다. 하루에 한 번씩 연속 7~10일 먹으면 효과를 본다.

❥_ 당귀

당귀 300g과 쑥잎말린것 300g, 육계 40g을 함께 가루로 만들어 녹두알 크기로 환약을 빚어 하루 세 번 식전에 복용하는데 한 번에 20알씩 술을 약간 탄 온수에 복용한다.

❥_ 벌집

벌집을 볶아 가루를 내어 1회 5푼씩 더운술로 복용한다.

❥_ 돌나물

돌나물을 뜯어다 깨끗이 씻어 생즙을 내어 먹어도 좋으며,

흰국화잎을 달여 먹어도 대하증에 좋다.

_해바라기

　해바라기 줄기를 칼로 겉껍질을 벗겨 버리고 잘게 썰어 말려 예비용으로 한다. 사용시 해바라기 줄기 2g, 대추 10알에 물 500㎖를 넣고 100㎖ 정도 되게 달여 아침저녁으로 나누어 먹는다. 연속 3~4일 먹으면 효과가 나타난다.

_쑥잎

　쑥잎 말린 것 40g, 익모초 말린 것 40g을 함께 물 두 되에 달여 한 되로 줄어들면 매일 식전 세 차례 한 컵씩 마신다. 따끈하게 해서 먹어야 하며 맛이 쓰기 때문에 먹기가 힘든 사람은 벌꿀을 가미하면 좋다. 물로 달여 먹기가 번거로우면 가루로 장만해서 벌꿀로 개어 환약을 빚어 복용하면 편리하다.

_돼지콩팥

　싱싱한 돼지 콩팥 한 쌍을 잘게 썰고 여기에 은행, 연자육, 구기자, 산약을 20g씩 넣어 국처럼 끓여 먹는데 한약재 건더기는 건져 내고 국물과 돼지콩팥은 먹는다. 또 국물만을 먹어도 된다.

　적백 대하가 있는 여성은 청주, 소금, 후춧가루로 잘 양념하여 식물성 기름에 볶아 먹으면 보음, 보양하면서 적백대하증을 낫게 한다.

_석류꽃

　그늘에 말린 석류꽃을 목욕탕에 넣어 목욕을 하면 효과가 있다.

_은행

껍질을 깐 은행 300g, 검정콩 300g을 볶아서 함께 가루로 만들어 벌꿀로 개어 환약을 만들어 먹으면 좋다.

한방에 많이 쓰이는 약초

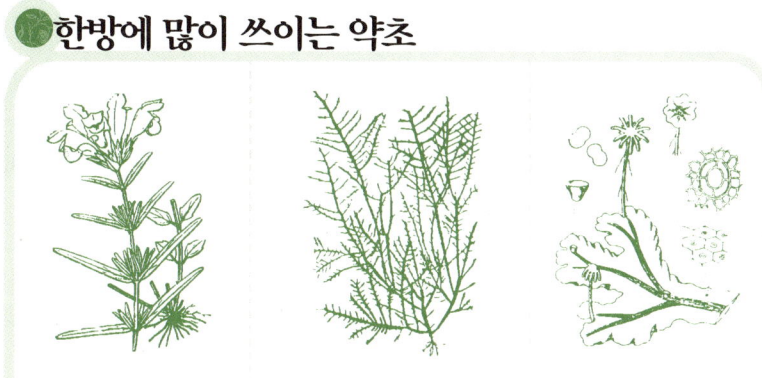

| 용머리 | 우뭇가사리 | 우산이끼 |

11. 산후증

■ 원인

산후증은 해산 후에나 유산 뒤에 신경 기능 장애로 여러 가지 증상들이 나타나는 전신 증후군을 말한다. 해산 때 피를 많이 흘리거나 찬바람을 맞을 때 찬물에 몸을 적시는데서 흔히 온다.

■ 증상

산후증에는 다음과 같은 증상이 있다.

• 산후출혈 産後出血

해산 후 24시간 내에 음도 출혈이 400㎖를 초과하는 병적 현상을 산후 출혈이라고 한다. 이 병은 주로 분만으로 태아가 모체 밖으로 나온 후의 태반 박리 剝離 때에 또는 분만 후 자궁 수축이 나빠져 일어나며 분만시 산도열상 産道裂傷이 생겨도 일어난다.

• 산후 복통 産後腹痛

임산부가 분만 후 아랫배가 계속 아픈 증상을 산후 복통이라고 한다. 여성은 출산 후 몇 주 동안 음도에서 불그스레한 분비물 즉 오로 惡露가 흘러나온다. 그런데 오로가 제대로 흐르지 못하고 자궁에 쌓이면 복통이 오기도 하며, 이 밖에 다른 원인에서 오는 경우도 있다.

- **산후발열**産後發熱

산후産後에 혈血이 허하면 열이 혈실에 들어가서 열이 나고 번조煩燥하여 낮에는 가볍고 밤에 무거우며, 또는 헛소리를 하여 귀신을 본 것 같고, 또는 한寒과 열熱이 오고 가는 증세이다.

- **아침복통**兒枕腹痛

태胎의 곁에 어떤 물건이 성형成形되서 덩어리가 되어 있는 것을 태아가 베고 있다가 나올 때에는 그것이 부서지고 피가 내리는 것인데 혹시 썩은 피가 내리지 아니하면 덩어리가 되어서 아프게 되어 못 견디는데 그것을 혈가라고 한다.

- **산후풍치**産後風齒

대개 산후産後에 열이 나서 혀가 말리고 입술이 당기며 손가락이 느리게 움직이면서 아주 빠르게 풍치가 진행된다.

- **산후두통**産後頭痛

산후産後에 열이 나서 몸과 머리가 아픈 것을 경솔하게 감모感冒로 치료해서는 안 된다. 이러한 증세는 대부분 혈허血虛와 죽은 피가 굳게 막힌 것이다.

- **산후구역**産後嘔逆

산후産後에 배가 가득 차고 번민煩悶하여 구토가 정하지 않는 것은 죽은 피가 비脾와 위胃에 들어갔기 때문에 음식을 못 먹는 것이다.

- **혈운**血暈

산후의 혈운血暈은 기혈氣血이 심하게 허함으로 인해서 혈血

이 기氣를 따라 올라가 심신心神을 미란迷亂케 하기 때문에 눈에서 꽃이 나타나고 더 심하면 민절悶絕하고 입이 다물어지며 정신이 혼미昏迷하고 기氣가 차게 되는 것이다.

• 산후부종産後浮腫

산후産後에 부종浮腫이 나는 것은 죽은 피가 경經을 따라서 사지四肢에 흘러들기 때문이니 혈관의 피가 움직이면 부기가 바로 사라지고 낫게 된다.

• 산후음탈産後陰脫

산후 음문이 빠져 나온 것은 대개가 힘을 너무 써서 그렇게 되는 것이니 마치 항문肛門이 빠져 나온 것처럼 되어서 핍박逼迫하고 부어 아프면서 맑은 물이 계속되고 소변이 임색하여 참지를 못 하는 증세이다.

• 하유즙下乳汁

산후産後에 유즙乳汁이 나오지 않는 것에 2가지가 있는데 혈기血氣가 성하여 막혀서 나오지 않는 증세와 또한 기혈氣血이 약하여 말라서 나오지 않는 증세가 있다.

• 산후대변비産後大便秘結

산후産後에 3가지 증세가 있으니 울모鬱冒하면 땀이 많으며 대변이 비결秘結 되는 것이다. 대개 해상하고 처음에는 땀이 많이 나며 위胃가 조급하고 진액津液이 죽기 때문에 대변이 비결秘結 되는 증세가 있다.

• **산후불어**産後不語

죽은 피가 심장心臟을 핍박逼迫하여 심기心氣가 막히고 혀가 굳어서 말을 못 하는 증세이다.

한방 처방

♣_ 궁귀조혈음芎歸調血飮
산후에 하혈下血을 너무 많이 하여 열이 나고 심心이 번거로우며 배가 아프고 어리가 어지러우며 눈에 꽃이 보이고 또는 입이 다물어지며 정신精神이 혼미昏迷한 것을 치료한다.

♣_ 선복화탕旋覆花湯
산후의 감모풍한에 해수를 하고 담痰이 성한 것을 치료한다.

♣_ 복령산茯苓散
산후에 심허心虛하고 정중해서 진정을 못하고 언어가 착란錯亂한 것을 치료한다.

♣_ 고봉산孤鳳散
산후에 눈을 감고 말을 못 하는 것을 치료한다.

♣_ 기침산起枕散
아침통兒枕痛으로 아주 고통받는 것을 치료한다.

실소산失笑散

산후의 아침제복통兒枕臍服痛 때문에 백약白藥이 효과가 없는 것을 치료한다.

정비산正脾散

산후에 온 몸이 부종浮腫되는 증세를 치료한다.

대조경산大調經散

산후에 부종浮腫과 창만脹滿에 천급喘急하고 소변이 삽澁한 증세를 치료한다.

영신고寧神膏

산후에 피가 죽어서 심신心神이 혼란昏亂하고 언어言語가 상실되어 누워도 잠을 못 자는 것을 처방한다.

당귀황기음當歸黃耆飲

산후에 음호陰戶가 빠져 나온 것을 치료한다.

양육탕羊肉湯

겨울에 해산을 하여 한기寒氣가 산문産門으로 들어가서 배꼽 밑이 가득 차고 아파서 손을 못 대는 것을 치료하는데 이를 한산寒疝이라고 한다.

향령환香靈丸

산후에 구토가 안 그치는 것을 치료한다.

👍 소조경산小調經散
산후의 부종浮腫을 치료한다.

👍 저성탕抵聖湯
산후에 구역을 하고 오심惡心해서 음식을 못 먹는 것을 치료한다.

👍 자장오인환滋腸五仁丸
산후에 음혈陰血이 허하고 소모되어 대변이 비삽秘澁한 증세를 치료한다.

👍 교가산交加散
산후의 치병을 치료한다.

👍 몰약산沒藥散
산후의 어혈瘀血로 아픈 것을 치료한다.

👍 귀형탕歸荊湯
산후의 풍치를 치료한다.

👍 시호사물탕柴胡四物湯
일명 삼원탕三元湯이라 하며, 산후産後에 열이 혈실에 들어간 것을 치료한다.

👍 우황고牛黃膏
산후에 열이 혈실에 들어간 것을 치료한다.

저제죽猪蹄粥

유즙乳汁이 없을 때 치료한다.

탈명산奪命散

혈운血暈으로 헛소리와 실없는 말을 하는 것을 치료한다.

시호지황탕柴胡地黃湯

산후에 열이 피 속에 들어가서 한열寒熱이 오고 가며 헛소리와 실없는 말을 하고 귀신을 본 것과 같은 것을 치료한다.

죽엽방풍탕竹葉防風湯

산후에 바람으로 상해서 머리가 아프고 열이 나는 것을 치료한다.

사미탕四味湯

산후의 혈운血暈을 치료한다.

보기양혈탕補氣養血湯

유산 뒤에 하혈下血이 안 그치는 것을 치료한다.

양혈지황탕凉血地黃湯

산후에 열이 나는 것을 치료한다.

옥로산玉露散

흉격胸膈을 차게 하고 젖을 짜서 나게 한다.

입효산立效散

아침통兒枕痛을 치료한다.

👍 _ 삼성산三聖散
산후의 아침통兒枕痛으로 못 견디는 것을 치료한다.

👍 _ 형개산荊芥散
혈운血暈을 치료하는 데 특효가 있다.

👍 _ 초묵법醋墨法
혈운血暈을 미리 방지한다.

👍 _ 청혼산淸魂散
산후의 혈운血暈을 치료한다.

👍 _ 제위상단濟危上丹
해산할 때에 하혈下血이 너무 많은 것은 허가 심해서 생풍生風하며 놀라서 푸르고 살이 차며 땀이 많고 눈이 어두우며 명命이 경각頃刻에 있으니 절대로 풍을 치료하는 약을 쓰지 말고 속히 이 약을 써야 한다.

👍 _ 칠진산七珍散
산후에 말을 못하는 것을 치료한다.

👍 _ 소삼소음小蔘蘇飮
산후의 죽은 피가 폐에 들어가서 얼굴이 검고 천촉을 일으켜서 죽으려는 증세를 치료한다.

👍 _ 인삼당귀산人蔘當歸散
산후에 피가 죽어서 속에 열이 나고 번갈한 것을 치료한다.

●민간 요법

✿_당귀탄

당귀탄 30g, 형개탄 15g을 함께 달인 물 1컵을 천천히 마신다.

✿_솔잎

솔잎과 쑥을 함께 달여 먹거나 익모초에 대추를 넣고 달여 먹어도 하혈이 치료된다.

✿_녹각

산후 하혈에는 녹각 20g, 돌감나무뿌리 120g을 함께 달여 먹으면 좋다.

✿_냉이

산후 출혈이 심할 때 신선한 냉이 50g을 물 2되에 달여 반으로 줄어든 것을 하루 2회에 나누어 먹으면 효과가 좋다. 매일 한 번씩 계속 며칠 동안 먹으면 출혈이 멎는다.

냉이 달임액은 폐출혈·자궁 출혈·월경 과다 등에도 지혈 효과가 좋다.

✿_익모초

익모초 10g, 생지황 6g, 황주 200㎖를 함께 질그릇에 담아 물이 든 솥에 앉혀 푹 쪄 낸다.

그것을 1회에 50㎖씩 1일 2회 먹는다. 연속 며칠 먹으면 출혈이 멎는다.

☘︎ 오징어뼈

산후에 계속 하혈이 있을 때는 오징어뼈를 갈아 먹물에 개어 먹으면 효과가 있다.

☘︎ 창포

창포 15g, 40° 고량주 2잔에 물 500㎖를 넣고 반으로 줄어들게 달여 1일 3회에 나누어 먹는다.

☘︎ 산사

산사 10g, 애엽 10g, 몰약 10g을 함께 두 번 물에 달여 배가 아파질 때 한 번 먹고 통증이 멎지 않으면 또 한 번 먹는다.

☘︎ 접시꽃

출산 후 몸이 부어 그 부기가 오래 내리지 않을 때는 토종 수탉 한 마리에 흰 접시꽃 뿌리를 넣고 달여 먹는다. 또 닭에다 해산초를 넣고 달여서 먹어도 좋다.

☘︎ 연근

출산 후 몸이 붓고 여러 날이 지나도 부기가 내리지 않을 때는 연근과 쑥으로 생즙을 내어 매일 아침저녁 커피잔으로 한 잔씩 먹는다.

12. 산후조리

옛날 우리 어머니들은 산아제한도 없을 뿐더러 산후조리도 제대로 하지 못한 경우가 많았다. 분만 후에도 바로 찬 물에 기저귀를 빨고 부엌일을 하는 등 무척 고생이 심했다. 그런데도 건강을 유지했던 것으로 보아 남다른 산후조리법이 있었을 것으로 생각된다. 그 중 특히 산후조리에는 가물치가 좋다고 한다. 산후에 몸의 기운이 빠지고 팔, 다리에 힘이 없고 또 부종이 생기고 땀이 많이 생길 때 민간약으로 사용하는 가물치는 수분 대사를 원활히 해 주고 기혈을 보해 준다.

여기에 녹각 또한 기력을 보해 주는 작용이 있고 당귀도 피를 생성해 주고 혈을 보하는 작용이 있다. 따라서 이 약재들을 복용하게 되면 산후풍을 예방하고 치료에도 좋은 효과가 있다.

➧ 재 료

가물치 1마리, 녹각 40g, 황기 40g, 당귀 8g, 생강 4쪽

➧ 만드는 법

가물치 1마리, 녹각 40g, 황기 40g, 당귀 8g, 생강 4쪽에 물을 충분히 붓고 8시간 정도 달인다.

➧ 복용법

하루 식후 2번1마리당 4~5일분 3~4마리 정도 복용한다.

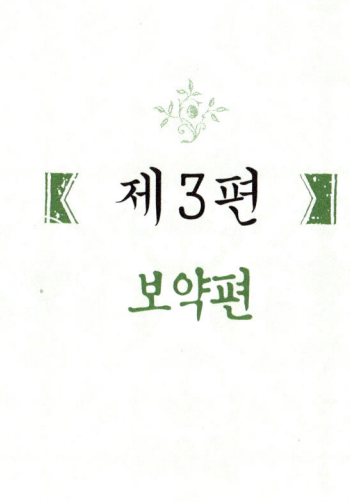

제3편
보약편

● 제1장 ●
보약의 사용법

I. 보기약

보기약이란 기허증, 즉 기가 모자란 병증에 쓰는 약을 말한다. 기허증의 일반 증상은 온 몸이 나른하며 맥이 없는 것, 호흡이 가쁜 것, 입맛이 없는 것, 설사하는 경향이 있고 땀이 잘 나는 것, 맥이 허약한 것 그리고 내장하수가 있는 것 등인데 어느 장기의 기가 모자라는 가에 따라 임상 증상이 다소 달리 나타난다.

장부의 기허증으로 임상적 의의가 큰 것을 폐기허, 비기허이고 기허증 일반에 쓰는 보기약은 인삼·당삼·황기·창출·산약·오미자 등이다.

1. 인삼

_작용 및 용도
- 기를 보하며 허탈을 낫게 한다. 병이 오래되어 몸이 여위고 나른하여 입맛이 없고 말하기 싫어하는 등 비폐의 기가 허한 증상, 만성적인 허로 손상, 원기가 몹시 허약하여 갑자기

식은땀이 나며 숨이 가쁘고 정신이 아찔해지는 급성 탈증 등에 쓴다. 부자와 함께 쓰는 것이 좋다.

• 피를 보하며 맥을 정상화한다. 여러 가지 병으로 피를 많이 흘린 뒤 심장이 약해서 손발이 싸늘하고 얼굴에 핏기가 없으며 맥이 짚일 듯 말 듯한 혈허탈증에 쓴다. 부자와 함께 쓰는 것이 좋다.

• 심혈을 보하며 정신을 안정시킨다. 심혈 부족으로 마음이 불안하고 가슴이 두근거리며 답답한 데 쓴다. 산조인·용안육·당귀 등을 배합하여 쓰는 것이 좋다.

• 폐를 보하며 숨가쁨을 낫게 한다. 폐허로 숨이 가쁘고 숨결이 약하며 몸이 나른하고 맥이 약한 데 쓴다. 합개, 호두육을 배합하여 쓰는 것이 좋다.

• 진액을 생겨나게 하며 갈증을 멈춘다. 허열이 있으면서 갈증이 나는 때에는 지모, 석고와 함께 쓴다.

• 비를 든든하게 하며 설사를 멈춘다. 비위 허약으로 먹은 것이 잘 내리지 않고 입맛이 없으며 설사, 헛배 부르기, 안면창백 등 증상이 있고 맥이 약한 데 쓴다. 백출 복령, 산약, 연육, 사인 등을 배합하여 쓰는 것이 좋다.

• 독을 풀며 헌 데를 아물게 한다. 염증 때 기혈 부족으로 곪는 것이 더디거나 또는 곪는 경우에도 고름이 잘 나오지 않을 때, 곪아 터진 이후 잘 아물지 않을 때 쓴다.

※ 인삼은 원기를 크게 보하며 진액을 늘려 주고 정신을 안정시키는 작용을 하기 때문에 오랜 병으로 기허증을 나타내는 때에 보약으

로도 쓰고 허탈 같은 데는 구급약으로 쓰인다.

허약자 또는 노인으로서 쉽게 피로해지고 또 일단 피로가 온 다음에는 쉽게 풀리지 않는 때에 인삼을 쓰면 기운이 나며 입맛이 좋아지고 속이 편안해지면서 체력이 회복된다. 또한 여성이 피를 많이 흘려 몸이 약하며 여위고 머리가 어지러우며 허리가 아픈 때에 이것을 쓰면 기와 혈이 보해지면서 건강이 쉽게 회복된다.

인삼은 일반적으로 실증에는 쓰지 않는다. 외감 초기로써 표의 열이 왕성한 때 또는 간양의 왕성, 습의 울체, 식체 등으로 헛배가 부르며 설사를 하는 때도 쓰지 않는다. 또한 체질이 실한 사람으로서 허증 증상이 없는 때에도 쓰지 않는다. 인삼을 잘못 쓰거나 너무 많이 쓰면 가슴이 답답해지며 헛배가 불러 오는 증상이 나타난다.

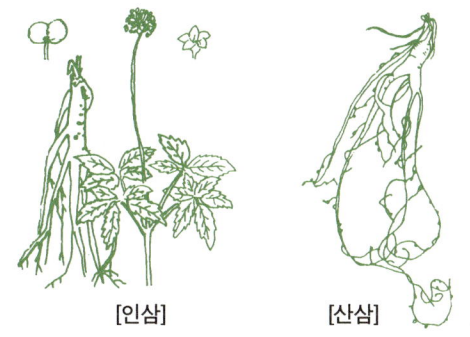

[인삼]   [산삼]

_ 성능 및 적응증
- 성미는 달고 약간 쓰며 따스하다. 비폐경에 들어간다 『동의보감』, 『본초경』.

• 인삼의 주작용은 기를 보하며 허탈을 보충하고 피를 보하며 맥을 돌아서게 하고 진액을 나게 하며 갈증을 멈추고 심을 자양하며 정신을 안정시키고 폐를 보하며 숨찬 것을 낫게 한다. 비를 든든하게 하며 설사를 멈추고 독을 없애며 헌 데를 아물게 한다.

• 비와 폐의 양기 부족을 낫게 한다『의방유취』.

• 5장의 기운부족을 낫게 하고 정신을 안정시키며 눈을 밝게 하고 지혜를 솟아나게 하며 허로 손상을 낫게 한다『동의보감』.

• 심기를 세게 하고 배 안의 냉을 없애며 가슴이 두근거리고 배가 아픈 것, 가슴과 옆구리가 치밀고 아픈 것, 곽란, 구토 설사 등을 치료한다. 또한 갈증을 멈추고 피를 잘 돌게 하며 적을 흩어지게 하여 몸을 거뜬하게 하고 오래 살게 한다『향약집성방』.

• 광물성 약의 독을 풀고 속을 고르게 한다. 또한 음식을 잘 삭제하고 위를 든든하게 하며 기를 잘 돌게 한다『의방유취』.

• 인삼의 효능은 첫째로 모든 허증을 보하는 것이고, 둘째로 원기를 강하게 하는 것이다. 셋째로 폐를 사하는 것이고, 넷째로 헌데의 고름을 없애고 통증을 멈추는 것이며, 다섯째로 비위를 강하게 하는 것이다『향약집성방』.

• 폐의 양기 부족, 폐기 허약으로 숨찬 것을 낫게 한다. 또한 중초를 보하며 심폐비위의 화사를 사함으로써 진액을 생겨나게 하며 갈증을 없앤다『약성론』.

_배합 이용

• 식욕 부진 : 비위가 허약하여 입맛이 없는 때에는 인삼

400g에 생강 500g, 꿀 1kg을 섞어 물에 달여서 고체를 만들고 한번에 15~20g씩 미음에 타서 먹는다『의방유취』.

• **산후 발열** : 몸푼 뒤에 몸이 허약하여 열이 나고 식은땀이 날 때에는 인삼, 당귀 각각 같은 양을 가루낸 것 8~12g을 잘게 썬 돼지 콩팥 1개, 멥쌀 반 홉, 파 2대와 함께 달여서 먹는다『의방유취』.

• **폐결핵** : 기침이 나고 숨이 차며 온 몸이 나른하고 피가래가 나오는 때에는 인삼가루 8~12g을 1회 분량으로 하여 계란흰자위에 풀어서 새벽마다 먹는다『의방유취』.

• **식은땀** : 식은땀이 나는 때 또는 땀을 많이 흘려 망양이 된 때에는 인삼, 황기, 가자약, 오미자를 배합하여 쓴다.

• **뇌출혈 후유증** : 중풍으로 말을 못할 때에는 인삼을 황기, 천문동·오미자·우슬·구기자·석창포와 배합하여 쓴다『의방유취』.

• **오랜 설사** : 비허로 설사가 오랜 기간 멎지 않을 때에는 인삼을 백출, 오수유와 배합하여 쓴다『의방유취』.

금기

- 여로와는 배합 금기이다.
- 오령지, 조협, 흑태와는 배합 금기이다『약대론』.
- 음허화왕으로 피가래를 뱉는 때에는 쓰지 말아야 한다『의학입문』.

- 쇠솥에 넣고 볶아서는 안 된다『월지인삼전』.
- 비위에 실열이 있고 폐에 화사가 있어 기침과 숨이 가쁘고 가래가 몹시 성한 때, 배 안에 벌레가 많은 때는 쓰지 않는다『약품화의』.

_ 가공법제

설탕을 물에 풀어 충분히 끓인 다음 여기에 인삼을 1~2일 담가 두었다가 건져 내어 시루에 올려놓고 찐다. 이때 불을 적당히 조절해야 한다. 너무 세면 뭉크러질 우려가 있고 너무 약하면 보관 과정에서 썩을 우려가 있다. 찐 이후에는 따뜻한 곳에 펴놓고 하룻동안 말린다. 설탕을 쓰지 않고 그대로 쪄서 말리는 수도 있다『뇌공포구론』.

2. 황기 단너삼

황기를 비롯한 길경, 창출은 건강 증진을 위하여 쓰이는 중요한 약재들이며 특히 황기, 창출은 귀중한 보약재들이다.

_ 작용 및 용도

- 기를 보하며 양기를 끌어올린다. 중기가 모자라고 비위의 양기가 가라앉아 팔다리가 노곤하고 얼굴이 파리하며 입맛이 없는 데, 설사, 탈항 등이 있으면서 맥이 허약한 데 쓴다.

비위를 보할 때에는 당삼, 백출을 배합하고 양기를 끌어올려야 할 때에는 당삼, 승마, 시호, 자감초를 배합하여 쓴다.

• 표를 든든하게 하여 땀을 멈춘다. 표가 허해서 식은땀이 나는 데 쓴다. 마황의 뿌리, 부소맥, 모려분을 배합한다. 표가 허한 관계로 감기에 쉽게 걸리곤 할 때에는 방풍, 백출 등을 배합하여 쓴다.

• 물기를 빼며 부은 것을 가라앉힌다. 양기가 잘 순환하지 않아 몸이 붓고 오줌이 잘 배설되지 않는 데 쓴다. 백출·복령·대복피 등을 배합하여 쓰는 것이 좋다.

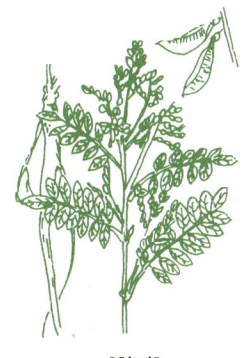

[황기]

• 피를 잘 순환하게 하며 비중을 낮게 한다. 기가 허하고 피가 잘 돌지 못하는 탓으로 바람과 찬기를 받아 온 몸의 뼈마디가 저린 데 쓴다.

당귀·천궁·도인·홍화·강활 등을 배합하여 쓰는 것이 좋다.

• 고름을 삭이며 새살을 살아나오게 한다. 기혈 부족으로 뽀루라지, 창양이 오래도록 터지지 않거나 터진 뒤에 잘 아물

지 않을 때에 쓴다.

　잘 터지지 않을 때에는 당귀, 백지, 금은화, 천산갑, 주염열매 등을 배합하여 쓰고 터진 뒤에 잘 아물지 않을 때에는 당삼, 육계, 당귀 등을 배합하는 것이 좋다.

_ 성능 및 적응증

- 성미는 달고 약간 따스하며 독이 없다. 비, 폐, 삼초, 신경에 들어간다『본초경』, 『명의 별록』.
- 허로 손상, 몸이 여위는 것, 뾰루라지 몰림, 치질, 설사, 이질 등을 낫게 하며, 진통, 고름 빼기, 소종, 지갈, 보음 및 강장작용이 있다『향약집성방』.
- 힘줄, 뼈, 근육, 기와 혈 등을 보강하며 나력, 붕루, 이슬, 이질, 산전 산후병, 월경 부조, 소갈병, 기침, 두풍, 열독 등을 낫게 한다『향약집성방』.
- 어린이의 온갖 병, 기허로 식은땀이 나는 것 등도 잘 낫게 한다『동의보감』.
- 주로 허천, 귀머거리, 신허증, 곪는 것, 추웠다 더웠다하는 것 등을 낫게 한다『약성론』.
- 폐기를 보하며 기허로 식은땀이 나는 것을 낫게 한다. 폐화, 심화를 사하며 비위를 보하며 피부를 든든하게 한다『의학계원록』.
- 산전 산후 기혈 소모로 인한 허증과 어린이의 모든 병에 좋다. 통증을 멈추며 새 살을 돋게 하는 작용이 또한 세다『본초경』.

_ 배합 이용

• **보약** : 허한 것을 보하며 헌데가 생기지 않는 데는 황기 60g과 자감초 10g을 함께 가루내어 한번에 8g씩 더운물로 먹는다 『향약집성방』.

• **태동 불안** : 황기 • 천궁 각각 4g, 쌀 15g을 물에 달여 먹는다 『의방유취』.

• **폐농** : 기침하고 고름을 뱉으며 목구멍이 마르는 것을 낫게 하는 데는 황기 40g, 감초 10g을 가루내어 한 번에 8g씩 더운 물로 먹는다 『향약집성방』.

• **배뇨 장애** : 오줌이 잘 나오지 않을 때에는 황기 8g을 물에 달여서 먹는다 『소아위생총미론』.

• **장출혈** : 장풍으로 혈변을 누는 것을 낫게 하는 데는 황기, 소계를 같은 양으로 가루내어 밀가루풀에 반죽해서 녹두알 크기의 알약을 만든다. 한 번에 30알씩 미음으로 먹는다 『손용화방』.

• **혈뇨** : 오줌에 피가 섞여 나오며 오줌 눌 때 아픈 것을 다음과 같이 치료한다. 즉, 손가락 크기로 썬 무 4~5개에 꿀 70~80g을 두고 약한 불에 올려놓아 꿀이 다 잦아들게 한 다음 무를 꺼내어 같은 양으로 가루낸 황기와 인삼가루를 묻혀 먹는다 『의방유취』.

• **토혈** : 피를 계속 토할 때에는 황기 10g, 부평 20g을 가루

내어 한 번에 4g씩 생강즙을 탄 꿀물로 먹는다『의방유취』.

_ 금기와 배합
- 실증 및 음허화왕일 때에는 쓰지 않는다『약성론』.
- 구판과 배합금기이다『본초경집주』.
- 복령과 배합한다『약대론』.
- 백선피와 같이 쓰지 않는다『일화자본초』.
- 기운이 왕성한 때, 표사가 왕성한 때에는 쓰지 않는다. 음허 때에는 잘 쓰지 않는다. 방풍과 함께 쓰지 않는다『의학입문』.
- 가슴에 기가 막혀서 답답하거나 장위에 적체가 있어 헛배가 부를 때에는 쓰지 않는다『본초경소론』.
- 양이 왕성하고 음이 허한 때, 상초에 심한 열이 있고 하초가 허하며 찬 때, 신경질이 많은 사람에게는 쓰지 않는다『본초경소론』.

_ 가공법제
- 뿌리 윗끝의 주름 잡힌 껍질을 긁어 버리고 시루에 찐 다음 잘게 썰어 쓴다『비용본초』.
- 꿀물을 발라 익을 정도록 불에 구워서 쓴다. 소금물 끓는 데다 푹 담가 낸 이후 시루에 쪄 익혀서도 쓴다『동의보감』·『향약집성방』·『의종손익』.

3. 창출 · 백출 삽주 · 흰삽주

_작용 및 용도

- **창출** : 한사를 물리치며 해표시킨다. 풍한 감기로 머리가 아프고 목덜미와 잔등이 켕기며 땀이 날 때에 쓴다. 계지, 작약을 배합하여 쓰는 것이 좋다.
  ① 습을 없애며 비증을 낫게 한다. 풍 · 한 · 습 · 비로 뼈마디가 아프거나 하초에 습열이 있어 허리와 무릎이 붓고 아픈 곳과 다리가 저리고 힘이 없는 데 쓴다.
  ② 강활 · 독활 · 방풍 · 방기 등을 배합하여 쓰는 것이 좋다.
  ③ 비를 든든하게 하며 설사를 멈춘다. 비습으로 설사를 하거나 이슬이 있을 때에 쓴다.
  ④ 금앵자 · 육두구 · 연육 · 가지 등을 배합하여 쓰는 것이 좋다.
  ⑤ 위를 고르게 하며 먹은 것을 잘 삭인다. 중초에 습이 성해서 몸이 나른하고 다리에 힘이 없으며 헛배가 부르고 입맛이 없을 때에 쓴다.

- **후박** : 진피 등을 배합하여 쓰는 것이 좋다.
  ① 허한 것을 보하며 눈을 밝게 한다. 간신 허약으로 눈이 잘 보이지 않고 깔깔할 때에 쓴다. 돼지간, 염소간, 양의 간 또는 석결명, 초결명 등을 배합하여 쓰는 것이 좋다.
  ② 습을 없애며 담을 삭인다. 습담으로 가슴이 그득하고 답답할 때에 쓴다.

- **백출** : 비위를 든든하게 하여 먹은 것을 잘 삭인다. 비위

의 기능 저하로 소화되지 않고 먹은 것이 잘 소화되지 않으며 헛배가 부르고 입맛이 없을 때에 쓴다. 후박, 진피, 기각을 배합하여 쓰는 것이 좋다.

① 비를 든든하게 하며 설사를 멈춘다. 입맛이 없고 헛배가 부르며 온 몸이 무겁고 팔다리에 힘이 없으며 가래가 많을 때에 쓴다. 진피, 복령을 배합하여 쓰는 것이 좋다.

② 물기를 빼고 부은 것을 가라앉힌다. 수습의 정체로 몸이 부은 때에 쓴다. 복령피, 대복피, 복령 등을 배합하여 쓰는 것이 좋다.

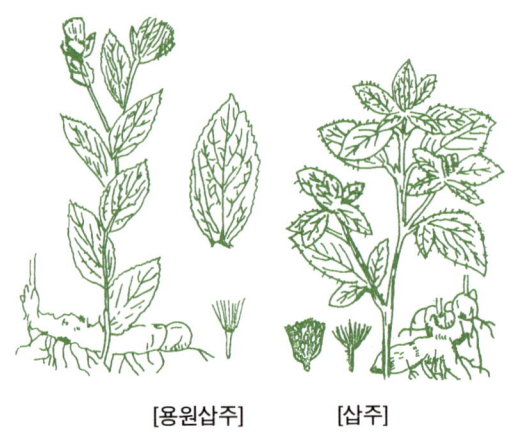

[용원삽주]   [삽주]

③ 기를 보하며 담을 멈춘다. 기가 허한 탓으로 식은땀이 날 때에 쓴다. 황기, 부소맥을 배합하여 쓰는 것이 좋다.

④ 태아를 편안하게 한다. 태동이 심할 때에 쓴다.
황금, 두충 상기생 등을 배합하여 쓰는 것이 좋다.

※ 창출, 백출은 모두 조습건비하는데 창출은 조습 작용이 더 세고 백출은 전비 작용이 더 세다. 그렇기 때문에 비를 보하며 모자란 비

기를 보태 주어야 할 때에는 백출을 쓰고 있다. 또한 백출은 표를 든든하게 하며 땀을 멈추고 창출은 풍사를 내보내며 땀을 낸다.

백출을 생것대로 쓰며 조습이수 작용을 하는데 맥부와 함께 볶거나 또는 쪄서 쓰면 조습하는 작용이 약해지면서 비위와 원기를 보하는 작용이 더 세진다.

창출은 약성이 덥고 건조하기 때문에 음을 상하게 하기 쉽다. 그러므로 음허증에 열이 있을 때, 변비가 있으며 땀이 날 때에는 쓰지 않는다. 창출도 볶거나 쪄서 쓰면 조습하는 작용이 약해진다.

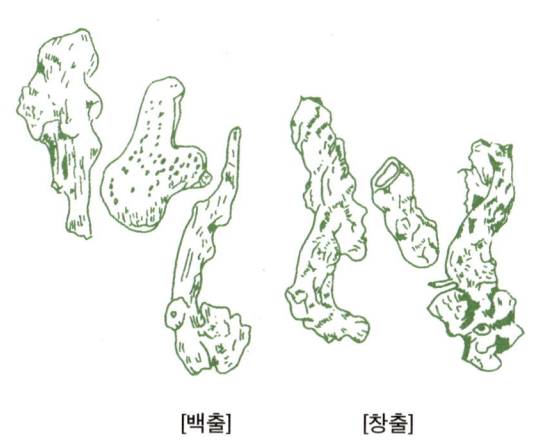

[백출]   [창출]

_성능 및 적응증

• 창출은 쓰고 달며 따스하다. 비위, 폐, 대소장경에 들어간다. 또한 백출은 달고 쓰며 따스한데 비·위·소장·심경에 들어간다.

• 비중·황달·두통·부족·구토·설사 및 소화 장애를

낮게 하며 땀을 멈추고 열을 내리며 가래를 삭힌다『향약집성방』.

• 온갖 중풍·허로 손상·위병·냉병을 낫게 하며 강장, 이뇨 및 해독작용도 있다.

• 창출의 약효는 첫째로 속을 덥게 하는 것이고, 둘째로 비위의 습을 없애는 것이다. 셋째로 비위의 역기를 누르는 것이고, 넷째로 비위를 든든하게 하여 음식을 잘 먹게 하는 것이다. 다섯째로 비위의 작용을 고르게 하여 진액을 보충하는 것이고, 여섯째로 몸의 열을 내리는 것이다. 일곱째로 무력권태감 및 밥맛이 없는 것을 낫게 하는 것이고, 여덟째로 갈증을 멈추는 것이며, 아홉째로 안태시키는 것이다.

• 백출은 폐, 심, 위, 비 등 4개 경맥에 들어가는 약으로서 위의 화를 없애며 위가 허한 것을 보하고 족양명위경, 족태음비경에 들어가는 약으로써 위를 든든하게 하고 비를 편안하게 하는 작용을 나타낸다『의방유취』.

• 창출의 주치증은 백출과 같다.

이 두 가지 약은 다 삼초의 습을 없애고 땀을 냄에 있어서 그 효과가 특히 크고 중초를 보하거나 중초의 습을 없애는 데서는 그 효력이 비교적 약하다『의방유취』.

• 창출은 땀을 내며 먹은 것을 잘 소화시키고 풍·한·습·비를 낫게 하며 설사를 멈춘다.

• 백출은 허한 것을 보하고 입맛을 돋우며 냉으로 인한 복통을 낫게 하고 설사를 멈춘다.

_ 배합 이용

• 보약 : 몸을 든든하게 하고 귀와 눈을 밝게 하는 데는 쌀 뜨물에 3일 담갔던 백출에서 검은 껍질을 긁어 버리고 햇볕에 말렸다가 누렇게 되도록 볶는다. 그 다음 보드랍게 가루내어 시루에 찐 백복령 가루를 절반 가량 되게 넣고 졸인 꿀에 반죽해서 0.3g 무게로 알약을 만든다. 그것을 빈속 혹은 잘 무렵에 15알씩 먹고 백출가루와 감초가루 달인 물을 조금씩 자주 먹는 것이 좋다 『경험방』.

• 얼굴색이 누렇고 밥을 먹지 못하는 때 : 창출 40g, 숙지황 20g, 건강싸서 구운 것 40g을 함께 가루내어 풀에 반죽해서 0.3g 무게로 알약을 만들어 한 번에 50알씩을 따뜻한 물로 먹는다『의방유취』.

• 냉병·만성설사 : 배 안에 냉이 있어서 먹은 것이 소화되지 않고 몸이 여위는 때에는 창출볶은 것 80g, 신곡볶은 것·건강 각각 40g을 함께 가루내어 졸인 꿀에 반죽해서 0.3g 무게로 알약을 만들어 한 번에 30알씩을 미음으로 먹는다『의방유취』.

• 만성설사·적리 : 설사 또는 오랜 이질을 낫게 하는 데는 창출 80g, 산초 40g을 가루내어 식초로 쑨 풀에 반죽해서 0.3g 무게로 알약을 만들어 한 번에 20알씩 식사 전에 따뜻한 물로 먹는다『의방유취』.

• 류머티즘성 관절염 : 습이 많아서 온 몸이 아플 때에는 쌀 뜨물에 담갔던 창출을 잘게 썰어 물로 고약처럼 되게 달여서

더운물에 풀어 먹는다 「경험방」.

• **치통** : 바람기로 이가 아픈 것을 낫게 하는 데는 소금물에 담갔던 창출을 약성이 남게 태워서 보드랍게 갈아 이를 문지르는 것이 좋다 「경험방」.

_금기와 배합

• **창출** : 음이 허하고 속에 열이 있을 때, 기가 허하며 땀이 많이 나는 때에는 쓰지 않는다.
• 방풍, 지유를 배합하여 쓴다.
• 복숭아, 배, 참새고기, 청어 등은 금한다.
• 혈허로 몸이 약한 때, 7정이 상하여 가슴이 답답할 때에는 쓰지 않는다. 잘못 쓰면 기혈이 소모되고 진액이 말라 허화가 동한다.
• 음혈 부족, 신정 부족으로 골증열이 있고 입 안이 마르며 마른기침을 하는 때, 토혈·코피·변비 등이 있을 때에는 쓰지 않는다.

• **백출** : 음허증으로서 갈증이 있을 때, 기체로 헛배가 부를 때에는 쓰지 않는다.
• 방풍, 지유를 배합하여 쓴다.
• 기체로 헛배가 부르며 숨이 가쁜 때, 열증에 속하는 위통, 고름이 많은 뾰루지 몰림에는 쓰지 않는다.

_ 가공법제

- 쌀뜨물에 1~2일 동안 담갔다가 겉껍질을 긁어 버린다『동의보감』.
- 약재가 붉어지도록 볶는다『향약집성방』.
- 소금물『동의보감』, 『제중신편』, 식초『향약집성방』 또는 술『향약집성방』, 『제중신편에』에 담갔다가 볶아서 쓴다.
- 맥부『의방유취』, 소회향『의방유취』 또는 생강과 함께 볶아 쓴다.

4. 산약마

_ 작용 및 용도

- 위를 자극하며 입맛을 돋운다. 비위 허약으로 입맛이 없고 토하며 메스꺼운 데 쓴다. 반하, 생강을 배합하여 쓰는 것이 좋다.
- 비를 든든하게 하며 설사를 멈춘다. 비허로 인한 오랜 설사와 입맛이 없고 먹자마자 곧 설사를 하며 팔다리가 노곤하고 헛배가 부르며 맥이 약하고 힘이 없는 데 쓴다. 당삼, 백출, 작두 등을 배합하여 쓰는 것이 좋다.
- 신을 보하며 허탈을 낮게 한다. 신허로 오는 유정·몽설, 오줌소태·이슬·허탈 등에 쓴다. 유정이 있을 때에는 숙지황·산수유·용골, 오줌소태가 있을 때에는 익지인·상표초 그리고 이슬이 많을 때에는 검실·백출·복령 등을 배합하여

쓰는 것이 좋다.

• 폐를 보하며 기침을 멈춘다. 폐허로 기침을 하며 숨이 가쁘고 얼굴이 핏기가 없고 맥이 허한 데 쓴다. 사삼, 맥문동을 배합하여 쓰는 것이 좋다.

• 음을 보하며 갈증을 멈춘다. 음허로 인한 소갈증, 즉 열이 나며 갈증이 심하고 오줌이 걸쭉한 데 쓴다. 생지황, 황기를 배합하여 쓰는 것이 좋다.

_성능 및 적응증

• 성미는 달고 평하며 독이 없다. 비, 폐, 신경에 들어간다 『본초경』.

• 허로 손상을 낫게 하며 기운을 보하고 살지게 한다 『향약집성방』.

• 심기가 모자란 것을 보하며 정신을 안정시키고 기억력을 좋게 한다 『향약집성방』.

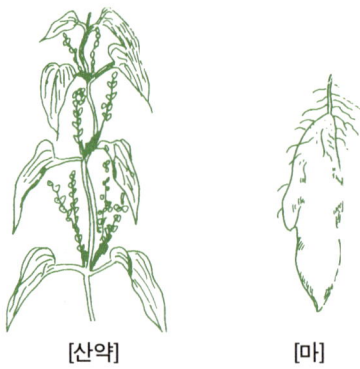

[산약]　　　　[마]

• 신기와 비위를 보하며 설사를 멈춘다 『향약집성방』.

- 요통, 현기증을 낫게 하며 5장을 다 보하고 번열을 없앤다『명의별록』.
- 신을 보하며 성 기능을 높인다『급유방』.

_ 배합이용

- **오줌소태병** : 오줌이 많이 나오는 병을 낫게 하는 데는 백반 물에 삶은 산약을 뿌리를 감산 복령과 같은 양으로 가루내어 한 번에 8g씩 물로 먹는다『의방유취』.

- **만성소대장염** : 신정을 보하고 위와 장을 든든하게 하는 데는 산약과 쌀로 죽을 쑤어 먹는다『경험방』. 습열로 나는 설사에는 산약과 창출을 같은 양으로 가루내어 밥에 반죽해서 알약을 만들어 한 번에 10~12g씩 미음과 함께 먹는 것이 좋다『경험방』.

- **동상** : 동상일 때는 산약을 짓찧어서 붙이면 낫는다『의방유취』.

- **뽀루지 몰림, 뽀루지** : 종기로 아픈 때에 산약과 피마자를 함께 짓찧어서 붙이면 잘 낫는다『의방유취』.

- **식욕 부진** : 헛배가 부르며 입맛이 없는 때에는 산약을 절반은 볶고 절반은 그대로 가루내어 한 번에 8g씩 미음으로 먹는다『의방유취』.

_ 가공법제

- 껍질을 벗기고 물 또는 술에 씻어 말려 쓴다『제중신편』·『의종손익』.

- 약재를 그대로 볶아 쓰거나「동의보감」, 술에 담갔다가 건져내어 볶아서 쓴다「방약합편」. 생강즙 또는 숙지황과 함께 볶아서 써도 좋다「의방유취」·「동의보감」.
- 약재를 파·소금과 함께 볶아서 쓴다「의방유취」·「동의보감」.

5. 오미자

작용 및 용도

- 기를 보하며 땀이 나는 것을 멈춘다. 기허로 땀을 많이 흘리는 데와 밤마다 식은땀이 날 때에 쓴다. 당삼, 맥문동, 부소맥, 모려분 등을 배합하여 쓰는 것이 좋다.
- 정을 간직하며 유정을 멈춘다. 신허로 인한 유정, 몽설에 쓴다. 상표초, 토사자를 배합하여 쓰는 것이 좋다.
- 폐를 수렴시키며 기침을 멈춘다. 폐허로 열이 나며 기침하고 가래가 끓고 숨이 가쁜 데 쓴다. 맥문동, 당삼, 숙지황, 산수유 등을 배합하여 쓰는 것이 좋다.
- 진액을 생겨나게 하며 갈증을 멈춘다. 신수 부족 또는 소갈로 입 안과 혀가 마르고 식은땀이 계속나는 데 쓴다. 맥문동, 생지황, 괄루근 등을 배합하여 쓰는 것이 좋다.
- 신을 보하며 설사를 멈춘다. 신허로 손발이 싸늘하고 맥이 쇠약하며 아랫배가 아프고 설사를 하는 때에 쓴다. 보골지, 육두구 등을 배합하여 쓰는 것이 좋다.

_ 성능 및 적응증

• 성미는 시고 따스하다. 비, 폐, 신경에 들어간다『본초경』, 『탕약본초』.

• 신을 보하고 열을 내리며 갈증을 멈추고 몸을 든든하게 한다. 성기능도 높인다. 여름철에 늘 먹으면 5장의 기운을 크게 보한다『의방유취』.

• 5장의 기운을 크게 보하며 허로손상을 낫게 한다『의방유취』.

• 허로로 몹시 여윈 것을 보하며 눈을 밝게 하고 성기능을 높이며 남자의 정액을 보충한다『동의보감』.

• 소갈과 번열을 낫게 하고 술독을 풀며 기침과 숨가쁨을 잘 멈춘다『동의보감』.

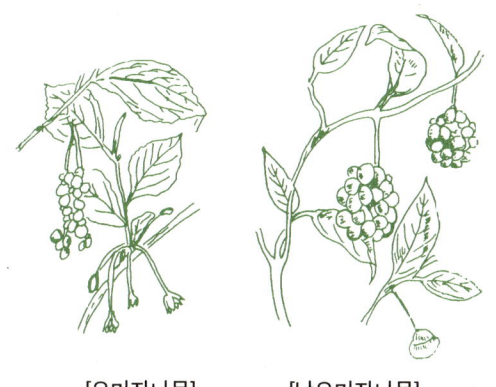

[오미자나무]   [남오미자나무]

• 오미자는 눈을 밝게 하고 신을 덥게 하며 풍을 다스리고 역기를 내리며 먹은 것을 잘 소화하고 곽란으로 힘줄이 켕기는 것 그리고 현벽, 분돈, 냉기, 수종, 반위, 흉만 등 여러 가지 병증을 낫게 한다『향약집성방』.

• 진액을 생겨나게 하며 갈증을 멈추고 설사, 이질을 낫게 한다. 원기가 모자랄 때 쓰면 원기를 크게 보한다『의방유취』.

_ 배합 이용

• **기관지염** : 기침하며 가래를 뱉고 숨이 찰 때에 오미자 백반을 각각 같은 양으로 가루내어 한 번에 12g씩을 돼지의 폐 안에 넣고 구워서 씹어먹으면 잘 낫는다『향약집성방』.

• **소대장염** : 몇 해 동안 새벽녘에 설사하는 것을 낫게 하는 데는 오미자씨를 버린 것 120g, 오수유끓는 물을 7번 갈아 담근 것을 함께 고소한 냄새가 날 때까지 볶아서 가루내어 한 번에 6~8g씩 미음으로 먹는다『의방유취』.

• **눈앓이** : 오미자와 만형자 달인 물에 자주 씻으면 잘 낫는다『의방유취』.

• **알코올중독** : 술독을 푸는 데는 오미자, 갈근, 작두를 배합하여 쓴다『의방유취』.

• **음위증** : 오미자를 보드랍게 가루내어 한 번에 8~12g씩 하루 3번 먹는다. 이것을 먹는 동안은 돼지고기, 생선, 마늘, 식초 등을 금한다『의방유취』.

• **유정** : 오미자가루 600g을 약한 불로 천천히 물에 달이다가 꿀 1.2kg을 넣고 계속 졸여 무른 고제가 된 것을 병에 담아 두고 빈속에 30~40g씩 먹는다.

_ 금기와 배합

밖에서 표사가 있고 안에는 신열이 있는 때, 발진성 질병으로 꽃이 처음으로 돋아나올 때에는 쓰지 않는 것이 좋다.
- 육종용을 배합한다. 위유와 배합 금기한다.
- 폐에 신열이 있을 때에는 쓰지 않는다.

_ 가공법제
- 꿀물에 담갔다가 시루에 찌거나 쌀뜨물에 하룻밤 담갔다가 약한 불에 말려 쓴다『뇌공포구론』.
- 보약으로 쓸 때에는 익힌 것을 쓰고 기침약으로 쓸 때에는 날것대로 쓴다『향약집성방』.
- 신허유정에 쓸 때에는 물에 담가 씨를 빼고 쓴다『향약집성방』.

6. 연 연밥 · 연실 · 연자 · 연육 · 연밥실

_ 작용 및 용도
- 성미는 달며 평하다. 심·비·신경에 들어간다. 연은 5장의 기운 부족 특히 심·비·신의 기운 부족과 속이 상한 것을 낫게 하며 12경맥의 기혈을 크게 보한다.
- 쌀과 연육으로 죽을 쑤어 먹으면 몸이 가벼워지고 든든해진다.
- 연은 머리칼을 검게 하며 늙지 않게 한다.

• 연은 갈증을 멈추며 열을 내리고 설사, 허리 아픔, 유정 등을 멈춘다.

• 심과 신, 장과 위, 정기와 근육을 모두 보하고 귀와 눈을 밝게 하며 이슬, 붕루 등 여자의 여러 가지 병도 잘 낫게 한다.

_ 배합 이용

• **허로 손상** : 껍질을 벗긴 연자육을 술에 하룻밤 담가 두었다가 건져 내어 돼지 위 안에 넣고 잘 잡아매어 물에 삶은 다음 약한 불에 말려서 가루낸다.

이것을 보드랍게 가루내어 술로 쑨 밀가루풀에 반죽해서 알약을 만든다. 한 번에 10~12g씩 하루 2~3번 술로 빈속에 먹는다.

• **오랜 설사** : 연자육을 보드랍게 가루내어 한 번에 4~5g씩 하루 3번 식사 후에 먹는다 『의방유취』.

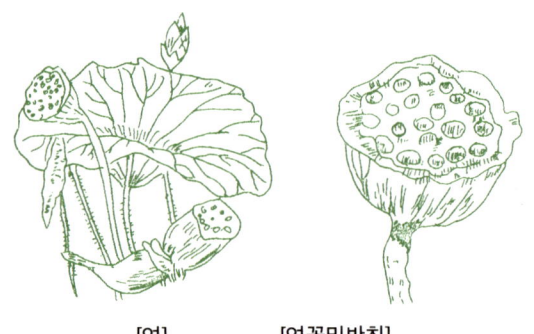

[연]   [연꽃밑받침]

• **만성적인 소화 장애** : 먹는 것이 잘 소화되지 않고 소화가 안 되며 설사하는 경향이 있는 때에는 연자육 볶은 것 쌀볶은 것 각

각 200g, 복령 100g을 보드랍게 가루내어 한 번에 6~8g씩 하루 3번 식후에 먹는다. 설탕가루를 섞어서 먹으면 더욱 좋다.

• **신경쇠약** : 귀와 눈을 밝게 하고 기억력을 돕는 데는 연자육 200g에서 껍질과 심을 버리고 보드랍게 갈아 흰쌀 100g과 함께 죽을 쑤어 먹는다『경험방』.

• **유정** : 연자육과 백복령을 같은 양으로 가루내어 물에 타서 먹는다.

_ 금기와 배합
• 생것대로 쓰면 헛배가 불러 오며 속이 메슥메슥해진다.
• 변이 굳은 때에는 쓰지 않는다.
• 외감 전후, 학질, 황달, 감질, 치질, 헛배가 부를 때, 변이 굳고 오줌량이 적을 때, 소화가 안 되는 때 그리고 산후에는 쓰지 않는다.
• 복령, 산약, 백출, 구기자 등과 함께 쓰면 좋다.

7. 감초 우랄감초

_ 작용 및 용도
• 약성을 조화시킨다. 극성 약물의 작용을 약하게 하며 그 독성, 자극성을 덜어 주고 먹기 좋게 한다.
• 급박 증상을 낮게 하며 아픔을 멈춘다. 여러 가지 급한 증

상·경련·통증 등이 있을 때에 쓴다. 작약을 배합하여 쓰는 것이 좋다.

• 열독을 없애며 염증을 가라앉힌다. 옹저·절종·인후종통에 쓴다. 옹종에 쓸 때에는 금은화·연교를 배합하고, 목의 염증에 쓸 때에는 길경, 우방자를 배합하여 쓴다.

• 비위와 기혈을 보한다. 비위 허약으로 오는 소화 장애, 심혈 부족, 심양 허쇠에 쓴다.

• 독을 풀며 헌 데를 아물게 한다. 여러 가지 곪는 증에 쓴다.

※ 감초를 생것대로 쓰면 청열해독, 윤폐화담, 완급진통하는 데 꿀을 발라 구워서 쓰면 중초의 기운을 보한다. 또한 볶아서 쓰면 비위를 든든하게 하며 기운도 보한다. 습이 중초에 많이 정체되어 헛배가 몹시 불러 올 때에는 감초를 쓰지 않는 것을 원칙으로 한다.

_ 성능 및 적응증

• 성미는 달고 평하며 구운 것은 따스하다 독이 없다. 12경에 들어간다 『본초경』, 『명의별록』.

• 생것대로 쓰면 열을 잘 내리고 구워서 쓰면 상중하 3초의 원기를 보하며 여러 가지 약의 부작용을 막는다 『의방유취』.

• 5장 6부에 들어 있는 한열의 사기를 없애고 근육과 뼈를 든든하게 하며 기운을 솟게 하고 살찌게 한다 『의방유취』.

• 속을 덥게 하며 기침을 멈추고 온갖 약의 해독 작용을 한다 『의방유취』.

- 5장을 보하며 신기가 상한 것을 낫게 한다『의방유취』.

- 생것대로 쓰면 열이 내리고 익혀서 쓰면 표에 있는 한사를 해친다. 또한 목앓이를 낫게 하며 음혈과 비위를 보한다『의방유취』.

- 여러 가지 악창과 폐병으로 피고름 토하는 것을 낫게 한다『의방유취』.

- 모든 약독을 없앤다. 약물에 중독되었을 때 콩과 함께 달여먹이면 그 효과가 좋다『의방유취』.

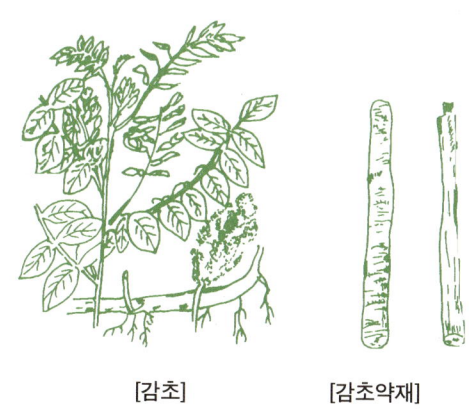

[감초]   [감초약재]

_ 배합 이용

- **인후염** : 상한병으로 목구멍이 아픈 때에는 감초꿀물을 묻혀 구운 것 8g을 물에 달여서 먹는다『의방유취』.

- **어린이 허약** : 어린아이의 몸이 여윌 때에는 감초 구운 것을 가루내어 꿀에 반죽해서 녹두알만하게 알약을 만들어 한 번에 5알씩 따뜻한 물로 하루 2번 먹인다『의방유취』.

- **생손앓이** : 손가락이 붓고 아플 때에 감초 달인 물에 손가락을 담그고 있으면 잘 낫는다 『의방유취』.
- **편도선** : 폐열증으로서 목구멍이 아프며 담열의 증상이 있을 때에는 감초볶은 것 80g, 도라지쌀뜨물에 하룻밤 담가 둔 것 40g을 보드랍게 가루내어 한 번에 20g씩을 아교 30g과 함께 물에 달여 먹는다 『의방유취』.

_ 금기 및 배합
- 실증으로서 헛배가 불러 올 때에는 쓰지 않는다.
- 원지 · 대극 · 자완 · 곤포 배합 금기이다.
- 백출 · 건칠 · 황기를 배합하여 쓰면 좋다.
- 이질 초기에는 쓰지 않는다.

_ 가공법제
- 술에 담갔다가 시루에 찐 다음 꺼내서 햇볕에 말려 쓴다. 졸인 젖을 발라 굽거나 또는 그대로 누른 붉은색이 되도록 볶아서 쓴다.
- 물에 오랫동안 담갔다가 불에 구운 다음 붉은 껍질을 긁어 버리고 쓴다. 대체로 화를 사할 목적으로 쓸 때에는 날것대로 쓰고 중초를 보할 목적으로 쓸 때에는 구워서 쓴다 『득배본초』 · 『본초강목』.

2. 보혈약

보혈약이란 혈허증, 즉 피가 모자란 병증에 쓰는 약을 말한다. 혈허증의 일반 증상은 머리가 어지럽고 눈 앞이 아찔해지곤하며 이명 현상, 심계 정충, 불면증 등이 있고 얼굴에 혈색이 적으며 맥이 약하고 여성인 경우 월경 장애가 있는 것인데 어느 장기의 피가 모자란가에 따라 임상 증상이 약간 달라진다.

장부의 혈허증으로서 임상적 의의가 큰 것은 심혈허와 간혈허이고 혈허증 일반에 흔히 쓰는 보혈약들은 숙지황, 백하수오, 당귀, 상심자, 아교, 작약 등이다.

1. 당귀

_작용 및 용도

• 피를 보하며 월경을 조절한다. 부인의 모든 혈허증 · 월경 이상 · 월경통 · 무월경 등에 쓴다. 숙지황 · 가작약 · 천궁 등을 배합하여 쓰는 것이 좋다.

• 어혈을 해치며 상처를 아물게 한다. 타박상 또는 어혈이 속에 뭉친 데, 국소가 벌겋게 굳고 아픈 데, 어혈 때문에 배가 아프며 변이 굳은 때에 쓴다. 어혈을 풀어야 할 때에는 홍화, 도인을 배합하고, 성처를 빨리 아물게 하여야 할 때에는 황

기·숙지황·당삼을 배합하고, 성처를 빨리 아물게 하여야 할 때에는 황기·숙지황·당삼을 배합하여 쓰는 것이 좋다.

• 속을 덥게 하며 아픔을 멈춘다. 속이 차서 기혈이 막힌 데, 경락이 잘 통하지 않은 데서 오는 배 아픔, 옆구리 아픔 및 뼈마디 아픔 등에 쓴다. 향부자·현호색·익모초 등을 배합하여 쓰는 것이 좋다.

장을 눅여 주며 변을 고르게 한다. 피가 적어 내장을 눅여 주지 못하여 변이 굳을 때에 쓴다. 육종용·하수오를 배합하여 쓰는 것이 좋다.

• 힘줄을 영양하며 경련을 멈춘다. 힘줄이 켕기며 아픈 데 쓴다. 강활·독활·진교·방풍 등을 배합하여 쓰는 것이 좋다.

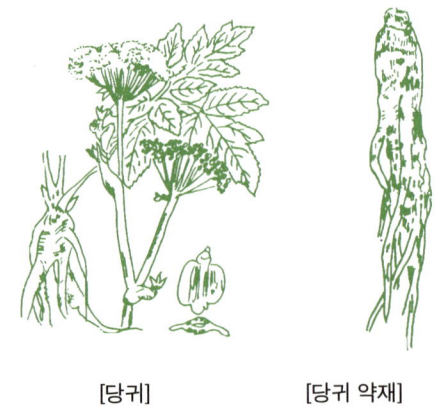

[당귀]　　　　[당귀 약재]

※ 당귀신은 피를 보하고 당귀수는 지혈하며 당귀미는 어혈을 푼다. 당귀는 오래 묵혀 둔 것일수록 변을 무르게 하는 작용을 센 것으로 알려졌다. 또한 당귀를 술에 죽여 볶은 것은 피를 잘 순환하게 한다.

흔히 이기약을 배합하여 어혈이 있는 때와 체한 때에 쓰고 거풍습약을 배합하여 풍습비증 치료에 쓴다.

_ 성능 및 적응증
• 성미는 쓰고 따스하며, 독이 없다. 심, 간, 비경에 들어간다『약학대사전』.
• 당귀는 심한 기침, 붕루, 불임증, 악창, 부스럼, 비증, 냉병 등을 낫게 하며 또한 속을 덥게 하고 아픔을 멈추며 5장과 피를 보하며 새 살을 잘 돋게 하는 작용을 한다『향약집성방』.
• 일체의 풍병, 혈증, 허로손상을 낫게 하며 나쁜 피를 몰아내고 새피를 보충한다『향약집성방』.

당귀의 작용은 첫째로 심경의 병을 낫게 하는 것이고, 둘째로 피를 고르게 하는 것이며, 셋째로 밤에 더운 병을 낫게 하는 것이다『향약집성방』.

당귀는 이 밖에도 지혈, 통증을 멎게 하는 작용도 있어서 특히 이질에 복통이 겹친 것을 잘 낫게 한다. 지혈의 목적으로 쓸 때에는 꼬리 부분을 쓰고 파혈을 목적으로 할 때에는 대가리 부분을 쓴다『동의보감』.

• 당귀를 옹근 것대를 쓰면 심주혈, 비통혈, 간장혈의 작용을 잘하게 함으로써 피를 보하기도 하고 잘 순환하게 한다『탕액본초』.
• 노두를 잘라 버리고 약재의 가운뎃부분, 꼭대기 부분 및 꼬리 부분으로 나누어 잘게 썰어 쓴다. 가운뎃부분은 피를 보

하고 꼭대기 부분은 피를 멈추며 꼬리 부분은 피를 잘 돌게 한다『동의보감』,『향약집성방』.

• 모든 풍병, 기병을 낫게 하며 모든 허로 손상을 보하며 나쁜피를 없애며 새 피를 생겨나게 하고 배 안의 한랭을 없앤다『제가본초』.

_ 배합 이용

• **두통** : 머리가 아파서 견디기 어려울 때에 당귀 8~15g을 물에 달여서 하루에 2번씩 먹으면 멎는다『의방유취』.

• **자궁 출혈** : 태가 떨어진 뒤에 피가 흐를 때에는 당귀약한 불기운에 말린 것20g, 파 흰뿌리 1줌을 술에 달여서 따뜻하게 하여 먹는다『의방유취』.

• **산후 복통** : 당귀가루 20g, 꿀 150g을 물에 달여서 2번에 나누어 먹는다『의방유취』.

• **땀나기** : 산후에 절로 땀이 날 때에는 당귀 12g, 황기주초 · 작약주초 각각 9g, 생강 5쪽을 물에 달여 먹는다『의방유취』.

• **불임증** : 월경이 없어지면서 임신을 못하는 때에는 당귀에 아교, 지황, 작약, 속단, 두충을 배합하여 쓴다『약학대사전』.

• **부인의 온갖 병** : 부인의 온갖 병과 허로 손상을 낫게 하는 데는 당귀와 지황을 2:1의 비율로 보드랍게 가루내어 졸인 꿀에 반죽해서 0.3g 무게로 알약을 만들어 한 번에 15알씩 미음으로 먹는다『태의지법존방』.

• **코피** : 코피가 멎지 않고 계속 나올 때에는 당귀를 약한 불에 말려 보드랍게 가루낸 다음 한 번에 4g씩 미음으로 먹는다『의방유취』.

• **시력 장애** : 간허로 눈이 어두운 때에는 기혈을 보할 목적으로 당귀와 법제한 부자를 6:1의 비율로 보드랍게 가루내어 졸인 꿀에 반죽해서 0.3g 되게 알약을 만들어 한 번에 30알씩 먹는다『의방유취』.

• **위통** : 명치 끝이 쑤시는 듯이 아픈 때에는 당귀가루를 4g씩 술에 풀어 먹는다『필요방』.

• **빈혈** : 갑자기 피를 많이 흘린 이후 어지럽고 가슴이 답답한 때, 정신을 잃곤 하는 때에는 당귀와 천궁을 2:1의 비율로 거칠게 가루내어 한 번에 20g씩 물과 술 7:3을 한데 섞은 데다 넣고 달여서 하루 2번에 나눠 먹는다『의방유취』.

_ 금기

설사가 날 때와 습이 막혀 있어서 배가 더부룩할 때에는 쓰지 않는다.

• 석창포, 곤포와 배합 금기이다『본초경집주』.

• 비허증으로 설사하는 데와 입맛이 없는 데, 소화가 안 되는 데, 그리고 몸푼 뒤에는 쓰지 않는다『본초경소론』.

• 풍한의 사기가 표에 남아 있는 관계로 오한이 나며 열이 날 때에는 쓰지 않는다『본초회언록』.

_ 가공법제

- 노두를 잘라 버리고 약재의 가운데부분 및 꼬리 부분 등으로 나누어 잘게 썰어 쓴다『향약집성방』,『방약합편』. 술로 씻거나 또는 술에 담갔다가 말린다. 지혈을 목적으로 할 때에는 검게 되도록 태운다.
- 생강즙에 담갔다가 볶거나『동의보감』,『방약합편』 또는 맥부와 함께 볶는다『의방유취』.

2. 지황

_ 작용 및 용도

- **생지황**

① 음을 자양하여 열을 내린다. 음허화황 또는 열병으로 음이 상한 때, 음허로 열이 나고 갈증이 있으며 입 안과 혀가 마를 때를 쓴다. 맥문동·현삼·목단피 등을 배합하여 쓰는 것이 좋다.

② 피의 열을 식히며 출혈을 멈춘다. 혈열로 코피·토혈·붕루·월경 이상 등이 있을 때에 쓴다. 백모근·측백엽 등을 배합하여 쓰는 것이 좋다.

③ 장을 눅여 주며 변을 무르게 한다. 혈열로 진액이 말라서 변이 몹시 굳은 때에 쓴다. 마자인·결명차를 배합하여 쓰는 것이 좋다.

④ 피를 보하며 태아를 편안하게 한다. 태동 불안 또는 태동이 있으면서 배가 아프고 하혈하는 데 쓴다.

⑤ 해독 작용을 하며 없앤다. 상한 온역으로 반진이 내돋거나 목 안에 열이 있어 붓고 아픈 데, 옹종·창양 등이 있는 때에 쓴다.

• 숙지황

① 기운을 돋우며 정과 수를 보강한다. 신허로 유정·몽설·현기증 등이 있거나 허리와 다리 힘이 없으며 야뇨증이 있을 때에 쓴다.

② 피를 보하며 월경을 고르게 한다. 부인 혈허로 월경이 고르지 못할 때에 쓴다. 천궁·아교·당귀·가작약 등을 배합하여 쓴다.

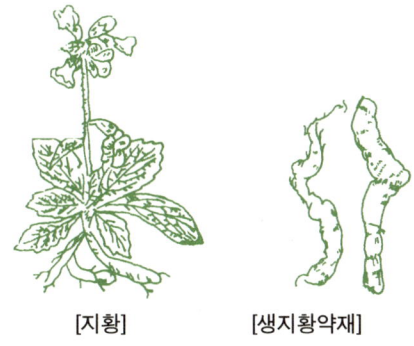

[지황]   [생지황약재]

_작용 및 용도

• 생지황

① 성미는 달고 쓰며 찬데 독은 없다. 심·신·간·소장경에 들어간다『약학대사전』.

② 각종 출혈을 낫게 하며 태아를 편안하게 한다『향약집성방』.

③ 열을 내리며 월경을 통하게 하고 오줌을 잘 나가게 하며 어혈을 없앤다『의방유취』.

④ 실화가 있으면서 변이 통하지 않는 것을 잘 낫게 한다『본초종신록』.

⑤ 생지황의 약효는 첫째로 피의 열을 식히는 것이고, 둘째로 기혈을 고르게 하는 것이다. 셋째로 배꼽 부위가 켕기며 아픈 것을 멈추는 것이고, 넷째로 음을 보충하고 양을 억제하는 것이며 다섯째로 신수를 보강하는 것이다『향약집성방』.

• 건지황

① 성미와 귀경은 생지황과 같다.

② 골절 · 외상 · 하혈 · 혈뇨 · 자궁 출혈을 낫게 한다『향약집성방』.

③ 골수 · 근육을 영양하며 먹은 것을 잘 소화하고 기력을 세게 하며 일반 허증과 5장을 잘 보한다『향약집성방』.

④ 산후복통을 잘 멈춘다『의방유취』.

⑤ 신수 · 진음을 보하며 피부건조증을 낫게 한다『의방유취』.

⑥ 월경을 고르게 하며 태아를 편안하게 한다『의방유취』.

⑦ 비허로 설사하고 위허로 입맛이 떨어진 때에는 쓰지 않는다『의방유취』.

• 숙지황

① 달고 약간 쓰며 따스하고 독이 없다. 신 · 간 · 심 · 심포

경에 들어간다.

② 피가 모자라는 것을 크게 보하며 흰머리털을 검게 하고 골수·근육·힘줄·뼈 등을 든든하게 한다『동의보감』.

③ 허로 손상을 보하며 혈맥을 잘 통하게 하고 기력을 도우며 귀와 눈을 밝게 한다『동의보감』.

④ 월경이 고르지 못한 것과 산전 산후의 모든 병을 낫게 한다『의방유취』.

⑤ 간신을 보하며 음혈을 자양하는 좋은 보혈약이다『의방유취』.

⑥ 오랜 설사를 멈추며 음허로 오는 발열, 마른기침, 숨가쁨을 낫게 한다. 또한 음허로 땀이 나지 않는 것과 변이 굳은 것도 잘 낫게 한다『의방유취』.

⑦ 간과 신, 정과 수를 보하며 귀와 눈을 밝게 하고 머리칼을 검게 한다『학대사전』.

⑧ 기력을 돕고 귀와 눈을 밝게 하며 남자의 5로 7상, 여자의 내상병을 낫게 한다『명의별록』.

_ 배합 이용

• **보약** : 몸을 가볍게 하고 늙지 않게 하는 데는 지황뿌리를 진하게 달인 물에다 꿀을 넣고 고약처럼 되게 다시 졸여서 0.3g 무게로 알약을 만들어 매일 아침 따뜻한 술로 30알씩 먹는 것이 좋다『의방유취』.

또한 몸을 보하려면 생지황 6kg을 짓찧어 즙을 내고 몇 번 끓어오르도록 달인 깨 160g을 넣고 다시 10~20번 끓어오르게 달인다.

그리고 녹각교 900g을 넣고 다시 녹이고 생강 300g을 즙낸 것과 꿀 3kg을 넣고 다시 진하게 달여 사기그릇에 두었다가 빈속에 15~20g씩 술에 녹여 먹으면 아주 좋다『의방유위』.

• **지황술** : 허약한 것을 보하며 근골을 든든하게 하고 머리칼을 검게 하는 데는 생지황에서 짜낸 즙을 누룩과 함께 단지에 넣고 5~7일 동안 밀봉해 두었다가 받아서 마신다『보제상』.

• **혼미** : 열병으로 몸이 심하게 달여서 정신을 잃고 헛소리를 하는 때에 생지황즙을 짜 먹이면 아주 잘 듣는다『보제방』.

• **타박상** : 타박당하여 뼈가 부러졌다가 힘줄을 상한 때에 생지황을 된물엿 정도로 졸여서 붙이면 아주 잘 듣는다『보제방』.

• **눈병** : 눈이 갑자기 벌겋게 되면서 몹시 아픈 때에는 생지황과 흑태 각각 같은 양을 한데 짓쩌서 잘 무렵에 소금물로 미리 눈을 씻은 다음 두툼하게 눈두덩이게 올려놓고 찜질을 하는 것이 좋다『의방유취』.

_ 가공법제

• 그대로 불에 볶아 쓰거나『제중신편』 술『제중신편』, 『의종손익』, 소금물『득배본초』 또는 생강즙『동의보감』에 담갔다가 볶아 쓴다.

• 술에 담갔다가 시루에 찌고 다시 담갔다가 찌는 일을 9번 거듭한다『본초강목』.

3. 백하수오·적하수오 은조롱·붉은조롱

_작용 및 용도

• 신기를 보강하며 정을 가다듬는다. 신허로 오는 유정, 허리와 다리에 힘이 없고 약한 데 쓴다. 두충·우슬·숙지황·구기자·토사자와 함께 쓴다.

• 간을 자양하며 바람기를 가라앉힌다. 힘줄이 켕기며 저린 데 쓴다. 별갑·구판·가작약을 배합하여 쓰는 것이 좋다. 당귀, 산조인, 백자인을 배합하여 쓰는 것이 좋다.

• 해독 작용은 옹종을 가라앉힌다. 국소가 벌겋게 붓고 곪으면서 아픈 데, 상처가 잘 아물지 않는 데 쓴다.

• 연교·금은화·현삼을 배합하여 쓰는 것이 좋다.

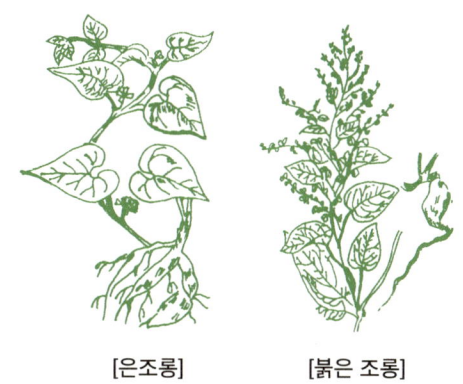

[은조롱]   [붉은 조롱]

_성능 및 적응증

• 성미는 쓰고 달며 떫고 따스하다. 간·신경에 들어간다

『약학대사전』.

- 폐와 정·간과 신을 보하며 근골을 든든하게 한다『약학대사전』.
- 오래 먹으면 아이를 가질 수 있게 된다. 배안의 모든 냉병을 낫게 한다『제가본초』.
- 신음을 보하며 머리칼을 검게 한다『본초구진론』.
- 주로 나력, 옹종, 치질, 부인과질병 및 산전산후의 온갖 병을 낫게 한다『동의보감』.
- 머리칼을 검게 하며 힘줄과 뼈를 든든하게 하고 얼굴빛을 좋아지게 하며 오래 살 수 있게 한다.

_ 가공 법제

- 약재를 쌀 씻은 물에 담갔다가 말리거나『동의보감』·『의종손익』 또는 술에 7일 동안 담갔다가 건져서 말려 쓴다『의종손익』.
- 약재를 쌀 씻은 물에 담갔다가 꺼내어 흑태와 함께 시루에 쪄 익힌 다음 말려서 쓴다『의방유취』.

4. 상심자 오디

_ 작용 및 용도

- 간과 신을 보한다. 머리털이 일찍 희어지고 귀와 눈이 또한 일찍 어두워지는 데 쓴다. 백하수오·여정실을 배합하여 쓰는 것이 좋다.

- 음혈을 보한다. 음혈 부족으로 오는 현기증, 불면증에 쓴다. 숙지황, 가작약 등을 배합하여 쓰는 것이 좋다.

_성능 및 적응증

- 산뽕나무의 작은 열매로서 성미는 달고 차다. 심경, 신경에 들어간다.
- 피를 보하며 진액을 생겨나게 한다.

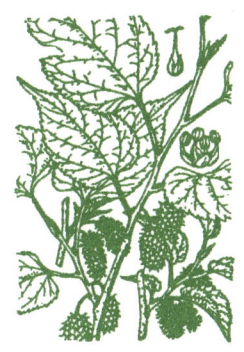

[산뽕나무]

- 허열을 내리며 음을 자양하고 갈증을 멈춘다. 머리털을 검게도 한다.
- 기억력을 좋게 하며 정신을 안정시키고 늙지 않게 한다.
- 오줌을 잘 배설하게 하며 부은 것을 가라앉힌다.

_배합 이용

- **보약** : 5장이 허한 것을 보하며 눈을 밝게 하고 부은 것을 내리게 하는 데는 상심자를 짓찧어 누룩을 섞어 술을 만들어

먹는 것이 좋다.

- **대머리** : 머리털이 자꾸 빠지는 데는 상심자의 즙을 내어 자주 먹는 것이 좋다『의방유취』.

- **임파결핵** : 임파결핵을 낫게 하는 데는 검게 익은 상심자 15kg을 졸여서 약엿을 만들어 한 번에 30~40g씩 하루 2~3번 식후에 먹는다.

_ 금기

비위 허한증으로 설사를 하는 때에는 쓰지 않는다.

● **5. 용안육**원안·옹목

_ 작용 및 용도

- 심과 비가 다 허해진 것을 낫게 하며 정신을 안정시킨다. 심허로 오는 건망증석창포, 원지를 배합, 가슴 두근거림백자인, 백복신을 배합, 불면증산조인, 연육을 배합 등에 쓴다.

_ 성능 및 적응증

- 성미는 달며 평하다. 신, 비경에 들어간다.
- 심혈을 보하며 정신을 안정시키고 기억력을 좋게 하며 잠을 잘 자게 한다.

- 비위의 기능을 바로잡으며 허한 것을 보한다.
- 기와 혈을 모두 보하며 경계증, 건망증, 장풍으로 오는 하혈증, 설사증도 낫게 한다.

_ 배합 이용

• **보약** : 용안육을 생지황, 천문동, 맥문동, 단삼, 백자인, 원지, 연자육, 오미자, 인삼 등과 함께 쓰며 심을 보하고 기운을 돋우며 기억력을 좋게 한다 『경험방』. 또한 기혈을 크게 보하는 데는 그릇에 용안육 40g과 설탕 4g을 넣고 시루에 쪄서 한두 번에 먹는다.

• **옴** : 온갖 헌 데와 옴을 낫게 하는 데는 용안육을 불에 볶아서 가루낸 다음 참기름에 개어 바른다.

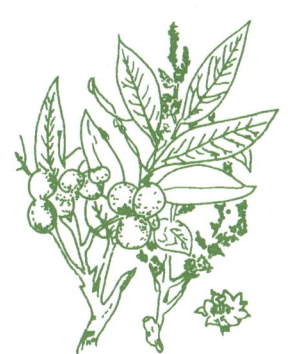

[용안나무]

• **버짐** : 버짐에는 용안육 검은 껍질을 벗겨버린 것 가루를 식초에 개어서 붙이는 것이 좋다.

• **방광염** : 오줌이 잘 나오지 않는 때에 용안씨검은 껍질을 벗겨 버린 것를 부스려뜨려 물에 달여서 먹으면 잘 낫는다『경험방』.

• **습진·무좀** : 발가락이 물크러지고 가려운 때에 용안씨 태운 재를 뿌려 주면 곧 효과가 있다.

• **벤데** : 벤 데서 나오는 피를 멈추는 데는 용안육볶은 것을 보드랍게 가루내어 바르는 것이 좋다.

_금기

• 몸 안에 담화가 울체되어 있거나 담습이 정체되어 있는 때에는 쓰지 않는다.

• 위에 열이 있으며 담화가 있을 때, 폐가 풍열의 사기를 받아 기침하며 피가래가 나올 때에는 쓰지 않는다.

• 심폐에 화가 왕성한 때, 중초가 가득 차서 토하는 데, 기가 울체되어 잘 통하지 않을 때에는 쓰지 않는다.

3. 보양약

보양약이란 양허증, 즉 양이 모자란 병증에 쓰는 약을 말한다.

양허증의 일반 증상은 추위를 몹시 타는 것, 허리와 무릎, 다리에 힘이 없는 것, 배가 아픈 것, 설사하는 경향이 있는 것, 오줌이 자주 마려운 것, 야뇨증, 음위증, 유정, 몽설 등이다. 양허증이라 하면 보통 신양이 허한 것을 가리는데 신양허증 일반에 흔히 쓰는 보양약들은 녹용 · 음양곽 · 산수유 · 두충 · 토사자 · 보골지 · 육종용 등이다. 비양이 허한 것도 보양약을 쓸 대상으로 되는 경우가 있는데 이때에는 보기약등을 배합한다.

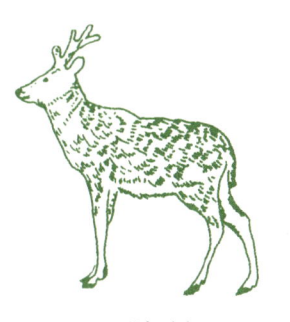

[수사슴 화록]

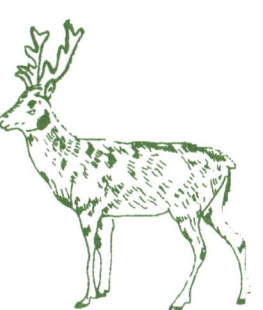

[마록]

1. 녹용

_작용 및 용도

• **녹용**

① 양기를 돕고 정기를 보충한다. 신양, 명문의 화가 허해서 유정·몽설·음위증·이명·현기증·허리와 다리가 시리고 아픈 데 쓴다. 산수유·토사자·육종용·피극천 등을 배합하여 쓰는 것이 좋다.

② 뼈를 튼튼하게 하며 위증을 낫게 한다. 허리와 다리맥이 없는데, 어린이가 잘 자라지 못하고 이가 나오지 않는 데 쓴다.

③ 신을 보하며 숨가쁨을 멈춘다. 신허로 숨이 가쁘며 기침으로 가래 끓는 데 쓴다.

④ 신을 덥게 하며 오줌소태를 낫게 한다. 신이 허하고 찬 데서 생기는 오줌소태, 야뇨증에 쓴다. 검인, 상표초, 오미자, 금앵자 등을 배합하여 쓰는 것이 좋다.

⑤ 월경을 고르게 하며 하혈을 멈춘다. 충임맥의 허쇠로 오는 월경 과다·자궁 출혈·이슬 등에 쓴다. 아교, 당귀, 숙지황, 산수유, 산약, 가작약, 오적골을 배합하여 쓰는 것이 좋다.

※ 녹용은 신약, 신정, 음혈을 보하는 힘이 매우 강하다. 그러므로 신양이 허하고 정혈이 모자란 데, 병 증상이 허하고 찬 때에 매우 효과적이다. 녹용은 약성이 덥고 양기를 보강하는 작용을 하기 때문에 음허

화왕 때와 내열이 심할 때에는 쓰지 않는 것을 원칙으로 한다.

녹용이 신양을 보강한다는 면에서는 부자, 육계와 비슷하데 작용이 완화하며 아무런 부작용도 없다는 데 그 좋은 점이 있다.

_ 성능 및 적응증

- 성미는 달고 짜며 따스하다. 간, 신경에 들어간다『본초몽전록』.
- 일체의 허로 손상, 허리와 다리의 통증, 다뇨증, 유정, 몽정, 피로, 피부 소양감 등을 낫게 하며 늙지 않게 한다『의방유취』.

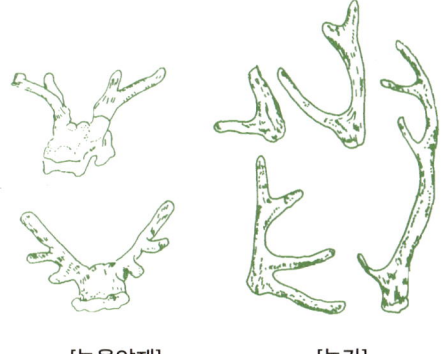

[녹용약재]   [녹각]

- 신허증, 냉병, 허리와 무릎에 힘이 없는데, 붕루, 이슬 등을 낫게 한다『의방유취』.
- 정과 수, 음과 혈을 보하며 양기를 돕고 힘줄과 뼈를 든든하게 한다『본초강목』.
- 몸이 여위며 팔다리가 시리고 시큼시큼 아픈 것, 허리와

잔등이 아픈 것, 오줌소태 등을 낫게 한다. 명문의 화, 하초의 진양을 보하며 이를 튼튼하게 하고 늙지 않게 한다『병의별록』·『일화자본초』.

• 신경을 덥혀 준다. 태아를 편안하게도 한다. 양기를 보강하며 뼈를 튼튼하게 하는 데서 이보다 나은 약이 없다『약성론』·『본초경소론』.

_배합 이용

• **음위증** : 음경이 일어서지 않을 때에는 녹용솜털을 긁어 버리고 잘게 썰 것 40g과 산약가루 40g을 함께 자루에 넣어 술에 7일 담갔다가 건져 내어 자루 안의 약을 꿀알약으로 만들어 먹고 그 술을 하루 15~30ml씩 빈속에 먹는다. 녹각교를 넣고 쌀죽을 쑤어 먹어도 좋다『의방유취』.

• **만성소모성 질병·냉병** : 몸을 보하는 데는 녹각 400g, 포부자 120g을 함께 가루내어 한 번에 8g씩 따뜻한 술로 빈속에 먹는다『의방유취』.

• **요통** : 신허로 오는 요통에는 녹용구운 것·토사자 각각 40g, 회향 20g을 보드랍게 가루낸 데다 양의 콩팥 2개를 삶아 짓찧은 것을 두고 반죽하여 0.3g 무게로 알약을 만들어 한 번에 35알씩 따뜻한 술로 하루 3번 먹는다『의방유취』.

• **류머티즘** : 허리와 무릎 뼈마디가 아플 때에는 졸인젖을 발라 구운 녹용을 보드랍게 가루내어 한 번에 4g씩 술로 먹

는다 『의방유취』.

금기와 배합

- 음이 허하고 양이 왕성한 때에는 쓰지 않는다『본초경』.
- 말불버섯을 배합하여 쓴다 『본초경집주』.
- 신음부족으로 허화가 있을 때에는 쓰지 않는다 『본초경소론』.
- 상초에 담열이 있고 위에 화가 있을 때, 토혈이나 하혈을 할 때에는 쓰지 않는다 『본초경』.

가공법제

- **녹용**

① 위유를 짓쪄서 낸 즙을 이틀 밤 담갔다가 꺼내어 약한 불에 말린 다음 잘게 썰어 쓴다. 톱으로 녹용을 썬 다음 매 200g당 양기름 120g을 섞어 두고 하룻밤 두었다가 약한 불에서 안팎이 노래지며 잘 부스러질 때까지 볶는다. 이것을 보드랍게 가루내어 쓴다 『비용본초』·『득배본초』.

② 솜털이 덮여 있는 녹용에 졸인 젖을 바른다. 그리고 센 불에서 솜털이 다 없어질 때까지 볶는다. 그 다음은 녹용을 상하지 않게 하기 위해 약한 불에 올려놓고 볶는다 『향약집성방』, 『의문보감』, 『의종손익』.

③ 졸인 젖을 바르거나 술에 담갔다가 구워서 쓴다. 술에 담근 것을 시루에 쪘다가 약한 불에 볶아서 쓰는 수도 있다 『의방유취』.

- **녹각교**

① 쌀뜨물에 7일 동안 담가 물렁물렁해진 다음 아교 만드는 것과 같은 법으로 물을 붓고 졸인다. 이때 쇠가죽 한 조각을 넣고 함께 졸이면 녹각교가 아주 잘 된다『비용본초』.

② 잘게 썬 녹각을 진하게 달인 다음 찌꺼기를 짜내고 다시 졸이면 녹각교가 된다『비용본초』.

2. 작약 함박꽃뿌리

_작용 및 용도

- 양기를 돕고 정을 보강한다. 명문의 화가 약한 데서 생긴 음위증·유정 등에 쓴다. 음양곽·토사자를 배합하는 것이 좋다.

- 비를 덥게 하며 설사를 멈춘다. 명문의 화가 약한 데서 오는 설사증 특히 새벽 설사에 쓴다. 육두구·가자를 배합하는 것이 좋다.

- 방광을 덥게 하며 오줌량을 줄인다. 방광이 허랭하며 오줌이 자주 마려운 데, 야뇨증 등에 쓴다. 토사자·금앵자·상표초 등을 배합하는 것이 좋다.

- 뼈를 든든하게 하며 허리힘을 세게 한다. 하초의 한랭으로 허리가 시리며 아픈 데 쓴다. 두충, 속단, 우슬을 배합하는 것이 좋다.

_ 성능 및 적응증

• 성미는 쓰고 시며 약간 차다. 간, 비, 폐경에 들어간다『본초강목』.

• 복통·부스럼·유행병·요통 등에 쓰고 속을 편안하게 하며 대소변을 잘 배설하게 한다『본초강목』.

• 5장을 보강하며 배가 부은 것, 월경이 통하지 않는 것 등을 낫게 하고 어혈을 흩어지게 하며 고름을 삭힌다『향약집성방』.

• 붉은 것은 오줌을 잘 누게 하며 열을 내린다. 흰 것은 아픈 것을 멈추고 피를 헤쳐 준다『향약집성방』.

• 작약은 또는 눈병에도 효과가 있으며 눈을 밝게 하는 작용도 한다『동의보감』.

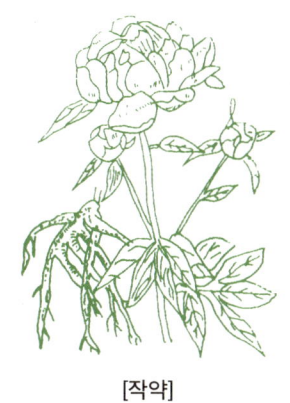

[작약]

_ 배합 이용

• **복통** : 온갖 복통에는 가작약 12g, 감초 구운 것 4g에 물 200㎖를 붓고 150㎖가 되게 달여서 먹는다『의방유취』.

- **월경 과다** : 월경이 그치지 않고 계속 내리는 때에는 가작약, 향부자, 약쑥 각각 6g을 물에 달여 먹는다「의방유취」.

- **각기** : 각기병으로 다리가 붓고 아플 때에는 가작약과 감초를 6:1의 비율로 섞어 함께 가루내어 1번에 4g씩 물로 먹는다「의방유취」.

- **류머티즘** : 풍독으로 뼈마디가 몹시 아플 때에는 가작약 20g, 호골 40g졸인 젖을 발라 구워서 가루낸 것을 비단자루에 담아 술 500ml에 5일간 담아서 그 술을 한 번에 조금씩 하루에 2~3번 먹는다「경험방」.

_ 금기
- 혈허증 때에는 조심해서 써야 한다.
- 석곡, 망초, 별감, 소계와 배합 금물이다「본초경집주」.
- 혈허증, 허한증에는 쓰지 않는다「본초연의」.
- 작약은 피를 해치는 작용이 있기 때문에 혈허증 및 설사 그리고 산후 어혈이 이미 풀려 배가 아픈 것이 멎었을 때, 옹저가 이미 곪아 터진 때에는 쓰지 않는다.

_ 가공법제
- 그대로 볶아 쓰거나「향약집성방」,「동의보감」, 술「동의보감」,「제중신편」, 식초「본초강목」 담갔다가 볶거나 쪄서 쓴다.
- 약재에 꿀을 섞어 쪄서 쓰면 혈을 잘 보한다「방약합편」.

- 꿀을 섞거나 생강즙을 바르고 볶는다『득배본초』.

3. 복분자 서국초

_작용 및 용도
- 신정을 보강하며 아이를 가질 수 있게 한다. 남자의 정액 부족, 여성의 자궁병으로 인한 불임증 등에 쓴다. 보골지, 구기자와 함께 쓰는 것이 좋다.
- 정을 간직하며 유정을 멈춘다. 신허로 오는 음위증·유정·몽정에 쓴다. 산수유·구기자·토사자·육종용을 함께 쓰는 것이 좋다.

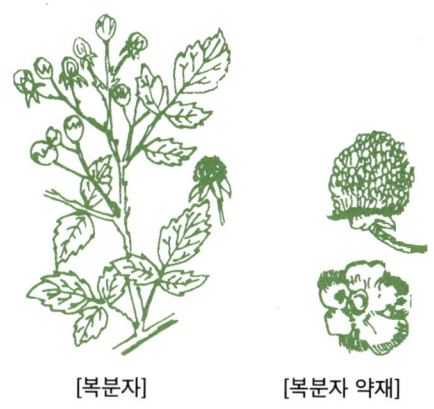

[복분자]   [복분자 약재]

_성능 및 적응증
- 성미는 달며 평하고 독이 없다. 간, 신경에 들어간다.
- 기운을 돋우고 몸을 가볍게 하며 머리털을 희여지지 않

게 한다『명의별록』.

• 허한 것을 보하며 성기능을 높이고 속을 덥게 하며 기운을 세게한다. 허로손상을 보하며 간을 보하며 눈을 밝게 한다 『당본본초』.

• 남자의 신기 부족·정액고·음위증을 낫게 한다. 여자가 이것을 먹으면 아이를 가질 수 있게 된다『역성론』.

• 간과 신을 보하고 오줌량을 줄이며 폐의 허한증을 낫게 한다.

_배합 이용

• **불임증** : 복분자·차전자·오미자·토사자·백질려 각각 같은 양으로 꿀알약을 만들어 한 번에 6~8g씩 하루 3번 먹는다『의방유취』.

• **음위증** : 복분자를 술에 담갔다가 약한 불에 말려 가루낸 것을 매일 아침 술로 8~12g씩 먹는다『집간방』.

_금기

• 음허화왕 때와 오줌량이 적은 때에는 주의해서 써야 한다.

• 성 기능이 센 사람에게는 쓰지 않는다『본초경소론』.

• 오줌이 잘 배설되지 않을 때에는 쓰지 않는다『본초종신록』.

• 신허·음허 때와 열상 진액으로 혈허가 된 때에는 쓰지 않는다『약성론』.

4. 보골지 파고지

_ 성능 및 적응증

• 성미는 맵고 쓰면 덥다. 비·신경에 들어간다『약학대사전』.

• 여러 가지 허로 손상, 골수가 상한 것, 정액이 절로 나오는 것, 여성의 혈기병 등을 낫게 한다『약성론』.

• 허리가 아프고 무릎이 찬 것, 음낭이 습한 것, 모든 냉증과 마비증을 낫게 한다『약성론』.

• 남자의 양기를 돋우며 귀와 눈을 밝게 한다『일화자본초』.

_ 배합이용

• **소모성 질병** : 정기가 든든하지 못한 것을 낫게 하는 데는 보골지인과 소금 같은 양을 가루내어 한 번에 5~6g씩 미음과 함께 먹는다『의방유취』.

• **야뇨증** : 어린이의 방광에 냉이 있어서 유뇨가 계속되면 보골지인을 볶아서 가루내어 한 번에 5~6g씩 뜨거운 물에 풀어 먹인다『백문방』.

• **만성대장염** : 비와 신이 허해서 설사할 때에는 보골지인볶은 것, 빈랑, 육두구생것 같은 양을 가루내어 대조육에 반죽해서 알약을 만들어 한 번에 5~6g씩 뜨거운 물에 풀어 먹인다『백문방』.

• **만성대장염** : 비와 신이 허해서 설사할 때에는 보골지인볶은 것, 빈랑, 육두구생것 같은 양을 가루내어 대조육에 반죽해

서 알약을 만들어 한 번에 5~6g씩 빈속에 미음과 함께 먹는다 『의방유취』.

• **요통** : 임신부로서 허리가 아픈 데는 보골지인 7~8g을 볶아서 가루내어 호두육 반 개와 함께 술로 먹는다 『의방유취』.

_ 금기와 배합
• 음허화왕 때에는 쓰지 않는다.
• 감초와 배합 금기이다 『해약본초』.
• 동물의 피를 금하고, 호도·호마와 함께 쓰면 아주 좋다 『본초강목』.

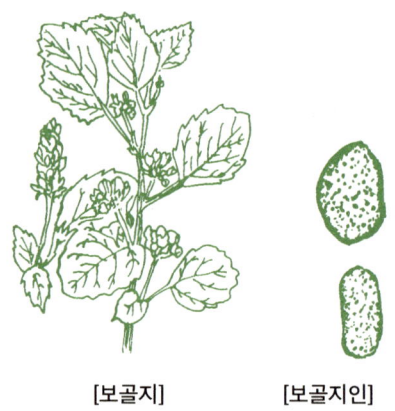

[보골지]   [보골지인]

• 음허화동·유정·몽설·혈뇨·오줌이 잘 배설되지 않으며 눈이 벌겋고 입 안이 쓰며 혀가 마를 때, 장위에 열이 있어 변이 굳고 갈증이 나는 때에는 쓰지 않는다 『본초경소론』.

• 음허로 내열이 생겨 가슴이 답답하며 갈증이 날 때, 대소변이 나가지 않을 때에는 쓰지 않는다『약성론』.

_가공 법제
• 약재를 술에 하룻밤 담갔다가 건져 내어 말려 쓰면 삼초를 덥게 하는 작용이 세진다『향약집성방』·『동의보감』.
• 소금물에 담갔다가 건져 내어 볶아서 쓰거나『의종손익』, 호마와 함께 볶아서 쓰면『제중신편』·『의방유취』 신을 보하는 작용이 세진다.

4. 보음약

보음약이란 음허증, 즉 음이 모자란 병증에 쓰는 약을 말한다. 음허증의 일반 증상은 입 안이 마르는 것, 낮은 열이 나는 것, 뺨이 벌개지는 것, 손바닥·발바닥이 화끈거리는 것, 가슴이 답답한 것, 잠들 수 없는 것, 식은땀, 유정, 기침, 피가래가 나며 맥이 허삭한 것 등이 있다. 음허증이라 하면 보통 신음허증을 가리키는데 폐음허도 보음약을 쓸 대상으로 되는 경우가 많다.

음허증 일반에 흔히 쓰는 보음약들은 구기자, 사삼, 천문동, 맥문동, 구판, 별갑 등이다.

1. 구기자

_작용 및 용도_

- 신기를 돕고 정을 보강하며 신허로 오는 음위증, 유정, 요통 등에 쓴다. 육종용, 토사자, 보골지, 파극천 등을 배합하여 쓰는 것이 좋다.
- 간을 자양하며 눈을 밝게 한다. 간신 허약으로 머리가 어지럽고 눈이 어두우며 눈물이 자주 나올 때에 쓴다. 감국, 지황, 산수유를 배합하여 쓰는 것이 좋다.
- 폐를 눅여 주며 기침을 멈춘다. 음허로 오는 폐열기침에

쓴다. 패모, 맥문동, 천문동을 배합하여 쓰는 것이 좋다.

• 음을 자양하며 열을 없앤다. 음허로 오는 갈증, 만성적인 낮은 열 등이 있는 때에 쓴다. 지모, 황백을 배합하여 쓰는 것이 좋다.

_ 성능 및 적응증

• 맛은 달고 평하다. 폐·간·신경에 들어간다『본초강목』.

• 내상허로 및 숨찬 것을 낫게 하며 힘줄과 뼈를 든든하게 한다. 오래 먹으면 병 없이 오래 살 수 있게 된다『향약집성방』.

• 정액과 피를 보하며 얼굴빛을 좋게 하고 눈을 밝게 하고 또 진정 작용도 나타낸다『향약집성방』.

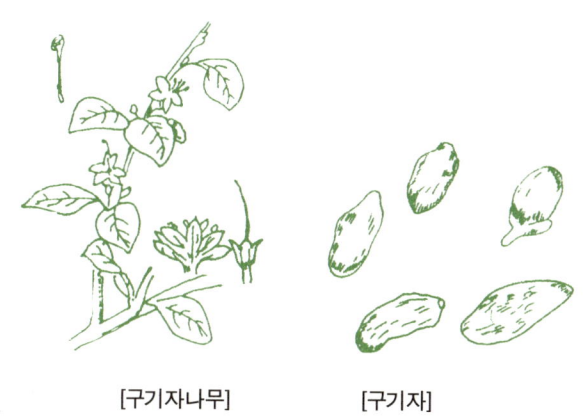

[구기자나무]   [구기자]

• 허로 손상을 낫게 하며 신기를 보하고 피부와 뼈마디 사이에 있는 풍사와 열독을 없애고 부은 것을 가라앉힌다『향약집성방』.

• 심병으로 가슴 아픈 것. 신병으로 인한 소갈병을 잘 낫게 한다『탕액본초』.

• 힘줄과 뼈를 든든하게 하며 늙지 않게 한다. 풍사를 없애며 허로를 낫게 하고 정기를 보한다『식료본초』.

• 신을 자양하며 폐를 윤택하게 한다『본초강목』.

• 맛이 달고 약간 매우며 약성이 덥다. 주로 음을 보하는데, 몸의 기도 보한다. 숙지황의 보음 작용을 크게 돕는다. 눈과 귀를 밝게 하며 근골을 튼튼하게 하고 정신을 맑게 한다. 소갈병과 진음이 허한 데서 오는 배 아픔에 특별한 효과를 나타낸다『경악전서』.

• 신경맥에 들어가는 약이다. 주로 신정을 보하며 근골을 든든하게 한다. 소갈병·현기증·허리와 무릎의 아픔 등에 아주 잘 듣는다『본초도해』.

_배합 이용

• **허약자·병후 쇠약** : 기운을 돕고 허로를 보하며 어떤 뾰루지도 생기지 않게 하는 데는 구기자 봄과 여름에는 줄기와 잎을 쓰고 가을과 겨울에는 뿌리와 열매를 쓴다 3kg을 물에 달여 찌꺼기를 짜 버리고 엿처럼 되게 푹 고아서 매일 아침 8~10g씩 술로 먹는 것이 좋다『의방유취』.

또한 구기자 500g을 짓찧어 헝겊에 싸서 술 2ℓ에 담가 김이 새어 나가지 않게 마개를 꼭 막고 14일 정도 두었다가 취하지 않을 정도로 먹는다『향약집성방』.

- **더위 먹은 병** : 구기자와 오미자를 보드랍게 갈아 끓는 물에 타서 자주 마시는 것이 좋다『본초강목』.
- **입안 병** : 입안에서 역한 냄새가 나는 때에 구기자 달인 물을 마시면 곧 낫는다『삼화자향약방』·『향약집성방』.

_금기와 배합

- 외사를 받아 실열이 있는 때와 비습이 성하여 설사를 하는 때에는 쓰지 않는다『본초경소론』.
- 비위에 한·담·냉이 몰려 있는 때에는 쓰지 않는다『본초회언록』.
- 원기·양기가 허약하며 음허로 유정이 있는 때에는 조심해서 써야 한다『본경보원록』.
- 숙지황과 배합해서 쓰는 것이 좋다『본초경』.

_가공법제

- 약재에 술을 뿌려 습윤시킨 다음 짓쪄서 쓰거나『방약합편』 술에 담갔다 쓴다『제중신편』.
- 술에 담갔다가 건져 내어 증기가마에 넣고 찐 다음 짓쪄서 쓴다『동의보감』.
- 소금물에 담갔다가 볶아서 쓰거나 그대로 볶아서 쓴다『향약집성방』.

2. 맥문동

_작용 및 용도

• 폐음을 보하며 기침을 멈춘다. 열 때문에 폐음이 상한 데서 오는 마른기침·피가래·가슴이 답답하며 마음이 불안한 때에 쓴다. 폐음허로 오는 기침 때에는 사삼, 천문동, 생지황을 배합하고 가슴이 답답한 때에는 연육, 죽엽을 배합한다.

• 진액을 생겨나게 하며 갈증을 멈춘다. 음허내열 또는 위화가 성한 관계로 음액이 적어져서 갈증이 몹시 나는 데 쓴다. 석곡, 사삼, 위유 등과 배합해서 쓰는 것이 좋다.

• 오줌을 잘 나가게 하며 임병을 낫게 한다. 얼굴과 손발이 붓고 오줌이 잘 배설되지 않는 데 쓴다. 목통·차전자를 배합한다.

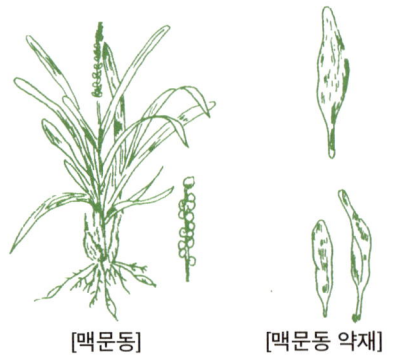

[맥문동]　　　　　[맥문동 약재]

※ 맥문동은 질이 눅진눅진하며 즙이 많아 자음생진하는 작용이 있으므로 폐위의 허열과 심열을 없애며 가슴 답답증을 낫게 한다. 맥문동과 천문동은 다 양음윤조하기 때문에 폐음이 상하며 마른기침이 날 때

에 매우 효과가 있다. 맥문동은 윤폐하면서 위음을 보하며 심열을 없앤다. 천문동은 윤폐하면서 신음을 보한다. 그러므로 위음 부족 및 심열로 가슴이 답답하며 갈증이 날 때에는 흔히 맥문동을 쓴다. 심음이 모자란 관계로 조열이 나며 유정이 있을 때에는 많은 경우에 천문동을 쓴다.

맥문동은 비위가 허하고 찰 때, 설사할 때에는 쓰지 않는 것을 원칙으로 한다.

_ 성능 및 적응증

- 성미는 달며 평하고 독이 없다『본초강목』.
- 폐음과 심혈을 보하며 진액을 생겨나게 한다『약학대사전』.
- 5장을 편안하게 하고 살지게 하며 얼굴색을 곱게 하고 임신을 할 수 있게 한다『명의별록』.
- 오래 먹으면 몸이 가벼워지고 눈이 밝아지면 얼굴색이 좋아지고 늙지 않게 된다『본초습유』.
- 몸이 여위며 숨결이 가쁜 데 쓴다『본초경』.
- 허로 손상을 낫게 하며 정신을 안정시키고 기침을 멈춘다. 폐위증으로 고름을 뱉는 것, 돌림병으로 열이 나며 머리가 아픈 것을 낫게 한다『대명본초』.
- 폐의 열을 없애며 심기가 모자라는 것을 보하고 젖을 잘 내리게 한다『본초강목』.

_ 배합 이용

- **5로7상** : 5로7상으로 몸이 몹시 허약한 때에는 맥문동,

오미자·구기자·지황·우슬·구판·천문동·산조인을 배합하여 쓴다『의방유취』.

• **출혈** : 토혈 또는 코피가 멎지 않고 계속될 때에는 맥문동 심을 버린 것을 짓찧어 낸 즙에 꿀을 섞어 먹는다『활인심방』.

• **치근출혈** : 잇몸에서 피가 자주 날 때에는 맥문동 달인물로 양치질을 한다『의방유취』.

• **혈허증** : 남녀의 혈허증에는 맥문동과 생지황 각각 1.8kg을 짓쪄서 짜낸 즙을 졸여 만든 고제를 한데 합한 데다 꿀을 4분의 1량 두고 잘개어서 병에 담아 두고 한 숟갈씩 먹는다『의방적요』.

_ 금기와 배합

비위가 허하며 찬 데서 오는 설사, 위 안에 담음습탁이 있는데 또한 풍한에 상하여 기침을 하는 때에는 쓰지 않는다.
• 지황·차전초와 배합한다. 관동화·황기와 함께 쓰지 않는다『본초경집주』.
• 버섯을 금한다『약성론』.
• 기운이 약하고 위 안이 찬 때에는 쓰지 않는다『본초강목』.

_ 가공 법제

• 목심부를 뽑아 버리고 말린다『향약집성방』·『동의보감』.
• 약재를 더운물에 담갔다가 꺼내어 목심부를 뽑아 버리고

말린 다음 잘게 썬다 「향약집성방」, 「의방유취」.

• 약재를 술 또는 쌀 씻은 물에 담갔다가 목심부를 뽑지 않고 그대로 쓰면 가슴이 답답해질 수 있다 「동의보감」.

3. 천문동

_작용 및 용도

• 음을 보하며 낮은 열을 없앤다. 낮은 열이 오랜 기간 계속되며 마른기침이 나는 데 또는 가래에 피가 섞여 나오며 갈증이 나는 데 쓴다. 사삼, 생지황, 맥문동, 석곡 등을 배합하여 쓰는 것이 좋다.

• 장에 누기를 주며 변을 무르게 한다. 열이 있으면서 변이 굳은 때에 쓴다. 마자인·이스라치씨 꿀 등을 배합하여 쓰는 것이 좋다.

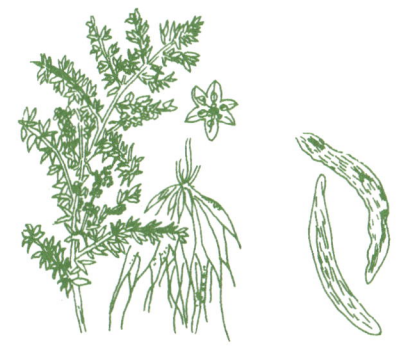

[천문동]   [천문동 약재]

_ 성능 및 적응증

- 성미는 달며 쓰고 차다. 폐, 신경에 들어간다『본초경』.
- 폐를 보한다. 숨이 차고 기침이 나며 고름・가래를 토하는 것을 낫게 한다.

　또한 폐열을 없애며 소갈을 멈춘다. 삶아 익혀서 먹으면 살결이 부드러워진다『병선본초』.

- 신음을 보하며 근골을 든든하게 하고 피부를 윤택하게 한다『본초경』.
- 허로 손상을 보하며 열을 내리고 가슴 답답증을 낫게 한다『대명본초』.
- 오래 먹으면 음위증을 낫게 한다『의방유취』.
- 대소변을 잘 통하게 하고 가래를 쉽게 뱉을 수 있게 하며 허열, 골증열, 음허화왕을 낫게 한다『본초비요』.
- 풍한습비를 낫게 하며 골수를 든든하게 한다『본초경』.

　『동의보감〈탕액편〉』에 천문동은 우리나라의 충청도와 전라도에서만 생산되는 것으로서 수태양 및 족조음경의 약이라고 씌어있다.

_ 배합이용

- **폐결핵・당뇨병** : 폐기를 보하며 소갈병을 낫게 하는 데는 천문동, 맥문동, 오미자를 진하게 달인 데다 졸인 꿀를 넣고 먹는 것이 좋다. 폐로에 열이 나고 갈증이 나는 데는 천문동껍질과 속을 버린 것을 삶아 먹는다. 또는 이것을 햇볕에 말렸다가

가루내어 졸인 꿀에 반죽한 다음 먹는다『향약집성방』.

• **구강염** : 입 안의 헌 데가 여러 해 동안 낫지 않을 때에는 천문동, 맥문동심을 모두 버린 것, 현삼 각각 같은 양을 가루내어 졸인 꿀을 반죽한 다음 알약을 만들어 한 번에 5~6g씩 먹는다『외과정의』.

• **허로** : 허로 손상에 온 몸이 쑤시며 아플 때에는 천문동가루를 한 번에 6g씩 술로 먹는다『의방유취』.

• **노화 방지** : 늙은 것과 얼굴의 주름살을 없애는 데는 천문동을 호마, 숙지황과 함께 가루내어 꿀에 개어서 한 번에 20~30g씩 오랜 기간 먹는다『약학대사전』.

• **천문동술** : 목심을 천문동과 누룩을 원료로 하여 술을 빚어 마신다. 5장을 고루 보하며 5로7상을 낫게 한다『약학대사전』.

_ 금기와 배합

허한증에 속하는 설사와 풍한의 사기에 외감되어 기침하는 데는 쓰지 않는다『본초경집주』,『일화자본초』.

• 패모 · 지황을 배합하면 좋다『본초경 집주』.
• 허한증 · 진한 가열증 · 비신의 허약으로 설사하는 때에는 쓰지 않는다『본초경 집주』.

_ 가공법제

• 껍질을 벗기고 뿌리 속에 있는 목질부를 뽑아 버린다『향약집성방』,『동의보감』.

• 술『동의보감』 또는 오수유 달인 물이나 생강즙『방약합편』에 담갔다가 쓰면 찬 성질이 덜해진다.
• 꿀과 함께 끓여서 쓰면 보음 작용이 세진다『약학대사전』.

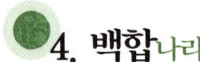 4. 백합나리

_ 작용 및 용도
• 폐음을 보하며 기침을 멈춘다. 폐로로 이한 오랜 기침, 열병을 앓은 이후, 허열이 계속 남아 있는 때에 쓴다.
• 정신을 안정시키며 대소변을 잘 통하게 한다. 심계정충·물 고임·대소변이 잘 통하지 않는 데 쓴다.

_ 성능 및 적응증
• 성미는 평하고 달며 약간 쓰다. 심·폐경에 들어간다『본초경』.
• 폐음을 보하며 기침을 멈춘다『본초경』.
• 중초를 보하며 기운을 돕고 헛배가 부르는 것을 가라앉히며 대소변을 잘 통하게 한다『본초경』.
• 5장을 두루 보하며 심신을 안정시킨다. 전광·산후혈광 경계, 정충때 쓴다『본초경』.
• 허로손상과 폐음을 보하며 담화를 없앤다『본초습유』.

_ 배합 이용

- **신경쇠약** : 신경쇠약으로 가슴이 답답하며 잠이 안 오는 때에는 백합·산도인 각각 20g, 원지 12g 물에 달여 먹는다 『의방유취』.

- **폐옹** : 백합을 물에 삶거나 시루에 쪄 자주 먹는다. 꿀을 섞어 먹으면 더욱 좋다『의방유취』.

- **기관지 확장증** : 피가래와 기침이 날 때에는 백합·모려분 각각 80g. 백급 160g, 백부 40g을 보드랍게 가루내어 졸인 꿀에 반죽한 다음 알약을 만들어 한 번에 6~8g씩 하루 3번 식후에 먹는다『의방유취』.

- **폐결핵** : 기침이 계속 나며 피가래가 나올 때에는 백합약한 불에 말려 찐 것,관동화 각각 같은 양을 보드랍게 가루내어 졸인 꿀에 반죽한 다음 알약을 만들어 한 번에 8g씩 식후에 생강 달인 물로 먹는다『의방유취』.

5. 사삼더덕

_ 작용 및 용도

- 음을 자양하며 열을 없앤다. 온열병을 앓는 과정에 폐와 위의 음이 상했거나 음허화왕으로 몸이 달며 목 안이 마르고 뺨이 벌겋게 되며 마른 기침을 하는 데 쓴다. 맥문동·생지

황, 석곡 등을 배합하여 쓰는 것이 좋다.

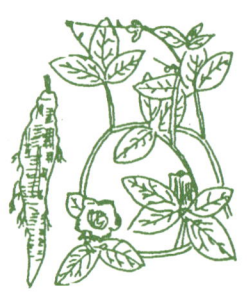

[더덕]

- 폐의 열을 없애며 기침을 멈춘다. 폐허로 낮은 열이 있으면서 마른 기침을 하는 데 쓴다. 패모, 맥문동을 배합하여 쓰는 것이 좋다.

_ 성능 및 적응증

- 성미는 달며 쓰고 약간 차다. 폐와 위경에 들어간다. 폐음을 보하며 폐열과 기침을 멎게 하고 위를 보하며 진액을 생겨나게 한다『약학대사전』.
- 잘 놀라는 것, 가슴과 명치 끝이 아픈 것, 오한, 발열 등을 낫게하며 속기운을 보하고 폐기를 도우며 5장을 편안하게 한다『향약집성방』.
- 늘 졸리는 것을 낫게 하며 간기를 보하고 5장의 풍사를 없앤다『향약집성방』.
- 허한 것을 보하며 잘 놀라고 답답해 하는 증을 없애며 심장, 폐장을 보하고 고름을 잘 빼내고 잘 낫지 않는 헌 데, 옴,

몸이 가려운 것 등도 낫게 한다『향약집성방』.

• 사삼은 주로 중기와 폐를 보하는 약으로서 고름을 빼고 부은 것을 내리게 하며 해독 작용을 한다. 나물채로 하여 먹을 수도 있다『동의보감』.

_ 배합 이용

• **폐결핵** : 폐에 열이나 기침이 날 때에 사삼 20g을 물에 달여 먹는다『의방유취』.

• **이슬** : 사삼을 가루내어 한 번에 8g씩 미음에 타서 먹는다『향약집성방』.

• **기관지염 · 폐렴 · 폐기증** : 폐위증과 폐열증에는 사삼을 천문동, 맥문동, 백부, 오미자, 상백피 등과 함께 달여 먹는다『동의보감』.

_ 금기

풍한의 사기에 외감되어 기침하는 때에는 쓰지 않는다.

• 방풍 · 여로는 배합금기이다『본초경 집주』.

• 장부에 실열이 없는 때 또는 폐가 한사의 침습을 받은 관계로 설사를 하는 때에는 쓰지 않는다『본초경 소론』.

6. 황정 낚시둥굴레

_ 작용 및 용도

• 황정은 ① 낚시둥굴레, ② 둥굴레, ③ 댓잎둥굴레 등의 땅줄기를 캐서 말린 것이다.

• 원기를 보하며 비위의 기능을 돕는다. 비위허약으로 입맛이 없고 온몸이 나른할 데 쓴다. 당삼·백출·황기 등을 배합하여 쓰는 것이 좋다.

• 폐음을 보하며 기침을 멈춘다. 폐음부족으로 오는 마른기침, 피가래나는 데 쓴다. 맥문동·천문동·사삼 등을 배합하여 쓰는 것이 좋다.

_ 성능 및 적응증

• 성미는 달며 평하고 독이 없다. 비·위·폐경에 들어간다『약학대사전』.

• 정과 수, 5로7상과 비위를 보하며 근골을 든든하게 하고 흰머리를 검게 하며 오래 살게 한다. 또한 추위에 잘 견디어 내게 하며 얼굴색을 좋게 한다『일화자본초』.

• 모든 허증을 보하며 정, 수를 보충한다『본초강목』.

• 폐를 보하며 기침을 멈춘다『본초경』.

_ 배합 이용

• **황정술** : 황정·창출 각각 400g, 지골피·측백엽 각각

500g, 천문동 300g, 누룩 1,000g과 찹쌀을 원료로 하여 술을 만들어 늘 먹는다. 그러면 근골이 든든해지며 정수가 보충되고 늙는 것이 방지되며 노인들의 모든 병이 다 치료된다 『의방유취』.

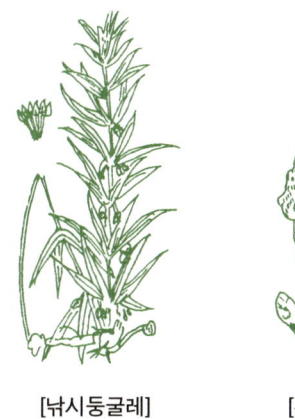 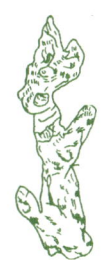

[낚시둥굴레]   [황정]

• **허약자 · 병후 쇠약** : 정기를 보충하려면 황정과 구기자를 같은 양을 가루내어 떡을 만들어 햇볕에 말린 다음 졸인 꿀로 반죽해서 0.3g 무게로 알약을 만든다. 한 번에 50알씩 더운 물로 먹는다. 황정을 오래 먹으면 밥을 먹지 않아도 배고픈 줄 모르게 되는데 그 뿌리 · 잎 · 꽃 · 열매 등을 먹어도 역시 좋다 『구황촬요』.

• **만성소화기 질병** : 비위 허약으로 온 몸이 나른할 때에는 황정, 당삼, 산약을 각각 40g 정도 닭의 배안에 넣고 시루에 쪄 익힌 다음 2~3번에 나눠 먹는다 『약학대사전』.

• **소아 마비 후유증** : 다리가 가늘어지며 다리 힘을 쓰지 못할 때에는 황정, 꿀을 각각 40g 정도 함께 끓여 먹는다 『약학대사전』.

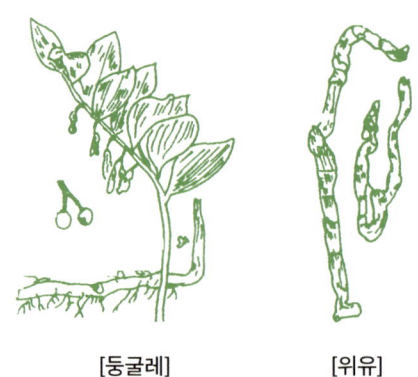

[둥굴레]   [위유]

_ 금기

한증에 속하는 설사, 담습으로 배가 더부룩할 때에는 쓰지 않는다.

- 오배자와 배합 금기이다『본초강목』.
- 양기가 허약하고 음기가 왕성한 사람이 먹으면 설사가 나며 헛배가 불러 오르게 된다『본초봉원』.
- 습담이 있을 때와 소화가 잘 되지 않을 때에는 쓰지 않는다『본초정의』.

_ 가공법제

- 껍질을 벗기고 그대로 쓰거나 또는 증기에 쪄서 쓴다『의방유취』.
- 물에 깨끗이 씻은 것을 꿀물 또는 술에 하룻밤 담갔다가 건져 시루에 찐 다음 쓴다『본초강목』,『본초비요』.

제4편
약의 효능이 있는 생물·무생물

● 제1장 ●
약의 효능이 있는 모든 것

 1. 약효가 있는 물

　물은 만물을 탄생시키는 원동력으로 인간의 삶과 아주 깊은 연관이 있다. 인간의 수명과 체질은 그 지역의 수질에 큰 영향을 받기 때문이다.

_ 정화수井華水

　물 중에서 가장 좋은 물은 이른 새벽에 길어 온 우물물이 정화수井華水이다. 이 물은 독이 없고 성질이 평平하며 단맛이 난다. 그러므로 술독을 풀고 눈을 맑게 하는 효과가 있다.

　식초나 술에 조금 넣으면 맛이 오랫동안 변하지 않는다. 한약을 달일 때에는 정화수를 쓰거나 깊은 우물에서 방금 길어 온 물인 정수井水를 쓰는 것이 좋다.

_ 반천하수半天河水

　각종 정신병을 치료할 때에는 큰 나무에 생긴 구멍이나 대나무 마디에 고여 있는 물인 반천하수半天河水를 복용한다. 이 물은 하늘에서 내려온 깨끗한 빗물의 땅의 더러운 것과 섞이지 않았기 때문에 여러 가지 신비한 효과를 나타낸다.

_ 벽해수 碧海水

피부병이나 옴에 걸려 몸이 가려울 때 바닷물을 끓여서 목욕하면 효과가 있다. 이때 쓰는 바닷물은 넓은 바다 한가운데 물로 푸른빛이 도는 벽해수 碧海水이다.

_ 온천 溫泉

땅 속에서 솟아나오는 뜨거운 물은 온천 溫泉이다. 이 물로 목욕을 하면 각종 피부병과 중풍으로 힘줄과 관절이 오므라드는 것이 치료된다. 특히 유황 냄새가 나는 물은 여러 가지 종기나 풍증, 냉증을 치료하는 데 매우 좋다.

_ 장수 漿水

끓인 물에 좁쌀을 넣거나, 묽은 좁쌀죽을 쑤어서 발효시킨 것을 장수 漿水라고 한다. 이 물을 마시면 갈증이 사라지고 곽란, 이질, 설사가 멎는다. 북쪽 지방에서는 여름에 장수를 만들어 우물 속에 넣어 두고 시원하게 해서 마시는데 더위를 이기는 데 그만이다.

_ 생숙탕 生熟湯

끓는 물에 새로 길어 온 찬물을 각각 절반씩 섞으면 생숙탕 生熟湯이 된다. 생숙탕은 뜨거운 양기 陽氣와 차가운 음기 陰氣를 가진 물을 조화시켜서 약으로 쓰므로 일명 음양탕 陰陽湯이라 한다. 음주 후에 이 물로 목욕하면 술이 금방 깨면서 숙취가 사라지고, 이 물에 볶은 소금을 넣고 마시면 음식을 먹고 체한 것과 곽란이 치료된다.

_ 열탕熱湯

한참 동안 끓인 물은 열탕熱湯이다. 이 물은 찬 기운에 몸을 상해서 생긴 근육 마비를 치료하는 효과가 있다. 다리가 저릴 때에는 이 물에 발과 무릎을 담그고 땀을 내면 좋다. 열탕은 백 번 정도 끓어 넘칠 때까지 완전히 끓어야 한다. 만약 절반쯤 끓이면 오히려 몸을 붓는 창만脹滿이란 병이 생긴다.

_ 국화수菊花水

국화가 많이 나는 곳에는 국화 향기를 품은 물인 국화수菊花水가 난다. 이 물을 마시면 장수할 수 있고 중풍·어지럼증·근육이 저린 풍비증이 치료된다.

_ 춘우수春雨水

음력 1월정월에 처음 내리는 빗물을 받아 모은 것을 춘우수春雨水라고 한다. 이 물에는 양기가 녹아 있으므로 불임부부가 이 물을 마신 후 성관계를 하면 임신을 하게 되고, 발기가 잘 안 되는 남자가 이 물을 마시면 발기력이 좋아진다.

청명淸明이나 곡우穀雨에 내리는 빗물도 매우 좋다. 이 물로 술을 빚으면 술맛이 좋아진다고 한다.

_ 추로수秋露水

가을에 해 뜨기 전에 나무나 풀에 내린 이슬을 받아 모은 것은 추로수秋露水이다. 당뇨병이나 여러 가지 피부병을 치료하는 효과가 있다. 이 중에서 풀잎 위에 맺힌 이슬은 병을 치료하는 효과가 뛰어나고, 측백나무잎 위에 맺힌 이슬은 눈을 밝게 하며, 꽃잎 위에 맺힌 이슬은 얼굴을 예쁘게 한다.

_ 박雹

하늘에서 쏟아지는 우박을 박雹이라 한다. 간장의 맛이 변했을 때 우박을 1~2되 받아 장독에 넣어 두면 장맛이 본래대로 되돌아온다. 여름에 먹는 얼음은 하빙夏氷으로 직접 먹으면 몸에 병이 생긴다. 대신 얼음을 그릇 주위에 둘러서 음식을 시원하게 만들어 먹는 것이 가장 좋다.

_ 방제수方諸水

조개 껍데기에 고인 물인 방제수方諸水는 눈을 밝게 하고 마음을 안정시킨다.

_ 매우수梅雨水

음력 5월에 매화가 익을 때 내리는 빗물인 매우수梅雨水는 몸에 생긴 부스럼이나 옴을 치료하는 효과가 있다.

_ 옥정수玉井水

옥이 나는 곳에서 샘솟는 옥정수玉井水는 피부를 윤택하게 한다.

_ 지장수地漿水

황토에 구덩이를 파고 물을 부은 후 휘젓고 나서 찌꺼기를 가라앉힌 맑은 윗물을 지장地漿이라 한다.

이 물은 해독하는 효과가 있으므로 독버섯이나 여러 가지 중독 증상을 풀어준다.

_ 천리수千里水

천 리를 흘러온 강물인 천리수千里水는 몸 속 깊은 곳의 병을 치료한다. 그러나 큰비가 내린 후의 강물에는 벌레나 뱀의 독이 스며들어 있으므로 이 물을 마시면 사람이나 동물이 죽기 쉬우니 주의를 요한다.

_ 역류수逆流水

천천히 흐르면서 빙빙 돌거나 거꾸로 흐르는 물인 역류수逆流水는 가래를 토하게 하는 처방으로 달일 때 쓴다.

_ 순류수順流水

위에서 아래로 흐르는 물인 순류수順流水는 대소변을 잘 보게 하는 약을 달일 때 쓴다.

_ 급류수急流水

여울에서 급하게 흐르는 물인 급류수急流水는 무릎 아래가 시리고 저리는 것을 치료하는 약을 달일 때 쓴다.

_ 요수

인기척이 없는 산골짜기에 판 구덩이에 고인 빗물인 요수는 비위를 보하는 약을 달일 때 쓴다.

_ 조사탕繰絲湯

누에고치를 삶은 물인 조사탕繰絲湯은 당뇨병이나 입이 마르는 구건증九乾症을 치료한다.

_ 증기수甑氣水

밥을 할 때 솥뚜껑에 맺힌 물인 증기수甑氣水로 머리를 감으면 머리카락이 잘 자라고 머리숱이 많아지며 윤기가 흐른다.

_ 취탕炊湯

물 중에서 나쁜 물도 있다. 하룻밤 묵은 숭늉은 취탕炊湯으로 얼굴을 씻으면 광택이 사라지고, 몸을 씻으면 피부에 마른 버짐이 핀다.

_ 동기상한銅器上汗

구리그릇 뚜껑에 맺힌 물인 동기상한銅器上汗은 독약으로, 잘못해서 마시면 몸에 종기나 종양이 생긴다.

2. 약효가 있는 곡식

사람들이 즐겨 먹는 5가지 곡식쌀·보리·기장·피·콩을 오곡五穀이라 한다. 곡식은 흙의 기운인 단맛과 담담한 맛을 지니고 있고 성질이 평平하다. 또한 수명을 늘리고 오랫동안 먹어도 싫증이 나지 않으므로 주식으로 삼을 수 있다.

_ 갱미粳米

우리가 먹는 밥은 갱미粳米로 만드는데 찹쌀에 비해 단단하다는 뜻이다. 약간이라도 설익혀 먹으면 비장에 부담을 주므로 완전히 익혀 먹는 것이 좋다. 갱미에는 일찍 자라는 조생종과 만생종이 있는데, 서리가 내린 후에 추수하는 만생종이 몸에 좋다.

_ 진름미

3~5년 동안 묵힌 쌀은 진름미로 설사를 멎게 하고 위장을 튼튼하게 하는데 반드시 약에 넣고 끓여서 복용한다.

_ 나미糯米

찹쌀은 나미로 성질이 차다. 오랫동안 먹으면 몸 속에 열이 뭉쳐서 변비가 생기고 정신이 흐릿해지며 몸이 약해진다. 그러므로 찹쌀은 떡, 술, 엿을 만들 때 주로 쓰고, 갱미는 밥을 해서 먹는다. 개나 고양이가 찹쌀을 먹으면 다리가 굽어서 걸을 수 없게 된다. 찰벼의 볏짚인 나도간을 달여서 마시면 황달과 당뇨병을 치료하는 효과가 있다.

_ 청량미 靑梁米

쌀알이 시퍼런 것은 청량미靑梁米로 성질이 차서 여름에 먹으면 아주 좋다. 이 쌀을 식초에 버무렸다가 햇볕에 말리는 과정을 100번 반복한 후 미숫가루를 만들어 먹으면 다른 곡식을 먹지 않고도 살 수 있다.

_ 백량미 白梁米

쌀알이 흰 것은 백량미白梁米로 열을 내리고 기운을 보하는 효과가 있다.

_ 황량미 黃梁米

쌀알이 약간 노란색을 띠면서 향기가 좋고 맛도 뛰어난 것은 황량미黃梁米이다. 이 쌀은 땅의 좋은 기운을 받고 자라므로 따뜻한 성질을 가지고 있다. 이 쌀알의 크기는 좁쌀보다 약간 크지만 다른 쌀보다 이삭이 크고 털이 길기 때문에 일명 죽근황竹根黃이라고 한다.

_ 서미 黍米

좁쌀과 비슷하게 생긴 기장쌀은 서미黍米라고 한다. 폐를 튼튼하게 하는 효과가 있지만, 독이 있어서 많이 먹으면 잠을 많이 자게 된다. 기장쌀 중에서 이삭이 붉고 쌀알이 노란 것이 단서미丹黍米로 설사와 갈증을 치료하는 효과가 있다. 찰기가 있는 기장쌀은 출미로 대장을 편안하게 하면서 각종 피부병을 치료하는 효과가 있지만, 독이 있으므로 오랫동안 먹으면 안 된다. 찰기가 없는 서미는 식용으로 주로 쓰지만, 찰기가 있는 출미는 주로 술을 담그는 데 쓴다.

직미稷米

쌀과 비슷하지만 알이 매우 작은 피쌀은 직미稷米로 열병으로 치료하는 효과가 있다. 그러나 밥을 하면 찰기가 없고 맛이 별로 없어서 오곡 중에서 가장 낮은 등급으로 친다. 그러나 검은 피쌀은 자라고 하는데 오곡 중에서 으뜸으로 친다.

소맥小麥

가을에 심어서 그 다음해 여름에 수확하는 밀은 소맥小麥이라고 한다. 밀은 사계절의 기운을 고루 받고 자라므로 오곡 중에서 으뜸으로 친다. 또한 열을 내리고 소변을 잘 배설하게 하며 수면 과다를 치료하는 효과가 있다. 밀껍질의 성질은 차지만, 밀의 속은 따뜻한 성질을 가지고 있으므로 열을 내릴 때에는 껍질째 써야 한다

밀가루는 면麵으로 위장과 창자를 튼튼하게 하는 효과가 있다. 특히 한식날에 밀가루로 만든 국수를 한식면寒食麵이라고 하는데 뭉친 기를 잘 순환하게 하는 효과가 있다. 그러나 열이 많아서 풍기風氣를 악화시키므로 열이 있거나 감기, 중풍을 앓는 사람은 피해야 한다.

_ 국麴: 누룩

밀로 만든 누룩은 국麴: 누룩으로 소화제로 쓰며 3가지로 나눌 수 있다.

통밀로 만든 것은 환자이고, 밀을 누렇게 쪄서 가루 낸 후에 만든 것은 황의黃衣이다.

음력 6월에 만든 것이 좋으며 향기가 나도록 볶아서 쓰면 민물고기를 먹고 심하게 체한 것이 내려간다.

약누룩은 신국新麴이라고 한다. 입맛을 나게 하고 소화 불량을 치료하는 효과가 있으며, 붉은색이 나는 것이 가장 좋다.

밀기울은 열을 내리거나 화상을 치료하는 데 쓴다.

밀 쭉정이는 부소맥浮小麥으로 심장을 보하는 효과가 있어서 대추와 함께 달여 마시면 식은땀盜汗이 나는 것을 멎게 할 수 있다.

_ 대맥大麥

밀과 함께 심는 보리는 대맥大麥으로 몸을 보하는 데 가장 좋은 곡식이다. 오랫동안 먹으면 살이 찌고 머리카락이 희어지지 않으며 풍기風氣가 사라진다. 그러나 설익은 것은 성질이 차므로 사람을 상하게 할 수 있다.

일반 보리보다 약간 큰 보리는 겉보리겉보리로 오랫동안 먹으면 비위가 튼튼해져서 힘이 세어진다.

_청과맥 靑顆麥

쌀보리는 청과맥靑顆麥으로 껍질과 쌀알이 서로 떨어져서 자라고 누런 색이지만 보리쌀과 같은 효과가 있다. 보리를 찧어 만든 가루는 대맥면大麥麵으로 처음 먹을 때에는 소화가 잘 안 되어 가슴이 답답해지지만, 오랫동안 먹으면 오히려 소화가 잘 되고 갈증이 없어진다.

_엿기름 大麥蘗

보리를 땅에 묻지 않고 싹을 낸 것을 엿기름大麥蘗이라 하는데, 소화를 촉진하고 식사 후에 명치 끝이 답답한 것을 치료하며 엿 만드는 재료로 쓴다. 그러나 오랫동안 먹으면 기운이 상하고 유산 작용이 있으므로 임산부는 금해야 한다.

_교맥 蕎麥: 모밀

메밀은 교맥蕎麥: 모밀이다. 몸 속의 이물질을 바깥으로 밀어내고 정신을 맑게 하는 효과가 있다. 그러나 돼지고기나 양고기와 함께 먹으면 피부병이 생기고, 오랫동안 먹으면 어지럼증이 생긴다.

메밀을 빻아 만든 가루는 교맥면으로 몸 속에 종기가 생겨서 시름시름 앓을 때 먹으면 효과가 있다. 그러나 끓여서 먹지 않으면 오히려 각종 종기가 생길 수 있다.

메밀잎은 교맥엽蕎麥葉으로 나물 삼아 먹으면 귀와 눈이 밝아진다.

메밀대는 교맥양蕎麥穰으로 태워서 잿물을 만들어 집에서 키우는 짐승의 상처에 발라주면 빨리 낫는다.

_ 의이인薏苡仁

율무는 의이인薏苡仁으로 팔다리에 힘이 없어지는 각기병脚氣病을 치료한다. 또한 기침을 할 때 피고름을 토하는 것을 낫게 하지만, 분량을 많이 써야 효과가 나타난다. 깨물어서 이에 달라붙는 것이 약효가 좋으며, 수확해서 물에 푹 담갔다가 햇볕에 말린 후 갈아서 쓴다.

_ 출촉슈슈

수수는 출촉슈슈으로 곡식 중에서 가장 높게 자라고 알이 크며 열매도 많이 달린다. 북쪽 지역에서 곡식으로 쓰지만, 다른 지역에서는 소나 말에게 먹이거나 흉년이 들었을 때 구황작물로 쓴다.

_ 호마胡麻

검은참깨는 호胡라는 지역이 원산지로 식물의 모양이 삼麻과 비슷하여 호마胡麻로 불린다. 호마를 보약으로 쓸 때에는 쪄서 햇볕에 말리는 과정을 9번 반복한 것을 쓴다. 참깨의 성질은 원래 차지만 볶으면 따뜻한 성질로 변한다.

그러므로 볶지 않은 검은참깨로 짠 참기름인 호마유胡麻油는 열을 내리고 변비나 탈모증을 치료하는 효과가 있다. 그러나 볶아서 짠 참기름인 향유香油는 식용이나 불을 밝히는 용도로만 쓴다.

일반적으로 참기름은 이나 잇몸에 병이 있거나 위장병이 있을 때에는 먹지 않아야 한다.

검은 참깨의 잎은 청양으로 힘줄과 뼈를 튼튼하게 한다.

_ 백유마白油麻

흰참깨는 백유마白油麻로 신장을 보하는 검은 참깨와 달리 폐를 보하고 얼굴을 윤택하게 하는 효과가 있다.

흰참깨로 짠 참기름은 백유마유白油麻油로 매우 찬 성질이 있으므로 열독을 없애고 기생충을 죽인다.

_ 콩

콩에는 노란콩과 검은콩이 있다. 노란콩大豆: 흰콩은 식용으로 쓰고 검은콩黑豆은 감초와 함께 달여서 해독제로 쓴다. 콩은 오장을 보하고 창자와 위장을 따뜻하게 하므로 땅에서 나는 고기地肉라고 한다.

그러나 인삼, 더덕, 현삼, 고삼, 단삼, 용담초, 돼지고기와 함께 먹지 않는 것이 좋고, 볶은 콩은 피마자 기름이나 후박厚朴과 함께 먹지 말아야 한다.

노란콩으로 만든 두부는 콩보다 소화가 잘 되므로 많이 먹을수록 몸에 좋다.

그러나 두부는 성질이 매우 차고 독이 있으므로 잘못 먹으면 어지럽거나 피부병이 생길 수 있다. 그러므로 반드시 구워서 먹거나 삶아 먹어야 한다. 두부를 한꺼번에 너무 많이 먹어서 배가 더부룩해지면 찬물을 마시는 것이 좋다. 만약 속이 차서 설사를 자주 하거나 방귀를 많이 뀔 때에는 두부를 먹지 말아야 한다.

_ 장醬

된장과 간장은 저장한다는 뜻의 장醬이라고 한다. 양념으로 먹으면 장부를 튼튼하게 하므로 옛날부터 쓰였다. 이 중에서 콩으로 담근 장이 가장 좋고, 그 다음이 밀로 만든 장이다.

장은 해열과 소화제의 효과가 있고 생선, 채소, 버섯의 독을 해독하는 데 오래 묵은 것이 더욱 좋다.

_ 여두

대두보다 좀 작은 검은콩은 여두이다. 맥을 잘 뛰도록 하고, 광물성 약재의 독을 해독하는 효과가 있으며, 신장병에 좋다. 검고 딱딱하면서 작은 수콩을 약으로 쓴다.

_ 녹두綠豆

녹두綠豆는 녹색의 콩으로 몸 속을 편안하게 하고 정신을 안정시키며 기氣를 잘 돌게 한다. 껍질째 쓰면 풍진과 발열을 치료하는 효과가 있다.

또한 녹두로 베개를 만들어 베면 눈이 맑아지고 두통이 사라진다. 그러나 녹두는 비위가 약한 사람에게는 좋지 않으며, 잉어와 부추씨는 함께 먹지 않는 것이 좋다. 녹두를 물에 넣고 갈아서 거른 후 말린 고운 가루를 녹두분綠豆粉이라고 하며, 열을 내리고 몸에 난 종기를 치료하며 술독과 식중독을 해독한다.

_ 완두豌豆

완두豌豆는 원래 함경도에서 나는 콩이었다. 요즘에는 전국에서 재배한다. 비위를 북돋우고 기를 고르게 하므로 위장에 열이 있는 것을 치료한다. 차로 만들어 마시거나 볶아서 먹으면 좋다.

_ 적소두赤小豆

붉은 팥은 적소두赤小豆이다. 소변을 잘 보게 하고 고름이 생긴 종기와 당뇨, 설사를 치료한다.

또한 밀가루 중독을 해독하는 효과가 있으며, 몸이 부을 때 꼭 써야 하는 약으로 이른 봄에 심는 것이 늦은 봄에 심는 것보다 약효가 좋다. 그러나 오랫동안 먹으면 살이 빠지는 부작용이 있고, 젓갈과 함께 먹으면 해롭다.

_ 속미粟米

좁쌀은 서역西域에서 전해진 쌀[米]이란 뜻의 속미粟米라고 한다. 속미는 쌀, 보리, 기장, 피, 수수, 좁쌀, 참깨, 콩의 8가지 곡식 중에서 가장 단단하다. 또한 신장과 비위를 보하고 소변이 잘 배설되도록 하므로 해열제로 쓴다.

그러나 오랫동안 계속 먹는 것은 몸에 해로우며 어린이는 많이 먹지 않는 것이 좋다. 좁쌀을 물에 넣고 며칠 묵힌 후에 쉬면 곱게 갈아 걸러서 얻은 고운 가루를 속미분粟米粉이라 한다. 가슴이 답답하면서 열이 있는 증상을 치료하고 여러 가지 독을 해독하므로 땀띠에 바르면 매우 좋다.

　좁쌀을 쪄서 말린 후 가루내어 미숫가루처럼 만든 것은 속미분구이다. 물에 잘 풀리지 않지만 장수漿水에는 잘 풀리므로 여름에 많이 마신다. 이것은 갈증과 설사를 멎게 하고 대장을 튼튼하게 한다. 좁쌀 씻은 물인 속미감즙은 냄새가 날수록 좋다. 몸에 종기가 났을 때 신맛이 나는 이 물로 씻으면 나쁜 균이 모두 죽는다.

3. 약효가 있는 동물

_쇠고기

쇠고기는 우육牛肉으로 맛이 달고 독이 없다. 그러므로 비위를 보하고 구토, 설사를 멈추게 하며, 뼈와 힘줄, 허리와 다리를 튼튼하게 하는 효과가 있다. 황소의 고기가 가장 좋지만, 우유나 똥 오줌을 약으로 쓸 때에는 검은소인 흑우黑牛가 더욱 좋다. 병이 들어 죽은 소의 고기를 먹으면 악성 종기가 나므로 절대로 먹지 말아야 한다.

간은 눈을 맑게 하고 설사를 치료하며, 골은 당뇨와 어지럼증에 효과가 있다. 염통은 건망증에 효과가 있고, 비장은 치질을 치료하며, 허파는 기침을 멎게 하고, 콩팥은 신장을 보한다. 위장의 하나인 양肚: 양은 몸을 보하므로 당뇨에 좋고, 천엽인 백엽百葉: 천엽은 습기를 물리치므로 술독을 풀고 이질을 낫게 한다.

황달에 걸린 소의 간에서 나온 노란 돌은 우황牛黃: 쇠난우황이다. 가죽과 털에 윤기가 있지만, 눈이 충혈되고 물을 좋아하는 소는 우황이 들어 있을 가능성이 높다. 강제로 토하게 해서 얻을 수도 있지만 믿을 수가 없고, 가짜가 많으므로 도살장에 가서 직접 구하는 것이 좋다.

양파처럼 겹겹이 일어나고 가벼우며 푸석푸석하고 향기로운 것이 가장 좋다. 백 일 동안 햇빛이나 달빛에 노출시키지 말고 그늘에 매달아 천천히 말린다. 진짜 우황은 손톱에 문질

렀을 때 손톱 속까지 노랗게 된다. 우황은 쓴맛이 나므로 정신을 안정시키고, 근육경련을 멎게 하며, 놀라서 생긴 소아의 경기를 치료한다.

_돼지고기

돼지고기는 달면서 짠맛이 나고 찬 성질이 있다. 몸에 열이 많아서 힘줄과 뼈가 약한 것을 치료하고, 수은 중독을 해독하는 효과가 있으며 살을 찌게 한다. 그러나 치료약의 효력을 감퇴시키고 풍기를 일으키므로 오랫동안 먹지 않아야 한다. 돼지 불알은 돈란豚卵:돈티불으로 단맛과 따뜻한 성질이 있으며 그늘에 말렸다가 쓴다. 이것은 간질이나 힘줄이 오그라들 때 효과가 있다. 돼지기름은 피부를 곱게 하고 여러 가지 종기를 치료하며 황달에 효과가 있다.

돼지 피는 아랫배가 갑자기 아픈 증상을 치료하고, 큰 돼지의 머리는 몸을 보하면서 치질에 효과가 있다. 돼지 간은 성질이 따뜻하므로 습기를 건조시키고 다리가 무력해지는 각기脚氣를 치료한다. 돼지 콩팥은 신장을 보하고 허리와 무릎을 따뜻하게 하지만 정력을 떨어뜨린다. 그리고 겨울에 먹으면 원기를 상한다. 돼지껍질은 성질이 차므로 편도선이 붓거나 가슴이 답답할 때 먹으면 효과가 있다. 검은 돼지의 껍질이 가장 좋다.

_멧돼지

멧돼지는 집돼지와 비슷하지만 허리와 다리가 길고 털이

갈색이다. 멧돼지고기는 야저육野猪肉으로 암퇘지가 수퇘지보다 맛이 좋으면 피부를 곱게 하고 항문 출혈을 치료한다. 그리고 풍기를 일으키지 않으므로 집돼지고기보다 몸에 더 좋다고 알려져 있다. 멧돼지 기름은 얼굴을 곱게 하고 젖이 많이 분비되도록 한다. 음력 섣달에 잡은 멧돼지에서 뽑아낸 기름을 묵혀서 쓰는 것이 가장 좋다. 멧돼지 쓸개에 들어 있는 돌은 야저황野猪黃이다. 놀란 후에 생긴 소아 경기驚氣를 잘 치료하며, 갈아서 물에 타 먹인다.

_사슴고기

사슴과 노루의 고기는 동물 중에서 가장 깨끗해서 날것으로 그냥 먹을 수 있기 때문에 제사 음식으로도 귀하게 썼다. 또한 소·양·개·닭 고기와 달리 오랫동안 먹어도 해로움이 없으므로 말려서 육포로 먹거나, 삶거나 쪄서 술과 함께 먹으면 몸에 좋다. 그러나 사슴은 각종 독을 해독하는 풀을 즐겨 먹기 때문에 약을 복용할 때에는 피하는 것이 좋다. 사슴뼈로 담근 술은 몸이 허하거나 풍기風氣가 있을 때 좋고, 음경은 정력 보강의 효과가 있으며, 힘줄은 뼈가 부러졌거나 과로로 몸을 상했을 때 좋다. 사슴 피는 몸이 허하거나 허리가 아플 때 좋으며, 여자의 내증과 각종 출혈에도 효과가 있다. 양쪽 뿔 사이에서 나오는 피가 가장 좋고, 그냥 마시기도 하지만 술에 타 마시기도 한다.

_노루고기

노루고기는 장육獐肉으로 음력 8월에서 12월 사이에 먹으면 몸을 크게 보하고 담력이 세어지게 된다. 노루 뼈는 장골로 몸이 약할 때 고아 먹으면 골수가 증가되고 얼굴이 고와진다.

_ 양

수양의 고기는 고양육으로 단맛과 뜨거운 성질이 있다. 몸이 허하거나 찬 기운에 몸을 상했을 때 쓰며 마음을 안정시키는 효과도 있다. 그러나 열병을 앓은 후에 양고기를 먹으면 다시 열이 나므로 백 일 이후에 먹는 것이 좋다. 그러나 학질에 걸렸을 때에는 무조건 피해야 한다.

_ 토끼고기

토끼고기는 매운맛과 찬 성질이 있다. 그러므로 갈증을 멎게 하고 비위를 튼튼하게 한다. 그러나 많이 먹으면 원기를 상해서 정력이 약해지고 얼굴이 누렇게 되며, 산모가 먹으면 언청이 아기를 낳게 된다. 토끼는 금金의 속성이 있으므로 가을에 먹어야 좋다. 음력 8월에서 10월 사이에 술에 담갔다가 구워 먹으면 열을 내리는 효과가 강해진다. 토끼 간은 눈을 밝게 하고, 토끼똥은 종기와 치질에 좋다. 토끼머리 뼈는 난산을 하거나 태반이 나오지 않을 때 태운 후 가루내어 구급약으로 쓴다.

_ 개고기

개고기는 구육狗肉으로 누런 수캐의 고기를 약으로 쓴다. 짠맛과 따뜻한 성질이 있으므로 약한 몸을 보하고 피를 잘 순환

게하게 한다. 그리고 위와 장을 튼튼하게 하고 허리와 무릎을 따뜻하게 하여 정력이 강해지도록 한다.

수캐의 음경은 모구음경牡狗陰莖으로 발기 부전과 여자의 냉대하를 치료하고, 개 쓸개는 눈을 밝게 하지만 따뜻한 술에 타서 먹으면 오래된 어혈이 치료된다. 쓸개에서 나온 돌은 구보狗寶 혹은 구황狗黃으로 폐병과 종기를 치료한다. 구보가 들어 있는 개가 달을 보면 미친 듯이 짖는다. 마른 두부에 구멍을 내고 구보를 넣은 다음 구멍을 꽉 막고 한나절을 끓인 후 가루내어 쓴다.

_ 말고기

말고기는 매운맛과 서늘한 성질이 있지만 독이 있다.

흰말의 고기는 백마육白馬肉으로 힘줄과 뼈를 튼튼하게 하고 몸을 보하는 효과가 있지만, 물에 씻어서 피를 빼고 삶아 먹는다. 말고기를 먹고 난 후에 가슴이 답답해지는 중독 현상이 나타나면 청주淸酒를 마셔서 해독시킨다. 만약 탁주濁酒를 마시면 증상이 더욱 심해진다.

4. 약효가 있는 물고기

_잉어

잉어는 이어鯉魚로 의젓한 모양의 멋진 민물고기이다. 대가리에서 꼬리까지 등을 따라 모두 36개의 비늘이 있으며, 맛이 좋아서 식용과 약용으로 두루 쓰인다. 그러나 힘줄과 검은피는 독이 있으므로 제거한 후에 써야 한다.

잉어고기는 쓴맛과 찬 성질을 가지고 있으므로 황달, 당뇨, 부종에 효과가 있다. 그리고 산모가 몸이 붓거나 출혈로 태동胎動 증상이 있을 때 고아 먹기도 한다.

잉어 쓸개는 이어담鯉魚膽으로 눈이 자주 충혈될 때 안약 삼아 넣으면 눈이 밝아진다. 잉어 뼈는 여자의 냉대하를 치료하는 효과가 있고, 창자는 소아의 피부염이나 상처를 낫게 한다. 껍질은 산후에 생긴 나쁜 피를 몰아내고 두드러기를 치료하는 효능이 있다. 태워서 가루내어 술에 타 마신다.

_붕어

붕어는 민물에서 가장 흔하게 볼 수 있는 물고기이다. 검은색으로 몸통은 날렵하게 생겼고, 맛이 좋아 식용과 약용으로 두루 쓴다. 모든 물고기는 물 속에서 잠시라도 가만히 있지 못하는 불[火]의 속성을 가지고 있지만, 붕어는 흙[土]의 성질을 가지고 있으므로 비위를 북돋우고 장을 튼튼하게 한다.

붕어고기는 단맛과 따뜻한 성질을 가지고 있으므로 위장을 튼튼하게 하고 몸을 보하며 설사와 이질을 치료한다. 날로 회를 쳐서 먹기도 하지만, 기생충 감염의 위험이 있으므로 피하는 것이 좋다. 대가리는 소아의 입이 헌 구내염에 효과가 있고, 쓸개는 소아의 머리 속에 염증이 생겼을 때 콧속으로 조금씩 넣어 주면 효과가 있다. 물가나 수초 사이에 있는 붕어알을 모아 먹으면 간장이 튼튼해진다.

_ 가물치

가물치는 연못에 살고 뱀처럼 생겼으며 잘 죽지 않는다. 비늘이 없으며 대가리에 별 모양의 점이 있는 것이 특징이다. 단맛과 찬 성질을 가지고 있으므로 소변을 보지 못해 몸이 부은 것과 치질을 치료한다.

치질이 있을 때 가물치 창자를 구워 익힌 후 항문에 넣으면 치질을 일으키는 벌레가 죽어 나온다. 모든 물고기의 쓸개 중에 가물치의 쓸개는 단맛을 가지고 있으므로 급성 인후염에 효과가 있다.

_ 민물뱀장어

민물뱀장어는 강과 연못에 살고 뱀처럼 생겼다. 비늘이 없고 노랗고 푸른색이 감돌지만, 5가지 색깔이 골고루 나는 것이 가장 좋다. 단맛과 찬 성질을 가지고 있으므로 각종 치질과 고름이 나오는 악성 피부병에 쓴다.

또한 몸을 보하므로 폐결핵에 좋고, 기생충으로 부인의 음문이 가려울 때에도 좋다. 바다에 사는 뱀장어는 해만(海鰻:아나고)으로 효과는 민물뱀장어와 같다. 그러나 독이 있으므로 많이 먹어서는 안 된다.

_ 쏘가리

쏘가리는 강이나 연못에 산다. 등에 검은점이 있고 입이 크므로 일명 금린어錦麟魚라고 한다. 단맛이 있어서 허약한 몸을 보하고 비위를 튼튼하게 하므로 살을 찌우고 항문 출혈을 멎게 한다. 쏘가리 쓸개는 몸에 생선가시가 박혔을 때 쓴다.

_ 메기

메기는 등이 검푸르고 대가리가 크다. 단맛과 더운 성질이 있으므로 부종을 치료하고 소변을 잘 보게 하는 효과가 있다. 입과 배가 큰 메기인 화어와 등이 시퍼렇고 입이 작은 퍼런 메기, 등이 누런 메기인 외어는 독이 있으므로 음식으로 쓰지 않는다. 메기가 흘리는 침은 당뇨에 효과가 있다.

_ 미꾸라지

미꾸라지는 추어鰍魚로 진흙 속에서 살므로 일명 추어鰍魚라고 한다. 단맛과 따뜻한 성질이 있으므로 비위를 북돋우고 설사를 멎게 한다.

_ 빙어

빙어는 백어白魚로 강이나 호수에 산다. 식욕을 돋우고 소화를 촉진하는 효과가 있다. 겨울에 얼음을 깨고 잡을 수 있으며, 한강에서 잡은 것이 가장 좋다.

_ 가자미

가자미는 비목어比目魚로 대나무잎처럼 생겼으며 눈이 한쪽으로 몰려 있다. 이 중에서 서해에서 나는 가자미는 접어라고 한다. 맛이 달고 독이 없으므로 몸이 허한 것을 보하여 기운이 강해지도록 하지만 너무 많이 먹으면 좋지 않다. 광어와 설어, 도다리 종류도 가자미와 같은 효과가 있다.

_ 조기

조기는 석수어石首魚로 단맛이 나고 독이 없다. 그러므로 생선을 금해야 하는 병에 걸렸더라도 조기는 먹을 수 있다. 또한 소화 불량이나 배가 더부룩한 것, 이질에 걸렸을 때 특히 좋다. 말린 것은 굴비라고 하며 법성포에서 잡은 서해의 조기가 품질이 가장 좋다. 조기의 머릿속에는 돌이 들어 있다. 이것이 석수어두중석石首魚頭中石으로 소변을 잘 배설하지 못하거나 요로결석이 있을 때 갈아서 먹는다.

_ 오징어

오징어는 속에 뼈가 있는 갑오징어인 오적어烏賊魚와 뼈가 없는 오징어인 유어柔魚의 2종류가 있다. 바다에 떠 있다가 물고기 시체인 줄 알고 덤비는 까마귀를 잡아먹기 때문에 오적어烏賊魚라고 하지만, 까마귀가 오징어를 즐겨 먹기 때문이란 말도 있다. 몸은 투명하고 동해에서 주로 살며 빛을 좋아하므로 밤에 대낮처럼 불을 밝히고 낚시를 드리우면 언제라도 많이 잡을 수 있다. 오징어 고기는 기운을 보하고 정신력을 강하게 하며 월경이 나오도록 한다. 오랫동안 먹으면 정精이 늘어나므로 불임에 좋은 음식이다. 마른 오징어 고기가 위장에 들어가면 몇 배로 부풀기 때문에 위장이 약한 사람과 애완동물에게 먹여서는 안 된다.

_ 복어

복어는 강물과 바닷물이 만나는 지점에서 살며 화를 내면 배가 불룩해진다. 단맛이 나지만 독이 있는 물고기로 간장, 알, 등뼈 속의 검은 피는 반드시 버려야 한다. 만약 손질을 깨끗하게 하지 않고 먹으면 중독되어 죽을 수도 있다. 복어국을 끓일 때 미나리를 넣으면 독이 해독되므로 꼭 넣어야 한다. 몸이 허할 때 좋으며 습기로 인해 팔다리가 쑤시고 아픈 것과 치질이 있을 때 좋다.

_ 대구

대구는 화어 대구 로 찬 바닷물에 살며 주로 동해와 북해에서 산다. 짠맛이 나지만 독이 없으므로 식용으로 많이 쓰지만, 기운을 북돋우는 효과가 있다. 창자와 기름이 고기보다 훨씬 맛이 좋다.

_ 문어

문어는 다리가 8개이므로 팔초어 八梢魚: 문어 라고 한다. 동해와 북해에 주로 살며 비늘과 뼈가 없다. 단맛이 나지만 특별한 약효가 없으며 식용으로 많이 쓴다.

_ 낙지

낙지는 형태가 문어와 비슷하므로 소팔초어 小八梢魚 혹은 낙제 落蹄 라고 한다. 오징어보다 맛이 좋으므로 식용으로 쓰며 단맛이 난다.

_ 연어

연어는 동해와 북해에 살다가 강물로 되돌아오는 특이한 물고기이다. 성질이 평하고 독이 없으며 진주처럼 생긴 알 중에 약간 붉은 것이 맛이 좋아 식용으로 쓴다.

_ 참게

참게는 남해에 살며 부채처럼 생겼지만 게와 비슷하다. 눈이 없는 수컷은 암컷을 만나야 돌아다닐 수 있으며, 암컷이 가 버리면 수컷은 그냥 죽는다. 치질에 효과가 있고 항문 출혈이나 출산 후에 생긴 설사를 멎게 한다.

_ 은어

은어는 입이 은색이므로 일명 은구어銀口魚이다. 속을 편안하게 하고 위장을 튼튼하게 하므로 생강을 넣고 국을 끓여 먹으면 좋다.

● 제2장 ●
약효가 있는 과일, 야채 녹즙

우리 주변에서 흔히 볼 수 있는 풀뿌리 나무뿌리 등 야채, 과일 식품들도 잘만 섭취하면 특효약이 될 수있고 보약이 될 수 있다.

채식은 태양광선, 대기, 천연수 등에 응집되어 있는 자연의 에너지를 섭취함으로써 우리 몸에 존재하는 자연치유력과 정기를 증강시키는 식생활이라 하겠다.

우리 주위에서 흔하게 구할 수 있는 여러 가지 식품들을 이용하면 건강과 체질 개선에 좋은 효과가 있다.

**표고버섯 녹즙** 소화 불량 · 고혈압 · 신장병

예로부터 '식약일체食藥一體'라는 말이 있다. 어떤 음식에나 해당되는 말이겠지만 특히 잘 어울이는 식품 가운데 하나가 버섯이다.

균류의 속칭인 버섯은 그 독특한 향과 맛으로 널리 사랑받는 식품이다. 하지만 생명을 위협하는 독버섯도 있어 한편으로는 두려움의 대상이 되기도 한다.

현재 한국의 버섯은 999종으로 분류되어 있다. 그중 식용

이 100여 종, 독버섯이 50여 종이며, 민간에서는 162종을 약재로 이용해 왔다.

　버섯의 독특한 맛은 구아닐산에서 나온다. 이것이 핏속의 콜레스테롤 수치를 떨어뜨려 고혈압, 심장병을 막아 주고 위와 장에 독기가 뭉친 것을 풀어준다. 버섯의 비타민과 무기질은 기운을 보해 주고 정신을 맑게 하는 작용을 한다. 또한 고기를 잴 때 생표고버섯을 갈아서 넣고 재면 고기가 부드러워지고 맛도 좋아진다. 돼지고기나 쇠고기 등을 먹은 뒤 표고버섯을 갈아 생즙으로 마시면 소화에 도움을 준다.

◎ 효능 및 성분

　표고버섯은 비만 · 고혈압 · 당뇨병 · 동맥 경화 등 성인병을 예방하고 암세포의 증식을 억제하는 작용이 있다는 사실이 밝혀졌다.

　영양학적으로 살펴보면 날것 100g당 에너지는 261Kcal, 수분 11, 단백질 17, 지질 1.7, 당질 58, 섬유소 6.7, 회분 4.8g 등의 영양소가 함유되어 있다.

　표고버섯의 머리에 해당하는 삿갓에는 자외선을 쬐면 비타민 D_2로 변하는 에르고스테롤이 많이 들어 있다.

　비타민 D는 옛날부터 구루병의 예방약으로 알려져 있으며 칼슘과 인의 흡수를 촉진시켜 뼈의 발육을 돕는다. 최근 관심이 높은 골다공증에도 칼슘 섭취와 함께 표고버섯을 자주 먹으면 증상이 빨리 회복된다.

　또 표고버섯에는 혈압 강하 작용이 있다.

● 만드는 법과 먹는 법

• 표고버섯을 요구르트와 벌꿀을 함께 섞어 믹서나 주서에 갈아 먹는다.

• 말린 표고버섯 3장 · 벌꿀 작은 술 1개 · 요구르트 적당량

양파 녹즙 동맥 경화 · 대머리 예방

유화알린이라는 양파의 특이한 성분은 매운 맛에 관여하는 것으로서 세균 속의 단백질에 침투하여 살균 · 살충효과를 낸다. 뿐만 아니라 고기나 생선의 냄새를 없애주는 작용도 한다.

● 효능 및 성분

양파의 성분은 유화알린이라는 성분 외에 알리신과 비타민 A, B_1, B_2, C, 그리고 이눌린 등이 있다.

알리신이 장에서 비타민 B_1과 결합하여 알지아민으로 되어 비타민 B_1의 소화흡수를 돕는다.

양파의 성분중 비타민 A와 B_1은 영양학적으로 중요한 성분이기도 하지만 비타민 A는 정자의 생성에 필요하고 비타민 B_1은 섹스 활동을 장악하는 부교감신경의 기능을 왕성하게 하여 성 활동에 직접 관여한다는 사실이 밝혀져 양파가 정력 강장제임이 입증되었다.

또한 모세 혈관을 튼튼하게 보호하여 피의 순환을 좋게 할 뿐아니라 고혈압이나 동맥 경화증의 예방과 치료에 도움을 주며 콩팥의 기능을 증진시켜 준다.

🔷 **만드는 법과 먹는 법**

• 양파를 먹고 난 뒤에 김 한 장이나 다시마 한 조각을 먹으면 냄새가 없어진다.

• 양파 1/2개, 양배추 약간, 사과 1/2개, 소금, 식초를 간을 맞춰서 믹서나 주서에 갈아서 먹는다.

_ 인삼 암 · 스트레스 · 혈압 조절

인삼은 우리 몸을 구성하고 있는 세포 가운데 대부분을 차지하고 또 널리 분포되어 있는 결합조직 세포의 재생 능력을 촉진하여 주고 질병의 상처를 치유하고 젊음을 유지시켜 준다.

🔷 **효능 및 성분**

인삼은 강정強精 작용과 피로와 스트레스를 방지하는 데 효능을 발휘한다.

인삼의 피로 방지 효능은 인삼이 중추신경 계통의 기능을 조성하여 준다는 결론이다. 그리고 인삼은 스트레스를 해소하고 남성 불임을 조성하여 주며 사선을 막아 준다는 사실로 류마치스, 암, 빈혈 등에도 효능이 크다. 그리고 인삼은 높은 혈압을 낮추어 주고 낮은 혈압은 적당히 높여 주는 혈압조절 작용을 한다. 인삼의 주성분은 대체로 배당체 휘발성 원소, 무기성 원소, 지방질 등 4가지로 구분된다.

🔷 **만드는 법과 먹는 법**

• 인삼 · 벌꿀 · 요구르트나 우유 적당량을 넣고 믹서나 주서

에 갈아서 먹는다.

_구기자 녹즙 강장제 · 해열제

　사람이 태어 날때부터 부모에게서 이어받은 기운을 선천적인 기질이라고 하는데 식품으로 이 기운을 보강시켜 주는 것이 바로 구기자이다.

　구기자는 특정한 병의 치료에 쓰이는 것이 아니라 오래도록 복용하면 인체 자신이 가지고 있는 생리 작용을 원활히 하며 오래 묵은 병의 자각 증상을 모르는 사이에 잊게 되어 건강을 되찾는다는 것이다.

　1년에 두 번, 즉 봄과 가을에 잎이 돋아나고 열매도 두 번 열리는 경우가 많은데 잘 익은 열매와 싱싱한 잎을 고른다.

◐ 효능 및 성분

　열매에는 강장제로 쓰이는 베타인이 함유되어 있다. 열매만으로나, 잎만으로 만든 생즙과 그 효능은 크게 다를 것이 없으나 열매즙은 강장, 강정強壯强精에 많이 사용되고 잎의 즙은 시력을 좋게 하는 데 주로 쓰이고 있다. 이 생즙은 계속해서 마시면 상당한 효과를 보게 된다.

◐ 만드는 법과 먹는 법

- 이 즙은 열매와 잎으로 함께 만들어도 되고 따로 분류해서 만들어도 된다.
- 구기자즙만으로도 좋으나 시금치, 당근, 사과, 벌꿀, 요구

르트를 섞어서 믹서나 주서에 갈아서 먹는다.

_부추 녹즙 설사·빈혈·토혈

부추의 냄새는 유황화합물로 독특한 향미가 있는데 마늘과 비슷해서 강장 효과가 있다.

재배종과 야생종이 있는데 생즙용으로는 재배종을 사용한다. 특이한 냄새를 풍기는 것이 부추의 특징인데 장다리꽃대가 나오기 전의 싱싱한 것을 선택한다.

◐ 효능 및 성분

부추에는 단백질이 조금 들어 있고 비타민 A·B·C가 비교적 많이 들어 있다. 이 밖에 유황의 함량이 많으며 철분도 들어 있다. 부추의 생즙은 몸을 보온하는 데 으뜸이다. 따라서 냉병이 있는 사람이 마시면 기대 이상의 효과를 얻을 수 있으며 부인병, 기침, 설사 등에도 유효하다.

◐ 만드는 법과 먹는 법

• 신선한 것을 골라서 칼로 대충 썰어 요구르트를 섞어 믹서나 주서에 갈아서 먹는다.

• 셀러리, 양배추, 사과, 당근, 생강 등과 배합하면 더욱 효과적이다.

• 아침 식전에 1컵씩 마시면 좋고 우유나 요구르트를 혼합해서 마시면 효과적이다.

_노야기 녹즙 신경통·정신불안·두통

잎이 원료로 쓰인다. 생즙용으로는 꽃이 피기 전의 잎이 좋다.

◐ 효능 및 성분

노야기에는 다량의 휘발성 물질이 들어 있으며, 해열, 발한의 작용이 있으므로 감기에 걸린 사람이 먹으면 치료에 효과가 있다. 또 여름에 더위를 먹는 사람에게 좋으며 두통·신경통·정신 불안·각기병·복통에 주효하다.

◐ 만드는 법과 먹는 법

• 싱싱한 잎을 따서 물로 깨끗이 씻은 다음 요구르트를 섞어서 믹서나 쥬서에 갈아 마신다.

• 시금치·양배추·오이·사과, 당근 등과 배합하면 효과적이다.

• 아침 식전에 1컵씩 마신다. 생주스로 그냥 먹기에 어려우니 당근, 사과와 벌꿀을 섞어서 마시면 훨씬 부드럽다.

_시금치 녹즙 위장 장애·변비

선명한 녹색이고 뿌리 부분이 깨끗한 것을 고르되 밑부분이 너무 크지 않고 부드러운 것이 좋다.

◐ 효능 및 성분

시금치에는 위나 장의 활동을 돕는 요소가 들어 있으므로 위장 장애나 변비에도 좋다. 또 냉증, 거친 피부에도 좋으나 알레르기 체질의 사람은 가급적 피하는 것이 좋다. 시금치는 채취하여 하루만 지나도 영양가가 절반 이상으로 감소하므로 하루 이상 보관하면 효력이 없다.

또한 수산蓚酸이 들어 있어서 장기간 복용하면 신장이나 방광이 결석이 생길 우려가 있으니 주의해야 한다.

⦿ 만드는 법과 먹는 법

• 물에 깨끗이 씻어 벌꿀과 요구르트를 섞어 믹서나 주서에 갈아 먹는다.

• 아침 식전에 한 컵씩 마시면 좋고 사과나 당근을 섞어서 마셔도 좋다.

_ 선인장 녹즙 늑막염 · 기침 · 천식

뿌리 · 잎 · 줄기 등 모든 부분을 사용할 수 있다. 선인장에는 여러 종류가 있으며 가시가 있는 것보다는 없는 것이 좋고 개화 전의 것이 좋다. 잎은 완전히 퇴화하여 바늘처럼 생긴 것과 훌륭한 육질로 된 것 등 각양각색이다. 특히 가시가 없는 종류는 식용이 되고 있는데 널리 알려져 있지 않기 때문에 잘 모르고 있다.

⦿ 효능 및 성분

선인장의 열매에는 당糖과 단백질이 들어 있다. 선인장의 생즙은 늑막염에 특효가 있어서 이 즙으로 늑막염을 완치한 사례는 얼마든지 있다. 또한 백일해에도 좋으며 각기, 수종水

腫에도 좋은데 민간 요법에서는 감기나 기침에 많이 사용하고 있다.

○ 만드는 법과 먹는 법

• 가시가 있는 선인장의 경우에는 가시를 모두 떼어 내고 토막을 내어 요구르트와 섞어서 믹서나 주서에 갈아 먹는다.

• 선인장만을 갈아서 먹어도 좋지만 당근, 사과, 양배추 등과 배합을 해서 먹으면 더욱 좋다.

• 선인장만일 때는 1회분을 약 300~400g 정도로 하고 사과 등과 배합할 때는 100~150g 정도가 적당량이다.

_ 감자 녹즙 위궤양, 비만, 고혈압

감자는 모든 필수아미노산을 골고루 함유하고 있다.

감자의 눈이나, 햇볕에 쬔 부분에는 솔라닌이라는 독소가 들어 있어 그것을 먹으면 식중독을 일으키게 된다. 녹색으로 변한 곳과 눈자국을 잘라 내고 먹어야 한다.

생즙용으로는 흔한 남작男爵이 좋다. 싹이 나온 감자는 적당하지 않으며 파란색 감자는 독성이 있으므로 좋지 않다.

○ 효능 및 성분

매일 중 크기의 감자 1개를 꼭 먹는 것을 생활화하자.

감자 성분 가운데 칼륨은 많은 소금의 섭취로 생기는 고혈압을 예방 또는 치료해 주는 효과를 갖고 있는데 이는 과잉되어 있는 나트륨을 배설시켜 주기 때문이다.

또, 팩틴이라는 섬유 성분은 변비와 설사를 다스리는 정장 작용과 혈액 속의 콜레스테롤을 조절하여 동맥 경화증의 예방에도 도움을 준다.

특징으로는 비타민 C가 많은데 100g중 15mg 이것을 끓이거나 구워도 전분에 둘러싸여 있기 때문에 파괴되지 않지만 원래 비타민 C는 열에 약한 것이다.

감자를 보관할 때 싹이 돋아나며 파랗게 변하는 부분이 있는데 이것은 솔라닌이라는 독성이 있기 때문에 이 부위는 도려내고 먹는 것이 좋은데 그대로 먹게되면 설사, 복통, 어지러움, 마비 등의 중독 증상이 있다.

분말감자로 밥을 만들어 먹으면 설사, 결핵을 멈추게 하며 여성의 성욕을 증진시켜 불임증을 개선시켜 주는 데 크게 도움이 된다.

위궤양·십이지장 궤양·위산 과다증에는 강판에 갈아서 헝겊에 즙을 짜내어 커피잔으로 반 잔 정도를 1일 3회 식간에 복용하면 효과가 있다. 여기에 양배추를 첨가해도 좋다.

◯ 만드는 법과 먹는 법

• 감자도 역시 캔 지 얼마 되지 않은 싱싱한 것으로 고른다. 물로 깨끗이 씻어 껍질을 벗기고 칼로 적당히 썰어 벌꿀과 요구르트와 함께 믹서나 주서에 갈아 먹는다.

• 양배추·시금치·당근·사과 등과 배합하면 효과적이다.

_씀바귀 녹즙 이질·황달

겨울에도 얼어 죽지 않는다고 하여 일명 월동엽越冬葉이라 한다. 한여름에 더위를 타지 않으며 위장을 튼튼하게 하여 소화기능을 좋게 하여 준다.

뿌리는 당뇨병에 좋고 강정제도 된다. 씀바귀는 잎, 뿌리 등 전체를 재료로 이용한다.

꽃이 핀 후의 것은 별로 효력이 없다.

○ 효능 및 성분

씀바귀의 성분은 아직 밝혀져 있지 않았지만 여름철에 이 생즙을 만들어 먹으면 더위를 심하게 느끼지 않으며, 더위를 먹은 사람에게 큰 효과가 있다.

○ 만드는 법과 먹는 법

• 깨끗이 씻은 씀바귀와 사과나 당근, 벌꿀, 요구르트와 함께 믹서나 쥬서에 갈아 먹는다.

• 시금치, 셀러리 등과 배합해도 좋다.

_익모초 녹즙 부인병, 냉증, 대하증

익모초에는 레오누린이라는 쓴맛 성분이 들어 있으며 이물질이 중추신경 및 말초신경에 대해 약리 작용을 나타내는데 특히 자궁에 대하여 수축 작용을 한다.

잎을 재료로 쓰는데 생즙용으로는 꽃이 피기 전의 신선한 것이어야 한다.

◐ 효능 및 성분

잎에는 결정성結晶性 알칼로이드, 수지樹脂, 지방유 등이 함유되어 있다.

부위별 효능을 보면

- 전초全草 – 월경 불순과 산후 복통에 진정작용
- 마른꽃 – 부인병의 혈증 일체血症一切를 치료한다.
- 줄기·잎 – 풍열風熱을 막아 주고 눈을 밝게 하여 준다.
- 종자충울자 – 신장염으로 생긴 부종·시력 쇠퇴 예방 등이 있다.

익모초는 생약의 이름이 가리키듯 어미母를 도우는益 풀草, 다시 말하면 부인에게 이로운 풀이라는 뜻이 되겠다.

◐ 만드는 법과 먹는 법

- 깨끗이 씻은 잎을 당근과 벌꿀, 요구르트와 함께 믹서나 주서에 갈아 먹는다.
- 사과, 오이 등과 배합해도 효과적이다.
- 아침 식전에 1컵씩 마시는데 역겨울 정도로 쓰므로 당근과 요구르트를 섞어서 마시면 좋다.
- 익모초 150g, 당근이나 오이 150g, 사과 200g, 벌꿀, 요구르트 적당량.

_머루 녹즙 보혈·이뇨·구역질

　머루는 일종의 야생 포도이며 자양 강장제, 보혈, 이뇨, 남성의 정력제로 알려져 있다.
　머루는 모양이 포도와 비슷하나 알이 잘고, 신맛이 포도보다 강하다. 생즙용은 잘 익은 것을 채취하며, 서리霜가 내린 뒤에 제맛이 난다.

◯ 효능 및 성분
　머루 생즙은 옛부터 보혈의 즙으로 알려져 있다. 폐가 약한 사람은 이 즙을 마시면 좋다.
　또한 이뇨의 효과도 있고, 갈증과 구역질에도 효과가 있다.

◯ 만드는 법과 먹는 법
　• 잘 익은 머루를 채취하여 물에 깨끗이 씻어 당근과 요구르트를 믹서나 쥬서에 갈아 먹는다.
　• 신맛이 강하므로 사과나 당근과 혼합해서 마시면 좋다.
　• 머루 300g, 당근 150g, 요구르트 적당량.

_오디 녹즙 뽕열매 _관절통·신경쇠약

　오디는 갸름하고 도톨도톨하며, 익으면 검은 자줏빛으로 변하는데 맛이 달콤하다.
　생즙용은 붉은 빛이 반쯤 있는 것을 선별한다.

◐ 효능 및 성분

오디를 갈아서 즙으로 만들어 매일 먹으면 오장과 관절통을 이롭게 하며 위의 소화 기능을 촉진시키고 대변의 배설을 순조롭게 하여 변비를 고치게 하는 약효가 있다.

장기간 마시면 정신이 맑아지고, 신경쇠약에도 좋다. 성분은 유기산·단백질·당분·회분 등이 함유되어 있다.

◐ 만드는 법과 먹는 법

• 반쯤 익은 오디를 따서 물에 깨끗이 씻어 꼭지를 떼어 버리고 사과와 요구르트를 믹서나 주서에 갈아 먹는다.

• 재료 분량은 1회 약 400g 정도 요한다. 사과즙이나 귤즙, 요구르트 적당량를 넣는다.

_쑥 녹즙 부인병·소화 불량·간염

재료는 잎을 사용한다. 생즙용은 짧은 시기의 것만 채취할 수 없으므로 4월 하순~5월 하순 사이의 것을 선별한다.

◐ 효능 및 성분

쑥의 생즙은 위장병에 좋은 효과를 볼 수 있으므로 매일 마시면 좋다. 특히 부인병·소화 불량·신경통 등에 좋은 효과를 본다.

혈압을 낮추어 주는 작용이 있으며 칼륨이 많이 들어 있어 이뇨 작용을 나타내며 이담 利膽 작용, 즉 담즙이 많이 나오게 하는 작용이 있어 간염 肝炎 에도 치료 효과가 있다고 한다.

◯ 만드는 법과 먹는 법

- 쑥잎은 깨끗이 씻어 사과·당근·벌꿀·요구르트를 믹서나 주서에 갈아 먹는다.
- 양배추 등을 혼합하면 더욱 좋다.
- 생즙을 아침 공복시에 한 컵씩 마신다.

생강 녹즙 감기·기침·천식

생강껍질은 찬성질이 있으므로 밤에는 먹지 않는 것이 좋고 음력 8~9월에 많이 먹으면 봄철에 가서 눈병을 일으키고 근력筋力을 약하게 한다고 한다.

◯ 효능 및 성분

생강의 방향 신미성분芳香辛味成分은 위점막을 자극하여 위액 분비를 증가하고 구토·설사·해수·혈행 장애 등에도 효과가 있다.

또 치질이 있는 사람, 피부에 병이 생겼을 때도 좋지 않다.

몸의 컨디션이 좋지 않을 때는 체내의 수분 조절이 잘되지 않아 얼굴이 부석하게 붓는데 생강은 땀을 내고 소변이 잘 나오게 하여 부기를 빼준다.

생즙은 감기·기침·천식·현기증·두통 등에 마시면 좋다. 또 생즙을 물에 적당히 타서 매일 한 컵씩 마시면 폐와 위를 보한다.

◯ 만드는 법과 먹는 법

• 뿌리 겉껍질을 긁어 버리고 사과나 당근·양배추·벌꿀, 요구르트를 섞어서 믹서나 주서에 갈아 먹는다.
• 생즙을 아침 공복시에 한 컵씩 마신다.
• 생강 100g, 사과 1/2개, 벌꿀 작은술, 요구르트 적당량.

_ 무화과·살구 녹즙 숙취·소화 불량

무화과는 꽃이 없어서 무화과라고 하나 실은 화낭 속에 꽃이 들어 있어 보이지 않을 뿐이다.

무화과 열매는 식욕을 증진시키고 설사를 멈추며 해열·정장·치질·변비 등에 효과가 있다.

술을 마시면 알코올이 체내에 쌓여 숙취가 생기게 된다. 머리가 아프고 설사를 하거나 구토를 하는 등 숙취는 몹시 고통스러운 증상을 나타낸다.

◯ 효능 및 성분

무화과에는 전분 분해효소인 아밀라아제, 지방 분해효소인 라파제, 단백질 분해효소인 퓨신 등의 효소가 들어 있어 이것이 소화를 도와 소화 불량·식욕이 없을 때 효과가 있다.

무화과는 7월~10월경까지 나온다. 끈적끈적하고 수분이 적어 물이나 우유를 섞어 주스로 마시면 좋다. 쌉쌀한 맛과 향으로 숙취가 풀리지 않을 때 쉽게 마실 수 있다. 신맛이 강하면 꿀을 넣는다.

변비나 신경통 등에도 효과가 있지만 너무 많이 먹으면 설사를 유발하므로 주의해야 한다.

◯ 만드는 법과 먹는 법

• 무화과와 살구는 껍질을 벗겨 씨를 꺼내고 작은 입 모양으로 썬다.

• 무화과, 살구, 레몬즙, 우유나 요구르트를 넣고 함께 믹서나 주서에 갈아 먹는다.

• 무화과 1개, 살구 30g, 레몬즙 약간, 요구르트 적당량

_감녹즙 고혈압·동맥 경화·술독

생즙용은 덜 익은 떫은 감을 선별한다. 덜 익은 감을 말려 두었다가 겨울에 사용해도 된다. 감잎도 생즙으로 이용할 수 있으며 신선한 잎을 채취하여 쓴다.

◯ 효능 및 성분

생즙이 고혈압 환자에게 좋으며 각기脚氣에도 유효하다. 술에 취했을 때 취기를 덜게 된다.

감성분은 비타민 A, B_1, B_2, C 등이 있고 과육에는 전화당, 유리산, 탄닌, 산화효소 등이 함유되어 있다. 곶감의 표면에 생기는 백분은 만니트이다. 떫은 감의 액즙에는 시브이라는 탄닌 같은 물질이 있다.

설사를 멎게 하고 배탈을 낫게 해 주는 것으로 알려지고 있다.

- 지혈 작용도 있다.
- 숙취 예방과 치료에도 좋다.

다만 변비 증세가 있는 사람은 감을 먹지 않는 것이 좋다.

● 만드는 법과 먹는 법

- 떫은 감을 껍질을 벗기고 씨를 빼낸 후 사과, 레몬즙, 요구르트를 믹서나 주서에 갈아서 먹는다.
- 생즙을 아침 공복시 한 컵씩 마신다. 처음 마시는 사람은 떫은 맛이 강하므로 우유나 요구르트를 타서 마시거나 사과즙, 무즙을 타서 마셔도 좋다.
- 감 작은 것 1개, 사과 작은 것 1개, 레몬즙 약간, 요구르트 적당량.

_ 오이 녹즙 미용·이뇨 작용·부종

오이를 먹으면 수분과 더불어 체내의 나트륨을 많이 배설하게 되고 노폐물도 함께 빠져 나가 몸이 한결 개운해지고 맑게 된다.

오이는 성질이 차고 약간의 독성이 있으므로 많이 먹는 것은 좋지 않다. 오이에는 비타민 C를 산화시켜 파괴하는 효소가 들어 있기 때문에 딴 과일이나 채소와 같이 섞어서 생즙을 만들면 비타민 C가 파괴된다.

오이의 속씨가 여물기 전의 것을 선별한다.

◐ 효능 및 성분

주성분은 팬토산, 탄수화물, 페크린 등이며, 단백질은 거의 포함되어 있지 않다. 무기질로는 칼리와 인산이 많다.

오이에는 이뇨 작용이 있으므로 부종이나 요량이 적은 사람에게 좋다.

◐ 만드는 법과 먹는 법

- 꼭지를 잘라 버리고 물에 깨끗이 씻어 적당히 썰어 벌꿀, 요구르트를 넣고 믹서나 주서에 갈아서 먹는다.
- 생즙을 아침 공복시에 한 컵씩 매일 마신다.
- 오이 150~200g · 벌꿀 · 요구르트 적당량.

미나리 녹즙 건강 증진 · 원기회복 · 빈혈

미나리는 독특한 향기가 있어 입맛을 돋우어 준다. 또 철분이 풍부하며 섬유가 있어 변비에 좋다.

미나리는 뿌리 부분에도 유효 성분이 많이 함유되어 있으므로 물에 깨끗이 씻어 함께 사용하면 좋다.

◐ 효능 및 성분

생즙은 고혈압 환자에게 적당하고 해열, 일사병 日射病 등에도 유효하다.

성분은 비타민 A, 비타민 C, 인, 칼슘, 칼륨 등이 함유되어 있다.

◯ **만드는 법과 먹는 법**

• 뿌리는 잘라버리고 물로 여러 번 깨끗이 씻어 셀러리·당근·벌꿀·요구르트와 함께 믹서나 주서에 갈아서 먹는다.

• 생즙을 아침 공복시 한 컵씩 마신다. 미나리는 특유의 향이 있으므로 비위가 거슬린 사람은 요구르트와 혼합하여 마시면 좋다.

• 미나리통째 100~120g, 샐러리잎째 60~80g, 당근 100~120g, 요구르트적당량.

_ **연근 녹즙**폐결핵·객혈·하혈

색깔이 선명한 것을 골라야 한다. 벤 자리가 검거나 구멍이 작은 것은 좋지 않고, 뿌리를 캐어 오랜 둔 것도 좋지 않다.

◯ **효능 및 성분**

연근은 주성분은 당질이고 대부분 녹말을 많이 함유하고 있다. 오래전부터 연근 생즙은 정력을 돕고, 폐병·빈혈·하혈·객혈·기침 등에 마시면 좋다. 또한 피로를 빨리 느끼는 사람·스태미나 부족으로 걱정하는 사람·신경통·류머티즘에 매우 효과적이다.

◯ **만드는 법과 먹는 법**

• 재료를 깨끗이 씻어 적당히 썰어 사과와 벌꿀·요구르트를 믹서나 주서에 갈아서 먹는다.

• 생즙을 아침 공복시에 한 컵 정도씩 매일 마신다.

《 제 5 편 》
한방약 조제법

한방약 조제법

_가감사물탕 加減四物湯

측백엽·생지황·당귀·천궁 각 4g, 지각·형개·괴화초·감초적 각 2g에다 생강 3편과 오매 1매를 넣고 썰어서 1첩貼으로 하고 달인다.

_가감시령탕 加減柴笭湯

시호·택사 각 4g, 반하·적복령·백출·저령·잔사·치자·예지핵귤핵도 무방함 각 2.8g을 썰어서 1첩貼으로 하고 달인다.

_가감양격산 加減凉膈散

연교 8g, 감초 6g, 치자·황금·길경·반하·죽엽 각 2g을 썰어서 1첩貼으로 하고 달인다.

_가미강활산 加味羌活散

강활·전호 각 4.6g, 인삼·길경·지각·천마·천궁·적복령·감초 각 2.8g, 선각·반하 각 2g에다 생강 3편을 넣고 달인다.

_가미귀비탕 加味歸脾湯

인삼·복령·용안육·시호·백출·산조인·황기 각 3g, 대조·당귀·치자·원지·목단피 각 2g, 감초·목향 각 1g, 생강 0.5g을 600ml의 물을 넣어 300ml가 될 때까지 달여

100ml씩 3회로 나눠 복용한다.

_가미대보탕加味大補湯

황기밀초 · 인삼 · 백출 · 백복령 · 당귀주세酒洗 · 천궁 · 백작약 · 숙지황 각 2.8g, 오약 · 우슬주세酒洗 · 두충주초 · 목과 · 방풍 · 강활 · 독활 · 의이인 각 2g, 부자포 · 침향 · 목향 · 육계 · 감초 각 1.2g을 썰어서 1첩貼으로 하고 생강 3편과 조 2매를 넣고 달인다.

_가미사칠탕加味四七湯

반하 · 진피 · 적복령 각 4g, 신국 · 기실 · 남성포 각 2.8g, 청피 · 후박 · 소엽 · 빈랑 · 축사 각 2g, 백두구 · 익지인 각 1.2g에다 생강 5편을 넣고 달인다.

_가미소요산加味逍遙散

목단피 · 백출 각 6g, 당귀 · 도인 · 적작약 · 패모 각 4g, 산치 · 황금 각 3.2g, 길경 3.2g, 청피 2g, 감초 1.2g을 썰어 1첩 정도 달인다.

_가미양장탕加味養臟湯

진인양장탕眞人養臟湯에다 부자附子 · 청피 · 오약 · 복령을 첨가하고 여기에다 생강 3편과 조棗 2매를 넣고 달인다.

_가미온담탕加味溫膽湯

향부자 6g, 귤홍橘紅 4.8g, 반하 · 기실 · 죽여 각 3.2g, 인삼 · 백복령 · 길경 각 2.4g, 감초 1.6g에다 생강 3편과 조棗 2

매를 넣고 달인다.

_ 가미용호산 加味龍虎散

창출 40g, 전갈 20g, 초오草烏 · 부자병포제 각 8g, 천마 12g을 분말하여 매회 4g씩 두림주豆淋酒에 공심복에 복용한다.

_ 가미이진탕 加味二陳湯

반하강제半夏薑製 · 적복령염수초赤伏笭鹽水炒 · 치자초흑梔子炒黑 각 6g, 진피 · 백출 · 길경 · 승마주초升麻酒炒 · 시호주초柴胡酒炒 · 감초 각 4g, 석창포石菖蒲 2.8g, 지모 · 황백 각 1.2g에 강삼편薑三片을 넣고 달인다.

_ 가미청심음 加味淸心飮

연육 · 백복령 각 6g, 익직인 · 맥문동 · 원지 · 인삼 각 3.2g, 석창포 · 차전자 · 백출 · 택사 · 감초 각 2g을 썰어서 1첩으로 만들고 등심 20경莖을 넣고 달여서 공복시에 복용한다.

_ 가제제습탕 加劑除濕湯

적복령 · 건강 각 8g, 창출 · 백출 · 감초 각 4g, 귤홍 · 계피 · 후박 각 2g을 썰어서 1첩으로 하고 생강 3편과 조棗 2매를 넣고 달인다.

_ 갈근가출부탕 葛根加朮附湯

갈근 8g, 마황 · 대조 각 4g, 작약 · 계지 각 3g, 감초 2g, 생강 1g, 백출 3g, 부자 0.5g을 600ml의 물을 넣어 반이 될 때까지 달여 100ml씩 3회로 나눠 복용한다.

갈근귤피탕葛根橘皮湯

갈근·귤피·행인·황금·지모·마황·감초 각 4g을 달인다.

갈근탕葛根湯

갈근 8g, 마황·대조 각 4g, 작약·계지 각 3g, 감초 2g, 생강 1g을 600ml의 물을 넣어 반이 될 때까지 달여 100ml씩 3회로 나눠 복용한다.

갈근해기탕葛根解肌湯

갈근·시호·황금·작약·강활·석고·승마·백지·길경 각 4g, 감초 2g을 썰어서 1첩으로 하고 생강 3편과 조棗 2매를 넣어 달인다.

갈근황련황금탕葛根黃連黃芩湯

갈근 6g, 황련·황금 각 3g, 감초 2g을 600ml의 물을 넣어 반이 될 때까지 달여 100ml씩 3회로 나눠 복용한다.

감길탕甘桔湯

길경 120g, 감초 40g을 썰어서 20g씩 달여 먹는다. 서점자鼠粘子와 죽여竹茹를 각각 4g씩 가한다.

감로음甘露飮

지실·천문동·비파엽·인진·맥문동·감초·석곡·황금 각 2.5g, 지황 5g을 600ml의 물을 넣어 반이 될 때까지 달여 100ml씩 3회로 나눠 복용한다.

_ 감초건강탕 甘草乾薑湯

감초 4g, 건강 2g을 600ml의 물을 넣어 반이 될 때까지 달여 100ml씩 3회로 나눠 복용한다.

_ 감맥대조탕 甘麥大棗湯

감초 5g, 대조 6g, 소맥 20g을 600ml의 물을 넣어 반이 될 때까지 달여 100ml씩 3회로 나눠 복용한다.

_ 감초마황탕 甘草麻黃湯

감초 2g, 마황 4g을 600ml의 물을 넣어 반이 될 때까지 달여 100ml씩 3회로 나눠 복용한다.

_ 감초부자탕 甘草附子湯

계지 16g, 감초·부자포·백출 각 4g을 썰어 1첩으로 하고 달인다.

_ 감초사심탕 甘草瀉心湯

반하半夏 5g, 감초 3.5g, 인삼·대조·황금·건강 각 2.5g, 황련 1g을 600ml의 물을 넣어 반이 될 때까지 달여 100ml씩 3회로 나눠 복용한다.

_ 감초탕 甘草湯

감초 8g을 600ml의 물을 넣어 반이 될 때까지 달여 100ml씩 3회로 나눠 복용한다.

_ 강밀탕 薑蜜湯

생강 7편, 꿀 반 잔, 백모근 한 줌을 넣고 달인다.

_ 강설산 薑雪散

한수석 20g, 붕사 · 마아초馬牙硝 · 주사 각 4g, 용뇌 2g을 곱게 분말하여 매회 1자를 입속에 넣어 침으로 삼킨다.

_ 강활속단탕 羌活續斷湯

강활 · 방풍 · 백지 · 세신 · 두충 · 우슬 · 진교 · 속단 · 숙지황 · 당귀 · 인삼 · 백작약 · 적복령 · 계심 · 천궁 각 2g을 썰어서 1첩으로 하고 생강 3편을 넣고 달인다.

_ 개결서경탕 開結舒經湯

소엽 · 진피 · 향부자 · 오약 · 천궁 · 창출 · 강활 · 남성 · 반하 · 당귀 각 3.2g, 계지 · 감초 각 6g에다 생강 3편을 넣고 달여서 죽력과 생강즙을 약간 넣어 복용한다.

_ 건리탕 建理湯

인삼 16g, 건강포 · 계지 각 8g, 백출 · 백작약주초白芍藥酒炒 각 4g, 감초구灸 2g을 달인다.

_ 계장산

계장소 · 모려분 · 백복령 · 상표소증 · 계피매운것 · 용골 각 10g을 분말해서 매회 4g을 생강 3편과 조棗 2매와 함께 넣고 달인다.

_ 계지가갈근탕 桂枝加葛根湯

계지 · 작약 · 대조 각 3g, 감초 2g, 갈근 6g, 생강 1g을 600ml의 물을 넣어 반이 될 때까지 달여 100ml씩 3회로 나눠 복용한다.

_계지가계탕 桂枝加桂湯

계지 7.5g, 작약·대조·생강· 각 4.5g, 감초 3g을 600ml의 물을 넣어 반이 될 때까지 달여 100ml씩 3회로 나눠 복용한다.

_계지가령출부탕

계지가출부탕 처방+복령 4g을 600ml의 물을 넣어 반이 될 때까지 달여 100ml씩 3회로 나눠 복용한다.

_계지가룡골모려탕 桂枝加龍骨牡蠣湯

계지·작약·대조·모려 각 3g, 감초·용골 각 2g, 생강 1g을 600ml의 물을 넣어 반이 될 때까지 달여 100ml씩 3회로 나눠 복용한다.

_계지가부자탕 桂枝加附子湯

계지·작약·생강·대조 각 4.5g, 감초 3g, 부자 0.3~1g을 600ml의 물을 넣어 반이 될 때까지 달여 100ml씩 3회로 나눠 복용한다.

_계지오물탕 桂枝五物湯

계지·황금·길경 각 3g, 복령·건지황 각 4g을 600ml의 물을 넣어 반이 될 때까지 달여 100ml씩 3회로 나눠 복용한다.

_계지가작약대황탕 桂枝加芍藥大黃湯

계지·대조 각 4g, 작약 6g, 감초 2g, 생강·대황 각 1g을

600ml의 물을 넣어 반이 될 때까지 달여 100ml씩 3회로 나눠 복용한다.

_계지가작약탕 桂枝加芍藥湯

계지·대조 각 3g, 작약 6g, 감초 2g, 생강 1g을 600ml의 물을 넣어 반이 될 때까지 달여 100ml씩 3회로 나눠 복용한다.

_계지가출부탕 桂枝加朮附湯

계지·작약·대조·백출 각 4g, 감초 2g, 생강 1g, 포부자 0.5g을 600ml의 물을 넣어 반이 될 때까지 달여 100ml씩 3회로 나눠 복용한다.

_계지가황기탕 桂枝加黃芪湯

계지·작약·대조·생강 각 4.5g, 감초·황기 각 3g을 600ml의 물을 넣어 반이 될 때까지 달여 100ml씩 3회로 나눠 복용한다.

_계지가후박행인탕 桂枝加厚朴杏仁湯

계지·작약 각 3g, 대조 4g, 감초 2g, 생강 1g, 후박 1g, 행인 4g을 600ml의 물을 넣어 반이 될 때까지 달여 100ml씩 3회로 나눠 복용한다.

_계지마황각반탕 桂枝麻黃各半湯

계지 3.5g, 마황·작약·감초·대조 각 2g, 행인 2.5g, 생강 1g을 600ml의 물을 넣어 반이 될 때까지 달여 100ml씩 3회로 나눠 복용한다.

_ 계지복령환桂枝茯笭丸

계지 · 복령 · 작약 · 도인 · 목단피 각 4g을 600ml의 물을 넣어 반이 될 때까지 달여 100ml씩 3회로 나눠 복용한다.

_ 계지복령환가의이인桂枝茯笭丸加意苡仁

계지복령환 처방에 의이인 10g을 첨가하여 600ml의 물을 넣어 반이 될 때까지 달여 100ml씩 3회로 나눠 복용한다.

_ 계지인삼탕桂枝人蔘湯

계지 4g, 인삼 · 백출 · 감초 각 3g, 건강 2g을 600ml의 물을 넣어 반이 될 때까지 달여 100ml씩 3회로 나눠 복용한다.

_ 계지작약지모탕桂枝芍藥知母湯

계지 · 작약 · 지모 · 방풍 · 마황 각 3g, 백출 4g, 감초 2g, 생강 1g, 부자 0.5g을 600ml의 물을 넣어 반이 될 때까지 달여 100ml씩 3회로 나눠 복용한다.

_ 계지탕桂枝湯

계지 · 작약 각 3g, 대조 4g, 감초 2g, 생강 1g을 600ml의 물을 넣어 반이 될 때까지 달여 100ml씩 3회로 나눠 복용한다.

_ 견정산牽正散

백부자 · 백강잠 · 전갈을 모두 생生으로 등분해서 가루로 만들고 매 8g을 더운술로 복용한다.

_ 계지탕桂枝湯

계지 12g, 백작약 8g, 감초 4g을 썰어서 1첩으로 하고 생강

3편과 조棗 2매를 넣어 같이 달인다.

_계지감초탕桂枝甘草湯

계지 16g, 감초적炙 8g을 썰어 1첩으로 하여 달인다.

_고본환청환固本還睛丸

천문동을 술에 담가 찧어서 진흙처럼 만든 것, 생건지황과 맥문동을 술에 담근 것, 숙지황각 120g, 인삼·백복령·구기자·산약 각 60g, 우슬주세酒洗·석곡주세酒洗·초결명징초 微炒·행인·감국·토사자주제酒製·기각 각 40g, 영양각설·방풍·청상자青箱子 각 32g, 오미자·감초·황련·백질려·천궁 각 28g을 분말하여 꿀로 오동열매 크기의 환약을 빚는다.

_괄려지실탕括呂枳實湯

당귀·패모·복령 각 3g, 길경·황금·괄려인·진피·생강 각 2g, 감초·목향·축사·산치자·지실·죽여 각 1g을 600ml의 물을 넣어 반이 될 때까지 달여 100ml씩 3회로 나눠 복용한다.

_광대중명탕廣大重明湯

초룡담 4g을 큰 사발로 하나 반의 물을 붓고 달여서 반으로 졸인 후, 감초생으로 썰지 않은 것·방풍·세신 각 4g을 썰어 넣고 다시 달인다.

_교밀탕膠密湯

대총백 3본을 깨끗한 물 1잔으로 삶은 다음 총은 건져 버리고, 아교주珠 8g과 꿀 2숟갈을 넣어 녹인다.

_ 교애탕膠艾湯

천궁 · 감초 · 애엽 각 3g, 당귀 · 작약 각 4g, 지황 5g을 600ml의 물을 넣어 반이 될 때까지 달여 100ml씩 3회로 나눠 복용한다.

_ 괴각환槐角丸

괘각槐角 160g, 지유 · 황금 · 당귀 · 방풍 · 지각 각 80g을 가루로 만들고 술에다 풀을 쑤어 오동열매 크기의 한약을 만든다.

_ 구고탕救苦湯

창출 · 초룡담 각 5.6g, 당귀 · 감초 각 4g, 천궁 2.4g, 생지황 · 황백 · 황금 · 지모 각 2g, 강활 · 승마 · 시호 · 방풍 · 고본 · 황련 각 1.2g, 길경 · 연교 · 세신 · 홍화 각 0.8g을 달인다.

_ 구미강활탕九味羌活湯

강활 · 방풍 각 6g, 천궁 · 백지 · 창출 · 황금 · 생지황 각 5g, 세신 · 감초 각 5g을 썰어서 1첩으로 하고 생강 3편과 조棗 2매와 총백 2본을 넣고 달인다.

_ 구미청심원九味淸心元

포황 100g, 서각 80g, 황금 60g, 우황 48g, 영양각 · 사향 · 용뇌 각 40g, 석웅황 32g, 금박 1,200박400박은 위의용爲衣用 이상을 분말하여 꿀로 환약을 만든다. 1환의 무게를 1.3g

정도로 하고 금박으로 옷을 입힌 다음 매회 1환씩을 더운 물에 복용한다.

_ 구풍해독탕 驅風解毒湯

길경·방풍·우방자 각 3g, 감초·강활·형개 각 1.5g, 연요·석고 각 5g을 600ml의 물을 넣어 반이 될 때까지 달여 100ml씩 3회로 나눠 복용한다.

_ 궁귀탕 芎歸湯

천궁·당귀 각 20g을 썰어서 1첩으로 하고 달인다.

_ 궁신도담탕 芎辛導痰湯

반하 8g, 천궁·세신·남성포·진피·적복령 각 4g, 지각·감초 각 2g에다 생강 7편을 넣고 달인다. 열담熱痰으로 맥이 활실滑實한 경우의 사람은 황금과 황련을 첨가하고, 통증이 심해 참을 수 없는 정도의 사람은 전갈·유향말 각 1g을 같이 복용한다.

_ 궁신산 芎辛散

천궁·세신·방풍·길경·백지·강활·상백피 각 4g, 감초 2g에다 생강 2편과 반하엽 3매를 달인다.

_ 궁오산 芎烏散

천궁·오약을 각 등분해서 작말하고 매회 8g씩 저울추를 불에 달구어 술에 담가 우러나면 복용한다.

_ 궁출산 芎朮散

천궁·창출·백지·향부자를 각 등분하여 분말하고, 생강즙에 목향木香을 곱게 갈아 끓는 물에 점点하여 8g씩 복용한다.

_ 궁하탕芎夏湯

천궁·반하·적복령 각 4g, 진피·청피·지각 각 2g, 백출·감초적 각 1g에다 생강 5편을 넣고 달인다.

_ 귀기건중탕歸芪建中湯

작약 5g, 대조·계지·당귀·생강 각 4g, 황기·감초 각 2g을 600ml의 물을 넣어 반이 될 때까지 달여 100ml씩 3회로 나눠 복용한다.

_ 귀비탕歸脾湯

당귀·용안육·산조인초·인삼·황기·백출·백복신 각 4g, 원지·목향 각 2g, 감초 1.2g에다 생강 5편과 대조棗 2매를 넣고 달인다.

_ 귤피반하탕橘皮半夏湯

반하·귤피·소자·복령·생강 각 3g, 행인·길경·향부자·상백피 각 2g, 시호 5g을 600ml의 물을 넣어 반이 될 때까지 달여 100ml씩 3회로 나눠 복용한다.

_ 기궁산枳芎散

기실·천궁 각 20g, 감초 10g을 분말하여 강조탕薑棗湯으로 매회 8g씩 복용한다.

_ 기실산枳實散

기실 40g, 백작약초·작뇌궁雀腦芎·인삼 각 20g을 곱게 분말하여 강조탕薑棗湯이나 술로서 매회 8g씩 복용한다.

기축이진탕 枳縮二陳湯

기실 4g, 천궁 3.2g, 축사·백복령·패모·진피·소자·과루인·후박·변향부便香附 각 2.8g, 목향·침향 각 2g, 감초 0.8g 중에서 목향과 침향을 뺀 나머지는 썰어서 1첩하고 생강 3편을 넣어 달인다.

길경기각탕 桔梗枳殼湯

길경·지각 각 8g, 감초 4g에다 생강 5편을 넣어 달인 것이다.

길경탕 桔梗湯

길경·패모 각 6g, 당귀·과루인·의이인 각 4g, 지각·상백피·황기·방풍 각 2.8g, 행인·백합·감초 각 2g을 썰어서 1첩하여 생강 5편을 넣고 달여서 복용한다.

내탁산 內托散

인삼 2.5g, 계지·후박·길경·방풍·천궁·황기 각 2g, 당귀 3g, 백지·감초 각 1g을 600ml의 물을 넣어 반이 될 때까지 달여 100ml씩 3회로 나눠 복용한다.

녹포산 綠袍散

황백·반하·망초·청대를 각등분하여 분말하고 용뇌를 조금 가하여 만든다.

녹반환 綠礬丸

창출 8g, 신곡 8g, 진피 8g, 후박 8g, 대조 8g, 감초 5g, 녹

반 4g을 분말로 해서 환약을 만든다.

_ 당귀건중탕 當歸建中湯

당귀·계지·대조 각 4g, 작약 6g, 감초 2g, 생강 1g을 600ml의 물을 넣어 반이 될 때까지 달여 100ml씩 3회로 나눠 복용한다.

_ 당귀보혈탕 當歸補血湯

생건지황주초 生乾地黃酒炒·백작약·천궁·당귀·편금주초 각 4g, 방풍·시호·만형자 각 2g, 형개·고본 각 1.6g을 달인다.

_ 당귀사역가오수유생강탕 當歸四逆加吳茱萸生薑湯

당귀·계지·작약·목통 각 3g, 감초·세신·오수유 각 2g, 대조 5g, 생강 1g을 600ml의 물을 넣어 반이 될 때까지 달여 100ml씩 3회로 나눠 복용한다.

_ 당귀사역탕 當歸四逆湯

당귀 4.8g, 부자포·육계·회향 각 4g, 백작약·시호 각 3.6g, 천연자·현호색·백복령 각 2.8g, 택사 2g을 썰어 1첩으로 하고 달인다.

_ 당귀승기탕 當歸承氣湯

당귀·대황 각 14g, 망초 10g, 감초 4g에 생강 5편과 조棗 10매를 넣고 물 1사발을 부어 물이 반으로 줄도록 달여 찌꺼기는 버리고 복용한다.

_ 당귀육황탕 當歸六黃湯

황기 8g, 생지황·숙지황·당귀 각 4g, 황련·황백·황금 각 2.8g을 달여서 복용한다.

_ 당귀음자 當歸飮子

당귀 5g, 지황 4g, 작약·방풍·천궁·질리자 각 3g, 하수오 2g, 황기·형개 각 1.5g, 감초 1g을 600ml의 물을 넣어 반이 될 때까지 달여 100ml씩 3회로 나눠 복용한다.

_ 당귀작약산 當歸芍藥散

복령·작약·백출·택사 각 4g, 당귀·천궁 각 3g을 600ml의 물을 넣어 반이 될 때까지 달여 100ml씩 3회로 나눠 복용한다.

_ 당귀화혈탕 當歸和血湯

당귀·승마 각 6g, 괴화초·청피·형개·백출·숙지황 각 2.8g, 천궁 2g을 분말하여 매회 8g씩 공복에 미음에 복용한다.

_ 대건중탕 大建中湯

건강 5g, 인삼 3g, 촉초 2g, 교이 20g을 600ml의 물을 넣어 반이 될 때까지 달여 100ml씩 3회로 나눠 복용한다.

_ 대금음자 對金飮子

진피 12g, 후박·창출·감초 각 2.8g에다 생강 3편을 넣고 썰어서 달여 먹는다. 건갈 8g, 적복령·축사·신국 각 4g을 추가하기도 한다.

_ 대방풍탕 大防風湯

숙지황 6g, 백출·방풍·당귀·백작약·두충·황기 각 4g, 부자포·천궁·우슬·강활·인삼·감초 각 2g에다 생강 5편과 조棗 2매를 넣고 달인다.

_ 대보환 大補丸

황백 320g을 썰어서 젖人乳에 반작쇄건한 것을 다시 소금물에 갈색이 나도록 볶아서 분말하고 물로 오동열매 크기의 환약을 만들어 매회 백환씩 공심에 염탕으로 복용한다.

_ 대분청음 大分淸飮

적복령·택사·목통·저령·치자·지각·차전자 각 4g을 달여서 복용한다. 본방本方에서 목통과 차전자를 빼고 의이인과 후박을 첨가하면 소분청음小分淸飮이 되는데 이는 습열성 유정濕熱性遺精을 다스린다.

_ 대승기탕 大承氣湯

후박 5g, 지실·망초 각 3g, 대황 2g을 600ml의 물을 넣어 반이 될 때까지 달여 100ml씩 3회로 나눠 복용한다.

_ 대시호탕 大柴胡湯

시호 16g, 황금·작약 각 10g, 대황 8g, 기실 6g, 반하 4g에다 생강 5편과 조棗 2매를 넣고 달인다.

_ 대조중탕大調中湯

소조중탕小調中湯에다 인삼·백출·백복령·천궁·당귀·지황·백작약을 가한 것이다.

_ 대청룡탕大靑龍湯

석고 10g, 마황 6g, 행인 5g, 계지·대조 각 3g, 감초·생강 각 2g을 600ml의 물을 넣어 반이 될 때까지 달여 100ml씩 3회로 나눠 복용한다.

_ 대황부자탕大黃附子湯

세신 2g, 대황·부자 각 1g을 600ml의 물을 넣어 반이 될 때까지 달여 100ml씩 3회로 나눠 복용한다.

_ 대황목단탕大黃牧丹湯

동과자 6g, 목단피·도인·망초 각 4g, 대황 2g을 600ml의 물을 넣어 반이 될 때까지 달여 100ml씩 3회로 나눠 복용한다.

_ 도담탕導痰湯

반하 8g, 남성포·귤홍·지각·적복령·감초 각 4g에 생강 5편을 넣고 달인다.

_ 도담군자탕導痰君子湯

도담탕에 백출·전갈·백부자를 첨가하는 동시에 인삼을 배로 증가시킨 것이다.

_ 도인승기탕導仁承氣湯

대황 12g, 계심·망초 각 8g, 감초 4g, 도인류첨 10매를 썰어서 1첩으로 만들고 망초를 넣어 따끈한 술이나 물로 복용한다.

도씨보중익기탕 陶氏補中益氣湯

인삼·생지황·황기·천궁·당귀·시호·진피·강활·백출·방풍 각 2.8g, 세신·감초 각 2g을 썰어서 1첩으로 하여 생강 3편과 조(棗) 2매와 총백 2본을 넣고 달인다.

도씨승양산화탕 陶氏升陽散火湯

인삼·당귀·백작약·시호·황금·백출·맥문동·백복신·진피·감초 각 4g을 썰어 1첩으로 하고 생강 3편과 조(棗) 2매를 넣고 달인다. 이때 숙금을 같이 넣고 달이기도 한다.

도씨평위산 陶氏平胃散

창출 6g, 후박·진피·백출 각 4g, 황련·기실 각 2.8g, 초과 2.4g, 신국·산사육·건강·목향·감초 각 2g을 썰어 1첩으로 하고 생강 3편을 넣고 달인다.

도적산 導赤散

생지황·목통·감초 각 4g에다 등심 1단(團)을 넣고 달인다. 등심 대신에 죽엽을 쓰기도 한다.

도적지유탕 導赤地楡湯

지유·당귀신주세(身酒洗) 각 6g, 적작약초(赤芍藥炒)·황련주초(黃連酒炒)·황금주초(黃芩酒炒)·괴화초(槐花炒) 각 4g, 아교주·형개수(荊芥穗) 각 3.2g, 감초구(灸) 2g을 달여서 공복에 복용한다.

_ 도체탕 道滯湯

백작약 8g, 당귀 · 황금 · 황련 각 4g, 대황 2.8g, 계심 · 목향 · 빈랑 · 감초 각 1.2g을 달여서 공심으로 복용한다. 한편으로는 대황과 계심을 빼고 지각枳殼 2.8g을 넣기도 한다.

_ 마자인환 麻子仁丸

마자인 5g, 대황 4g, 행인 · 지실 · 작약 · 후박 각 2g을 600ml의 물을 넣어 반이 될 때까지 달여 100ml씩 3회로 나눠 복용한다.

_ 마행감석탕 麻杏甘石湯

마황 · 행인 각 4g, 감초 2g, 석고 10g을 600ml의 물을 넣어 반이 될 때까지 달여 100ml씩 3회로 나눠 복용한다.

_ 마행의감탕 麻杏薏甘湯

마황 4g, 행인 3g, 감초 2g, 의이인 10g을 600ml의 물을 넣어 반이 될 때까지 달여 100ml씩 3회로 나눠 복용한다.

_ 마황계지탕 麻黃桂枝湯

계지 · 작약 각 8g, 마황 4.8g, 감초 4g, 행인 3.2g을 썰어서 1첩으로 하고 생강 5편과 조棗 2매를 넣어 함께 달인다.

_ 마황부자세신탕 麻黃附子細辛湯

마황 4g, 세신 3g, 부자 1g을 600ml의 물을 넣어 반이 될 때까지 달여 100ml씩 3회로 나눠 복용한다.

_ 마황탕麻黃湯

마황·행인 각 5g, 계지 4g, 감초 1.5g을 600ml의 물을 넣어 반이 될 때까지 달여 100ml씩 3회로 나눠 복용한다.

_ 만전목통탕萬全木通湯

활석 8g, 목통·적복령·차전자초車前子炒·구맥 각 4g을 작말作末하거나 썰어서 달인 후에 복용한다.

_ 만금탕萬金湯

속단·두충·방풍·백복령·우슬·인삼·세신·계피·당귀·감초 각 3.2g, 천궁·독활·진교·숙지황 각 1.6g을 썰어 1첩으로 하고 달인다.

_ 만전환萬全丸

적석지·건강포 각 40g, 호초 20g을 분말하여 초호로 오동열매 크기의 환약을 빚어 공복시에 미음으로 5~7환씩 복용한다.

_ 만형자산蔓荊子散

만형자·적복령·감국·맥문동·전호·생지황·상피백·적작약·목통·승마·감초 각 2.8g에다 생강 3편과 조棗 2매를 넣고 달인다.

_ 맥문동음자麥門冬飮子

맥문동 7g, 갈근·지모각 3g, 인삼·괄려근 각 2g, 복령 6g, 지황 4g, 오미자·감초·죽엽 각 1g을 600ml의 물을 넣어 반이 될 때까지 달여 100ml씩 3회로 나눠 복용한다.

_ 맥문동탕 麥門冬湯

맥문동 10g, 반하·갱미 각 5g, 대조 3g, 인삼·감초 각 2g을 600ml의 물을 넣어 반이 될 때까지 달여 100ml씩 3회로 나눠 복용한다.

_ 목방기탕 木防己湯

방기 4g, 계지·인삼 각 3g, 석고 10g을 600ml의 물을 넣어 반이 될 때까지 달여 100ml씩 3회로 나눠 복용한다.

_ 목유탕 木萸湯

목과·빈랑 각 10g, 오수유 6g을 썰어서 1첩으로 하고 달인다.

_ 반총산

감초·창출 각 4g, 삼릉·봉출·백복령·청피 각 2.8g, 사인·정향피·빈랑 각 2g, 현호색·육계·건강 각 1.2g을 짓찧어서 총백 1경을 넣고 달인다.

_ 반하금출탕 半夏芩朮湯

반하·창출 각 6g, 편금주초·백출·남성포·향부자 2.8g, 진피·적복령 각 1첩으로 하고 생강 5편을 넣고 달인다.

_ 반하백출천마탕 半夏白朮天麻湯

반하·진피·맥아 각 6g, 백출·신국초 각 4g, 창출·인삼·황기·천마·백복령 각 2g, 건강 1.2g, 황백주세 0.6g을 썰어서 1첩으로 하고 생강 5편을 넣고 달인다. 기가 심히 허한 사람이나 노인의 경우에는 인삼의 양을 배로 늘인다.

_ 반하사심탕 半夏瀉心湯

반하 5g, 인삼·감초·황금·건강·대추 각 2.5g, 황련 1g을 600ml의 물을 넣어 반이 될 때까지 달여 100ml씩 3회로 나눠 복용한다.

_ 반하온폐탕 半夏溫肺湯

반하·진피·선복화·인삼·세신·계심·길경·백작약·백복령·감초 각 4g에다 생강 5편을 넣고 달인다.

_ 반하후박탕 半夏厚朴湯

반하 6g, 복령 5g, 후박 3g, 소엽 2g, 생강 1g을 600ml의 물을 넣어 반이 될 때까지 달여 100ml씩 3회로 나눠 복용한다.

_ 방기황기탕 防己黃己湯

방기·황기 각 12g, 백출 8g, 감초 6g을 썰어서 1첩으로 하여 생강 3편과 조(棗) 2매를 넣고 달인다.

_ 방풍탕 防風湯

방풍 80g을 주초·편금·인삼·천궁·맥문동·감초구 각 40g을 썰어서 달인다.

_ 방풍작약탕 防風芍藥湯

방풍·백작약 각 8g, 황금 4g을 달인다.

방풍통성산 防風通聖散

활석 7g, 감초 5g, 석고·황금·길경 각 3g, 방풍·천궁·당귀·적작약·대황·마황·반하·연교·망초 각 2g, 형개·백출·치자 각 1.5g에다 생강 3편을 넣고 썰어서 1첩으로 하고 달인다.

배농산 排膿散

작약·지실 각 3g, 길경 1.5g을 600ml의 물을 넣어 반이 될 때까지 달여 100ml씩 3회로 나눠 복용한다.

배농산급탕 排膿散及湯

길경 4g, 작약·감초·대조·지실 각 3g, 생강 1g을 600ml의 물을 넣어 반이 될 때까지 달여 100ml씩 3회로 나눠 복용한다.

백출산 白朮散

건갈 8g, 인삼·백출·백복령·목향·곽향·감초 각 4g을 분말하여 매 8g씩을 달인다. 설사에는 산약·백편두·육두구를 첨가한다. 성인이나 소아가 설사로 인해 기가 심하게 허한 자는 인삼을 12~20g정도 증량하고 다시 육두구·파고지·금앵자·오수유 등을 첨가한다.

백호가인삼탕 白虎加人蔘湯

석고 15g, 갱미 8g, 지모 5g, 감초 2g, 인삼 1.5g을 600ml의 물을 넣어 반이 될 때까지 달여 100ml씩 3회로 나눠 복용한다.

_ 백호탕 白虎湯

석고 20g, 지모 8g, 감초 2.8g, 갱미 20g을 썰어 1첩으로 하여 달인다. 본방에 인삼 4g을 가하면 인삼백호탕 人蔘白虎湯이 되고, 창출 4g을 가하면 창출백호탕이 된다.

_ 보간산 補肝散

영양각·방풍 각 4g, 인삼·적복령 각 30g, 강활·차전자·세신·현삼·황금초 각 14g을 분말하여 매회 8g을 식후에 미음으로 복용한다.

_ 보신탕 輔腎湯

파고지초·회향염주초·현호색·우슬주세·당귀주세·두충주초·황백·지모병염주초 각 4g에다 생강 3편을 넣고 달인다.

_ 보신환 輔腎丸

숙지황·토사자주제 각 320g, 당귀신 140g, 육종용 200g, 산수유 100g, 황백·지모병주초 각 40g, 파고지주초 20g을 분말하여 술을 섞어 풀을 쑨 후에 오동열매 크기로 환약을 빚는다.

_ 보음익기전 補陰益氣煎

숙지황 10~40g, 인삼·산약주초 각 8g, 당귀·진피·감초 각 4g, 승마 1~2g, 시호 0.5~1g에다 생강 5편을 넣고 달인다.

_보중익기탕 補中益氣湯

황기 6g, 인삼 · 감초 · 백출 각 4g, 당귀신 · 진피 각 2g, 승마주세 · 시호 각 1.2g을 썰어서 2첩하여 수전복水煎服한다. 여기에다 황백 1.2g, 홍화 0.8g을 가하면 심으로 들어가 혈을 보한다.

_보허음 補虛飮

인삼 · 맥문동 · 산약 각 4g, 백복령 · 복신 각 3.2g, 반하제 · 황기 각 2.6g, 전호 · 숙지황 각 2g, 지각 · 원지강제 · 감초구 각 1.2g에 생강 5편 출미 한 줌을 넣고 달인다.

_복령보심탕 茯苓補心湯

백작약 8g, 숙지황 6g, 당귀 5.2g, 천궁 · 백복령 · 인삼 · 반하 · 전호 각 2.8g, 진피 · 지각 · 길경 · 갈근 · 소엽 · 감초 각 2g에다 생강 5편과 조 2매를 넣고 썰어서 달인다.

_복령음 茯苓飮

복령 5g, 창출 4g, 인삼 · 귤피 각 3g, 지실 1.5g, 생강 1g을 600ml의 물을 넣어 반이 될 때까지 달여 100ml씩 3회로 나눠 복용한다.

_복령행인감초탕 茯苓杏仁甘草湯

복령 6g, 행인 4g, 감초 2g을 600ml의 물을 넣어 반이 될 때까지 달여 100ml씩 3회로 나눠 복용한다.

부자이중탕 附子理中湯

인삼·감초·백출·건강 각 3g, 부자 0.5g을 600ml의 물을 넣어 반이 될 때까지 달여 100ml씩 3회로 나눠 복용한다.

분심기음 分心氣飮

소엽 4.8g, 감초적 2.8g, 반하·지각 각 2.4g, 청피·연피·목통·대복피·상백피·목향·적복령·빈랑·봉출·맥문동·길경·계피·향부자·곽향 각 2g에다 생강 3편, 조棗 2매, 등심 10경을 넣어 달인다.

불환금정기산 不換金正氣散

창출 6g, 진피·후박·반하·곽향·감초 각 4g을 썰어 1첩으로 하여 생강 3편과 조棗 2매를 넣고 달인다.

사군자탕 四君子湯

인삼·백출·백복령·감초적 각 5g을 달인다.

사궁산 四芎散

향부자 160g, 천궁 80g을 가루로 만든 것이다.

사령산 四苓散

택사 10g, 적복령·백출·저령 각 6g을 분말한 것 혹은 썰어서 달인 것도 있다. 이것은 오령산에서 육계를 뺀 것이다.

사마탕 四磨湯

빈랑, 침향, 목향, 오약 각 2g을 농수마하여 7분 잔에다 끓인다.

_ 사물탕四物湯

숙지황·백작약·천궁·당귀 각 5g을 달인다.

_ 사물오자원四物五子元

당귀·천궁·숙지황·백작약·구기자·복분자·지부자·토사자·차전자를 각 등분하여 분말한 다음 꿀로 오동열매 크기의 환약을 빚는다.

_ 사물용담탕四物龍膽湯

천궁·당귀·적작약·생건지황 각 5.2g, 강활·방풍 각 3.2g, 초룡담·방기 각 2.4g을 달인다.

_ 사물탕합이진탕四物湯合二陳湯

사물탕과 이진탕을 합하고 여기에 도인·홍화·백개자·죽력·강즙을 가한다.

_ 사물안신탕四物安神湯

당귀·백작약·생지황·숙지황·인삼·백출·복신·산조인초·황연초·치자초·맥문동·죽여 각 2.8g에다 조 2매, 미초 한 줌, 오매 1매를 넣고 달인다.

_ 사백산四白散

상백피·지골피 각 8g, 감초 4g을 썰어서 1첩으로 하고 달인다.

_ 사신환四神丸

파고지주침초 160g, 육두구외, 오미자초 각 80g, 오수유포

40g을 분말하고 생강 8냥과 대조 100매를 썰어서 같이 삶은 후에 생강은 버리고 조육을 취해서 오동열매 크기로 환약을 빚는다.

_ 사역산四逆散

시호 · 작약 · 지실 2g, 감초 1g을 600ml의 물을 넣어 반이 될 때까지 달여 100ml씩 3회로 나눠 복용한다.

_ 사역탕四逆湯

감초구 12g, 건강포 10g, 생부자 반매를 썰어서 1첩으로 하고 달인다.

_ 사위탕四胃湯

천궁 · 당귀 · 생지황 · 적작약 · 황련 · 치자 · 목단피 · 반하 · 형개 · 방풍 · 감초 각 4g을 달인다.

_ 사주산四柱散

목향 · 백복령 · 인삼 · 부자포 각 5g에다 생강 3편과 조棗 2매와 소금 약간을 넣고 달인다.

_ 사칠탕四七湯

반하 8g, 적복령 6.4g, 후박 4.8g, 소엽 3.2g에 생강 7편과 조棗 2매를 넣고 달인다.

_ 사합탕四合湯

반하 · 진피 각 6g, 후박 · 지각 · 적복령 · 소엽 · 향부자 · 울금 각 2.8g, 감초 2g에다 생강 5편을 넣고 달인다.

산조인탕 酸棗仁湯

산조인 15g, 복령 5g, 천궁 · 지모 3g, 감초 1g을 600ml의 물을 넣어 반이 될 때까지 달여 100ml씩 3회로 나눠 복용한다.

삼귀익원탕 蔘歸益元湯

당귀 · 백작약 · 숙지황 · 백복령 · 맥문동 각 4g, 진피 · 지모 · 황백병염초 각 2.8g, 인삼 2g, 감초 1.2g, 갱미 3~4g, 오미자 10립粒에 조棗 1매를 넣고 달인다.

삼기탕 蔘芪湯

인삼 · 황기밀초 · 백복령 · 당귀 · 숙지황 · 백출 · 진피 각 4g, 의지인 2.8g, 승마 · 육계 각 2g, 감초 1.2g에다 생강 3편과 조棗 2매를 넣고 달인다.

삼기음 蔘芪飮

숙지황 12g, 두충거사 · 우슬 · 당귀 · 구기자 · 백복령 · 백작약 · 육계 · 세신 · 백지 · 부자포 · 감초구 각 4g에다 생강 2편을 넣고 달인다.

삼기탕 蔘芪湯

인삼 · 황기밀초 · 당귀 · 백출 · 생지황 · 백작약주초 · 백복령 각 4g, 승마 · 길경 · 진피 · 건강 각 2g, 감초구 1.2g을 썰어 1첩으로 만든다.

삼령백출산 蔘苓白朮散

인삼 · 백출 · 백복령 · 산약 · 감초구 각 12g, 의이인 · 연육·길경·사인·백편두 각 6g을 분말하여 1회 6g씩 조탕으로 복용한다. 탕제로 사용할 경우 이것을 1첩으로 달인다.

삼백탕 蔘白湯

백출·백작약·백복령 각 6g, 감초구 2g을 썰어서 달인다. 열에는 황련을 넣고 냉에는 건강을 넣는다.

삼부탕 蔘附湯

인삼 20g, 부자포 40g을 썰어서 3첩하고 생강 3편을 넣어 달인다.

삼생환 蔘生丸

반하·백부자·천남성을 각 등분하여 분말하고 생강즙에 침증병 浸蒸餅한 다음에 녹두알 크기의 환약을 만든다.

삼소음 蔘蘇飮

인삼·소엽·전호·반하·건갈·적복령 각 4g, 진피·길경·지각·감초 각 3g을 썰어 1첩하고 여기에다가 생강 3편과 조棗 2매를 넣고 달인다.

삼원음 蔘圓飮

인삼·용안육 각 20~28g, 귤피 4g에다 생강 3편과 매梅 2매를 넣고 달인다.

삼출음 蔘朮飮

사물탕에다 인담·백출·반하·진피·감초 각 4g을 넣고 생강 3편과 조棗 2매를 넣고 달인다.

_ 삼합탕 蔘合湯

마황·진피·오약 각 6g, 천궁·백지·백강잠·지각·길경 각 4g, 건강 2g, 감초 1.2g에다 생강 3편과 조棗 2매를 가한다. 이것이 오약순기산烏藥順氣散의 처방이다. 향부자·소엽 각 8g, 창출 6g, 진피 4g, 감초구 2g을 썰어서 1첩하고 생강 3편과 총백 2경을 넣은 것이 향소산의 방이다.

_ 삼화산 蔘和散

천궁 4g, 침향·소엽·대복피·강활·목과 각 2g, 목향·백출·빈랑·진피·감초산 1.2g을 달인다.

_ 삼황사심탕 三黃瀉心湯

대황·황련·황금 각 1g을 600ml의 물을 넣어 반이 될 때까지 달여 100ml씩 3회로 나눠 복용한다.

_ 상단 上丹

오미자 320g, 사상자·토사자·백부근·두충·백복령·방풍·육종용·산약·원지·구기자·백자인·파극 각 80g을 가루로 만들고 꿀로 오동 열매 크기의 환약을 만들어 따끈한 술이나 염탕으로 복용한다.

_ 쌍화탕 雙和湯

백작약 10g, 숙지황·황기·당귀·천궁 각 4g, 계피·감초 각 3g에다 생강 3편과 조棗 2매를 넣고 달인다.

생강사심탕 生薑瀉心湯

반하 5g, 감초·대조·황금 각 2.5g, 건강 1.5g, 생강 2g, 황련 1g을 600ml의 물을 넣어 반이 될 때까지 달여 100ml씩 3회로 나눠 복용한다.

생숙음자 生熟飮子

앵속각 4매, 진피 2편, 감초 2촌, 오매 2매, 대조 2매, 생강 2괴, 목향 4g, 가자 2매, 흑두 60립, 황기 2촌, 백출 2괴, 당귀 2촌 등을 모두 썰어서 매회 20g을 넣고 물 1잔 반을 부어 달인다. 반쯤으로 졸면 찌꺼기는 버리고 뜨거운 물로 복용한다.

생숙지황환 生熟地黃丸

생건지황·숙지황·현삼·석고 각 40g을 분말하여 꿀로 오동열매 크기의 환약을 만든다.

생지금련탕 生地芩連湯

생지황·천궁·당귀 각 6g, 적작약·산치자·황금·황련 각 2.8g, 방풍 8g을 달인다.

서각승마탕 犀角升麻湯

서각 6g, 승마 5g, 강활·방풍 각 4g, 천궁·백부자포·백지·황금 각 3g, 감초 2g을 달인다.

서경탕 舒經湯

강황薑黃 8g, 당귀·해동피·백출·적작약 각 4g, 강활·감초 각 2g에다 생강 3편을 넣고 달인다.

_ 서시옥용산西施玉容散

녹두·백지·백급·백렴·백강잠·백부자·천화분 각 40g, 감송향·삼내자·곽향 각 20g, 영릉향·방풍·고본 각 8g, 조각 4g을 곱게 분말한 것.

_ 석결명산石決明散

석결명·초결명 각 40g, 강활·치자·목적·청상자·적작약 각 20g, 대황·형개 각 10g을 분말한 것.

_ 선복화대자석탕旋覆花代赭石湯

반하 5g, 감초·대조·선복화·대자석 각 3g, 인삼 2g, 생강 1g을 600ml의 물을 넣어 반이 될 때까지 달여 100ml씩 3회로 나눠 복용한다.

_ 성향정기산星香正氣散

곽향 6g, 소엽 4g, 백지·대복피·백복령·후박·백출·진피·반하제·길경·감초적 각 2g, 남성·목향 각 4g을 썰어서 1첩으로 만들고, 생강 3편과 조棗 2매를 넣어 달인다.

_ 세간명목탕洗肝明目湯

당귀미尾·천궁·적작약·생지황·황련·황금·치자·석고·연교·방풍·형개·반하·강활·만형자·감국·백질려·초결명·길경·감초 각 2g을 달인다.

_ 세심산洗心散

마황·당귀·대황·형개수·적작약·감초 각 4g, 백출 2g을 썰어서 1첩으로 하고 반하엽 7매를 넣고 달인다.

_ 소건중탕 小建中湯

　백작약 20g, 계피 12g, 감초적 6g에다 생강 5편과 조棗 4매를 넣고 달이다가 반으로 물이 줄면 찌꺼기를 건져내고 교이 40g을 넣고 재차 달인다. 여기에다 황기를 첨가하면 황기건중탕 黃芪建中湯이 된다.

_ 소경활혈탕 疎經活血湯

　당귀 · 도인 · 복령 · 지황 · 천궁 각 2g, 작약 2.5g, 방풍 · 방기 · 우슬 · 용담 · 유활 · 위령선 · 진피 각 1.5g, 감초 · 백지 각 1g, 생강 0.5g을 600ml의 물을 넣어 반이 될 때까지 달여 100ml씩 3회로 나눠 복용한다.

_ 소담복령환 消痰伏苓丸

　반하 80g, 적복령 40g, 지각 20g, 박초 10g을 분말하여 생강즙으로 쑨 죽을 가지고 오동열매 크기로 환약을 만든다.

_ 소독음 消毒飲

　대황외, 형개수 각 8g, 악실, 감초 각 4g을 달인다.

_ 소반하가복령탕 小半夏加茯苓湯

　반하 6g, 복령 5g, 생강 1.5g을 600ml의 물을 넣어 반이 될 때까지 달여 100ml씩 3회로 나눠 복용한다.

_ 소승기탕 小承氣湯

　대황 1.6g, 후박 · 기실 각 6g을 썰어서 1첩으로 하고 달인다.

소시호탕小柴胡湯

시호 12g, 황금 8g, 인삼·반하 각 4g, 감초 2g을 썰어서 1첩으로 하여 생강 3편과 조棗 2매를 넣고 달인다.

소요산消遙散

백출·백작약·백복령·시호·당귀·맥문동 각 4g, 감초·박하 각 2g에다 생강 3편을 넣고 달인다.

소자강기탕蘇子降氣湯

반하국·소자 각 4g, 육계·진피거백 각 3g, 당귀·전호·후박·감초적 각 2g에다 생강 3편과 대조 2매외 소엽 5편을 넣고 달인다.

소조중탕小調中湯

감초를 황련 끓인 물에 담가서 볶은 것, 황련을 감초 끓인 물에다 담가서 볶은 것, 반하를 과루인 끓인 물에 담갔다가 볶은 것 등을 각각 등분하고 생강 3편을 넣어 달인다. 또는 분말로 만들어 양강전즙良薑煎으로 풀을 쑤어 오동 열매 크기의 환약을 빚어 백탕으로 복용하기도 한다.

소청룡탕小靑龍湯

마황·백작약·오미자·반하제 각 6g, 세신·건강·계피·감초적 각 4g을 썰어서 달인다.

소풍산消風散

형개·감초 각 4g, 인삼·백복령·백강잠·천궁·방풍·

곽향·선퇴·강활 각 2g, 진피·후박 각 1.2g에다 세다細茶 1줌을 넣고 분말한 것. 이상의 재료를 같이 넣고 달여도 좋다.

_ 소풍순기탕 疎風順氣湯

인삼·방풍·마황·강활·승마·길경·석고·황금·형개수·천마·남성·반하·갈근·작약·행인·당귀·천궁·백출·세승·조각 각 2g을 썰어서 1첩으로 하여 생강 5편을 넣고 달인다.

_ 소풍활혈탕 疎風活血湯

당귀·천궁·위령산·백지·방기·황백·남성·강활·창출·계지 각 4g, 홍화 1.2g을 썰어서 1첩으로 하고 생강 5편을 넣고 달인다.

_ 속명탕 續命湯

행인 4g, 계지·당귀·인삼·마황 각 3g, 감초·천궁·건강 각 2g, 석고 6g을 600ml의 물을 넣어 반이 될 때까지 달여 100ml씩 3회로 나눠 복용한다.

_ 수련환 茱連丸

오수유·황련 각 80g을 좋은 술에 넣어 3일간 담가 두었다가 각각 불에다 말려서 분말한 다음, 초호醋糊로 오동 열매 크기의 환약을 빚는다. 적리에는 황련환 30립을 감초탕으로, 백리에는 수유환 30립을 건강탕으로, 적백리에는 두 가지를 각각 30립씩 감초건강탕으로 복용한다.

_ 순기화중탕 順氣和中湯

황기밀초 6g, 인삼 4g, 백출 · 당귀 · 백작약 · 진피 각 2g, 승마 시호 각 1.2g, 만형자 · 세신 · 천궁 각 1g을 넣고 달인다.

_ 승마부자탕 升麻附子湯

승마 · 부자포 · 건갈 · 백지 · 황기밀초 각 2.6g, 인삼 · 초두구 · 감초구 각 2g, 익지인 1.2g을 분말해서 1첩으로 하고 여기에 연수총 · 삼경三莖을 넣고 같이 달인다.

_ 승마위풍탕 升麻胃風湯

승마 8g, 감초 6g, 백지 4.8g, 당귀 · 건갈 · 창출 각 4g, 마황節을 不去함 2g, 시호 · 고본 · 강활 · 황백 · 초두구 각 1.2g, 만형자 0.8에다 생강 3편과 조 2매를 넣고 달인다.

_ 승마황련탕 升麻黃連湯

승마 · 건갈 각 4g, 백지 2.8g, 백작약 · 감초 각 2g, 황련주초 1.6g, 서각설 · 천궁 · 형개수 · 반하 각 1.2g을 썰은 다음 먼저 물 반 잔에다 천궁 · 형개 · 반하를 담그어 놓고, 나머지의 약재는 물 2잔을 부어서 달이다가 물이 반으로 졸면 먼저의 약재를 넣고 다시 달여서, 찌꺼기는 버린다.

_ 승마창출탕 升麻蒼朮湯

창출 6g, 반하 4g, 후박 · 진피 · 기실 · 길경 · 천궁 · 목통 · 승마 · 시호 각 2.8g, 황련 · 황금 · 목향 · 감초 각 2g을 썰어 1첩으로 하고 생각 5편을 넣어 달인다.

_ 승마산升麻散

승마・현삼・천궁・생지황・맥문동 각 4g, 대황・황련・황금・감초 각 2g에다 생강 3편과 조棗 2매를 넣고 달인다.

_ 승양제습탕升陽除濕湯

창출 6g, 승마・시호・강활・방풍・신국・택사・저령 각 3g, 진피・맥아초・감초구 각 2g을 달인다.

_ 시경탕柴梗湯

시호 8g, 길경・황금・반하・지각 각 4g, 인삼 2.8g, 감초 2g에다 생강 5편과 조棗 2매를 넣고 달인다.

_ 시경반하탕柴梗半夏湯

시호 8g, 과루인・반하・황금・지각・길경 각 4g, 청피・행인 각 3.2g, 감초 1.6g에다 생강 3편을 넣고 달인다.

_ 시작육군자탕柴芍六君子湯

반하・인삼・백출・복령 각 4g, 진피・대조・생강 각 2g, 시호・작약 각 3g, 감초 1g을 600ml의 물을 넣어 반이 될 때까지 달여 100ml씩 3회로 나눠 복용한다.

_ 시진탕柴陣湯

시호・반하 각 8g, 인삼・황금・진피・백복령 각 4g, 감초 2g에다 생강 3편과 조棗 2매를 넣고 썰어서 1첩으로 하고 달인다.

_ 시함탕柴陷湯

시호・반하 각 5g, 황금・대조・괄려인・생강 각 3g, 황련 · 감초 각 1.5g, 인삼 2g을 600ml의 물을 넣어 반이 될 때까지 달여 100ml씩 3회로 나눠 복용한다.

시호가룡골모려탕 柴胡加龍骨牡蠣湯

시호 5g, 반하 4g, 계지 · 복령 각 3g, 황금 · 인삼 · 대조 · 용골 · 모려 각 2.5g, 대황 · 생강 각 1g을 600ml의 물을 넣어 반이 될 때까지 달여 100ml씩 3회로 나눠 복용한다.

시호계지건강탕 柴胡桂枝乾薑湯

시호 6g, 계지 · 황금 · 괄려근 · 모려 각 3g, 감초 · 건강 각 2g을 600ml의 물을 넣어 반이 될 때까지 달여 100ml씩 3회로 나눠 복용한다.

시호계지탕 柴胡桂枝湯

시호 5g, 반하 4g, 계지 2.5g, 인삼 · 황금 · 대조 · 작약 각 2g, 감초 1.5g, 생강 1g을 600ml의 물을 넣어 반이 될 때까지 달여 100ml씩 3회로 나눠 복용한다.

시호지길탕 柴胡枝桔湯

마황 · 행인 · 지각 · 길경 · 시호 · 황금 · 반하 · 지모 · 석고 · 건갈 각 3.75g, 감초 1.8g을 1첩으로 만들어 생강 3쪽을 넣어 물로 달여 먹는다.

시호청간탕 柴胡淸肝湯

시호 2g, 당귀 · 작약 · 지황 · 천궁 · 황련 · 황금 · 치자 · 황백 · 과루근 · 우방자 · 길경 · 연교 · 박하 · 감초 각 1.5g을 600ml의 물을 넣어 반이 될 때까지 달여 100ml씩 3회로 나눠 복용한다.

_ 신공환 神功丸

승마 6g, 난향엽·당귀신·곽향·목향 각 4g, 축사·황련 각 2g, 생지황주세·생감초 각 1.2g을 분말하여 떡을 쪄서 녹두알 크기의 환약을 만들고 백탕으로 복용한다.

_ 신기환 神氣丸

숙지황 320g, 산약과 산수유 각 160g, 백복령·목단피·택사 각 120g, 오미자 80g 이상으로 환약을 만든다.

_ 신보원 神保元

전갈 7매, 파두상 10매, 목향·호초 각 10g, 주사 4g반은 위의 爲衣. 이상을 분말하여 떡을 쪄서 삼씨 크기의 환약을 만든다.

_ 신비탕 神秘湯

마황 5g, 행인 4g, 후박 3g, 진피 2.5g, 시호·감초 각 2g, 소엽 1.5g을 600ml의 물을 넣어 반이 될 때까지 달여 100ml씩 3회로 나눠 복용한다.

_ 신성복기탕 神聖復氣湯

황백·황련·생지황병주세·지각 각 1.2g을 하루 전에 깨끗한 물에 미리 담가두고, 세신·천궁·마형자쇄 각 0.8g도 또한 깨끗한 물에 담가 놓는다. 강활·시호 각 4g, 고본·감초 각 3.2g, 승마 각 2.8g, 당귀 2.4g, 방풍·인삼·욱이인 각 2g, 건강포·부자포 각 1.2g, 백규화거심쇄 3타三朶 이상을 큰잔으로 5잔의 물을 붓고 달여서 2잔이 되면 황기·초두구 외 각 4g, 귤옹 2g을 넣고 다시 달여 1잔으로 만든다. 여기에다가 미리 둘로 나누어 물에 담가 둔 약재를 넣고 또 달여서 큰잔으로 하나가 되면 찌꺼기를 버리고 뜨겁게 해서 복용한다.

신선구기탕 神仙九氣湯

향부자·편자강황·감초적을 각각 등분하여 가루로 만든 뒤에 매 8g씩 소금을 넣고 끓인 물로 점복한다.

신출산 神朮散

창출 12g, 천궁·백지·세신·고본·강활·감초 각 4g에다 생강 3편과 총백 2본을 넣고 달인다.

십미패독탕 十味敗毒湯

시호·방풍·복령·천궁·길경·앵피 각 2.5g, 독활 1.5g, 감초·형개·생강 각 1g을 600ml의 물을 넣어 반이 될 때까지 달여 100ml씩 3회로 나눠 복용한다.

십전대보탕 十全大補湯

인삼·백출·백복령·감초·숙지황·천궁·당귀·황기·육계 등 각 4g에다 생강 3편과 조 2매를 넣고 썰어서 1첩으로 하여 달인다. 이 방법은 팔물탕에 황기건중탕을 병합한 것이다.

안중산 安中散

계지·연호색·모려 각 3g, 축사·감초·소회향 각 2g, 고량강 1g을 600ml의 물을 넣어 반이 될 때까지 달여 100ml씩

3회로 나눠 복용한다.

_ 안회이중탕安蛔理中湯

백출 4g, 건강·인삼·백복령 각 2.8g에 화초 30립과 매 2매를 넣고 달인다. 특히 허냉한 사람한테는 인삼을 배중하고 계심을 첨가한다.

_ 야광육신환夜光育神丸

숙지황·생 건지황·원지·우슬·토사자·구기자·감국·지각·지골피·당귀를 각 등분해서 분말하고 꿀로 오동 열매 크기의 환약을 빚는다.

_ 양격산羊膈散

연교 8g, 대황·감초 각 4g, 반하·황금·치자 각 2g을 썰어서 1첩으로 하고 죽엽竹葉 7편과 꿀 소량을 넣어 달인다. 물이 반으로 졸아들면 초硝를 넣고 찌꺼기를 건져낸다.

_ 양백산揚栢散

황백·양매피·애초 1g을 600ml의 물을 넣어 반이 될 때까지 달여 100ml씩 3회로 나눠 복용한다.

_ 양육탕羊肉湯

양육 600g, 생강 200g, 당귀 120g을 물 8되를 붓고 달여서 3되가 되도록 한다. 복용할 때는 7홉을 하루에 3회로 마신다.

_ 양혈거풍탕養血祛風湯

당귀·천궁·생 건지황·방풍·형개·강활·세신·고

본·석고·만형자·반하·선복화·감초 각 2g에다 생강 3편과 조棗 2매를 넣고 달인다.

_ 어한고 禦寒膏

생강 300g을 자연즙을 내어서 명교 120g, 유향·몰약 각 6g을 넣고 달여서, 이것을 재차 버드나무가지로 저으면서 중탕을 하여 응고가 되면 여기에 또다시 산초말을 약간 넣고 젓도록 한다. 닥나무 종이에다 약을 떠서 펴놓고 환부에 붙인다.

_ 억간산 抑肝散

천궁·당귀·조구등 각 3g, 복령·백출 각 4g, 시호 2g, 감초 1.5g을 600ml의 물을 넣어 반이 될 때까지 달여 100ml씩 3회로 나눠 복용한다.

_ 억간산가진피반하 抑肝散加陳皮半夏

억간산 처방에다 진피 3g, 반하 5g을 첨가하여 600ml의 물을 넣어 반이 될 때까지 달여 100ml씩 3회로 나눠 복용한다.

_ 여신탕 如神湯

현호색·당귀·계심·두충강초를 각 등분하여 분말하고 매회 8g씩 복용한다. 탕제하여도 좋다.

_ 연년반하탕 延年半夏湯

반하 5g, 전호·별갑 각 3g, 생강 4g, 길경·오수유·인삼 각 3g, 지실·빈랑자 각 2g을 600ml의 물을 넣어 반이 될 때까지 달여 100ml씩 3회로 나눠 복용한다.

_ 연부육일탕 連附六一湯

황련 24g, 부자포 4g을 썰어서 1첩으로 하고 생강 3편과 조(棗) 2매를 넣고 달인다.

_ 연주음 連珠飮

당귀·천궁·지황·작약 각 3g, 계지 4g, 복령 6g, 백출 3g, 감초 2g을 600ml의 물을 넣어 반이 될 때까지 달여 100ml씩 3회로 나눠 복용한다.

_ 영감강미신하인탕 苓甘薑味辛夏仁湯

행인·반하·복령 각 4g, 오미자 3g, 감초·세신·건강 각 2g을 600ml의 물을 넣어 반이 될 때까지 달여 100ml씩 3회로 나눠 복용한다.

_ 영강출감탕 苓薑朮甘湯

복령 6g, 백출·건강 각 3g, 감초 2g을 600ml의 물을 넣어 반이 될 때까지 달여 100ml씩 3회로 나눠 복용한다.

_ 영계감조탕 苓桂甘棗湯

복령 6g, 계지·대조 각 4g, 감초 2g을 600ml의 물을 넣어 반이 될 때까지 달여 100ml씩 3회로 나눠 복용한다.

_ 영계출감탕 苓桂朮甘湯

복령 4g, 계지·백출·감초 각 2g을 600ml의 물을 넣어 반이 될 때까지 달여 100ml씩 3회로 나눠 복용한다.

영반산 靈礬散

오령지 8g, 고백반 2g을 분말해서 매 8g씩 달인다.

오령산 五苓散

택사 10g, 적복령·백출·저령 각 6g, 육계 2g을 작말하여 아침 공복에 매 12g씩 백탕으로 마시거나 썰어서 1첩으로 해서 마신다.

오림산 五淋散

당귀·복령·황금 각 3g, 작약·감초·치자 각 2g을 600ml의 물을 넣어 반이 될 때까지 달여 100ml씩 3회로 나눠 복용한다.

오물탕 五物湯

황기·계지·백작약 각 11.25g을 썰어서 1첩을 하여 생강 7쪽과 대추 3개를 넣고 물로 달여서 1일 3번씩 먹는다. 또는 인삼人蔘을 넣어도 된다.

오매환 烏梅丸

오매 15개, 황련 3g, 당귀·천초·세신·부자포·계심·인삼·황백 각 12g을 분말하여 식초에 담가서 하룻밤을 재운 오매의 씨를 빼고 짓찧은 것과 배합하여 꿀로써 오동열매 크기로 환약을 만든다.

오선환 五仙丸

대황 160g, 조각·뇌환·고련근 각 40g, 목향 8g을 분말해서 주호酒糊로 오동열매 크기의 환약을 만든다.

_ 오수유탕吳茱萸湯

천오 · 세신 각 3g, 오수유 2g, 양강 · 당귀 · 건강 · 육계 각 1g을 썰어서 1첩으로 달인다.

_ 오적산五積散

원방原方에서 마황을 빼고 회양 · 목향 · 빈랑 · 도인 · 홍화를 가한다.

_ 오정환五精丸

추석 · 녹각상 · 백복령 · 양기석 · 산약 등을 등분해서 가루로 만들고 술로 풀을 쑤어 오동열매 크기의 환약을 빚는다.

_ 옥지산玉池散

지골피 · 백지 · 방풍 · 세신 · 승마 · 천궁 · 당귀 · 괴화 · 고본 · 감초 각 4g, 생강 3편, 검은콩 백 알을 넣고 달인다.

_ 옥촉산玉燭散

백작약 · 천궁 · 당귀 · 숙지황 · 대황 · 망초 · 감초 각 4g을 달인다.

_ 온경탕溫經湯

반하 5g, 맥문동 10g, 당귀 · 천궁 · 인삼 · 작약 · 목단피 · 계지 · 감초 각 2g, 생강 0.3g, 오수유 3g, 아교 2g을 600ml의 물을 넣어 반이 될 때까지 달여 100ml씩 3회로 나눠 복용한다.

_ 온담탕溫膽湯

반하 · 진피 · 기실 · 백복령 각 8g, 청죽여 4g, 감초 2g에 생강 5편에 조棗 2매를 넣어 달인다.

_ 온위탕溫胃湯

진피 · 황기 각 28g, 의지인 24g, 백두구 · 강황 · 건강 · 택사 각 12g, 축사 · 후박 · 인삼 · 감초 각 8g을 분말하고 매 회에 12g씩을 생강 3편과 함께 달인다.

_ 온위화담환溫胃化痰丸

반하 120g, 건강포 · 백출배焙 · 진피 각 80g을 분말해서 생강즙의 죽에 오동열매 크기로 환약을 빚는다.

_ 온청음溫清飲

당귀 · 건지황 각 4g, 천궁 · 황금 · 작약 각 3g을 600ml의 물을 넣어 반이 될 때까지 달여 100ml씩 3회로 나눠 복용한다.

_ 온폐탕溫肺湯

마황 8g, 황기 · 승마 각 6g, 방풍 · 갈근 · 강활 · 감초구 각 4g, 정향 0.8g, 총백 삼경三莖을 넣고 같이 달여서 식후에 복용한다.

_ 용골산龍骨散

용골 · 가자 각 20g, 앵속각 · 적석지 각 16g, 몰석자 큰 것으로 4개를 가루로 만들어 복용한다.

용뇌고 龍腦膏

반하엽 600g, 감초 120g, 백두구 30립, 사인 5립, 편뇌 4g을 분말하여 꿀로 탄자대彈子大의 환약을 만든다.

용뇌안신환 龍腦安神丸

백복령 120g, 인삼·지골피·맥문동·감초 각 80g, 상백피·서각 각 40g, 우황 20g, 용뇌·사향 각 12g, 주사·마아초 각 8g, 금박 35편을 작말하여 꿀로 탄자대彈子大의 환약을 만든다.

용담사간탕 龍膽瀉肝湯

시호 4g, 황금 2.6g, 생감초·인삼·천문동·황련·초룡담·산치인·맥문동·지모 각 2g, 오미자 7립을 달인다.

용담탕 龍膽湯

황련·황금·치자·당귀·진피·우담·남성 각 4g, 초룡담·향부자 각 3.2g, 현삼 2.8g, 청대·목향 각 2g, 건강초흑 1.2g에다 생강 3편을 넣어서 현명분 1.2g과 화복和服한다.

용석산 龍石散

한방석외 120g, 주사 10g, 용뇌 0.6g을 분말하여 환부에 바른다.

우공산 禹功散

진피·반하강제·적복령·저령·택사·백출초·목통·조금·산지초 각 4g, 승마 1.2g 감초 0.8g을 달인다.

_ 우방자탕 牛蒡子湯

　우방자 8g, 서각 · 현삼 · 승마 · 황금 · 목통 · 길경 · 감초 각 4g을 달여서 복용한다.

_ 우택산 羽澤散

　감초 · 행인 · 백반 2g, 용뇌용뇌 · 정자 각 1g을 600ml의 물을 넣어 반이 될 때까지 달여 100ml씩 3회로 나눠 복용한다.

_ 우황고 牛黃膏

　주사 · 울금 각 1.2g, 우황 10g, 목단피 8g, 감초 4g, 용뇌 2g을 가루로 만들어 꿀로 도토리만한 환약을 빚는다.

_ 월비가반하탕 越婢加半夏湯

　마황 6g, 석고 8g, 대조 3g, 감초 2g, 생강 3g, 반하 5g을 600ml의 물을 넣어 반이 될 때까지 달여 100ml씩 3회로 나눠 복용한다.

_ 월비가출탕 越婢加朮湯

　마황 6g, 석고 8g, 대조 3g, 생강 1g, 감초 2g, 백출 4g을 600ml의 물을 넣어 반이 될 때까지 달여 100ml씩 3회로 나눠 복용한다.

_ 위령탕 胃苓湯

　창출 · 후박 · 진피 · 저령 · 택사 · 백출 · 적복령 · 백작약 각 4g, 육계 · 감초 각 2g에다 생강 3편과 조棗 2매를 넣고 달인다.

_ 위증법

당귀 5g, 지황 4g, 지모·창출·우슬 각 3g, 황기·작약 각 2g, 황백·두충 각 1g을 600ml의 물을 넣어 반이 될 때까지 달여 100ml씩 3회로 나눠 복용한다.

_ 위풍탕 胃風湯

인삼·백출·적복령·당귀·천궁·백작약·계피·감초 각 4g에다 속粟 1줌을 넣고 달인다.

_ 유령탕 愈笭湯

택사 4.8g, 저령·적복령·백출·향유·황련강초·백편두·후박 각 4g, 감초 1.2g을 달인다.

_ 유통산 愈痛散

오령지·현호색초·봉출외·당귀·양강초를 등분하여 달인다.

_ 유풍탕 愈風湯

석고·창출·생지황 각 3g, 강활·방풍·당귀·만형자·천궁·세신·황기·지각·인삼·마황·백지·감국·반하·구기자·시호·지모·지골피·독활·두통·진교·황금·백작약·감초 각 1.6g, 육계 0.8g을 썰어 1첩으로 하고 생각 3편을 넣고 달인다.

_ 육군자탕 六君子湯

반하·인삼·백출·복령 각 4g, 대조·진피 각 2g, 감초

1g, 생강 0.5g을 600ml의 물을 넣어 반이 될 때까지 달여 100ml씩 3회로 나눠 복용한다.

_ 육미원六味元

숙지황 320g, 산수유·산약 160g, 백부령·목단피·택사 각 120g을 분말하고 꿀로 오동열매 크기의 환약을 빚는다.

_ 육신환六神丸

황련·목향·지각·적복령·신국 맥아초를 각 등분하여 분말하고, 신국호神麴糊로서 오동열매 크기의 환약을 만들어 매회 50~70환씩을 적리에는 감초탕으로, 백리에는 건강탕乾薑湯으로 복용한다.

_ 육안전六安煎

반하·백복령 각 8g, 진피·행인·감초 각 4g, 백개자 2.8g에다 생강5편을 넣고 달인다.

_ 육화탕六和湯

향유·후박 각 6g, 적복령·곽향·백편두·목과 각 4g, 축사·행인·반하·인삼·감초 각 2g에다 생강 3편과 조棗 2매를 넣고 달인다.

_ 을자탕乙字湯

당귀 6g, 시호 5g, 황금 3g, 감초 2g, 승마 1.5g, 대황 0.5g을 600ml의 물을 넣어 반이 될 때까지 달여 100ml씩 3회로 나눠 복용한다.

_의이부자패장산 薏苡附子敗醬散

반하·백출·복령·인삼 각 4g, 대조·진피·생강 각 2g, 감초 1g을 600ml의 물을 넣어 반이 될 때까지 달여 100ml씩 3회로 나눠 복용한다.

_의이인탕 薏苡仁湯

의이인 8g, 당귀·마황·백출 각 4g, 계지·작약 각 3g, 감초 2g을 600ml의 물을 넣어 반이 될 때까지 달여 100ml씩 3회로 나눠 복용한다.

_이격탕 利膈湯

반하 8g, 치자 3g, 부자 1g을 600ml의 물을 넣어 반이 될 때까지 달여 100ml씩 3회로 나눠 복용한다.

_이기거풍산 理氣祛風散

강활·독활·지각·청피·진피·오약·길경·남성南星반하·천마·천궁·백지·형개·방풍·백작약·감초 각 2.4g을 썰어서 1첩으로 하고 생강 5편을 넣고 달인다.

_이신환 二神丸

파고지주침초破古紙酒浸炒160g, 육두구생 80g을 분말하고 대조大棗 49매와 생강 160g을 썰어 넣어 같이 삶아서 익힌 뒤에, 생강은 버리고 조육棗肉을 취하여 여기에다 분말한 재료를 넣고 오동열매 크기의 환약을 빚는다.

_이열탕移烈湯

생지황·목통·감초 각 4g에 등심 1단 이상이 도적산導赤散의 처방. 택사 10g, 적복령·백출·저령 각 6g이상이 사령산四笭散의 처방. 이 두가지 합방合方이 곧 이열탕移熱湯이다.

_이중탕理中湯

인삼·백출·건강포 각 8g, 감초적 4g을 썰어서 달인다. 이것을 인삼탕이라고도 하며 이 재료를 분말로 만들어 환약으로 만들면 이중환理中丸이 된다

_이진탕理陣湯

반하제 8g, 귤피·적복령 각 4g, 감초적 2g, 생강 3편을 넣고 달인다.

_이향산二香散

향부자·향유 각 8g, 소엽·진피·창출·각 4g, 후박·백편두·감초 각 2g을 썰어 1첩으로 하여 생강 3편과 목과 2편, 총백 2본을 넣어 달인다.

_이향환二香丸

향부자·목향 각 120g, 산사육 80g, 삼릉·봉출병초자·신국·강황·남성 각 40g, 황련과 오수유를 같이 초炒하고 나복자·도인·치자인·귤해초 각 20g을 가루로 만들어 생강즙으로 떡을쪄서 오동열매 크기의 환약을 빚는다.

_익기안신탕益氣安神湯

당귀·복신 각 4g, 생지황·맥문동·산조인초·원지·인

삼·황기밀초·우담남성·죽엽 각 3.2g, 감초·황련 각 1.6g을 썰어서 1첩하고 생강 3편과 조棗 2매를 넣어 달인다.

_ 익기양신탕 益氣養神湯

인삼·당귀·백작약주오·맥문동·지모·치자초 각 4g, 백복신·전호 각 2.8g, 진피 2g, 승마·생감초 각 1g을 썰어서 1첩으로 하고 대추 2개를 넣고 달인다.

_ 익위승양탕 益胃升陽湯

백출 6g, 황기 4g, 인삼·신국초 각 3g, 당귀신·진피·감초적 2g, 승마·시호 각 1.2g, 생황금 0.8g을 썰어서 1첩하여 달인다.

_ 인삼백호탕 人蔘白虎湯

석고 20g, 지모 8g, 감초 2.8g, 강미 20g, 인삼 4g을 썰어서 복용한다.

_ 인삼순기산 人蔘順氣散

마황·진피·천궁·백지·백출·후박·길경·감초 각 4g, 건갈 3g, 인삼·건강 각 2g을 썰어서 1첩으로 하고 생강 3편과 조棗 2매와 반하엽 7매를 넣고 달인다.

_ 인삼양영탕 人蔘養營湯

백작약주초 8g, 당귀·인삼·백출·황기밀초·육계·진피·감초적 각 4g, 숙지황·오미자·방풍 각 3g, 원지 2g에다 생강 3편과 대조大棗 2매를 넣고 달인다.

인삼양위탕人蔘養胃湯

창출 6g, 진피 · 후박 · 반하제 각 5g, 적복령 · 곽향 각 4g, 인삼 · 초과 · 감초적 각 2g을 썰어서 1첩으로 하고 생강 3편과 조棗 2매와 오매 1개를 넣고 달인다.

인삼익기탕人蔘益氣湯

황기 8g, 인삼 · 생감초 각 6g, 백작약 2.8g, 시호 2.4g, 승마 · 감초구 각 2g, 오미자 30립을 넣고 달인다.

인삼청폐산人蔘淸肺散

인감 · 진피 · 패모초 각 6g, 반하 · 길경 · 복령 · 상백피 · 지모 · 지각 · 황련 각 4g, 관동화2.8g, 맥문동 · 지골피 · 감초 각2g, 오미자 20개에다 생강 3편을 넣고 2첩으로 나누어 달인다.

인삼패독산人蔘敗毒散

인삼 · 시호 · 전호 · 강활 · 독활 · 지각 · 길경 · 천궁 · 적복령 · 감초 각 4g을 썰어 1첩하여 생강 3편과 반하를 조금 넣고 달인다.

인삼탕人蔘湯

인삼 · 감초 · 백출 · 건강 각 3g을 600ml의 물을 넣어 반이 될 때까지 달여 100ml씩 3회로 나눠 복용한다.

인숙산仁熟散

백자인 · 숙지황 각 4g, 인삼 · 지각 · 오미자 · 계심 · 산수유 · 감국 · 백복신 · 구기자 각 3g을 썰어서 1첩으로 달이거나 가루로 만든다.

_ 인진오령산茵陳五笭散

택사 5g, 복령·백출·저령 각 3g, 계지 2g, 인진호 4g을 600ml의 물을 넣어 반이 될 때까지 달여 100ml씩 3회로 나눠 복용한다.

_ 인진호탕茵陳豪湯

인진호 6g, 치자 2g, 대황 2g을 600ml의 물을 넣어 반이 될 때까지 달여 100ml씩 3회로 나눠 복용한다.

_ 자감초탕炙甘草湯

건지황·맥문동 각 6g, 계지·감초·대조·인삼·마자인 각 3g, 아교 2g, 생강 1g을 600ml의 물을 넣어 반이 될 때까지 달여 100ml씩 3회로 나눠 복용한다.

_ 자석양신환磁石羊腎丸

자석磁石 120g을 말리고, 총백과 목통 각 120g을 썰어서 같이 달이기를 하루 정도를 한 다음 자석을 꺼내어서 분말 수비水飛한 것 80g, 숙지황 80g, 석창포 60g, 천궁·백출·산초·조육棗肉·방풍·백복령·세신·산약·원지·천오·목향·당귀·녹용·토사자·황기 각 40g, 육계 26g을 분말한다. 양신羊腎은 술에 삶아서 짓찧어 가지고 분말한 약재와 버무려 술을 섞어 풀을 쑨 후에 오동열매 크기의 환약을 빚는다.

_ 자신환滋腎丸

황백주초·지모주초 각 40g, 육계 2g을 분말해서 물로 오동열매크기의 환약을 빚는다.

자운고 紫雲膏

자근紫根 60g, 당귀 40g, 호마유胡麻油 500g, 밀랍蜜蠟 150~200g, 돈지豚脂 15g을 600ml의 물을 넣어 반이 될 때까지 달여 100ml씩 3회로 나눠 복용한다.

자원 紫圓

파두·적석지·대자석 각 4g, 행인 8g을 600ml의 물을 넣어 반이 될 때까지 달여 100ml씩 3회로 나눠 복용한다.

자윤탕 滋潤湯

당귀·지각·생지황·후박·대왕·빈랑·마인·행인 각 4g, 강활 3g, 홍화주배 1.2g을 썰어 1첩으로 하고 달인다.

자음강화탕 滋陰降火湯

백작약 5.2g, 당귀 4.8g, 숙지황·맥문동·백출 각 4g, 생지황주초 3.2g, 진피 2.8g, 황백·지모병염수초·감초적 각 2g을 썰어서 1첩으로 하고 생강 3편과 조棗 2매를 넣어 달인다.

자음지황탕 滋陰地黃湯

숙지황 6g, 산수유·산약·당귀·천궁·백작약 각 3.2g, 목단피·택사·백복령·원지·석창포·지모·황백을 소금과 술에 넣고 초炒한 것 각 2.4g을 달인다.

작약감초부자탕 芍藥甘草附子湯

작약·감초 각 3g, 부자 0.5g을 600ml의 물을 넣어 반이 될 때까지 달여 100ml씩 3회로 나눠 복용한다.

_ 작약감초탕芍藥甘草湯

작약·감초 각 6g을 600ml의 물을 넣어 반이 될 때까지 달여 100ml씩 3회로 나눠 복용한다.

_ 저근백피환樗根白皮丸

구자초 40g, 백작약초 20g, 황백·지모병·염수초·모려하 각 12g, 백출·기실·복령·시호·승마 각 8g을 가루로 만들어 신국호에 오동열매 정도의 크기로 환약을 빚는다.

_ 저령탕猪苓湯

저령·복령·택사·활석 각 3g, 삽교 3g을 600ml의 물을 넣어 반이 될 때까지 달여 100ml씩 3회로 나눠 복용한다.

_ 저포탕

인삼·백출 각 8g, 도인·진피·황기·백복령·천궁·당귀 각 4g, 이상을 썰어서 1첩하고 양의 포를 넣고 같이 달인다.

_ 적담환敵痰丸

흑견우자黑牽牛子의 두말頭末 120g, 조각수적 80g, 백반고枯·반하국·진피·거백 각 40g을 가루로 하여 물로써 오동열매 크기의 환약을 빚는다.

_ 전라고田螺膏

큰 전라田螺 8개를 뚜껑을 침파針破하고 백반가루를 약간만 넣어 땅에다 그 뾰족한 부분을 묻고 뚜껑이 하늘을 향하도록 보관해 놓고 하룻밤을 재운다. 다음날 아침에 보면 물만 남게 되는데, 이 물을 부드러운 닭털로 치질 부위에 바른다.

_ 절충음 折衝飮

당귀·도인 각 5g, 계지·작약·천궁·목단피 각 3g, 우슬·연호색 각 2g, 홍화 1g을 600ml의 물을 넣고 반이 될 때까지 달여 100ml씩 3회로 나눠 복용한다.

_ 정기천향탕 正氣天香湯

향부자 12g, 오약·진피·소엽 각 4g, 건강·감초 각 2g을 물에 달인다.

_ 정전가미이진탕 正傳加味二陣湯

산사육 6g, 향부자·반하 각 4g, 천궁·백출·창출 각 3.2g, 귤홍·복령·신국초 각 2.8g, 사인·맥아초 각 2g, 감초적 1.2g에다 생강 3편과 조(棗) 2매를 넣고 달인다.

_ 정혈사물탕 精血四物湯

천궁·당귀·적작약·생지황·편금주초·홍화주초·적복령·진피 각 4g, 감초 2g에다 생강 2편을 넣고 달인다.

_ 조도음 調導飮

당귀·천궁·방풍·지각 각 5g, 감초 1.2g에다 생강 3편과 조(棗) 2매를 넣고 달인다.

_ 조등산 釣藤散

석고 5g, 조구등·반하·귤피·맥문동·복령 각 3g, 인삼·방풍·국화 각 2g, 감초·생강 각 1g을 600ml의 물을 넣고 반이 될 때까지 달여 100ml씩 3회로 나눠 복용한다.

조위승기탕 調胃承氣湯

대황 16g, 망초 8g, 감초 4g을 썰어서 1첩으로 하고 먼저 대황과 감초를 달여서 물이 반으로 졸아든 후에 찌꺼기를 버린 다음 망초를 넣고 한 번 더 끓인 후에 복용한다.

조중탕 調中湯

창출 6g, 진피 4g, 곽향·축사·백작약·길경·백지·반하·강활·지각·감초 각 2.8g, 천궁 2g, 계지·마황 각 1.2g에다 생강 3편을 넣고 달인다.

조중이기탕 調中理氣湯

백출·지각·백작약·빈랑 각 4g, 창출·진피 각 3.2g, 후박 2.8g, 목향 2g을 달여서 복용한다.

조중익기탕 調中益氣湯

황기 8g, 인삼·창출·감초 각 4g, 진피·승마·시호 각 1.6g, 목향을 썰어서 1첩으로 하고 달인다.

죽여온담탕 竹茹溫膽湯

죽여·시호·복령·생강 각 3g, 반하 5g, 길경·진피·향부자·지실 각 2g, 감초·황련·인삼 각 1g을 600ml의 물을 넣어 반이 될 때까지 달여 100ml씩 3회로 나눠 복용한다.

죽엽석고탕 竹葉石膏湯

석고 10g, 갱미·맥문동 각 6g, 반하 4g, 인삼 3g, 죽엽·

감초 각 2g을 600ml의 물을 넣어 반이 될 때까지 달여 100ml씩 3회로 나눠 복용한다.

_ 증미도적산增味導赤散

생건지황生乾地黃 · 모광 · 황금 · 차전차 · 치자 · 천궁 · 적작약 · 감초 각 4g에대 생강 3편과 죽엽 10편을 넣고 달여서 공복에 복용한다.

_ 지황음자地黃飮子

숙지황 · 파극 · 산수유 · 육종용 · 석곡 · 원지 · 오미자 · 백복령 · 맥문동 각 4g, 부자포 · 육계 · 석창포 2g, 백작약 · 맥문동 · 황금 · 방풍 · 주사수비水飛 · 백출 각 6g, 시호 · 길경 · 행인 · 천궁 각 5g, 우황 5g, 영양각 · 사향 · 용뇌 각 4g, 석우황 3.2g, 백렴 · 건강포 각 3g, 금박 120편40편은 위의爲衣, 대조 20매를 쪄서 육처을 취하여 고膏를 만든다. 위의 약재를 분말하여 조棗의 고膏와 꿀로써 화균和均하여 매 4g의 환약을 만들고 금박으로 옷을 입힌 다음, 매회 1환을 온수로 복용한다.

_ 진무탕眞武湯

복령 · 작약 · 부자포 각 12g, 백출 8g을 썰어 1첩으로 하고 생강 5편을 넣어 달여서 복용한다. 본제의 이름은 원래는 현무탕이었다 한다.

_ 진사오령산辰砂五笭散

택사 10g, 적복령 · 백출 · 저령 각 6g, 육계 · 진사 각 2g을 분말하고 매화 8g을 백탕으로 복용한다. 또는 달여서 복용해도 좋다.

_ 진음전 鎭陰煎

숙지황 40~80g, 부자포 2~2.8g, 또는 8~12g, 유슬 8g, 감초적 4g을 쓰고 구嘔를 겸했을 경우에는 건강초황乾薑炒黃을 첨가하고 기氣의 열에는 인삼을 첨가하도록 한다.

_ 창출방풍탕 蒼朮防風湯

창출 24g, 마황 8g, 방풍 4g에다 생강 7편을 넣고 달여서 복용한다.

_ 창출복전탕 蒼朮復煎湯

창출 160g, 물 2사발을 달여서 물이 반으로 졸면 찌꺼기를 버리고 강활·승마·시호·택사·고본·백출 각 2g과 황백 1.2g·홍화 약간을 썰어 넣고 다시 달인다.

_ 천궁산 川芎散

감국·석고·천궁·백감잠생 각 24g을 분말하고 매회 12g씩을 다청茶淸으로 복용한다.

_ 천마반하탕 天麻半夏湯

천마·반하제製 각 4g, 귤피·시호 각 2.8g, 황금주초·백복령·전호·감초구 각 2g, 황련 1.2g에다 생강 3편을 넣고 달인다.

_ 천초산 川椒散

홍조초·가자육·백강·생계심·천궁·세신·백출을 각

등분하여 분말하고 따뜻한 술로 복용한다.

_ 청각탕淸咯湯

진피 · 반하 · 복령 · 지모 · 패모 · 생지황 각 4g, 길경 · 치자초흑 각 2.8g, 행인 · 아교주 각 2g, 상백피 6g, 감초 2g, 박계 0.8g을 1첩으로 생강 3편을 넣고 달인다.

_ 청기산淸肌散

형방패독산에다 천마 · 반하 · 선퇴 · 생강 3편을 가하여 달인다.

_ 청상견통탕

황금 6g, 창출 · 강활 · 독활 · 방풍 · 천궁 · 당귀 · 백지 · 맥문동 각 4g, 만형자 · 감국 각 2g, 세신 · 감초 각 1.2g에 생강 3편을 넣고 달여서 복용한다.

_ 청상방풍탕淸上防風湯

방풍 4g, 백지 · 길경 · 연교 각 3.2g, 편금주초 · 천궁 각 2.8g, 형개 · 치자 · 황련주초 · 지각 · 반하 각 2g, 감초 1.2g을 달인다.

_ 청심연자음淸心蓮子飮

연자 8g, 인삼 · 황기 · 적복령 각 4g, 황금 · 차전자초 · 맥문동 · 지골피 · 감초 각 2.8g을 썰어서 1첩으로 만들어 달인다.

_ 청서육화탕淸署六和湯

향유 · 후박 각 6g, 적복령 · 곽향 · 백편두 · 목과 · 황련 각

4g, 축사·반하·행인·인삼·감초 각 2g,에다 생강 3편과 조棗 2매를 넣고 달인다.

_ 청서익기탕 淸署益氣湯

창출 6g, 황기·승마 각 4g, 인삼·백출·진피·신국·택사 각 2g, 주황백·당귀·진피·맥문동·건갈·감초 각 1.2g, 오미자 9립을 썰어서 1첩으로 하고 달인다.

_ 청습화담탕 淸濕化痰湯

반하·창출·복령 각 4g, 황근·천남성 각 3g, 진피 2.5g, 감초·강활·백지·백개자 각 1.5g, 생강 1g을 600ml의 물을 넣어 반이 될 때까지 달여 100ml씩 3회로 나눠 복용한다.

_ 청심연자음 淸心蓮子飮

복령·맥문동·연자육 각 4g, 인삼·황금·차전자 각 3g, 황기·지골피 각 2g, 감초 1.5g을 600ml의 물을 넣어 반이 될 때까지 달여 100ml씩 3회로 나눠 복용한다.

_ 청아환 淸蛾丸

두충을 생강즙에 초炒한 것과 파고지를 초炒한 것 각각 160g, 호도 30매를 분말하여 생강 80g의 즙을 낸 다음에 연밀煉蜜로 오동열매 크기의 환약을 빚어 따뜻한 술이나 염탕으로 복용한다.

_ 청열도담탕 淸熱導痰湯

황련·황금·과루인·남성포·반하제·진피·적복령·길

경·백출·인삼 각 7분, 기실·감초 각 5분에다 생강 3편과 조棗 2매를 넣고 달여서 여기에 죽여와 생강즙을 타서 마신다.

청열보기탕 清熱補氣湯

당귀·작약·인삼·맥문동 각 3g, 백출·복령 각 3.5g, 감초·오미자·승마·현삼 각 1g을 600ml의 물을 넣어 반이 될 때까지 달여 100ml씩 3회로 나눠 복용한다.

청열사습탕 清熱瀉濕湯

창출·황백염주초 각 4g, 소엽·적작약·목과·택사·콕통·방기·빈랑·지각·향부자·강활·감초 각 2.8g을 썰어서 1첩으로 하고 달여서 복용한다.

청열해울탕 清熱解鬱湯

치자 4g, 감초·백출 각 2g, 천궁·지실·향부자·황련 각 1.5g, 진피·건강 각 1g을 600ml의 물을 넣어 반이 될 때까지 달여 100ml씩 3회로 나눠 복용한다.

청위산 清胃散

승마 8g, 목단피 6g, 당귀·황련·생지황 각 4g을 달여서 미냉하게 하여 복용한다. 그러나 이 방方을 노인이나 허약자는 사용하면 안 된다.

청위탕 清胃湯

석고말末 2순갈, 치자초·연교·목단피·조금 각 4g, 생지황주세·황련초 각 3.2g, 백작약외·승마·길경 각 2.6g, 곽향 2g, 감초 1.2g을 썰어서 1첩으로 하고 달인다.

_ 청장탕 淸腸湯

당귀 · 생지황 · 치자초 · 황련 · 적작약 · 황백 · 구맥 · 적복령 · 목통 · 변축 · 지모 · 맥문동 각 2.8g, 감초 2g,에다 등심 일단과 오매 1매를 넣고 썰어서 1첩으로 하고 달인다.

_ 청폐탕 淸肺湯

당귀 · 복령 · 맥문동 각 3g, 황금 · 행인 · 길경 · 진피 · 패모 · 대조 · 치자 · 상백피 · 천문동 · 죽여 각 2g, 감초 · 오미자 · 생강 각 1g을 600ml의 물을 넣어 반이 될 때까지 달여 100ml씩 3회로 나눠 복용한다.

_ 청해탕 淸咳湯

당귀 · 백작약 · 도인 · 패모 각 4g, 백출 · 목단피 · 황금 · 치자초흑 각 3.2g, 청피 · 길경 · 각 2g, 감초 1.2g을 썰어 1첩으로 하고 달인다.

_ 청화보음탕 淸火補陰湯

현삼 8g, 백작약 · 숙지황 각 4g, 당귀 · 천궁 · 황백을 동변 초한 것, 지모생 · 천화분 · 감초 각 2.8g을 달여서 복용한다.

_ 초분산 椒粉散

마황근 8g, 흑구척 · 사상자 각 4g, 천초 · 당귀초 · 저령 각 4g, 반묘 班猫 4매, 경분 · 홍화 각 소량을 가루로 만든다.

_ 총명탕 聰明湯

백복신 · 원지를 감초물에 담가서 뼈를 뺀 것이다. 강즙제·석창포를 각각 등분시켜 세절細切한 것을 12g씩 달여서 복용한다.

_ 추기산推氣散

지각·계심·강황 각 20g, 감초 10g을 분말하여 강조탕薑棗湯이나 술과 함께 복용한다.

_ 추충환追蟲丸

흑견우자의 두말 40g, 대황 12g, 사군자육 8g, 목향·빈랑·산유인·석회 각 4.8g을 분말하고 조각과 고련근피를 2사발의 물에다 진하게 달여 고를 만들어 오동열매의 크기로 환을 만든다.

_ 추풍거담환追風祛痰丸

반하말 240g으로 반은 조각탕즙으로 누룩을만들고 나머지 반은 생강즙으로 누룩은 만든다. 남성 120g의 반은 백반수에 담가 일숙시키고, 나머지 반은 조각수에 담가 하룻밤 재운다. 방풍·천마·백강잠초·백부자외·조각초 각 40g, 전갈초·고백반·목향 각 20g을 박말하여 강즙호환薑汁糊丸오자대해서 주사朱砂로 옷을 입혀 강탕薑湯으로 복용한다.

_ 치부탕梔附湯

산치山梔 49매를 반쯤으로 태운것과 대부자 1매를 초炒하여 가루로 만들고 매 10g씩을 물 1잔과 술 반 잔을 붓고 달여서 한잔이 조금 넘을 정도가 되면 소금을 약간 넣고서 복용한다. 여기에 천궁 4g을 첨가하면 더욱 좋다.

_ 치자시탕 梔子豉湯

향시 4g, 치자 3g을 600ml의 물을 넣어 반이 될 때까지 달여 100ml씩 3회로 나눠 복용한다.

_ 치타박일방 治打撲一方

계지·천궁·천골·박수 각 3g, 감초 1.5g, 대황·정자 각 1g을 600ml의 물을 넣어 반이 될 때까지 달여 100ml씩 3회로 나눠 복용한다.

_ 칠기탕 七氣湯

반하 12g, 인삼·육계·감초적 각 2.8g에 생강 3편을 넣고 달여서 복용한다.

_ 칠물강하탕 七物降下湯

당귀·작약·황기·천궁·지황 각 3g, 황백 2g, 조구등 4g을 600ml의 물을 넣어 반이 될 때까지 달여 100ml씩 3회로 나눠 복용한다.

_ 칠생탕 七生湯

생지황·생하엽·생우절·생구체·생모근 각 40g, 생강 20g이상을 모두 짓찧어 자연즙을 내고 먹물을 짙게 갈아 여기에 타서 마신다.

_ 칠선환 七宣丸

대황 40g, 목향·빈랑·가자피 40g, 도인 12매를 분말하여 꿀로서 오동열매 크기의 환약을 빚는다.

_ 침향강기산沈香降氣散

강황 · 진피 · 감초 각 4g, 삼릉 · 봉출병외 · 후박 · 익지 각 2.8g, 백출 · 소엽 · 향부자 · 신국 · 백아 · 오약 각 2g, 인삼 · 가자 · 대복피 각 1g을 달인다.

_ 침향산沈香散

규자 · 적작약 각 3g, 침향 · 석위 · 활석 · 왕불유행 · 당귀 각 20g, 진피 · 청피 · 목향 · 감초 각 10g을 분말하여 매회 8g씩의 보리를 넣고 끓인다.

_ 택사탕澤瀉湯

택사 5g, 백출 2g을 600ml의 물을 넣어 반이 될 때까지 달여 100ml씩 3회로 나눠 복용한다.

_ 통관환通關丸

황백 · 지모병주초 · 활석 각 80g, 목통 40g, 육계 12g을 분말해서 물로 오동열매 크기의 환약을 빚는다.

_ 통규탕通竅湯

방풍 · 강활 · 고본 · 승마 · 건갈 · 천궁 · 창출 각 4g, 백지 2g, 마황 · 천초 · 세신 · 감초 각 1.2g에다 생강 3편과 총백 이경二莖을 넣고 달인다.

_ 통령산通靈散

포항 · 오령지 각 40g, 적작약 · 목통 각 20g을 썰어서 매 20g씩을 약간의 소금물에 넣고 달여서 복용한다.

_ 통유탕通幽湯

승마·도인·당귀신身 각 6g, 생지황·숙지황 각 2.8g, 감초구·홍화 각 1.2g을 달여서 찌꺼기는 버리고 복용한다.

_ 퇴열청기탕退熱淸氣湯

시호·진피·적복령 각 4g, 반하제·지각 각 3.2g, 변황부 2.8g, 천궁 2g, 축사칠립연·목향·감초적 각 1.2g에다 생강 3편을 넣고 달인다.

_ 퇴풍산退風散

방풍·천마·백지·적복령·마황·당귀 각 4g, 반하 2.8g, 형개·백강잠·감초 각 2g을 썰어서 1첩으로하고 생강 7편을 넣고 달인다.

_ 팔물탕八物湯

인삼·백출·백복령·감초·숙지황·백작약·천궁·당귀 각 4.8g 을 썰어서 1첩으로 달인다.

_ 팔미환八味丸

숙지황 320g, 산수유·산약 각 160g, 목단피·백복령·택사 각 120g, 육계·부자포 각 40g을 분말하여 꿀로 오동열매 크기의 환약을 빚는다. 여기에다 택사와 부자를 첨가하면 육미지황원이 된다.

_ 팔보회춘탕八寶回春湯

백작약 5g, 황기 3.2g, 백출 2.4g, 백복신·반하 각 2g, 부자·인삼·마황·황금·방기·행인·천궁·당귀·진피·방풍·육계·건강·향부자·숙지황·생건지황·감초 각 1.6g, 침향·오약·천오 각 1.2g을 썰어서 1첩으로 하고 생강 3편과 조棗 2매를 넣고 달인다.

_ 팔정산八正散

대황·목통·편축·구맥·활석·치자·차전자·감초·등심 각 4g을 넣고 달인다.

_ 팔주산八柱散

인삼·백출·육두구외·건강초·가자포·부자포·앵속각밀초·감초구 각 4g을 썰어서 1첩하고 여기에 생강 2편, 오매 1개, 등심 1단을 넣고 달인다.

_ 평위산平胃散

창출 8g, 진피 5g, 후박 4g, 감초 2.4g에다 생강 3편과 조棗 2매를 넣고 달인다. 또는 분말로 하여 강조탕을 만든다.

_ 평위지유탕平胃地楡湯

창출·승마·부자포 각 4g, 지유 2.8g, 건갈·후박·진피·백출·적복령 각 2g, 건강·당귀·신국초·백작약·인삼·익지인·감초적 각 1.2g에다 생강 3편과 조棗 2매를 넣고 1첩으로 하고 달인다.

_ 포황고蒲黃膏

세신·포황 각 2g, 행인·신국 각 3g을 분말하여 행인고膏

로서 대추씨 크기의 환약을 만든다.

_ 필용방감길탕 必用方甘桔湯

길경 8g, 감초·형개·방풍·황금·반하·현삼 각 4g을 달인다.

_ 하고초산 夏枯草散

하고초 80g, 향부자 40g, 감초 20g을 분말하여 매회 4g씩을 식후에 복용한다.

_ 해급촉초탕 解急蜀椒湯

갱미 8g, 반하 5g, 인삼·대조 각 3g, 촉초 2g, 감초·건강 각 1.5g, 부자 0.5g을 600ml의 물을 넣어 반이 될 때까지 달여 100ml씩 3회로 나눠 복용한다.

_ 행기향소산 行氣香蘇散

소엽·진피·창출·향부자·오약·천궁·강활·지각·마황·감초 각 4g에다 생강 3편을 넣고 달인다.

_ 향갈탕 香葛湯

창출·소엽·백작약·향부자·승마·건갈·진피 각 4g, 천궁·백지·감초 각 2g을 썰어 1첩으로 하고 생강 3편과 파 2뿌리 고(鼓) 7매를 넣고 달인다.

_ 향련환 香連丸

황련 40g, 오수유 20g을 물에 담가 하루를 재운 다음 볶고는 오수유를 버린다. 이것과 목향 10g을 같이 분말하여 초호

醋糊로 오동열매 크기의 환약을 빚는다.

_ 향사양위탕 香砂養胃湯

백출 4g, 사인 · 창출 · 후박 · 진피 · 백복령 각 3.2g, 백두구 · 인삼 · 목향 · 감초 각 1.2g에다 생강 3편과 조棗2매를 넣고 달인다.

_ 향사육군자탕 香砂六君子湯

인삼 · 반하 · 백출 · 진피 · 향부자 각 2g, 대조 1.5g, 생강 · 감초.축사 · 곽향 각 1g을 600ml의 물을 넣어 반이 될 때까지 달여 100ml씩 3회로 나눠 복용한다.

_ 향성파적환 響聲破笛丸

감초 · 길경 · 연교 각 2.5g, 박하 4g, 천궁 · 축사 · 과자 · 대황 각 1g, 아선약 2g을 600ml의 물을 넣어 반이 될 때까지 달여 100ml씩 3회로 나눠 복용한다.

_ 향소산 香蘇散

향부자 · 소엽 각 8g, 창출 6g, 진피 4g, 감초적 2g에 생강 3편과 총백 2본을 넣고 달인다.

_ 향천해독제 香川解毒劑

복령 5g, 토복령 · 목통각 4g, 인동등藤 · 천궁 각 3g, 대황 · 감초 각 1g을 600ml의 물을 넣어 반이 될 때까지 달여 100ml씩 3회로 나눠 복용한다.

_ 현상고 玄霜膏

오매즙 · 이즙 · 시상 · 백사당 · 백밀 · 나복즙 각 160g, 생강즙 40g, 적복령말 320g을 유즙에 9차례 담가서 말리고 관동화·자원말 각 80g을 사과(砂鍋)에 넣어 달여서 고(膏)를 만들고 환으로 만든다.

_ 형개연교탕 荊芥連翹湯

형개·연교·방풍·당귀·천궁·백작약·시호·지각·황금·치자·백지·길경 각 2.8g, 감초 2g을 달여서 복용한다.

_ 형방패독산 荊防敗毒散

인삼·시호·전호·강활·독활·지각·길경·천궁·적복령·감초·형개·방풍 각 4g을 썰어서 1첩으로 하고 달인다.

_ 형소탕 荊蘇湯

형개·소엽·목통·튤홍·당귀·날계(매운계피)·석창포 각 4g을 달인다.

_ 화개산 華蓋散

행인·마황 각 4g, 귤피·상백피·소자 각 2g, 복령 5g, 감초 1g을 600ml의 물을 넣어 반이 될 때까지 달여 100ml씩 3회로 나눠 복용한다.

_ 화위이진전 和胃二陳煎

건강초 8g, 진피·반하·백복령 각 6g, 감초적 2.8g, 사인 2g을 썰어서 달여 마신다.

_ 활락탕 活絡湯

강활·독활·천궁·당귀·감초 각 4g, 백출 8g을 썰어서 1

첩으로 하고 생강 5편을 넣고 달인다.

_활혈구풍산活血驅風散

창출초·두충강초·육계·천마·의이인·귤홍·빈랑·후박·지각 각 2.4g, 당귀·천궁·백지·세신·백질려초·도인·백작약·반하·오령지·감초 각 2g을 썰어서 1첩으로 하고 생강 5편과 조棗 2매를 넣고 달인다.

_황금탕黃芩湯

편금주초·치자주초·길경·적작약·상백피·백문동·형개·박하·연교 각 4g, 감초 1.2g을 달여서 복용한다.

_황금작약탕黃芩芍藥湯

황금·백작약 각 8g, 감초 4g을 달여서 복용하되 복통이 심한 경우에는 계심 1.2g을 첨가한다.

_황기건중탕黃芪建中湯

계지·대조·감초 각 3g, 작약 6g, 황기 1.5g, 생강 1g을 600ml의 물을 넣어 반이 될 때까지 달여 100ml씩 3회로 나눠 복용한다.

_황기익기탕黃芪益氣湯

황기밀초 4g, 인삼·백출·반하제·진피 각 2.8g, 당귀주세·천궁·고본·감초 각 2g, 황백주초·승마·세신 각 2g에다 생강 3편과 조棗 2매를 넣어 달인다.

_황기인삼탕黃芪人蔘湯

보중익기탕에다 창출 4g, 신국 2g, 황백 1.2g, 오미자 15립

粒을 가해서 만든다.

_황련탕 黃連湯

황련주초 · 치자초 · 생지황주세 · 맥문동 · 당귀주세 · 적작약 각 4g, 서각 · 반하 · 감초 각 2g을 넣고 달인다.

_황련사심탕 黃連瀉心湯

황금 80g, 황련 · 생지황 · 지모 각 40g, 감초 20g을 세절細切하여 달여 먹는다.

황련청심음 黃連淸心飮

황련 · 생지황 · 당귀 · 감초 · 백복신 · 산조인 · 원지 · 인삼 · 연육을 각 등분하여 20g씩 달여 먹는다.

_황련해독탕 黃連解毒湯

황련 · 황금 · 황백 · 치자 각 5g을 썰어서 1첩으로 하고 달여서 복용한다.

_회춘양격산 回春凉膈散

연교 5g, 황금 · 치자 · 길경 · 황련 · 반하 · 당귀 · 생지황 · 지각 · 적작약 · 감초 3g을 달여서 먹는다.

_회향안신탕 茴香安腎湯

인삼 · 백출 · 백복령 · 회향 · 파고지 · 빈랑 · 오약 · 변향부 · 축사 · 예지핵 각 3.2g 황백 · 택사 각 2.4g, 목향 · 현호색 각 1.6g, 승마 · 감초 각 0.8g을 썰어 1첩으로 하고 달인다.

후박전 厚朴煎

후박 · 생강 각 200g, 백출 · 신국 · 맥아초황 · 오미자 각 40g을 가루로 만들어 물로 오동열매 크기의 환약을 빚는다.

후박온중탕 厚朴溫中湯

건강포 8g, 후박 · 진피 각 6g, 적복령 · 초두구외 2.8g, 목향 · 감초구 2g에다 생강 3편과 조棗 2매를 넣고 달인다.

흑지황환 黑地黃丸

창출 600g, 오미자 320g, 건강乾薑: 가을철과 겨울철은 40g, 봄철은 28g, 여름철은 20g을 분말하고 조육棗肉으로 오동열매 크기의 환약을 빚는다.

《 제6편 》
알기쉽게 풀이한 한방 용어 해설

한방 용어 해설

ㄱ

- **가사**假死 : 호흡이 정지되고 심장 박동만 있는 인사불성의 상태.
- **가실증**假實證 : 실제적으로는 허증虛證인데 그 정도가 지나쳐 외형상으로 실증實證과 유사하게 나타나는 병증.
- **가열**假熱 : 실제 고열이 아닌데 마치 높은 열이 있는 것처럼 증후를 나타내는 것을 말한다. 일반적으로 고열이 있으면 옷을 벗어 버리고자 하나 이 경우는 도리어 옷을 입고자 하는 것이다. 그래서 더 전문적으로 말하면 진한가열眞寒假熱의 상태인 것이다.
- **가허증**假虛證 : 실제적으로는 실증實證을 가지고 있는 경우이다. 그러나 이 실증이 심하여지면 허증虛證과 유사한 증후를 나타나게 되는데 이러한 상태를 말한다.
- **각산통**脚酸痛 : 하지가 시리면서 아픈 통증을 느끼는 경우.
- **각슬위** : 다리와 무릎의 운동 및 지각知覺 장애.
- **각열통**脚熱痛 : 다리에 열감熱感과 통증이 오는 상태.
- **객혈**咯血 : 폐나 기관지 조직의 손상으로 출혈이 되는 경우.
- **간계근련** : 근육의 경련.

- **간궐두통**肝厥頭痛 : 간 기능 이상에서 오는 두통.
- **간기**肝氣 : 소아가 소화 불량으로 식용이 줄고 푸른 젓을 토하며 악취가 나는 푸른 똥을 누며 우는 병.
- **간비**肝痺 : 대엽성 간염肝葉性肝炎으로 황달이 따른다.
- **간실증**肝實證 : 간장肝臟 기능의 과잉 상태.
- **간열**肝熱 : 간肝에 질환이 생김으로써 나타나는 열. 화를 잘 내고 경기驚氣를 잘 하며 근육이 위약되고 사지가 부자유스러워진다. 어린이의 경우에는 소화 불량과 자주 놀라는 증세가 온다.
- **간울**肝鬱 : 신경증으로 기분이 우울한 증세.
- **간증**肝證 : 간증癎症과 같은 뜻으로 쓰이는데 깜짝깜짝 놀라면서 경련을 일으키는 증상을 나타낸다. 때로는 경풍驚風이나 정신적인 원인에서 오는 신경성 질환 또는 정신병 등을 가리키는 경우도 있다.
- **간풍**癎風 : 간癎을 일으키는 풍증風症・양간陽癎・음간陰癎・경간驚癎, 식간食癎, 풍간風癎 등이 있다.
- **간허**肝虛 : 간장 기능의 허약. 시력 및 청력 장애, 잘 놀라고 사람을 두려워하는 증상이 있다.
- **간화**肝火 : 간열肝熱. 분노의 뜻으로 쓰이기도 한다.
- **감로**疳勞 : 어린아이의 폐결핵이나 만성기관지염 등의 병.
- **감안**疳眼 : 각막건조증角膜乾燥症, 결핵성 안질, 시신경 위축 등을 말한다.
- **감종**疳腫 : 얼굴이 붓고 배가 불러지는 어린이의 병.

- **격양증**格陽證 : 내부는 음陰이 왕성하나 외부로는 양陽의 증상이 나타나는 상태. 가양假陽의 상태이므로 구갈이 와도 냉수를 마시지 않는다.
- **격음증**格陰證 : 내부의 진한眞寒이 왕성하나 외부로는 가열假熱이 나타나는 증세.
- **견비통**肩臂痛 : 어깨에 통증과 마비가 병발하는 신경통.
- **견식**肩息 : 어깨를 움직이며 숨을 쉬는 것.
- **결담**結痰 : 담이 뭉쳐 있는 것.
- **결양증**結陽證 : 수종水腫의 일종으로 신장과 심장 등의 질환으로 인하여 사지가 붓고 쑤시는 통증이 오는 증상.
- **결흉증**結胸證 : 명치 아래가 단단해지면서 가슴과 배가 몹시 당기는 듯이 아픈 급성 염증. 양병陽病에 하제下劑를 잘못 사용하여 열이 가슴으로 몰려 일어난 증상이다.
- **경담**驚痰 : 놀란 담痰이 가슴 속에 뭉쳐서 몹시 아플 때는 펄쩍펄쩍 뛰면서 지랄병 같은 증세를 나타낸다. 이것은 히스테리의 한 가지로 여자에게 많다.
- **경락**經絡 : 오장 육부五臟六腑에 생긴 병들이 체표體表에 나타나는 자리들로 이는 또한 인체 내 기氣의 운행 통로가 된다. 이 자리를 침이나 뜸으로 자극하면 연관된 장부나 기관의 병이 낫는다. 이 자극하는 부위를 경혈經穴이라고 한다. 경經은 상하로 뻗어 있고, 락絡은 경과 경 사이를 이어 준다.
- **경병**痙病 : 경변성痙變性 질환의 일종으로 파상풍破傷風과 유사類似하다.

- **경축** : 어린아이가 고열이나 회충 또는 뇌척수腦脊髓 질환 등으로 온 몸에 경련이 일어나는 병.
- **경풍**驚風 : 어린아이가 경련을 일으키는 병의 총칭. 뇌척수 질환이나 회충으로 생기는 병. 발열병發熱病 등에서 나타난다.
- **경혈**經穴 : 경락經絡 선상에 있는 침이나 뜸을 뜨는 부위로 각종 질병이 이것과 연관된다.
- **계**悸 : 가슴이 두근거리는 현상.
- **고가** : 뱃속에 굳은 응어리가 생기는 증상. 자궁근종子宮筋腫, 난소근종卵巢筋腫, 암종癌腫 등에서 나타난다.
- **고갈**枯渴 : 체내의 진액津液이 말라 버리는 것.
- **고석**枯腊 : 영양 상태의 불량으로 야위고 피부가 까칠까칠해지는 것.
- **고장**鼓腸 : 뱃속 장내腸內에 가스가 찬 것.
- **고창**鼓脹 : 소화액의 이상으로 위장에 가스가 차거나 복수腹水가 충일한 것.
- **고창**蠱脹 : 고창鼓脹이 만성화되면 다만 복부가 팽팽하게 붓고 내부는 빈다. 이러한 증상은 일종의 벌레가 내부를 침식하는 까닭이라고 하여 이 이름을 붙였다.
- **곡달**穀疸 : 소화 불량성 황달黃疸.
- **골위증** : 골骨의 발육 부전과 과로로 허리와 하체를 쓰지 못하는 운동 장애의 증상.
- **골절비**骨節痺 : 관절關節의 기능 장애.

- **골절증**骨絶症 : 신기腎氣가 절絶하여 일어나는 병으로 이가 누런 빛으로 변하여 빠지고 오래지 않아 죽게 된다.
- **골한증**骨寒症 : 뼈 속에 찬 기운을 느끼는 병·신경腎經에 수분이 고갈되어 골수에 수기水氣가 없어짐으로써 발병한다.
- **곽란** : 여름철에 급격한 토사吐瀉를 동반한 급성 위장병. 급성 중독성 위염 등이다.
- **관격**關格 : 음식물이 급하게 체하여 가슴이 꽉 막히고 먹지도 토하지도 못 하며, 대소변도 잘 보지 못하고 정신마저 잃는 위급한 병. 급성위염 따위이다.
- **구갈**口渴 : 내부의 열로 입이 마르고 타는 증세. 양증과 음증이 있는데, 양증은 물을 잘 마시나 음증은 물을 마시지 않는다.
- **구금**口禁 : 이를 꽉 다물고 열지 않는 위급병증. 즉, 아관긴급牙關緊急이라고도 한다. 중풍 등에서 온다.
- **구금리**口禁痢 : 설사가 심하여 탈수脫水되어서 음식을 먹지 못하는 증세.
- **구미** : 입 속이 허는 것. 구내염口內炎·구각염口角炎 등이 이에 속한다.
- **구수**久嗽 : 기침이 나기 시작하면 오랫동안 그치지 아니하는 병증. 폐나 기관지의 만성 질환에서 나타난다.
- **구안와사** : 안면 신경 마비로 입과 눈이 비뚤어지는 증상. 돌아간 쪽이 건강한 쪽이다.
- **구창**口瘡 : 입 안에 나는 부스럼. 괴양성 구내염 등이다.

- **궐역**厥逆 : 냉각冷却의 정도가 극심한 상태. 주로 손발이 차가워서 온다.
- **근혈**筋血 : 항문 주위의 출혈. 치질 및 항문 출혈 등이 이에 속한다.
- **금구리** : 이질利疾로 입이 오므라들어 먹지를 못 하는 병.
- **금기**禁忌 : 복약服藥을 할 때 먹어서는 아니 되는 음식물과 지켜야 할 일상 생활 그리고 제반 사항.
- **금창**金瘡 : 금속성의 칼이나 창 같은 것으로 받은 상처.
- **급간**急癎 : 갑자기 전신에 경련이 일어나면서 그 발작 상태가 반복되며 정신을 잃는 병.
- **기결**氣結 : 목구멍에 담이 붙어서 답답해하는 병.
- **기궐**氣厥 : 기혈氣血이 없어지고 사기邪氣가 위로 떠올라서 머리가 몹시 아픈 병.
- **기담**氣痰 : 신경과민으로 담痰이 인후에 걸리어서 뱉고 삼키기가 곤란하며 가슴이 답답하고 괴로운 병.
- **기색**氣塞 : 정신 작용의 과격으로 기운이 막히는 병
- **기실열**氣實熱 : 원기가 정상보다 항진된 상태에서 열이 동반 되는 것
- **기역**氣逆 : 열이 심하여 위기衛氣-뱃속의 에너지가 위로 치밀어 오르는 병. 가슴이 답답하고 뻑적지근하며, 두통이 나고 목이 마르며, 숨이 차고 손발이 차진다.
- **기울**氣鬱 : 마음이 울적하여 가슴이 아픈 병. 칠정七情의 손상에 의한 순환 장애로 온다.

- **기창**(氣脹) : 기氣의 순환 장애. 즉, 칠정七情이 울결하여 일어나는 복부 창만증. 몸도 붓고 팔다리가 여윈다.
- **기체**(氣滯) : 경락經絡 등 기도氣度가 순순順하지 못하여 기가 응체되어서 생기는 병
- **기허열**(氣虛熱) : 원기 부족으로 발생하는 병

- **나력**癩癧 : 경부임파선頸部淋巴線 만성종창腫瘡. 결핵성의 것과 비결핵성의 것 두 가지가 있다.
- **나력루** : 목 부위에 결핵성 임파선염이 생겨서 농이 많이 나오는 외과적인 병
- **내공**內攻 : 체표의 질병이 내장으로 전입되는 것
- **내상**內傷 : 체내 조건에 따라 생긴 병들로 과로나 식상食傷, 신경 과민으로 생긴 병들이 내상의 예가 된다. 내상의 반대는 외상外傷 또는 외감外感이다.
- **내옹**內癰 : 신체의 내부에서 생기는 종기. 폐농양·화농성 늑막염 등이 그 예다.
- **내풍**內風 : 중풍中風을 이르는 말로 이는 풍이 외래풍사外來風邪 밖으로부터 침입하는 풍사로 생기는 것이 아니고 내인內因으로 발생되기 때문에 이렇게 부르기도 한다.

- **냉담**冷痰 : 담병痰病의 한 종류로 팔다리가 차고 마비되어서 근육이 군데군데 뭉쳐 쑤시고 아픈 병. 사지의 신경통과 유사하다.
- **냉병**冷病 : 하체下體를 차게 하여 생기는 병의 총칭. 장카타르나 자궁병 등이 이에 속한다.
- **냉비**冷痺 : 찬 기운으로 손 발이 마비되는 병
- **냉약**冷藥 : 약에는 각기 그 약성藥性이 있는데, 그 약성이 찬 약을 말하는 것으로 이런 약은 대개 소염消炎 · 해열解熱 · 진정鎭靜의 효과가 있다.
- **냉적**冷積 : 냉기冷氣로 인해서 혈액 순환에 장애를 일으켜 뱃속에 응어리가 생긴 병
- **노수**勞嗽 : 주색酒色이나 노동이 지나쳐서 몸이 허약하여 지고 기침과 오한惡汗 · 도한盜汗 및 열이 나는 병.
- **노학** : 만성으로 이행되기 전의 학질. 항상 경미한 오한과 신열이 따른다.
- **노화**勞火 : 분노에서 오는 간열肝熱.
- **녹맹**綠盲 : 녹풍綠風과 같은 뜻으로 녹내장綠內障의 일종.
- **농루**膿漏 : 고름이 계속 흘러나오는 증상. 부비강염副鼻腔炎 등이 이에 속한다.
- **누풍증**漏風症 : 술의 과음으로 몸에서 항상 열과 땀이 나면서 목이 마르고 나른하여지는 병. 주풍酒風.

- **단기**短氣 : 숨이 차서 호흡이 빠르고 거친 증세. 호흡 곤란.
- **단방**單方 : 한 가지 약재藥材로 병을 치료하는 처방處方.
- **단유아**單乳蛾 : 열이 나면서 한 쪽 편도선이 붓는 병.
- **단전**丹田 : 배꼽 아래 한 치一寸 다섯 푼五分 되는 곳에 위치한 침혈針穴로 여기에 힘을 주면 건강과 용기를 얻는다.
- **담**痰 : 몸의 분비액分泌液이 어느 국부에서의 수분 대사 장애삐거나 겹결리는 것로 응결되어 결리고 아픈 증상. 수독水毒이라고도 한다. 또 가래를 총칭하기도 한다.
- **담궐**痰厥 : 원기가 허약하여 수분 대사의 순환 장애를 일으켜서 사지가 차갑고 마비가 오며 현기증과 기氣의 순행이 차단되고 맥이 약해지는 병.
- **담설**膽泄 : 수분 대사의 장애로 생긴 설사.
- **담울**痰鬱 : 천촉喘促의 한 증후로 담이 가슴에 뭉치어서 기침이 나며 속이 답답하고 숨이 찬 병증.
- **담음**痰飮 : 장腸이나 위胃에 물기가 있어 출렁출렁거리는 소리가 나며 가슴이 답답한 증세. 위확장증에서 잘 보인다.
- **대하**帶下 : 자궁내막염 등의 병증으로 인해 자궁에서 흘러나오는 여러 가지 색깔의 이상 액체 분비물.
- **도한**盜汗 : 몸이 쇠약하여 잠자는 사이에 나는 식은땀.

- **독창**禿瘡 : 원형 탈모증圓形脫毛症. 머리의 피부병으로 둥근 홍색의 반점이 생기고, 뒤에는 그 부위의 머리가 빠진다.
- **동계**動悸 : 가슴이 평소보다 크게 두근거리는 증상으로 심계心悸가 항진亢進된 상태이다.
- **두모**頭冒 : 모자를 쓴 것같이 머리에 중압감이 오는 증상. 때로 현기증도 수반한다.
- **두중**頭重 : 머리가 무거운 느낌이 드는 것.
- **두창**痘瘡 : 천연두나 마진痲疹으로 일어나는 부스럼.
- **두현**頭眩 : 머리가 어지러운 증상.

- **마도창**馬刀瘡 : 양명경락상陽明經絡上에 생기는 임파 결절結節의 하나. 연주창連珠瘡 등이 이에 속한다.
- **마목**痲木 : 운동 마비 혹은 저리는 것. 마痲는 기허氣虛에서 오고 목木은 습濕·담痰과 사혈死血에서 온다.
- **만경풍**慢驚風 : 뇌막염腦膜炎성 질환에서 오는 만성 경풍증. 경련을 일으킨다.
- **망양**亡陽 : 양기陽氣가 탈진된 상태. 땀이 흐르는 증상과 흐르지 않는 증상이 있다.
- **망음양증**亡陰陽症 : 발한과다發汗過多·토사과다吐瀉過多·출

혈과다出血過多 등으로 음양이 모두 허탈한 상태. 예후豫後가 나쁘다.

- **매핵기**梅核氣 : 인후에 무엇이 걸린 것 같은데 뱉거나 삼키려 해도 없어지지 않는 신경성 질환.
- **면통**面通 : 삼차신경통三叉神經痛의 일종.
- **명현**瞑眩 : 약물에 의해서 일어나는 일시적인 어지럼증.
- **모현**冒眩 : 머리에 모자를 쓴 것 같이 중압감을 느끼면서 어지러운 증상.
- **목설**木舌 : 심心과 비脾의 열이 옹색壅塞하여 혀가 점점 커지면서 굳어져 입 안을 폐쇄함으로써 호흡 곤란도 따른다. 구급救急을 요하는 병.
- **목신증**木腎症 : 퇴산의 일종으로 힘없이 음경이 팽대하고 딴딴해서 아픈 것. 통증이 없을 때도 있다.
- **몽설**夢泄 : 꿈속에서 사정射精하는 것. 몽정夢精과 같다.
- **문무화**文武火 : 약을 달이는 열에 쓰이는 말로 세지도 약하지도 않은 화력火力.
- **미능골통**眉稜骨痛 : 미능골眉稜骨 : 눈썹 부위의 뼈에서 눈까지 아파 눈을 뜨지 못하는 병. 밤에 더 심하다.

ㅂ

- **반관맥**反關脈 : 요골동맥의 약동이 손바닥 쪽에서 촉진되지 않고 손등 쪽에서 촉진되는 맥.
- **반위**反胃 : 만성 구토嘔吐. 위의 건고乾枯로 구역질이 나는 것으로 위의 내용물을 반출反出시킨다. 위암胃癌 등에서 나타난다.
- **백독풍**白禿風 : 피부가 벗겨지고 흰 반점이 생기는 병. 백선白癬 등이 이에 속한다.
- **백안통**白眼痛 : 눈의 홍채虹彩나 강막綱膜에 생기는 염증炎症.
- **번갈**煩渴 : 가슴이 답답하고 갈증이 심한 것.
- **번계**(煩悸) : 가슴이 답답하면서 심계항진心悸亢進까지 수반되는 상태.
- **번열**煩熱 : 겨울철에도 이불 밖으로 손발을 내놓아야 할 정도로 화끈거리는 열증.
- **번위**翻胃 : 구토나 구역질과 같은 증세로 위암 등에서 나타난다.
- **번조**煩躁 : 신열身熱이 나서 갑갑하고 손발을 가만히 못 두는 것.
- **변독**便毒 : 서혜부鼠蹊部의 임파 결절淋巴結節. 일명 가래톳이라고도 한다.

- **변옹**便癰 : 가래톳이 생기는 병. 임질이나 음식창陰蝕瘡의 미독성微毒性으로 일어난다. 혈산血疝이라고도 한다.
- **변탁**便濁 : 신염腎炎 또는 방광염의 일종이다.
- **변혈**便血 : 대변에 피가 섞여 나오는 것. 장출혈이나 치痔출혈로 일어난다.
- **병병**倂病 : 한 병증病症이 진행되고 있는데 또 다른 병증이 병발하는 경우.
- **보법**補法 : 인체 기혈의 부족을 보충하는 치료 대법治療大法.
- **보사**補瀉 : 보하는 경우와 사하는 경우. 보는 보제補劑를 써서 기혈을 보충하는 것이며, 사瀉는 하제下劑 : 설사약나 공제攻劑 : 설사·발한·토제 등 총칭를 써서 질병의 극성을 제거하는 것이다.
- **복량**伏梁 : 위경련이나 심하心下의 응어리를 말한다.
- **복수**腹水 : 복강腹腔 내에 체액體液 : 수분이 고여 있는 상태. 간경변증·간암·복막염·신장염·장폐색·난소종양·백혈병 등에 의해서 이루어진다.
- **복창**腹脹 : 복부의 창만증. 얼굴과 수족에는 부종이 없다.
- **복통리**腹痛痢 : 복통이 따르는 이질.
- **복학** : 비장염의 일종. 비장이 부어 배에 자라 모양의 것이 생기면서 한열寒熱이 심한 소아의 병이다.
- **부종**浮腫 : 온 몸이 부어 오르는 병. 심장병이나 신장병 또는 어느 국부局部의 혈액 순환 이상 등으로 일어난다.
- **불급**不及 : 부족 상태. 기능 감퇴.

- **불리**不利 : 순조롭게 나가지 못하는 것.
- **불매**不寐 : 잠은 오지 않으면서 눈을 감으면 눈 앞에 무서운 환상이 나타나는 증상.
- **비**痺 : 풍·한·습風寒濕에 의해 감각이 마비되는 병증으로 신경통이 그 대표적인 것이다.
- **비구** : 급성 비염鼻炎으로 코가 막히고 맑은 콧물이 자꾸 흐른다.
- **비기** : 가슴이 그득한 기분. 상초上焦의 장애로 온다.
- **비색증**鼻塞症 : 급성비염이나 비후성 비염肥厚性鼻炎으로 코가 막히는 증상.
- **비선**鼻扇 : 호흡 장애로 비공鼻 : 콧구멍을 들먹이면서 숨을 쉬는 비익 호흡鼻翼呼吸.
- **비통**痺痛 : 저리면서 아픈 증세.
- **비허증**脾虛症 : 소화기의 기능이 허약한 상태.

- **사리**瀉利 : 설사.
- **사법**瀉法 : 체내의 병사病邪 : 병의 원인과 진행 요인를 파산破散시키고 해소解消시키며 또는 공하攻下시키는 치료대법治療大法을 말한다.

- **사상**四象 : 조선 왕조 고종高宗 때 동무東武 이제마李濟馬가 주창한 의학설醫學說로, 모든 인체는 엄격히 양체陽體 음체陰體가 있는가 하면 이것은 나아가 양체는 더욱 순수한 태양太陽, 덜 순수한 소양少陽으로 나뉘어지며, 음체는 더욱 순수한 태음太陰, 덜 순수한 소음으로 구별되어지며 이에 따라 진단, 치료 그 외 모든 것이 결정 지워진다는 것이다. 사상四象은 바로 그 네 유형類形 태음·태양·소음·소양을 말한다.
- **사수**邪祟 : 긴장되어 망각하는 병증.
- **사역**四逆 : 손발이 차가운 것.
- **사열**瀉熱 : 열을 내리게 하는 것. 해열.
- **사지구급**四肢拘急 : 손발의 경련증.
- **사**瀉血 : 삼릉침三稜針 - 등을 이용하여 출혈시키는 것.
- **사혈복통**死血腹痛 : 타박상이나 산후産後 악혈惡血이 응결되어 복중 일정 부위에 동통이 일어나는 것.
- **산기**疝氣 : 하복통. 고환과 음낭 그리고 장腸 등에서 오는 신경통과 요통腰痛 등의 원인으로 온다.
- **산리**疝痢 : 냉冷해서 하복통이 수반되는 설사.
- **산후오로**産後惡露 : 산후에 악혈惡血과 분비물 등이 유출되는 것.
- **산후풍치**産後風齒 : 산후에 발열하며 혀가 말려 오므라들고 손가락이 미동微動하면서 경련을 일으키는 것.
- **삼초**三焦 : 상초上焦·중초中焦·하초下焦를 가리킨다.

- **상霜** : 약물 수치수치修治 : 약 다루는 법의 한 방법으로 약물을 초흑炒黑 : 볶아서 검게 만드는 것함으로써 그 성분을 잃지 않은 채 독성毒性만을 제거하는 약 다루는 법제法製.
- **상초上焦** : 횡격막 이상의 부위. 이 부위에서 양기陽氣가 발생되고 피부를 윤택하게 하면서 체력을 조절해 준다.
- **상충上衝** : 기氣가 위로 솟아오르는 것.
- **상한傷寒** : 추위에 의해 발병된 것. 넓은 뜻으로는 일체의 고열과 전염성의 외감성外感性 질환을 뜻한다.
- **상혈上血** : 격혈·구혈·토혈 등 상부로 배출되는 피.
- **상화相火** : 명문命門 : 명치. 몸을 지탱하는 물질을 다루는 기관이나 신腎의 화火.
- **서설暑泄** : 더위를 먹고 설사하는 것.
- **서열暑熱** : 일사병日射病 또는 열사병熱射病의 일종.
- **서체暑滯** : 더위에서 오는 소화 불량증.
- **서풍暑風** : 더위에 상한데다가 풍風에까지 감촉된 것으로 발열·두통·경련·인사불성 등의 증상이 일어난다.
- **석림石淋** : 신腎·방광膀胱·요도尿道 등에 생기는 결석結石.
- **섬어** : 병세가 악화되어 열이 심할 때 헛소리를 하는 것.
- **소갈消渴** : 당뇨병의 주요 증상으로 목이 마르고 배가 몹시 고프며 배뇨량이 많고 오줌에 당糖이 많이 나온다.
- **소곡消穀** : 소화가 너무 잘 되어서 즉시 공복감을 느끼는 것.
- **소변불금小便不禁** : 소변이 계속 조금씩 나오는 것을 참지 못하는 증상.

- **소변불리**小便不利 : 소변이 잘 나오지 않는 증상.
- **소변자리**小便自利 : 소변이 자주 저절로 나오는 증세.
- **소복구급**小腹狗急 : 하복부의 복직근이 경련되는 증상.
- **소복급결**小腹急結 : 하복부에 어혈의 증후가 있는 것.
- **소복불인**小腹不仁 : 하복부의 지각 둔마鈍痲나 마비.
- **소유**消乳 : 젖이 적어지거나 단유斷乳한다는 뜻.
- **손설** : 소화력이 약해서 먹는 대로 설사하는 것. 이유離乳 후의 소아에 잘 일어난다.
- **수결흉**水結胸 : 흉부에 수독水毒이 차인 증상으로 습성늑막염 등이 이에 속한다.
- **수독**水毒 : 신진 대사의 장애에서 생기는 노폐물로 담병痰病의 원인이 된다.
- **수역**水逆 : 구갈口渴을 느껴 물을 마시나 마시는 대로 토해내는 증상.
- **수음**水飮 : 담음痰飮이 위내胃內에 고여 있는 상태.
- **수족궐냉**手足闕冷 : 손발이 차가운 것.
- **수종**水腫 : 신체의 조직 간격間隔이나 체강體腔 안에 임파액이나 장액漿液이 많이 고여 있어서 몸이 붓는 병. 신장腎臟이나 장액漿液이 많이 고여 있어서 몸이 붓는 병. 신장腎臟이나 심장心臟 그리고 영향 등의 장애로 온다.
- **수해**水咳 : 습성濕性 늑막염 등으로 오는 기침의 일종.
- **습각기**濕脚氣 : 부종성浮腫性 각기.
- **습담**濕痰 : 습사濕邪로 신진 대사에 장애가 생겼을 때 일어나

는 노폐물이 체액의 형태로 정체되는 현상.
- **습노**濕勞 : 습사濕邪로 인하여 신체의 허약이 오는 것.
- **습리**濕痢 : 습사에 의한 이질.
- **습비**濕痺 : 습사에 의한 마비증.
- **습사**濕邪 : 습기濕氣에 의해서 인체를 손상시키는 일체의 요인들. 발열·코막힘·전신 동통·설사·소변 불리·복통 등의 증상 등이 오면서 몸이 누렇게 변한다.
- **습설**濕泄 : 습사에 의한 설사. 비만 체질자의 설사도 습설이라고 한다.
- **습열**濕熱 : 소변의 배설을 방해하는 열.
- **습온**濕溫 : 습사濕邪의 침공에 뒤이어 더위까지 먹는 것.
- **습울**濕鬱 : 전신 관절의 이동성 동통. 허리의 무력증, 산통疝痛이 이에 속한다.
- **시역**時疫 : 유행성 고열병高熱病.
- **시종** : 이하선염耳下腺炎의 일종.
- **식간** : 소화 장애를 수반하는 경련성 급성 질환.
- **식담**食痰 : 소화기의 기능 장애로 신진 대사에 이상을 일으켜 노폐물이 쌓여서 생기는 담痰으로, 복강내에 괴塊를 만들고 비만증이 온다.
- **식상증**食傷證 : 먹는 음식이 소화되지 아니하여 복통復痛과 토사吐瀉 등의 급성 병변을 일으키는 것.
- **식역** : 대장의 적열積熱이 위장에 미쳐 식욕이 나서 음식을 많이 먹으나 몸이 마르는 것.

- **식울**食鬱 : 위산과다·식욕 부진 등의 증상.
- **식적**息積 : 기氣가 솟아올라 소화 장애로 옆구리가 팽만되며 복통이 일어나는 증상. 식욕이 떨어지며 대변을 보면 후복통이 가라앉는다.
- **신수**腎水 : 신장腎臟의 수기水氣. 생화력의 근간이 되는 정력精力과 양기陽氣를 뜻하기도 한다.
- **신허열**腎虛熱 : 신장腎臟의 기능 장애에 수반되는 열.
- **실**實 : 허虛의 반어로 충실充實을 뜻하나 병리적病理的으로는 병사病邪가 강한 것을 뜻한다.
- **실열**實熱 : 병사病邪와 정기正氣가 대항하는 과정에서 발생되는 실증성實證性 고열.
- **실정**失精 : 유정遺精이나 몽정夢精 또는 과음·과로過淫過勞와 영양 흡수 장애 등으로 체액體液의 순환이 원활치 못한 상태.
- **실증**實證 : 사기邪氣 즉, 강력한 병원력病原力에 의하여 생기는 여러 증상들. 표부表部에서는 근육과 경락의 기능 장애가 일어나고, 속에서는 장부臟腑의 기능 장애가 나타난다.
- **실혈현운**失血眩暈 : 출혈 과다로 일어나는 현기증.
- **심열**心熱 : 울화로 일어나는 열. 가슴이 답답하고 아픈 것 같으며, 손바닥이 화끈거리고, 이마가 붉고 심하면 눈을 위로 뜨고 이를 악물고 머리를 흔든다.
- **심통**心痛 : 심장에 일어난 질병. 심근염·심내막염·협심증 등이 이에 속한다.

- 심心下 : 명치, 검상돌기劍狀突起 부위.
- 심하급心下急 : 명치에 무엇이 걸려 막힌 것 같으면서 아픈 것.
- 심하비 : 명치에 무엇이 걸린 것 같이 받치고 딱딱한 것.
- 심허열心虛熱 : 심장 기능의 허약에서 일어나는 열.
- 심허증心虛證 : 심장의 기능 쇠약에서 오는 증상으로 가슴과 배가 더부룩하고 옆구리와 허리가 당기면서 아픈 증상. 슬퍼하기를 잘 한다.

- 아감牙疳 : 잇몸에 일어나는 치조궤양齒槽潰瘍.
- 아구창鵝口瘡 : 기생성 구내염口內炎의 일종.
- 아장풍牙掌風 : 창병瘡病에 경분輕粉이 들어가 손바닥에 부스럼이 나고 허물이 나고 허물이 벗는 수장각피증手掌角皮症.
- 아침통兒枕痛 : 산후, 태반의 잔류에서 오는 자궁 경련통.
- 야수夜嗽 : 음허陰虛하여 밤에 많이 나는 기침.
- 야제夜啼 : 소아가 경기驚氣로 밤에만 우는 증상.
- 양궐사음陽厥似陰 : 군화君火와 상화相火가 허약하여 상대적으로 음증陰證이 나타나는 것. 수족이 싸늘하고 하복부가 냉하며 설사가 난다.

- **양허화동**陽虛火動 : 양허陽虛하여 허열虛熱이 오르는 것.
- **어혈**瘀血 : 혈액이 정체된 상태.
- **여달**女疸 : 과로나 성교 과다에서 오는 황달. 여로달女勞疸이라고 한다.
- **여로복**女勞復 : 고열성 질환의 회복기에 성교 과다로 재발한 것.
- **역기**逆氣 : 기氣가 상승되는 것.
- **역절풍**歷節風 : 다발성 관절염 등에서 오는 관절통.
- **열**熱 : 신진 대사의 항진亢進이나 화火를 뜻하고, 또 체온 상승의 자각적이거나 타각적인 현상도 의미한다.
- **열격**熱膈 : 음식물을 삼키기 곤란한 병. 식도 협착증이나 분문 협착증 또는 식도암 등이 이에 속한다.
- **열궐**熱厥 : 열이 심하면서 손발이 차고 아픈 증상.
- **열담**熱痰 : 열로 인해 신진 대사의 장애를 일이켜 생긴 노폐물들.
- **염창** : 경골 부위에 생기는 습진의 일종. 농가진膿痂疹이라고도 한다.
- **영**營 : 영혈營血을 이르는 것으로 소화 흡수된 영양소.
- **영위**榮衛 : 영혈과 위기衛氣로 진액과 병사에 대한 저항력을 가리킨다.
- **오경**五硬 : 소아의 목과 사지의 뼈가 경화되는 증상. 풍사風邪가 간에 침입해서 일어나는 것으로 본다.
- **오로**五勞 : 심로心勞 · 폐로肺勞 · 간로肝勞 · 비로脾勞 · 신로腎

勞 등 오장의 과로를 뜻하는 것으로 질병의 병인病因이 된다.
- **오림**五淋 : 기림氣淋 · 혈림血淋 · 석림石淋 · 고림膏淋 · 허림虛淋의 다섯 가지 소변의 증상을 뜻한다.
- **오미**五味 : 맵고, 쓰고, 달고, 시고, 짠맛을 가리키는데, 매운맛은 폐, 쓴맛은 심, 단맛은 비, 신맛은 간, 짠맛은 신 등의 오장과 관계를 갖는다.
- **오심번열**五心煩熱 : 전신에서 일어나는 번열증煩熱症.
- **오연**五軟 : 어린아이의 뼈에 힘이 없는 뇌성腦性 소아 마비로 두항연頭項軟 · 수연手軟 · 각연脚軟 · 신연身軟 · 구연口軟 등이 있다.
- **어풍**惡風 : 바람이 없으면 아무렇지도 않고 바람을 싫어하며 바람을 쐬면 한기가 든다.
- **오한**惡寒 : 몸이 오슬오슬 춥고 괴로운 증세. 급성 열성병이 발생할 때 피부의 혈관이 갑자기 오그라져서 일어나는 증세로 대개 이 기운이 끝나면 열기熱氣가 온다.
- **온병**溫病 : 겨울철에 침입한 상한傷寒이 잠복해 있다가 다음 해 봄이나 여름에 발병하는 질병.
- **와사**蝸斜 : 안면에 일어나는 삼차 신경 마비.
- **완마**頑麻 : 지각 마비知覺麻痺가 심한 증세.
- **왕래한열**往來寒熱 : 오한惡寒과 열이 교차되는 증세.
- **외인**外因 : 외적 발병 요인을 말하는데, 이것들에게는 풍風 · 한寒 · 서暑 · 습濕 · 조燥 · 화火가 있다.
- **요삭**尿數 : 소변을 자주 보는 증상.

- **요삽**尿澁 : 요의尿意를 느끼면서도 소변이 시원하게 나오지를 못 하고 조금씩 나오는 것.
- **요혈**尿血 : 색이 붉은 오줌으로 사구체 신염絲毬體腎炎이나 신장 결핵 등에서 잘 나타난다.
- **울담**鬱痰 : 정신 즉, 신경성 장애로 신진 대사가 저해되어 생기는 노폐물의 응집으로 노담老痰·조담燥痰 등이 있다.
- **울모**鬱冒 : 졸지에 의식 이 몽롱해지는 상태. 부인들에게 많다.
- **울혈**鬱血 : 병소病巢의 정맥靜脈이 확대되어 정맥의 피가 막혀서 충혈이 되는 혈액 순환의 장애.
- **위궐**衛厥 : 손발에 힘이 없고 기가 상충하는 것.
- **위내정수**胃內渟水 : 위 안에 수분이 다량 고여 있는 상태.
- **유뇨**遺尿 : 소변의 유출을 감각하지 못하는 상태. 오줌싸개.
- **유선**乳腺炎 : 유선의 염증성 질환. 초산 부인의 수유기에 많다.
- **유음**溜飮 : 명치에 수분이 정체되어 호흡곤란이 오고 신물이 나는 병.
- **유정**遺精 : 잠을 자는 동안에 정액이 유출되는 증상.
- **유종**乳腫 : 여자의 젖이 곪는 종기. 유옹乳癰
- **유중풍**類中風 : 중풍증과 유사한 발작을 하나 중풍은 아닌 것. 졸도와 언어 장애만 온다.
- **유풍**油風 : 원형 탈모증.
- **육부**六腑 : 소장·대장·담낭·위장·방광 및 명문命門의 내장기로 오장五臟에 대칭하여 양성陽性 기능을 수행하는

장기로 본다.
- **음극사양**陰極似陽 : 체내의 냉기가 극심하여 겉으로는 반대로 양증처럼 나타나는 증상.
- **음낭수종**陰囊水腫 : 체내의 냉기가 극심하여 겉으로는 반대로 양증처럼 나타나는 증상.
- **음양**陰陽 : 주역周易의 중심 사상으로 상대성 이원론二元論. 만물이 음과 양으로 생성된다는 원리를 한의학韓醫學에는 병리론病理論에도 원용한다.
- **음증발반**陰證發班 : 반점이 백색으로 돋아나는 것.
- **음증**陰證 : 병상病狀이 정적靜的이고 침울·한성寒性이며 신진 대사의 기능 장애가 일어나는 병증 등.
- **음탈**陰脫 : 자궁 탈출脫出.
- **음허토혈**陰虛吐血 : 신腎 기능 허약자가 과음過淫으로 정력이 더욱 약해져서 발열發熱하여 이열이 폐에 미쳐 폐출혈이 되는 것.
- **음허화동**陰虛火動 : 음허하여 화火가 동動한 증상. 음은 신腎 즉, 수水를 뜻하고 화火는 심心을 뜻한다.
- **이급**裏急 : 복부의 피하皮下에서 경련이 일어나 속에서 잡아당기는 것 같은 통증이 오는 것.
- **이급후중**裏急後重 : 이질이나 대장염의 질환 때 뒤가 묵직하고 시원하지 않은 상태.
- **이명**耳鳴 : 귀울림.
- **이실**裏實 : 복부에 탄력이 있고 실實하면서 변비증이 있는

상태. 발열, 가슴이 답답하고, 복부의 창만, 변비·헛소리·발광 등의 증세가 따른다.
- **이한**裏寒 : 속이 냉한 것. 메스껍고 토하거나 설사를 하며 복통과 수족이 냉해지는 증상이 따른다.
- **이허**裏虛 : 속이 허한 것. 복부에 탄력이 없고 연약하면서 머리가 무겁고 어지러우며 전신 권태의 증상이 따른다.
- **인음** : 갈증이 심해서 물을 많이 마시는 것.
- **일음** : 전신이 무겁고 수족에 부종浮腫이 오는 증세.
- **일포열**日晡熱 : 저녁때 일어나는 조열潮熱.

- **자모**子冒 : 임신 중의 감기.
- **자번**子煩 : 임신 중 가슴이 답답한 증세.
- **자수**子嗽 : 임신 중 해수가 멎지 않는 증상.
- **자학** : 임부가 학질을 앓아 한열寒熱이 왕래하는 것.
- **장열**壯熱 : 병으로 인한 매우 높은 신열身熱.
- **적**積 : 오장五臟에 일어나는 종양체腫瘍體. 기氣가 축적되어 발병한다.
- **적백리**赤白痢 : 점액변과 출혈이 동반되는 이질.
- **적열토혈**積熱吐血 : 열이 축적되어 심해졌을 때 오는 토혈.

- **적취**積聚 : 오장 육부에 생기는 질환으로 적積은 오장에 주로 생기는 종양이고 취聚는 육부六腑에 기氣가 뭉쳐서 생기는 괴塊인데 이동성이 있다.
- **전경**轉經 : 질병의 전입 방법인데 표사表邪가 양경陽經에서 속으로 이전하여 음경陰莖에 침입된 것.
- **전광**癲狂 : 정신 질환으로 전癲은 음증성이고 광狂은 양증성이다.
- **전기**轉氣 : 위나 장내의 가스. 즉, 방귀를 뜻한다.
- **전진**顚振 : 손발이 떨리는 무도병無蹈病으로 진전양振顚樣 마비의 유형이다. 원인은 명확치 않다.
- **정기**正氣 : 병사病邪의 침범을 막아 내는 인체의 저항력.
- **정성**鄭聲 : 헛소리의 일종으로 낮은 음성으로 같은 말을 중얼거린다. 섬어가 실증實證인데 비해 정성은 허증이다.
- **제중**除中 : 사망 전에 일시적으로 병세가 호전되는 것.
- **제하구급**臍下拘急 : 하복부의 복직근이 딴딴하면서 당기는 증상.
- **제하불인**臍下不仁 : 하복부가 탈력을 잃고 마비감이 오는 것.
- **조시**燥屎 : 딱딱하게 굳은 대변.
- **조열**潮熱 : 마음이 답답하면서 일어나는 열로 소변의 양이 감소되지 않는 특징을 가졌다.
- **조잡** : 트림을 할 때 위胃의 내용물이 올라오며 가슴이 답답해지는 증상.
- **좌섬**挫閃 : 삔 것. 뼈마디가 타격으로 그 주위의 막이 상하여

국부가 붓고 아픈 병. 염좌捻挫라고도 한다.
- **주달**酒疸 : 술이 원인이 되어 생긴 황달.
- **주리** : 피부에 있는 자디잔 결, 또는 점막.
- **주마담**走馬痰 : 온 몸을 돌아다니는 담종痰腫.
- **주하병**注夏病 : 봄이나 여름을 타는 증상.
- **중서증**中暑證 : 서열暑熱의 침범으로 더위 먹는 것.
- **중설**重舌 : 혀의 밑에 또 하나의 작은 혀 같은 것이 발생하는 것. 설종양舌腫瘍의 하나다.
- **중소**中消 : 소화기의 기능 장애로 일어나는 당뇨병.
- **중풍**中風 : 반신 또는 전신이 불수不遂가 되거나 팔 또는 다리에 마비가 오는 병. 뇌의 출혈이나 연화軟化 또는 염충炎衝이나 척추의 기질적器質的 변화 등에 의해 일어난다.
- **증**症 : 증후군症候群의 부분적 증상.
- **증**證 : 증후군의 경련과 마비.
- **지비**指痺 : 손 끝의 경련과 마비.
- **지음**支飮 : 횡격막 부위의 수분 정체로 호흡 곤란이 오는 것.
- **직중증**直中證 : 상한傷寒이 표부表部의 삼양경三陽經을 거치지 않고 직접 이부裏部까지 침범된 상태.
- **진한**津寒 : 오한惡寒으로 몸이 떨리는 것.
- **징** : 복부에 생긴 종양腫瘍으로 응어리가 져 있으며 고정되어 있다. 이에 비해 이동성 종양을 가라고 한다.

- **창만**脹滿 : 복강 내에 가스나 체액 등이 차서 부어 오른 것.
- **천**喘 : 호흡이 급박하고 곤란한 것.
- **천행병**天行病 : 유행성 질환.
- **청곡**淸穀 : 소화 불량성 설사.
- **청변**靑便 : 소아의 소화 불량성 푸른 변.
- **체설**滯泄 : 소화의 장애로 오는 설사.
- **체이** : 침을 흘리는 것.
- **체증** : 재채기.
- **촬구**撮口 : 입을 오므리고 젖을 빨지 못하는 병.
- **최산**催産 : 분만 촉진.
- **최유**催乳 : 젖의 분비 촉진.
- **치루**齒瘻 : 치질의 일종으로 항문 주위염 肛門周圍炎.
- **치분** : 눈곱.

- **타태**墮胎 : 유산流産.
- **탄산**呑酸 : 위산과다증의 일종.
- **탄탄** : 좌측 수족 마비를 탄, 우측을 탄이라 한다.
- **탈영**脫營 : 부富나 신분의 몰락에서 오는 정신병.
- **태독**胎毒 : 태반의 독으로 오는 어린이의 피부병.
- **태동**胎動 : 임신 5개월 이후에 나타나는 태아의 운동.
- **태루**胎漏 : 임신 중의 자궁 출혈.
- **태자**胎刺 : 영아의 홍진紅疹.
- **태황**胎黃 : 신생아의 황달.
- **토산**吐酸 : 위산과다증의 일종.
- **통풍**痛風 : 류머티즘의 일종.
- **퇴산** : 음낭陰囊이 종대腫大되는 것.

ㅍ

- **판증**辨證 : 증상을 감별하는 것.
- **팔각충**八脚蟲 : 음모陰毛에 생기는 이.
- **패독**敗毒 : 독을 중화시키는 것. 해독解毒.
- **편고**偏枯 : 반신 불수半身不遂.
- **편추**偏墜 : 음낭의 종대腫大.
- **폐로**肺勞 : 폐의 기능 장애.
- **폐옹**肺癰 : 폐농양이나 기관지 농양의 유類.
- **폐위** : 폐가 기능의 손상으로 위축된 것.
- **폐창**肺脹 : 폐염肺炎과 천식喘息.
- **포의불하**胞衣不下 : 태반이 나오지 않는 상태
- **표실증**表實證 : 오한惡寒과 무한無汗의 상태에서 다시 발열發熱이 오는 증상. 맥은 부긴浮緊한 것.
- **풍담**風痰 : 풍사風邪에 의해서 생긴 담痰.
- **풍비** : 신경 마비의 하나로 사지나 전신 운도의 기능에 장애가 온다.
- **풍비**風痺 : 풍사風邪에 의한 신경 마비의 하나.
- **풍수**風嗽 : 감기에 의해 일어나는 기침.
- **풍습병**風濕病 : 풍과 습이 병발 원인으로 일어난 질병.
- **풍의**風懿 : 졸도 후에 언어 장애와 안면 신경 마비가 오는 것.

- **풍치** : 경련성 질환.
- **풍한천**風寒喘 : 외감外感에 의한 천식.
- **피부갑착**皮膚甲錯 : 피부가 윤택하지 못하고 거친 것.

- **학슬풍**鶴膝風 : 결핵성 관절염.
- **한산**寒疝 : 한랭에 감촉되어 하복통이 일어난 상태.
- **항강**項强 : 목덜미가 뻣뻣해지는 것.
- **해역** : 추운 것 같으면서도 춥지 않고, 열이 없는데도 있는 듯이 느껴지면서 식욕이 없고 온 몸이 나른하면서 권태감이 오는 증상.
- **해역**解逆 : 딸꾹질.
- **허로**虛勞 : 신체 안의 원기가 부족하거나 피로가 지나쳤을 때 따르는 증상.
- **허번**虛煩 : 몸이 허약하여 가슴이 번거롭고 답답한 것.
- **허손**虛損 : 기능이 감퇴되는 상태.
- **허화**虛火 : 피로나 기능 장애 등으로 일어나는 열.
- **현음**縣飮 : 늑골 사이에서 물소리가 나면서 당기고 아프며 기침이 나는 것.
- **혈고**血蠱 : 응어리가 심해서 딱딱해진 상태.

- **혈력통**血瀝痛 : 월경 불순에 따르는 요통.
- **혈림**血淋 : 임독성淋毒性 요도염.
- **혈붕**血崩 : 자궁 출혈이 심한 것.
- **혈비병**血痺病 : 비만하나 골격이 가늘고 근육이 물렁한 상태로 쇠약해지는 증상.
- **혈한**血汗 : 빈혈에서 오는 발한증發汗症.
- **혈허열**血虛熱 : 혈액의 기능 장애에서 오는 열熱.
- **협하경만**脇下硬滿 : 늑골 밑이 딴딴하고 막힌 듯하며 충만된 상태.
- **호기**胡氣 : 겨드랑이에서 나는 악취로 호취胡臭 라고도 한다.
- **황한**黃汗 : 황달병에 걸린 환자가 땀을 흘릴 때 글로블린이 같이 분비되어 땀이 노란 것.
- **휴식리**休息痢 : 설사가 멈추었다가 재발되어 오래된 이질.
- **흉비** : 가슴이 막히는 듯한 증상.
- **흉만**胸滿 : 명치, 흉부를 팽만, 충만감.
- **흉협고만**胸脇苦滿 : 명치에서부터 양 옆구리에 걸쳐 사지四指로 누르면 긴장감과 저항감이 느껴지고 압통이 있다. 명치 부위에도 충만감이 있어 답답한 상태.
- **흘역**吃逆 : 딱꾹질.

허준 동의보감

2012년 4월 5일 초판 1쇄 발행
2019년 8월 15일 초판 10쇄 발행

- 감　수　김영섭
- 펴낸곳　아이템북스
- 펴낸이　박효완

- 디자인　김영미
- 기획 편집　아이템닷컴

- 등　록　2001. 8. 7. 제 2-3387호
- 주　소　서울 마포구 서교동 444-15
- 전　화　02-332-4337 / ・팩스 02-3141-4347

※ 잘못된 책은 교환해 드립니다.

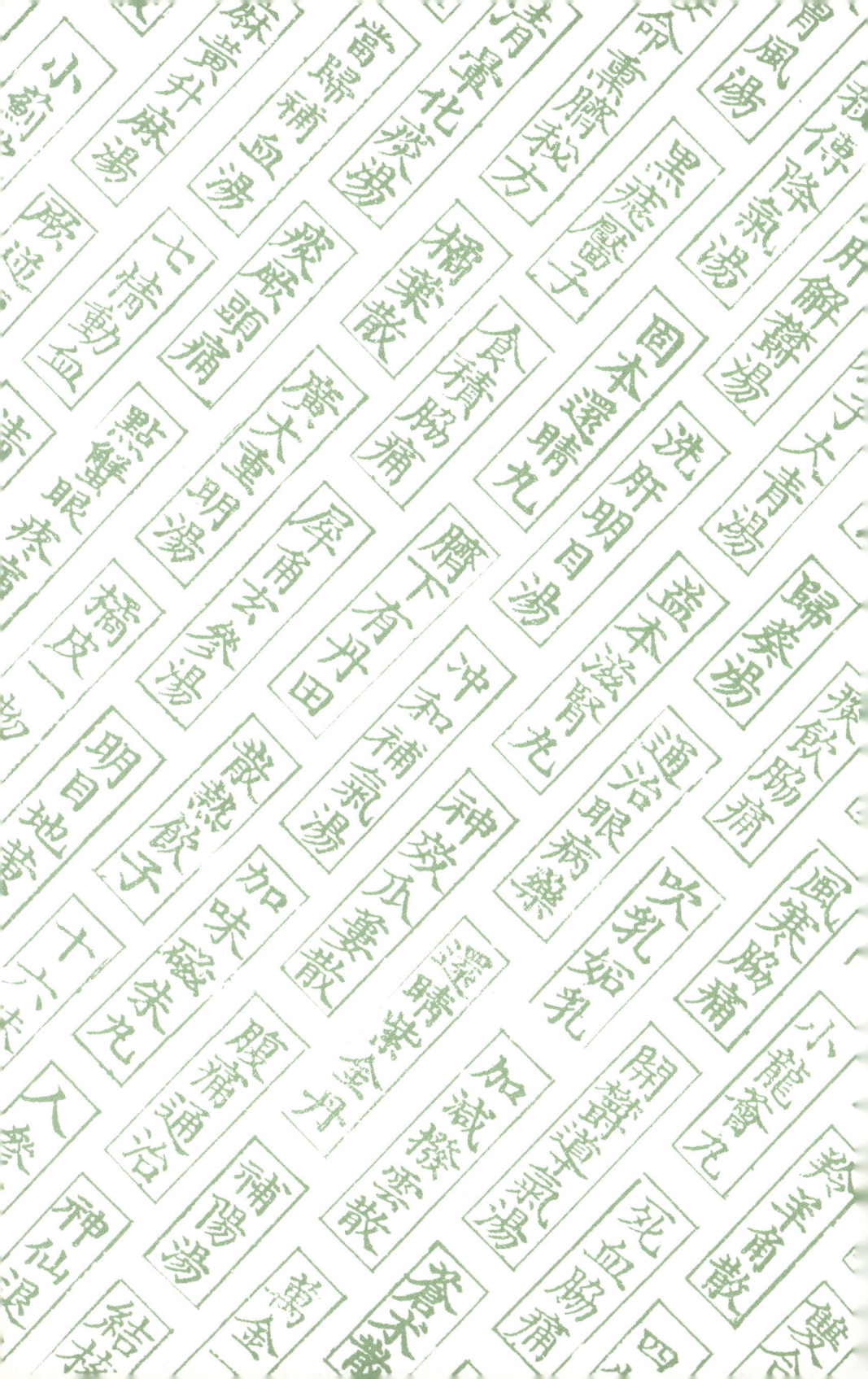

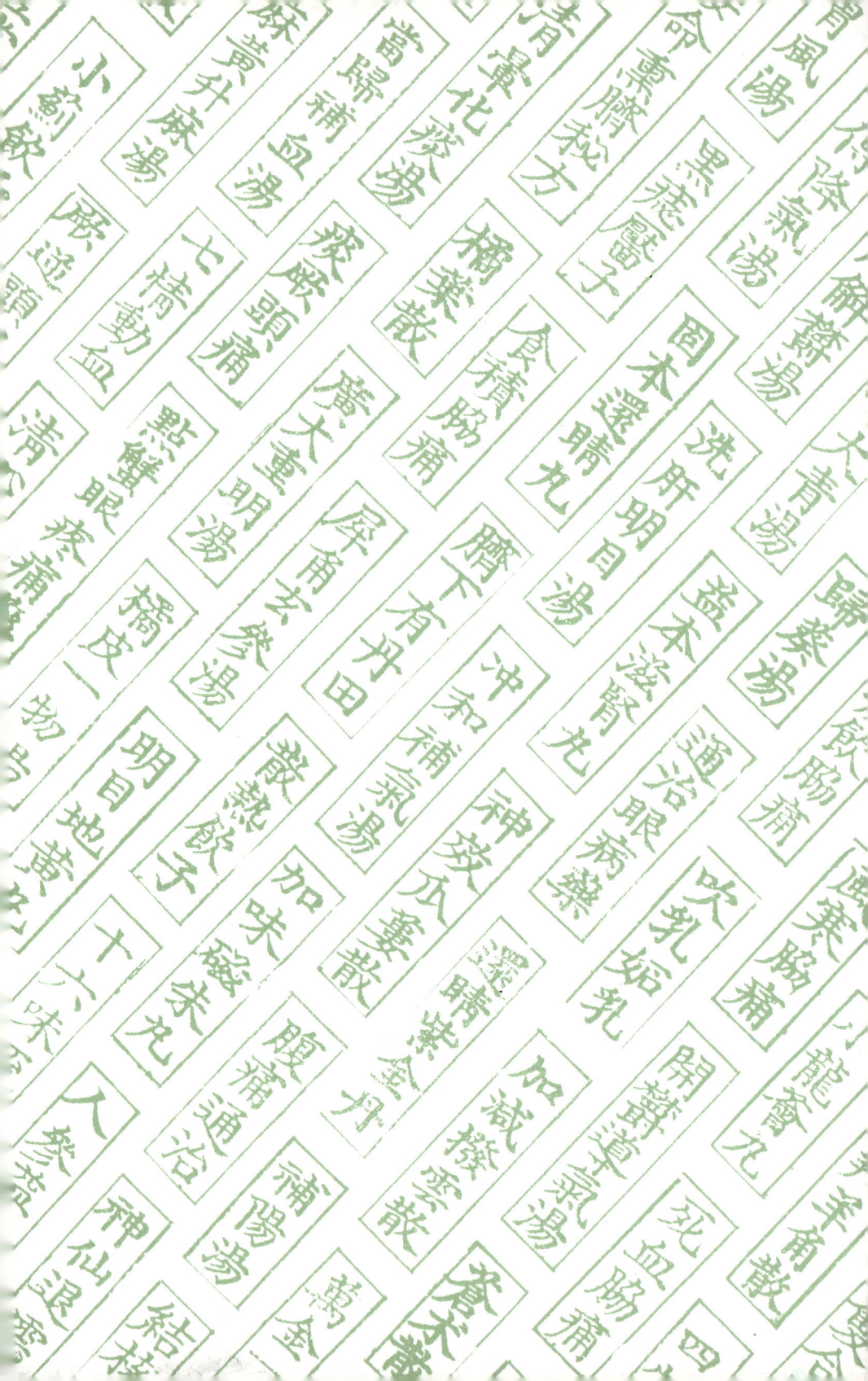